临床骨科常见病诊疗学

主编◎赵文亮 吴 波 王 栋
闫中超 孟宁波 王恩智

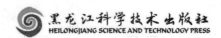

黑龙江科学技术出版社
HEILONGJIANG SCIENCE AND TECHNOLOGY PRESS

图书在版编目(CIP)数据

临床骨科常见病诊疗学 / 赵文亮等主编. —— 哈尔滨：
黑龙江科学技术出版社，2022.11
ISBN 978-7-5719-1671-8

Ⅰ.①临… Ⅱ.①赵… Ⅲ.①骨疾病–常见病–诊疗
Ⅳ.①R68

中国版本图书馆CIP数据核字(2022)第202704号

临床骨科常见病诊疗学
LINCHUANG GUKE CHANGJIANBING ZHENLIAOXUE

作　　者	赵文亮　吴　波　王　栋　闫中超　孟宁波　王恩智	
责任编辑	单　迪	
封面设计	邓姗姗	
出　　版	黑龙江科学技术出版社	
	地址：哈尔滨市南岗区公安街70-2号　邮编：150007	
	电话：（0451）53642106　传真：（0451）53642143	
	网址：www.lkcbs.cn	
发　　行	全国新华书店	
印　　刷	山东道克图文快印有限公司	
开　　本	787mm×1092mm　1/16	
印　　张	21	
字　　数	495千字	
版　　次	2022年11月第1版	
印　　次	2022年11月第1次印刷	
书　　号	ISBN 978-7-5719-1671-8	
定　　价	128.00元	

《临床骨科常见病诊疗学》
编委会

主　编

赵文亮　　忻州市人民医院

吴　波　　兖矿新里程总医院

王　栋　　淄博莲池骨科医院

闫中超　　德州市临邑县中医院

孟宁波　　中国人民解放军第九六零医院淄博院区

王恩智　　济南市章丘区人民医院

副主编

房　龙　　山东省立第三医院

王　琳　　山东省文登整骨医院

姜士刚　　山东省临清市人民医院

前　言

　　随着医学理论的不断创新和医疗新技术的不断涌现，人们对疾病的认识在不断深入，同时疾病的诊断和治疗技巧也在发生着巨大的变化。近年来，骨科学基础理论研究日益深入，临床治疗新方法层出不穷，新材料、新器械也屡见不鲜。为适应这种日新月异的发展形势，满足广大医务工作者的需要，我们组织相关领域的专家编写了这本《临床骨科常见病诊疗学》。

　　本书采取通俗的语言，综合系统、全面地论述了骨科常见病及多发病的诊断与治疗，内容涵盖骨科常用治疗技术、上肢损伤、下肢损伤以及躯干部损伤等内容。除了阐述骨科学相关的基础理论知识外，在临床实践部分以骨科临床常见伤病为重点，侧重治疗及手术，阐述了其发病机制、临床特点诊断依据、鉴别诊断及治疗等内容。此外，依据临床实践经验对诊疗过程中可能出现的问题加以强调，内容丰富，实用性强，是一本实用性和综合性兼备的骨科参考用书。

　　在编写过程中，我们力求做到写作方式和文笔风格的一致，但由于作者较多，写作水平参差不齐，难免有一些疏漏和不足，期望读者见谅，并予以批评指正，也欢迎各位同仁在使用本书的过程中不断提出意见和建议，以供今后修订时参考。

编　者

目　录

第一章　骨科常用治疗技术

第一节　骨折外固定

一、外固定架的发展简史

骨外固定(external fixation)是利用外固定架(器)对骨折端进行复位和固定的一种治疗手段。它经软组织将内植物(钢针或钢钉)穿过骨折或关节的远、近段,然后再通过连杆和固定夹将裸露于皮肤外的内植物彼此连接起来,以达到复位、固定骨折和矫正肢体畸形的目的。自从1897年第一个现代的外固定架诞生以来,外固定架也经历了起伏波折的发展历程。目前使骨折端间产生微动的单边动态外固定架在骨外固定中占主导地位。

1951年,俄国的Ilizarov医生发明了一种用于牵拉成骨的完全可以称为神奇的外固定架,自1981年以后普及到世界上的许多国家。这种成骨的方法被尊称为"Ilizarov法",是骨科医生可以治疗过去难以处理的大块骨缺损、肢体短缩和肢体严重畸形的一种重要手段。

随着肢体受高能量损伤的增加,外固定架因其创伤小、没有医源性加重骨折端的血运破坏和更符合骨折愈合的生理进程等特点,在处理严重的骨骼肌肉创伤、复杂的邻近关节的骨折、迅速固定多发损伤患者的骨盆骨折和肢体骨折方面以及治疗创伤后肢体骨质缺损和畸形上仍然是骨科医生手中不可或缺的法宝。

二、外固定架固定下的骨折愈合方式

动物试验显示使用很坚硬的外固定架连杆能限制折端间的微动,可以获得一期愈合;而使用坚硬度低的连杆由于增加了骨折端间的微动,刺激了外骨痂的形成,使骨折获得了二期愈合。在两个平面分别使用单边外固定架固定骨折端,固定坚强的一侧骨痂少,而固定强度稍弱一侧骨痂产生得较多。决定骨折愈合的类型有多种因素:骨折的类型、骨折端血运受损程度、骨折复位的程度、所使用的固定物的坚固性以及骨折端的负荷强度。简单的骨折、骨折复位好、局部血运佳,且固定牢固者可以获得一期骨愈合。在临床工作中使用外固定架固定的大部分骨折是通过二期骨愈合获得连接。

当前设计的外固定架要求既能稳定地维持骨折的对位和长度,又不十分坚固。借助动力化这一概念可以通过逐渐增加骨折端间的负荷和微动以利于骨痂的生长,同时又能减少并发症的发生。所谓动力化就是将静态固定装置转变为承担更多负荷并增加骨折端间微动的装置。第1种为通过应用伸缩装置增加折端间的接触以逐渐关闭骨折间隙,第2种指在折端间发生周期性微动。

三、外固定架的组件和构型

骨外固定架由固定针、固定夹钳和连杆3个基本部件所构成。

（一）固定针

固定针是置入体内、锚定骨骼并将骨骼与外固定架的其他部分相连接的装置，它包括钢针（斯氏针、Schantz 针等）、螺钉、张力克氏针和爪形固定器等。贯穿骨骼及其两侧的软组织者称为全针（Transfixion pins），通常在全针的中部有螺纹，无螺纹者因不能避免骨骼在其上的滑动现已很少使用。仅穿过一侧软组织和两侧骨皮质者称为半针（half pins），在其前部有螺纹。后者因为降低了伤及血管、神经及肌肉、肌腱的危险性而被广为应用。

固定针的抗弯强度决定了外固定架的稳定性，直径越粗，其抗弯强度就越大。使用直径较粗的半针固定能够获得足够的稳定性，因此在很多情况下可以代替全针固定。但另一方面，若固定针的直径超过所固定的管状骨直径的 30%，就会显著地增加该处骨骼发生骨折的危险性，此外，还会降低骨骼抗扭转强度的 45%。鉴于上述原因在临床工作中要避免使用直径过粗的固定针，特别是在治疗老年人和儿童骨折时。现在常用固定针的直径为 2.5～6.0mm，通常用直径为 4mm 的固定针治疗肱骨骨折，直径为 5mm 或 6mm 的固定针用于股骨或胫骨骨折。

目前的观点是：增加固定针杆的直径以提高其总体强度，使其螺纹把持住远、近两层皮质，从而降低其入点处骨皮质所受到的弯曲应力并增加把持力、减少骨溶解和固定针发生松动的危险性。放射状预负荷（radial preload）在提高螺钉的把持力和防止松动上要优于弯曲预负荷（bending preload）。曾经为避免松动而采用的弯曲预负荷由于通过实验证明会造成加压侧骨皮质的坏死反而会加快发生松动，现在临床上已经不再使用。

Ilizarov 使用直径为 1.5～2.0mm 的细克氏针作为其固定系统中的内植物，借助环形或半环形钢圈使 2～3 根为一组的克氏针具有一定张力以增加钢针的强度、防止其在骨骼中的滑动从而达到固定骨折端的目的。细克氏针的优点在于它对软组织的刺激很小，可以固定较小的骨折块，通过其弹性特点能够获得前文所述及的周期性负荷型动力化。其缺点在于因克氏针需贯穿骨骼两侧的软组织从而易引起血管、神经、肌肉和肌腱的损伤。此种细针环形固定系统的稳定性取决于克氏针的张力、直径和钢圈的直径。增加克氏针的张力或直径、减少钢环的直径将提高其稳定性。在临床工作中，克氏针张力的大小不但要依克氏针直径、患者体重以及骨质的密度而定，而且还要视不同的需要而灵活决定。比如，对新鲜骨折可施以较低水平的张力以刺激骨痂生长，Ilizarov 建议对大多数创伤病例施予的张力以 80～90kg 为宜。而对于增生性骨折不愈合而言，骨折端需要比较坚强的加压固定，此时就要施予较高的张力。

光滑的钢针难以阻止骨骼在其上的滑动，因此，与带螺纹的钢针相比它所提供的稳定性要差。Ilizarov 系统依靠钢针间所成的角度限制骨折块的滑动和旋转。Fleming 等人证实 2 枚钢针互成 90°角时，其限制骨折块滑动及旋转的能力最强。但在临床上出于解剖方面的考虑，常难以达到这一理想角度。在有的细克氏针上存在一个橄榄形突起，它用以锚定一侧骨皮质，当在克氏针上施加压力时可以增加钢针的把持力，而且能在劈裂的骨折块间起到加压的作用。

1. 固定针的数量

在外固定系统中，增加固定针的数量可以提高固定的稳定性。将固定针均匀地置放在需固定的骨折块上可以获得最大的稳定性。现在，有很多种单边半针外固定架由于使用较粗的连杆和固定针，虽然所置放的固定针并不均匀，但是仍然可以获得足够的稳定度。

2.固定针的材料

使用较高弹性模量的材料制作的固定针由于最大地降低了弯曲度从而减少了固定针的松动率,但是,使用等弹性模量材料如钛合金制作的固定针也能够减少松动率。所以,对此问题目前仍然存在着争论。

金、银等贵重金属能够抑制细菌生长,因此有学者建议使用镀金的固定针,并经有限的临床和试验研究证明确实可以降低感染率,但是在临床上还难以广泛使用。

(二)固定夹钳

固定夹钳是一个用于连接固定针到连杆上的连接器,分为单一夹钳和组夹钳2种。前者仅可将1枚固定针与连杆相连,而后者可将2～3枚为一组的固定针与连杆相连。为了提高半针外固定架固定的稳定性,组夹钳做得相对较宽,从而增加了相邻两针间的距离。

(三)连杆

连杆用来将夹钳连在一起,可分别由不锈钢、铝合金或碳素纤维等材料做成,而后者具有自身重量轻、透X线等优点。

(四)构型

每一枚固定针独立地与连杆相连结被称为简单外固定架(simple configuration),它要求首先对骨折端进行手法复位,并分别将位于两骨折段的第1枚固定针尽可能远离骨折线,且要相互平行。然后,2枚固定针分别通过夹钳与连杆相连。每一个骨折段上的第2枚固定针应该尽可能地靠近骨折线,使同一骨折段上的2枚固定针间的距离保持最大。简单外固定架的优点是稳定性较好,缺点是首先要复位骨折端,并且在安放外固定架过程中必须保持骨折端的复位,因此,技术上要求高、用时较长。

组合式外固定架(modular frames)是用1个夹钳将2～3枚为一组的固定针组合在一起,然后再通过连杆与其他组的固定针连接在一起。通常固定夹钳本身具有万向节。其主要优点是固定针和夹钳可以在骨折复位和与连杆相连之前就组合在一起。此外,当固定针和夹钳安放完毕之后,骨折对线和长度依然可以通过万向节进行调整。从另一方面讲,正是这些万向节本身也构成了组合式外固定架不稳定的潜在因素。万向节的存在也增加了连杆和骨干之间的距离。其次,夹钳限制了在一个骨折段内2枚固定针之间的距离。由于上述原因造成了组合式外固定架的稳定性要逊于简单外固定架。

Hoffman-Vidal-Adrey系统及ASIF的管形外固定架系统为了增加固定的牢固程度,利用其自身所特有的简便、易于组合的优势按力学结构分为以下四种基本构型。

(1)单平面单支架半针固定型。

(2)双平面单支架半针固定型。

(3)单平面双支架全针固定型。

(4)双平面双支架全针半针结合型。

每一种构型均具有独特的临床和机械特征。

对于简单的骨折类型,若复位较好,可使用简单的单平面构型就可以满足大部分损伤情况。双平面构型能够更有效地中和多方向弯曲和扭转活动,仅需用于处理严重粉碎性骨折、骨缺损、关节融合术及截骨术。双平面的构型确实可以提高骨折端的稳定性,但对大多数需要用外固定架固定的骨折来讲,并非必须依靠复杂的构型才能获得足够的稳定。不可一味地追求增加固定的强度。正如前文所述,过度的稳定对骨折愈合具有一定的负面影响,有学者戏称这种外固定架为导致骨折不愈合的机器(nonunion machine)。

(五)铰链式固定(articulated fixation)

伤后早期进行关节活动有益于患者的全身和局部功能的恢复,因此,在20世纪90年代前后,有一些研究人员发明了在固定腕、肘和踝关节骨折的同时能使这些关节得以早期开始活动的铰链式外固定架。然而,因在临床工作中人体关节灾后动过程中的旋转轴并非固定于一点,而是一条轨迹。此外难以准确地将铰链中心置于具体的每一个关节的活动轴上,所以并不能获得理想的预期结果。通过生物力学测定发现有限的关节活动范围也仅限于单一的一个方向,大范围的关节活动实际上往往伴有一定程度的骨折端之间的异常活动。

(六)混合式外固定(hybrid external fixation)

将环形或半环形张力克氏针和半针外固定架组合在一起,称为混合式外固定架,其目的在于希望充分发挥各自的优点。通常将环形或半环形张力克氏针置于干骺端,而将半针固定置于胫骨干。细的张力克氏针可以穿过细小的松质骨骨折块,通过其上的"橄榄状"突起在张力下可以起到类似拉力螺钉的作用而使关节内骨折获得复位、加压。半针固定可以尽量避免损伤软组织。这种固定方式多用于治疗合并软组织损伤,且关节内骨折粉碎程度不十分严重的胫骨远、近段骨折。具体而言最适用于 AO 分型中的 A 型、C_1 和 C_2 型骨折。

(七)复位

骨折的类型、骨折粉碎程度和骨折复位的质量明显地影响着固定针与骨骼界面处的应力。端端相对的横形骨折或其他具有良好复位的骨折,在外固定架固定下经临床和动物试验证明不但能够缩短骨折愈合时间,而且能够减少固定针与骨骼界面之间的应力,从而降低了固定针的松动率。因此,当使用外固定架时应尽量使骨折端间获得满意的复位,使骨骼与外固定架构成一种稳定的结构。

(八)固定针的置入技术

应注意保护手术区的皮肤及其他软组织。在安全区内用利刀在皮肤上做一个小的纵形切口(皮瓣上的切口应平行于皮瓣纵轴),轻柔钝分其下的软组织至骨骼表面。在钻孔、攻丝和拧入固定针过程中都应该使用钻袖以避免损伤软组织。注意应使用锋利的钻头。用手摇钻或低速电钻间断性钻孔。为避免骨质热烧伤,在钻孔过程中要用生理盐水持续滴注于钻头降温。以测深尺测量拟置入的固定针的长度。攻丝(若需要的话),拧入固定针至测量长度。置入固定针后应检查其把持力,若松动应重新选点置入。在外固定架安放完毕之后应拍摄 X 线片以检查骨折复位、固定针置入的位置及深度是否理想。如果使用无螺纹克氏针,那么最好以锤击的方式置入,以防止钻入时绞伤周围的软组织。

四、外固定架的临床应用原理

(一)外固定架的优点

(1)在其他固定方法不适用时,外固定架可使骨折获得牢固的固定。常用于因为软组织损伤不宜进行石膏固定或牵引的Ⅱ型、Ⅲ型开放性骨折,或因手术内固定可能影响患者的生命以及大面积的污染能增加感染或失去肢体的患者。

（2）据骨折的类型，使用外固定装置可使骨折端间获得加压、保持位置或分离固定。横形骨折通过外固定架可使骨折端之间获得加压；粉碎性骨折在近侧和远侧折段拧入固定针进行外固定可保持肢体的长度；平行的两个骨骼中有一个骨折伴有骨缺损者，可用外固定装置保持分离固定，如尺、桡骨或胫腓骨骨折。

（3）应用外固定架后可以直接观察肢体或创面的情况。如：创面愈合、肢体血管神经的情况、皮瓣的成活和肢体筋膜室间隔的张力等。

（4）有助于治疗，如换药、皮肤移植、骨移植和清创术，不会影响骨折的对线和固定。稳定的外固定允许对骨和软组织损伤同时进行治疗。

（5）允许近侧或远侧关节立即活动，可减轻水肿，有利于关节表面的营养，并可防止关节囊纤维化、关节僵硬、肌肉萎缩和骨质疏松。

（6）外固定装置能够悬挂在床上，可使肢体抬高，容易减轻水肿并解除后侧组织的压力。

（7）肢体进行稳定的外固定后可以进行早期活动，也可保持所需要的某种位置。稳定的、非粉碎性骨折，通常可以进行早期活动，这在牵引和石膏治疗的病例中是不可能的。应用外固定装置亦允许某些骨盆骨折的患者进行早期活动。

（8）如患者的全身情况不能进行脊麻或全麻，则可在局麻下安放外固定架。

（9）在一些有感染的骨折中容易发生骨折不愈合，坚强固定有利于控制或消除感染因素。现代的外固定架能提供稳定的、其他方法所不能承担的固定作用。

（10）当牢固固定后失败、关节成形术后感染或已不可能进行重建关节，但仍须作关节固定术者，亦可使用外固定架。

（二）外固定架的缺点

（1）粗暴的插针技术，皮肤和针道处理不妥，都易导致针道感染。

（2）缺乏经验的外科医师对针和固定支架在力学上组合起来有困难。

（3）支架比较笨重，患者常可因美观、生活不便等问题而不愿使用。

（4）可能发生针道穿过骨折部位。

（5）支架去除后可能发生再骨折，除非肢体有确实的保护，直到骨组织具有正常的应力。

（6）器材价格昂贵。

（7）不按照医嘱规定的患者（即依从性差者）会扰乱支架的调整。

（8）骨折位于骨干的近端或远端时，大骨片上的支持针不足以承担杠杆作用，而需要对邻近关节进行制动，此时有可能发生关节僵硬。

（三）外固定架的使用原则

所应用的外固定架必须适合肢体的解剖形态；利于二次手术；能够满足受损肢体的力学需要；患者感到舒适。

（四）外固定架的适应证

随着功能支具、石膏夹板和管形的改进，特别是内固定理论、技术和手术器械的发展，大部分的骨折都能通过采取这些固定方式获得有效地治疗。根据前述的外固定架的优缺点，目前它主要适用于治疗较严重、复杂且合并软组织损伤而又难以采取其他方式治疗的骨折，以及因全身因素暂时不宜采用内固定方式治疗的骨折等。

1. 开放骨折

临床资料和动物试验均已证实在受污染的伤口内,金属内植物会显著增加伤口的感染率和骨髓炎的发生率。由于外固定架的固定针远离伤口,从而能够降低感染的发生率,因此,外固定架适用于多数 Gustilo Ⅱ 度和 Ⅲ 度的长管状骨开放骨折。同样为了避免发生感染,对于使用外固定架固定的开放性骨折通常不主张额外使用拉力螺钉。

绝大多数胫骨干的 Gustilo Ⅲ 度开放骨折是外固定架的最佳适应证。随着外固定理论、技术和器材的发展,目前的观点强调使用外固定架直至骨折愈合。固定针应穿过正常的皮肤或皮下组织,置入胫骨的前内侧。单边半针外固定架是治疗胫骨干开放骨折最常用的外固定架。在解剖安全区内置入固定针就可以避免损伤肌肉、肌腱和血管神经结构。使用外固定架影响对伤口的二期处理的因素包括进行换药、清创、植骨和软组织覆盖等。如果骨折复位满意、固定牢固而且软组织愈合好,可以允许患者尽早开始患肢关节活动并部分负重。若骨折为稳定性骨折则可以立即开始外固定架的动力化(逐渐关闭)。如果骨折属不稳定性骨折,动力化应延迟至骨折端有骨痂以后再开始。对于因高能量创伤所致的粉碎性或有骨缺损的开放骨折,应在伤后 6～12 周通过局部或经小腿后外侧入路进行植骨,以促进骨折愈合、缩短外固定架的固定时间。

许多关于首先将开放性胫腓骨骨折用外固定架固定,然后再改为交锁髓内钉内固定的研究表明患者的感染率较高,特别是当合并有针道感染时,感染率可高达 25%。在最初使用外固定架固定后,是否改为交锁髓内钉内固定可根据具体情况而定。用外固定架固定的骨折,如果骨折复位差且不稳定,或者发生骨折迟延愈合和骨折不愈合,软组织条件允许时,是改换成内固定的适应证。外固定架固定时间少于 2～3 周时,若绝对无炎症改变,去除外固定架后即能改行内固定术。如果外固定架已使用很长时间,则应该先将它取出,肢体暂时以石膏夹板或牵引制动 8～10 天,然后于抗生素控制下再改行内固定术,可使发生感染的危险性降至最低。若针道已有炎症,则必须慎重考虑是否必须改行内固定术。为了避免因针道感染的因素而影响改行髓内钉固定,可以考虑使用不穿透骨质的无针(pinless)外固定架。

开放性骨盆骨折是外固定架最佳的适应证之一。保持骨盆环的稳定是控制出血、处理软组织损伤进而使伤员得以早期活动的基础。外固定架通常是紧急处理此种损伤的有效方法,它最适合治疗"开书型"骨盆骨折。对于有纵向移位的骨盆环骨折,即使用复杂构型的外固定架也不能充分地维持复位,须借助附加的骨牵引或 Ⅱ 期内固定术。

肘部严重的 Ⅲ 型开放骨折也是外固定架的适应证。可以使用"铰链式"外固定架。对于不稳定的开放、粉碎性桡骨远端骨折,外固定架是一种很好的固定方式。可在桡骨干的背外侧和第 2 或第 3 掌骨干为固定针置入点,进行构筑外固定架可以获得比较满意的固定效果。

因高能量致伤的股骨髁上、髁间、胫骨平台和 Pilon 等开放性骨折可用有限的内固定物维持关节面的正常解剖对合关系,再辅以超关节或不超关节的外固定架进行固定。

大多数股骨干开放性骨折的病例可以急诊或延期使用不扩髓的交锁髓内钉进行有效地固定。外固定架仅用于不能采用上述方式治疗,或当污染严重而且预期将很可能发生感染的 Ⅲ 型开放骨折。

由于肱骨干被大量的肌肉组织所包围,而且血管、神经结构邻近肱骨干,使用外固定架很容易损伤上述软组织。因此,仅对ⅢB型和ⅢC型肱骨干开放性骨折使用外固定架固定,并且尽量在直视下置入固定针,特别是在邻近桡神经行程处须格外小心谨慎。常用单平面单边半针外固定系统进行固定。

绝大多数尺、桡骨骨干部位的开放骨折可以通过Ⅰ期内固定方式获得成功地治疗,其并发症的发生率很低。因此,对绝大多数尺、桡骨干骨折来讲,外固定架固定不是首选。

2.感染性骨折不愈合

感染是导致骨折不愈合的重要原因。彻底清创是消除感染的根本,必须去除所有坏死和感染的组织,原有的内固定物常被慢性炎症组织所包绕且往往表现为明显松动,作为异物严重影响感染的彻底消除,因此一定要将慢性感染的内固定物完全取出。国内相关医院成功地应用一期开放植骨的方法,即将扩创与植骨在一次手术中完成,术后使伤口保持开放,治疗感染性骨折迟延愈合及不愈合,它具有简单、有效、省时等优点,基本克服了传统方法之不足。对于骨缺损不超过4cm者可以使用Phemister植骨术;而对于骨缺损超过4cm者可以使用带血管蒂的腓骨或髂骨移植术治疗,也可以行胫腓骨融合术。

3.多发骨折

对长骨骨折进行早期固定是治疗严重多发创伤患者的有效措施之一。当患者合并休克、颅脑损伤、胸腹部脏器损伤或凝血功能障碍时,需时较长而且会进一步增加出血的内固定术将可能加重患者的病情,此时外固定架可发挥其操作便捷、创伤小和出血少等特点,对管状骨骨折进行快捷便利的临时固定,它是治疗多发创伤的有效手段。

对于多发创伤中的股骨干骨折,特别是合并严重胸部创伤的股骨干骨折患者,在急诊接受带锁髓内针(intramedullary interlocking nail,IMN)内固定术会增加成人呼吸窘迫综合征的发生率。因此,对于这类患者也应首先采取外固定架临时固定,待患者生命体征平稳、全身无感染征象之后再改用IMN内固定。大量临床资料显示与胫骨开放骨折相比,将采用外固定架固定后的股骨干骨折改用IMN内固定后,其感染的发生率较低。如果伤者全身或局部条件不允许改行内固定,就应该尽量使用外固定架固定,直至骨折愈合。

4.骨盆骨折

抢救合并失血性休克的骨盆骨折患者,其重要措施就是尽早固定不稳定的骨盆骨折。对于前后骨盆环均严重断裂的骨盆骨折而言,虽然仅以外固定架固定骨盆的前侧不足以达到牢固固定骨盆环骨折的目的,但是却有助于止痛、减少出血并利于搬运和护理伤员。

5.复杂的关节内和邻近关节的骨折

严重粉碎的膝关节和踝关节关节内骨折脱位常由高能量创伤所致,因此,往往合并多发伤或局部开放性骨折。为了抢救患者的生命、维持血流动力学的稳定,有时不允许对上述骨折实施用时较长的复位、固定和植骨术等手术步骤。在这种情况下,外固定架可以作为一种临时固定装置。

6.桡骨远端骨折

严重粉碎的桡骨远端骨折因为不能使用内固定方式对骨折进行固定,也适用于外固定架治疗。

7.骨运输骨运输或延长

骨运输(bone transport)是将位于骨缺损区近侧或远侧截断的一段骨块,在尽可能多地保护其骨膜的情况下依靠缓慢的牵拉跨过骨缺损区运送至另一端,而同时在截骨部通过骨痂牵拉(callus distraction)的方式形成新骨。骨痂牵拉的基本原理是由 Ilizarov 发现的。相对而言外骨膜比内骨膜在牵拉成骨(distraction osteogenesis)中的作用更为重要,所以,在截骨术中必须要特别注意保护外骨膜及其周围的软组织,以利于再生骨的成骨(osteogenesis)。对外骨膜缺损的成年患者要慎重使用骨延长术。

在理论上用骨运输术治疗骨缺损具有简单易行、安全有效等优点,但在实际应用中它也存在着费时、需要仔细观察和经常出现并发症等缺点。因此,要求医生和患者都应理解和掌握这种治疗方法的原则。

目前,截骨术的方式、使用外固定架的种类有所不同。截骨方式有经皮截骨术、开放骨膜下截骨术。截骨后到开始进行骨延长的时间为 10～15 天。骨运输或骨延长的速度要视患者的年龄及全身状况而定。对于年轻、健康者,骨运输的速度通常为每天 1mm,每天最少分 4 次,每次延长不得超过 0.25mm。对每一例患者在治疗过程中要注意个体化、严密观察并及时调整骨运输的速度。

当被运输的骨段到达骨缺损的另一端时,其间常夹有纤维组织。单纯通过端－端加压的方式并不能使所有病例达到骨愈合的结果,此时应积极地施行切开手术治疗以促进骨愈合:切除骨折端之间的纤维组织;刮除骨端硬化的骨质;钻通髓腔;将骨端凿成"玫瑰花瓣状",然后再进行 Phemister 植骨。

为了缩短骨缺损的治疗时间,可以在骨缺损的远、近段分别施行骨皮质截骨术,将两段骨块相向运输,这样就可以缩短一半的骨延长时间。

在骨段被运输的同时,其周围的软组织同样也一同被运输。对于合并有轻度软组织缺损的病例,通常当骨缺损被运输的骨段充填后,创面也被运输来的软组织所覆盖,无须再另行皮瓣或植皮术覆盖创面。对于软组织缺损严重者,还需要额外进行软组织手术以消除创面。

这种方法要求患者有良好的依从性,在整个治疗过程中都要进行积极的配合。术前患者就应用对治疗的复杂性、需进行多次手术、治疗周期长等问题有充分认识。

骨愈合的时间受多种因素影响。在大多数情况下,骨完全愈合的时间标准为骨延长所需时间的 2～3 倍。比如 4cm 长的骨缺损,需要 40 天的时间进行骨延长,而骨愈合及再生骨的坚实化需要的时间为 80～120 天,治疗的全过程则需用时间为 120～160 天。如果在治疗期间肢体发生感染或栓塞,治疗的时间还要进一步延长。

8.矫正骨骼畸形,也可以矫正软组织挛缩造成的畸形

Ilizarov 牵伸生物学理论(distraction histogenesis)证明通过一定张力一定频率的缓慢牵伸可刺激骨骼和软组织具有和胎儿组织生长方式相同的再生和活跃生长。Ilizarov 架不但可以矫正骨骼畸形,也可以矫正软组织挛缩造成的畸形。

(五)术后治疗

1.一般治疗

术后应抬高患肢,密切观察肢体肿胀及末端血运、感觉和活动恢复情况。根据伤情及手术

的种类选用抗生素。若因肢体肿胀或体位等原因导致外固定架压迫皮肤时,应及时调整外固定架或改变体位。

2. 针道护理

使固定针与其周围皮肤之间保持清洁能有效地减少针道感染,实践证明化学消毒液反而会增加针道感染率。各种消毒剂均不如普通的肥皂和清水有效。为此有英文学者用"KISS"(keep it simple with saline)一词以提醒其他医生注意尽可能减少对针道处皮肤的刺激。当伤口愈合且无针道感染征象时,可让患者进行淋浴。

固定针与其周围皮肤病界面间的过度活动有助于细菌在针道内滋生。为此,应该用无菌敷料包扎固定,直至固定针周围有纤维包裹。

3. 外固定架的管理

除保持外固定架各组成部分清洁外,还要检查连接器是否松动,外固定架的连杆是否影响邻近关节的活动,必要时做出相应的调整。

(六)功能锻炼

外固定架固定术后,若患者全身及局部伤情允许,即可鼓励患者早日开始肌肉收缩和关节活动。若仅为一侧下肢损伤,且骨折固定牢固,可嘱患者早日扶拐离床并开始部分负重,负重量的多少要根据随访过程中患者的症状、体征及 X 线表现进行增减。

(七)外固定架的去除

骨折愈合后才能去除外固定架,过早去除外固定架会造成再骨折或骨折畸形愈合。为此,有学者提出"宁晚1月,不早1天"的原则。骨折愈合的判断必须根据 X 线片,并结合患者的临床检查进行判断。对于下肢骨折的患者,去除外固定架之前要让患肢在外固定架的保护下完全负重,并充分动力化。对骨痂少、对位对线不佳者,应酌情在去除外固定架之后扶拐部分负重或辅助以不包括邻近关节的石膏管形。

(八)外固定架的并发症

1. 针道感染

针道感染是使用外固定架过程中最常见的并发症。外固定架的并发症曾一度制约了它的发展。其发生率依不同肢体部位、不同学者和不同种类的器械各不相同。随着外固定架理论、技术及器材的发展,现在临床上针道感染的发生率已明显降低。对胫骨开放骨折使用外固定架固定,其针道感染发生率为 $6.9\% \sim 14.2\%$。只要做到小心预防,早期诊断,积极治疗,此并发症将不会明显影响骨折的治疗。

按照从轻到重的程度,针道感染可分为 4 期。

第 1 期——不规则性或浆脓性渗出期:此时应加强针孔卫生护理,抬高患肢并口服广谱抗生素,炎症常在数日内即可消退。

第 2 期——表浅性蜂窝织炎:此时,应在加强针道护理的同时应用抗生素治疗。

第 3 期——深部感染:感染从浅到深弥散整个针道。此时应及时拔除松动的固定针,应对针道进行清创术,并保持引流通畅以及通过肠外途径全身使用敏感抗生素。若骨折端不稳定,则另行穿针。应绝对避免经过或邻近炎性组织重新置入固定针。

第 4 期——骨髓炎:固定针松动伴感染且影像学显示骨质受累,这就意味着发生了骨感染。通过去除固定针和肠外应用抗生素等措施,能够有效地治愈急性感染。如果 X 线片显示固定针周围有一个环形死骨区,针道反复渗出脓性液体,则须行清创术。术后静脉输入敏感抗生素,要注意保护患肢,以防止发生因骨质缺损而导致的骨折。

早期诊断、早期治疗可以终止针道感染恶化的进程,并最终使感染获得治愈,这有赖于医生和患者的共同努力。

防止针道感染的最重要方法就是使用正确的固定针置入技术和术后护理。除了正确使用外固定架之外,还要向患者讲清楚使用和术后护理外固定架的注意事项和方法,使患者在发现针道感染的早期表现后及时求治。

2.固定针松动

在骨折愈合的过程中,由于固定针长期承受不同方向的应力,因此,固定针的松动是一种自然过程。医生所能做到的就是如何尽量延长其发生松动的时间,包括正确置入固定针,避免预弯负荷,解除固定针与周围软组织之间的任何张力。同内固定一样,外固定架失效与骨折愈合之间也存在着一种比赛,所以促进骨折早日愈合也是防止固定针发生松动的重要手段。对骨缺损的部位早期进行植骨并适时进行动力化就可以达到这个目标。

3.外固定失效

外固定架失效包括固定针和连杆的断裂和弯曲变形。目前,由于固定针的直径为 5mm和 6mm,所以固定针折断的发生率明显减少。多次重复使用外固定架的各部件,使金属发生疲劳,是外固定架失效的主要原因。

4.骨折畸形愈合,迟延愈合和不愈合

骨折畸形愈合的主要原因就在于原始复位不满意。相对于骨折端之间发生的成角畸形而言,旋转畸形发生率较高。为避免畸形的发生,在置入固定针之前应尽可能地恢复骨折端的理想对位,而不要过多地依赖外固定架自身的调整。虽然参照健侧肢体是一种有效的复位方式,但最准确的手段还是术中及术后所摄的 X 线片。使用不透 X 线的连杆,可能会影响判断骨折的复位程度,因此,除常规摄正、侧位 X 线片外,有时还需加照斜位 X 线片。

患者术后的功能锻炼和负重使外固定架不断地承受应力,这将导致外固定架失效,最终不能维持骨折端之间的良好复位。一定要将这一可能性在术前向患者讲清楚,使之对此多加注意并定期来院复查,使得能够对外固定架及时进行调整。

5.软组织损伤

(1)神经血管损伤:盲目穿针的恶果就是造成神经血管损伤。包括直接损伤和固定针炎性反应引起的慢性腐蚀性损伤。通常后者所引起的神经和血管受损的症状逐渐出现,并呈进行性加重。

为了避免这种损伤的发生,医生必须熟知手术肢体横截面的解剖。慎用全针固定,特别是在危险区内应尽可能在对侧采用半针固定。在大腿危险区穿全针时应由内向外。行皮肤切口时手术刀平面须平行于神经和血管的走行。无论使用钻钻孔还是拧入固定针,均须在直视下操作。在膝部自前向后进行钻孔或置入固定针时,应适当使膝关节屈曲以避免损伤腘窝部的血管、神经结构。

(2)拴桩效应(tethering):一旦肌肉或肌腱被外固定架的固定针所穿入,就如同被拴在树桩上一样,产生类似肌腱固定术(tenodesis)或肌肉固定术(myodesis)一样的后果,其所跨过的关节的活动范围将受影响。

　　6.骨筋膜室综合征

　　这种并发症较少发生。究竟是因为原始损伤所致,还是由于在置入固定针的过程中出血导致了骨筋膜室内压力增高尚无定论。总之,在使用外固定架过程中不要以为置入的固定针容积较小,不会造成骨筋膜室内容物增加,而对骨筋膜室综合征的发生掉以轻心。一旦临床上出现了此并发症的表现,就应尽早进行处理。

第二节　骨折内固定

　　骨折是骨骼连续性的中断或破坏。骨折涉及骨骼及周围软组织的一系列损伤。骨折一旦发生,首先的机体反应是出血,继发肢体肿胀;随着炎性物质的渗出及对于软组织的刺激,肌肉发生痉挛。肌肉的张力增加对于骨折端起到一定保护性制动作用。由于炎性物质的刺激及肌肉痉挛,患者感到疼痛并主动限制肢体活动。由于制动作用,骨折端活动减少,大多数骨折可以愈合。但由于长期制动,继而造成的肌肉萎缩、关节僵直、骨质疏松及血栓形成等骨折并发症,往往使得肢体功能失用。

　　现代骨折治疗目的不仅仅是骨折的复位和愈合,而更重要的是恢复肢体功能。因此要求在骨折得到牢固固定以保证其愈合的前提下,允许肢体进行早期、无痛、主动的活动,以防骨折并发症的发生。使包括骨、关节及肌肉的整体运动系统得到功能康复。

　　内固定是目前骨折治疗的主要手段。对于内固定物材料、外形的设计以及其力学特性的充分认识,有助于医生在临床工作中的正确使用。

一、骨折固定的科学基础

(一)骨折固定的生物力学知识

　　对于生物力学和生物学反应(如应力、血供)的认识是必需的。

　　在骨折愈合过程中,力学因素与生物学反应之间存在着紧密的联系。应用内固定技术需要具有生物力学和生物学反应(如应力、血供)的知识。

　　负荷或载荷,是指某一力学结构受到的外力作用。力学负荷的类型可分为静力负荷和动力负荷:负荷大小方向不随时间变化者称为静力负荷,持续或间断随时间变化者称为动力负荷。置于张力侧钢板施加的加压力在早期一段时间内是静力。

　　负荷的作用也可使正常骨骼产生形变,或对骨折提供不同的稳定性的作用。静态加压力通常是稳定的。而肢体的运动作用在骨折端产生的应力可造成骨折界面的不稳定。合力的作用的结果取决于其起作用的时间及大小。在存在着作用于骨折骨骼的可产生不稳定的应力情况下,外科医生手术内固定的目的是应用足够的静力加压来维持骨折端的稳定性。骨骼的整体结构上可以抵抗很大的负荷,但局部的超负荷也会造成断裂。

　　施加的负荷(如轴向张力)在材料内部产生应力。应力随负荷而增加,但随负荷承受面积增加而减少。当应力增加到材料强度的临界水平时,材料则会破裂,在此,破裂的临界条件可以用强度来表示(材料破坏前可承受的最大应力)。

在骨折愈合初期,当修复组织的强度及刚度尚不起作用时,用可耐受的应变来表示骨折愈合相关组织受到的危害,比用应力更为恰当。较大的应变会对骨折愈合过程中细胞的生长产生不利影响。

同时作用于骨折部位的其他因素也需考虑如:①内固定物产生的静力;②肢体活动造成的动力(该力有造成骨折不稳定的趋势);③力所作用的接触面大小。

因此不同部位存在着不同的力学条件。由于局部的力学条件不同,在同一骨折部位可以见到不同的愈合形式。

负荷的作用也包括使正常骨骼产生形变,或对骨折提供不同的稳定性的作用。静态加压力通常是稳定的。而起运动作用的张力或剪力则会造成界面不稳定。复合力的作用取决于前所述的一定时间及部位中的相对值。在存在着作用于骨折骨骼的动力性张力的情况下,外科医生的目的是应用足够的静力加压来维持稳定性。由于骨骼在整体上可以抵抗很大的负荷。很小面积的局部超负荷会造成断裂。

施加的负荷(如轴向张力)在材料内部产生应力。应力随负荷而增加,但随负荷承受面积增加而减少。当应力增加到材料强度的临界水平时,材料则会破裂,在此,破裂的临界条件可以用强度来表示(最大张力强度)。

在骨折愈合初期,当修复组织的强度及刚度尚不起作用时,用可耐受的应变来表示骨折愈合相关组织受到的危害,比用应力更为恰当。

(二)骨折的稳定性

骨折的稳定性(自身性的或固定后的)对于骨折愈合过程中的生物学反应具有很大影响。血供正常条件下,骨折愈合的形式,迟缓愈合或者不愈合的发生均取决于与稳定性有关的力学条件。骨折稳定性的重建(如良好的复位和加压)可以减少内固定物所承受的负荷。固定的稳定性对于内固定物的疲劳和腐蚀也是一个至关重要的因素。

"稳定性"这一名词的用法在医学和自然科学中意义各有所不同。在内固定方面,稳定性是用来描述对于骨折端制动的程度。稳定的固定是指在一定负荷下几乎没有移动的固定。名词"坚强固定"被用来描述一种特殊情况,在指骨折面获得加压力的情况下骨折端之间完全没有相对的移位。在同一骨折面内可以同时存在绝对的和相对的稳定区域。

(三)稳定性、应变与骨折愈合

稳定的程度通常以应变量来表示(修复组织的形变)。应用修复组织应变大小来估计骨折愈合的进展比仅仅靠移位(不稳定)来判断更为适宜。因为应变表示生物组织(如细胞)的形变。这可以使医生对相对移位(骨折不稳定)与修复组织间隙之间的关系进行分析,来决定临界变形量。

骨折愈合过程中的生物学走向,修复组织中细胞分化及转归与骨折端的力学条件密切相关。如果修复组织所受的应变低于其应变耐受性,骨折将走向愈合。如果修复组织所受的应变高于其应变耐受性,则会发生骨折不愈合。用应变这一概念来分析力学条件,可以理解为什么单纯的窄小间隙的骨折对于甚至很小量的移位都非常不能耐受而多发骨折片(粉碎)骨折却能很好耐受。

(四)疲劳

固定的稳定性的程度对于内固定物所承受的负荷大小具有决定作用。在内固定材料发生疲劳断裂和(或)(磨损)腐蚀方面,内固定物所承受的负荷是十分关键的因素。

由于骨折解剖复位后,骨骼能够承受部分应力,骨折端的牢固固定可以重新获得"结构的连续性"。因此,作用于内固定物上的负荷会被复位后的骨骼分担。"骨骼应该保护固定物"(Weber)的观念应得到临床医生的充分认识。由于不正确地操作会造成内固定物在固定系统中所承受的应力增加,当所受到的应变超过内固定材料的应变耐受极限则会发生疲劳断裂。

二、骨折固定机制

骨折固定的基本机制有 2 种:夹板作用和加压作用。夹板作用是用一坚硬物体将骨折两端连接起来。夹板作用的强弱程度与夹板和骨骼之间的距离成反比。距离越大固定作用越弱。常用的夹板有石膏、小夹板、钢板、髓内针等。加压作用是在骨折复位后在骨折端施以加压力,使骨折端具有压力前负荷。

(一)夹板作用

夹板有 2 个基本形式:一个是可以允许骨折块间内固定物滑动,另一个则不允许滑动。传统的非内锁式髓内针允许骨沿针滑动。这是由于针与骨间的摩擦力一般很小。钢板是不允许滑动的。因为钢板螺钉所产生的摩擦力很大(1 枚螺钉在钢板下面与骨骼之间所产生的加压力平均高达 3000N)。

髓内针是一种治疗骨折非常有效的器材,可以不附带任何其他的固定方法。髓内针允许骨折端有小的移位。而由于吸收可造成骨折端有一定的短缩。沿髓内针的滑动(必须发生骨端吸收)可以使骨折端重新接触并重获稳定。钢板用于简单的骨折,如不附加其他方法(如骨折端加压),则无法提供有效的稳定性来防止骨折端之间的微小活动所造成的骨吸收。当这种吸收发生时,钢板下面与骨骼表面之间的摩擦力则无法承担骨连接作用。此时钢板将承受骨骼上的全部负荷,并会发生疲劳断裂。因此,钢板固定一定要伴有用螺钉获得的骨折端加压,或应用钢板预弯的方法获得轴向加压(或由于功能性负荷造成的接触),来保证骨性接触足以抵抗负荷而无间断性移位。

(二)加压

加压是骨折固定的一种非常好的方法。因为可以用最少量的内固定材料来获得有效的稳定性。加压是将两个表面(骨对骨或内固定物对骨)相互压迫。

加压可分为以下 2 种不同的类型。

1. 静力加压

施加静力加压以后,骨折端之间存在相互压迫。随着骨折端的吸收,静力加压力将逐渐消失。

2. 动力加压

由于功能运动而产生的动力造成骨折接触面产生负荷和除去负荷。作为张力带而用的钢丝或钢板,将功能性张力变为压力,于是产生一种允许某些负荷传导性运动的固定。

对骨折端进行加压固定操作的作用是多方面的:①加压造成前负荷:当应用的压力始终大

于任何负性作用(如可产生弯曲作用的生理性张力)时,骨折面便始终紧密接触。②压力造成摩擦力:当加压面产生的摩擦力始终大于施加的剪力时,加压后的骨折可以抵抗滑动性移动。横断骨折中的局部剪力大多由骨骼长轴周围的扭力造成。当骨骼受到沿其长轴的负荷时(如负重),斜形骨折的斜面将受到剪力。

产生加压可以用不同的方法。它们之间的区别不仅在于应用的内固定物不同,而在于加压作用的机制及效果也不同。

用1枚螺钉穿过骨折线的方法来获得骨折的加压,其具体方法是螺纹部分把持在靠近螺钉尖的骨折块中,当拧螺钉时,骨折块就会被拉向螺钉头顶住的另一骨折块。拉力螺钉产生作用的前提是靠近螺钉头的骨折块。

不与螺钉螺纹固定。这可以通过应用半螺纹螺钉或用扩钻的方法去除靠近螺钉头部分骨折块内的螺纹来完成(滑动孔)。要使滑动孔发挥适当的作用,螺钉必须沿钻孔长轴置放(如偏于螺钉长轴的作用力将使螺纹与滑动孔之间的对合面失去拉力螺丝钉作用)。

拉力螺丝钉固定产生"绝对稳定",但所提供的强度通常被认为是不足的。施加的功能负荷骨折断端则可产生移位。拉力螺丝钉固定常需要用一块具有中和作用的钢板来保护。

通过对骨骼的钢板预弯,应用钢板可产生加压。这种加压方法的先决条件是骨折端有接触,之后便可以承受负荷。

当一块预弯后的钢板固定于骨骼时,弯曲便被伸展开来,由于其弹性回缩,钢板便有重新弯曲的趋势,而这种弯曲是由塑性(不可逆)形变所造成的,于是产生了使得远端骨折间隙靠拢并加压的弯曲力矩(如远离钢板的间隙)。早期曾建议使用平滑弯曲,而现在已经明确,只有跨越内侧螺钉之间距离的弯曲部分才有作用。所以应该应用这两个钢板孔之间相对锐角的弯曲,弯曲的角度应为,一块8孔4.5mm小DCP要弯曲到相对骨骼面抬高2mm。该方法的作用取决于所应用的预弯与轴向加压之间的平衡。应注意到,两侧皮质相等加压本身并不是目的,良好的稳定性只需将远侧皮质加压在生理应力下足以维持接触而不超负荷。远端皮质的加压对抵抗扭力和剪力非常重要。在扭力下当钢板固定之后,横形截骨处的移位发生于钢板轴线附近或就在钢板轴线上。在这部分论述中,远端皮质的力臂大于近端皮质力臂的数倍。钢板预弯同时结合拉力螺丝钉的好处在于,一旦负荷下降,由于钢板的弹性回缩力,骨折可被重新固定。预弯可以增加稳定性,还可以与骨端的拉力螺丝钉相结合应用。这在直径较小或骨质松软的骨骼中尤其有效。预弯的缺点是预弯后钢板的弹性回缩力会干扰已经获得的复位。

张力带固定是靠功能负荷中的动力成分而产生加压力。张力带的经典范例是用钢丝固定于横断髌骨骨折的表面。钢丝与股骨髁的支持协同作用,将股四头肌作用下的张力转化为作用于髌骨关节面的动力性压力。

张力带技术主要应用于干骺端骨折。少量的不稳定对于松质骨愈合影响较小。

三、固定材料的金属学特性

绝大多数内固定物的材料是不锈钢。另外,近年来钛合金材料也逐步应用于内固定材料的制造。金属材料要满足内固定的需要必须具备以下条件。

(1)良好的生物相容性,无毒、无免疫反应、无致癌性。

(2)满足内固定物的强度要求,其中包括张力、压力、扭力、抗疲劳能力和可塑性等。

(3)耐腐蚀性。

(4)对 X 线片影像干扰小。

金属内固定物的加工过程有 2 种:铸造和锻造。铸造后的材质其力学强度要减弱,而锻造后的材质力学强度加强。另外较新的工艺是冷轧加工,可以大大提高材质的刚度和弹性极限。

(一)表面处理

金属表面有一层氧化层,表面处理以酸性物质或电解液来增加金属表面氧化层的厚度,以提高其组织相容性。

(二)腐蚀

金属表面的腐蚀有两类情况。

1. 电化学腐蚀

电化学腐蚀常见于 2 种不同金属直接接触的情况下,如同时应用钛板和不锈钢螺钉。

2. 机械腐蚀

金属某一部分受到过高的应力时,其表面氧化层就会损伤,进而在更深层氧化而降低材料强度。

(三)金属的力学特性

(1)应力、应变。

(2)极限应力是指足以使材料断裂的应力。

(3)屈服点是指可以造成材料形变的初始应力。

(4)弹性力是指材料发生形变后一旦屈服点应力去除,材料回复到原始状态的能力。通常以弹性模量来表达。

(四)金属疲劳断裂

金属受到交变的应力作用超过一定极限时会发生疲劳断裂,疲劳断裂与应力的大小和交变的次数有关。同样的交变次数下,应力越大越易发生疲劳断裂。

金属材料的力学强度不仅取决于材料本身,还取决于合金的成分和加工工艺方法。作为内固定材料的金属要求具有较高的屈服强度和抗疲劳断裂强度。目前最能满足以上要求的金属材料是 316L 不锈钢和钛合金。316L 不锈钢具有良好的屈服强度和抗疲劳强度,易于加工,且价格便宜,但组织相容性较钛金属略差,弹性模量较高(为骨骼的 12 倍)。钛合金材料组织相容性良好,弹性模量与骨骼更为接近(为骨骼的 6 倍),但加工工艺要求高,价格昂贵。另外其延展性较差,当螺钉拧入过紧时容易断裂。

临床研究显示不锈钢材料与钛合金对于骨折愈合的影响差异无显著性。在组织相容性的临床调查中,AO 统计分析了应用 1251 个钛板与 26000 块不锈钢板治疗骨折的病例,发现在感染率方面差异无显著性。

四、内固定材料

(一)螺钉

1. 螺钉的结构

螺钉外径:螺钉螺纹的直径。

螺钉钉芯:螺纹部分的钉杆。

螺距:螺纹之间的距离。

螺杆:螺钉无螺纹部分的螺杆。

螺钉的断裂有 2 种原因:①扭弯应力,扭弯应力使螺钉受到剪式应力;②弯曲应力,当弯曲应力作用于螺钉长轴时螺钉会发生断裂。如果钢板固定时未将螺钉拧紧,钢板在螺钉帽下滑动造成弯曲应力,会造成螺钉断裂。在临床应用中,螺钉一定要拧紧,但不可过紧,因为螺钉拧得过紧会增加螺钉的扭矩。

螺纹的设计对于螺钉的强度也具有影响。螺纹与钉芯之间的夹角越锐利,应力在此处越集中,越可造成螺钉断裂。

在内固定的应用中,螺钉的另一特性"拔出应力"(pull out stress)十分重要。螺钉的抗拔出力与螺纹的面积和成正比。螺距越小,螺纹面积越大,抗拔出力越强。

对于应用钢板进行长管状骨折内固定时螺钉的最少数目,AO 经过大量的临床研究,在其《内固定手册》中做出了明确规定。在骨折线的一侧最少需要固定的骨皮质数目:股骨 7 层、胫骨、肱骨 6 层、尺桡骨 5 层。

2.螺钉的种类

(1)自攻螺钉:自攻螺钉在拧入时可以在骨骼中自行开出螺纹而无须攻丝。自攻型螺钉其钉尖部分有切槽,可以切割出骨道面允许螺纹进入。但由于切槽很短,并不占有螺纹全长,所以在拧入时会有骨屑堆积。另外螺丝是以挤压的方式进入骨质中,在螺纹周围造成骨损伤。

自攻型皮质骨螺钉在操作时不需事先攻丝故操作简便,节省手术时间。但由于骨屑的存在,螺钉所受的扭力很大,同时螺钉的切槽部分使螺纹面积减少,加之螺纹周围骨损伤,其抗拔出力比非自攻型皮质骨螺钉减少 17%～30%。自攻型皮质骨螺钉拧入时需要很大的轴向压力,可以使复位后的骨折块发生再移位。松质骨螺钉也是一种自攻型螺钉,其螺纹直径由尖端开始顺时针方向增大,在拧入时骨屑可以排出。操作时不可用丝攻攻其全长,否则会损伤骨质而减弱抗拉出力。

(2)非自攻螺钉:非自攻螺钉没有切槽,尖端是钝圆的。操作时要求事先钻孔,然后攻丝。非自攻型螺钉的优点是由于事先在骨质上攻出螺纹,故拧入时扭力很小,另外扭入时无须很大轴向压力,不会造成复位后的骨折块再移位。

(3)皮质骨螺钉:皮质骨螺钉为浅螺纹、短螺距的全螺纹非自攻型螺钉。由于钉芯相对较短,抗弯曲能力很强。

(4)松质骨螺钉:松质骨螺钉螺纹很深,螺距较长,钉芯直径相对小。由于外径与钉芯比例很大,或者说螺纹面积较大,故在骨质中有良好的把持作用。松质骨螺钉用于干骺端的松质骨。分全螺纹和半螺纹 2 种。当螺钉用于拉力螺钉时应选择半螺纹螺钉。

其螺纹长度选择的原则是螺纹要全部位于对侧骨块中,而不要经过骨折线,否则影响加压效果。

(5)空心螺钉:空心螺钉外形为松质骨螺钉,其中空结构允许异针通过。对于某些骨折,在 X 线监视下先钻入异针暂时固定,如复位及异针位置满意,通过异针即可拧入空心螺钉。临床上常用于干骺端骨折闭合复位,经皮螺钉固定。

(6)踝螺钉:踝螺钉是螺钉尖端有一三角形钉刃的半螺纹皮质骨螺钉,可以自攻。主要使用于内踝骨折的固定。目前在临床上已较少使用,多以半螺纹松质骨螺钉代替。

(7)锁定螺钉:用于锁定钢板。主要结构特点是螺钉钉帽和钢板钉孔之间有连接固定装置,螺钉拧入钢板固定后,螺钉和钢板间有特定的固定机构连接,使螺钉和钢板间不会再产生相对活动,产生角度固定作用。如 AO 组织研发的 LCP 系列内固定器,螺钉和钢板孔间是以锥形螺纹进行锁定固定的。

(二)钢板

钢板是内固定技术中常用的材料。钢板可根据其所起到的生物学作用而分为:中和钢板、加压钢板、支持钢板和桥接钢板等。另外,根据不同的设计形态又可分为动力加压钢板、有限接触钢板、管状钢板、重建钢板、角度钢板及滑动螺钉钢板等。根据不同生物力学需要和不同解剖部位可选择不同的钢板。同一块钢板,在不同的操作方法下可起到不同的生物力学功能。

1. 钢板的生物力学功能

(1)中和钢板:在长管状骨骨折以拉力螺钉固定时,虽然骨折端获得的压力提高了固定的稳定性,但不足以抵抗骨骼所承受的弯力、扭力和剪力。在中和钢板的保护下,肢体可以进行早期的活动,而生理应力由中和钢板来承担,以保证骨折端稳定的力学环境。

(2)支持钢板:支持钢板主要应用于关节内及干骺端骨折。骨折复位后支持钢板的应用可以维持复位并抵抗轴向应力引起的作用于骨折端的弯力、加压和剪力。支持钢板应用时需要良好的塑形,使其形态与钢板下骨一致,否则钢板固定后会发生骨折移位。

(3)加压钢板:加压钢板用于长管状骨横形或短斜形骨折。先在钢板一侧中心位拧入螺钉,再于另一侧偏心位拧入螺钉,骨折端可获得加压力。

加压钢板在行加压固定之前一定要预弯,即事先将钢板弯曲后再置放于骨骼上。当螺钉拧紧后钢板的弹性回缩力可使对侧骨皮质同样获得加压,否则对侧骨皮质骨折线会张开。

(4)桥接钢板:桥接钢板主要应用于骨不连。在钢板置入前在位于骨缺损或骨折粉碎的部分弯曲塑形,固定时该部分不置放任何螺钉,在该部分行植骨。

2. 钢板固定的张力带原则

钢板在长管状骨骨干骨折固定时的置放位置十分重要。由于骨骼的形态均略有弯曲,在轴向应力作用下,骨骼的一侧受到压力,而对侧受到张力。

钢板固定时必需将其置于张力一侧,否则固定的稳定性减弱。

各长管状骨的张力侧位置不同:股骨干位于后外侧,胫骨在步态负重期位于外侧,在步态摆动期前侧,肱骨位于外侧,尺骨位于背侧,桡骨位于桡侧。

各长管状骨的张力侧位置不同:股骨干位于后外侧,胫骨在步态负重期位于外侧,在步态摆动期前侧,肱骨位于外侧,尺骨位于背侧,桡骨位于桡侧。

3. 钢板的种类

(1)动力加压钢板(dynamic compression plate,DCP):动力加压钢板可分别作为中和钢板、加压钢板和支持钢板来应用。

动力加压钢板钉孔的斜坡允许螺钉拧入时向钢板中心滑动,当钢板一端的钉孔中心位拧入螺钉固定后,另一端将螺钉偏心位拧入钉孔,在拧紧的过程中螺钉向中心滑动大约 1mm,并带动螺钉所固定的骨块一起向中心滑动。此时如果骨折端复位良好,没有间隙存在,便可在骨折端形成加压。第 1 枚加压螺钉置入后,钉孔的水平轨迹仍允许有 1.8mm 的滑动,同时还可以拧入第 2 枚加压螺钉。

动力加压钢板的钉孔允许螺钉在轴向有 25°倾斜,在侧方有 7°倾斜。可根据需要来确定螺钉方向。

在作为中和钢板使用时,所有螺钉均在钉孔的中心位置入。

动力加压钢板的缺点如下。

1)由于与骨骼接触面很大,钢板的压力造成钢板下骨膜损伤,破坏骨膜血供,继而造成骨质疏松,在钢板去除后有可能发生再骨折。

2)螺钉孔的斜坡位于一侧,只行一侧加压。

3)由于钢板的厚度一致,钉孔处最为薄弱,受力时应力在钉孔处集中,易造成钢板断裂。

(2)限制接触型钢板(limited contact dynamic compression plate,LC-DCP):AO 于 1982 年发明限制接触型钢板。其特点是钢板的底面有凹槽,钉孔的斜坡是双侧的。其优点是钢板与骨骼只部分接触,由于骨膜血供损伤小,凹槽部分允许骨膜存在和生长,较少地干扰骨膜血供从而防止钢板下骨质疏松。

再者由于凹槽可以应力分散,防止了钉孔部位应力过于集中。另外钢板孔允许螺钉轴向倾斜 40°,增加了固定的灵活性。

(3)点接触型钢板(point contact fixator,PCFix):点接触型钢板设计特点是有 1 个三爪形尖扣和 1 个垫圈。两者可将螺钉与钢板固定为一体,以防止螺钉从骨骼中拔出。三爪形尖扣将钢板垫起,使钢板与骨膜不直接接触。与限制接触型钢板相比,更小的干扰骨膜血供。

(4)环形钢板:环形钢板分为 1/2 环形、1/3 环形和 1/4 环形 3 种。环形钢板可以抵抗张力和扭力,并可行动力加压,在直径较小的长管状骨骨折时有助于骨折复位。但由于其厚度只有 1mm,总强度较差,所以只可用于应力不大部位的骨折固定。

(5)重建钢板:重建钢板的特点是在钢板的侧方均有切槽,使之可以在各平面塑形。主要应用于应力不大、形态复杂部位的骨折,如髋臼、肱骨远端骨折。

(6)角钢板:角钢板发明于 20 世纪 50 年代,曾被广泛应用于股骨远近端骨折。角钢板由两部分组成,钢板和刃部,两者之间弯成 130°或 95°夹角。钢板较刃部稍厚,刃部剖面呈 U 形。操作时先将刃部打入至股骨头颈(130°角钢板)或股骨髁(95°角钢板),再将钢板固定于骨干。

角钢板有如下缺点。

1)刃与钢板折弯初应力集中,易于断裂。

2)刃部对于骨折端没有加压作用。

3)刃部在打入时位置要求很高,否则钢板与骨干无法贴附,因此操作困难。

(7)滑动螺钉钢板:滑动螺钉钢板设计有侧板一端有一套筒,拉力螺钉可在套筒中滑动。其优点如下。

1)拉力螺钉可以使骨折端获得压力。

2)套筒与钢板结合部强度很大,不易断裂。

3)拉力螺钉置入后再套入套筒,侧板位置灵活可调。

（8）LISS：LISS（less invasive stabilization system）是 20 世纪 90 年代 AO 组织为应用 MIPPO（minimal invasive percutaneous plating osteosynthesys）技术设计开发的钢板螺丝钉固定系统。与以上钢板相比，主要设计改进是螺钉帽和钢板孔都带有螺纹，螺钉拧入钢板孔对骨骼进行固定的同时，钢板和螺钉之间通过螺纹进行了固定，固定后，钢板可不贴附在骨表面，螺钉和钢板之间连接锁定成整体，不会产生晃动，螺钉的方向与钢板的相对位置也是唯一的。其固定形式相当于内置的外固定架，所以，LISS 又有 LIF（locking internal fixator）之称。LISS 钢板是解剖型设计，每个固定部位有其相应使用的钢板。目前股骨远端钢板（LISS DF）和胫骨近端外侧钢板（LISSPLT）两系统应用较为成熟。

通过设计的改进，LISS 系统产生了如下 4 大特点，也可以说是其优势。

1）固定钢板的解剖型设计，使钢板与固定骨表面形态一致，术中固定时不必再进行钢板的塑形和预弯。

2）在钢板固定后由于钢板与螺丝钉之间角度的固定，对骨折端内外翻的稳定作用增加。

3）由于钢板螺钉的锁定机制，螺钉的松动机会大大降低。单侧皮质螺钉的设计，可进行关节假体周围骨折的钢板固定。

4）由于采用经皮固定技术及固定钢板与骨表面固定后存在间隙，对骨折端的血供干扰小，降低了手术创伤，减少了需要植骨几率。

LISS 系统应用的主要缺陷是需在透视下手术及内固定物费用昂贵。应用 LISS 的手术适应证是干骺端及关节内骨折，也可用于骨干的骨折。对于 C_2 型骨折，即关节内简单骨折合并干骺端的粉碎骨折，应用 LISS 系统可显示出较大的优越性。使用 LISS 对 C 型骨折进行固定，术中可对关节内骨折进行切开复位，用拉力钉固定，再经同一切口通过肌肉深层插入钢板经皮固定干部骨折。这样能够保证关节面的解剖复位。而逆行髓内针固定则不便于做到这点。LISS 系统对股骨髁的冠状面骨折（33－B 型）骨折不能起到固定作用。必要时应术前做 CT 检查，确定是否存在股骨远端或胫骨近端存在冠状面骨折。

由于应用 LISS 进行手术时需要闭合复位骨折端，在手术操作中给术者带来了新的要求。对闭合复位技术及对手术器械操作需要一定训练和积累经验。但 LISS 固定系统在膝关节周围骨折的固定领域会显示出其特有的优势。

（三）生物材料

在矫形骨科领域内，例如在骨性内固定的材料及骨缺损的结构重建方面，还有许多待解决的问题，传统的观念不断受到新的挑战。在骨骼内固定方面，通常使用的金属板、螺丝钉，其固定坚强，然而，其主要缺点是在骨折愈合后患者需要不只一次手术来除去这些金属植入物。在骨折内固定中使用的典型金属弹性模量为骨的 5～10 倍，现证实骨和金属之间弹性模量的不同在骨折治愈过程中可造成面向钢板的皮质骨变薄及骨质疏松。这一切减少了骨的强度，妨碍了愈合骨承担其通常的负荷功能。另外，金属植入物的松动和腐蚀作用也常需要除去。二次手术增加了患者经济上，心理上及身体上的负担，因此，近 30 年来，许多生物材料学家及矫形骨科医生纷纷探索新的可吸收材料来取代金属植入物。这种可吸收材料必须符合如下几种基本需要。

（1）用于骨折固定的材料具有足够的强度。

（2）组织和材料间良好的相容性，能使骨折早期愈合及最少的并发症。

（3）在最后阶段，材料应逐渐分解，将应力转移给愈合骨，并防止骨矿物质及骨组织的强度减少。

1. 生物材料简介

无论其来源如何，大多数聚合物是由许多重复的单体组成的大分子，它们具有碳原子支架。当同一单体反应时，可形成高聚物，而两种不同的单体结合可产生随机的共聚物、共聚物团块或转移共聚物。聚合物的理化性质，对于判定其在人体内将来功能如何，有着极其重要性。影响活体内变化的聚合物性质是：分子定向作用，几何同分异构，形态和构型。围绕聚合物主干原子取代基构型的规律性决定聚合物有规则结构等性质，后者影响机体对聚合物的反应。聚合物是多分散体或不同大小分子的混合物，其分子量也影响聚合物的性质。有 3 种类型分子量：平均数量分子量（Mn），平均重量分子量（Mw）及平均黏滞度分子量（Mv）。分支状聚合物较其直线类似体通常更紧密，因而具有较低的黏度，在活体内，高平均分子量（它们有较高的黏度）比那些具有低分子量和低黏度的聚合物经历较慢的生物降解过程。

现已知有许多可生物降解聚合物，它们在生物体内降解成无毒的小分子化合物，其中最著名的是聚羟基乙酸（PGA），聚乳酸（PLA）及它们共聚物，聚－P－二烷（PDS）及聚羟丁酸（PHB）。

2. 组织反应

由聚合物移植可导致各种反应，生物降解聚合物的局部组织反应依赖于降解的速度、聚合物成分和降解产物的生物相容性。Hollinger 等人将具有生物相容性的 50∶50 聚乳酸（左旋）和聚羟基乙酸的共聚物，制成一个小的，多孔圆柱体结构，在鼠的嚼肌陷凹中诱导了典型的对于邻近组织短暂的急性炎症反应。在移植 72 小时后，可观察到一个狭长的纤维蛋白渗出和水肿肉芽组织区域，发展、渗透到植入物周围间隙中，同时有多形核粒细胞和单核细胞混合浸润及少量成纤维细胞增生，肌肉纤维中的局灶退行性变化是由肿胀、周围核减少及染色特征性改变来显示的，这一切可能是由新近外科操作及植入物随机械刺激造成的。移植 7～14 天后，肉芽组织逐渐成熟，形成一个薄的细胞纤维血管囊，结合有数量不等的淋巴细胞和浆细胞，在囊的内面，组织细胞和少量多核巨细胞排列在表面并渗入到植入物的间隙中，在植入 28～35 天，散布组织细胞的薄的边缘及增加的多核巨细胞排列于植入物表面和间隙中，这一发现是不溶性的生物相容性聚合物慢性吸收反应的特性。在反应期间，植入物周围淋巴细胞及浆细胞浸润明显减少，证明了在鼠肌肉中复合聚合物的免疫遗传问题是可以忽略的。Cutright 等人在实验中发现聚乳酸、聚羟基乙酸聚合物和其共聚物的体内实验中，早期样本（20 天），骨直接紧靠聚合物颗粒生长，从而证实这些材料具有良好的组织耐受性。

Cutright 等人将聚乳酸以缝线形式置于鼠前肢的肌肉内，发现聚乳酸放置于组织中，早期（14 天）引起炎性反应，显示大细胞形成并在 28 天时产生明显的周围吞噬细胞的界限。Cutright 还将聚乳酸和聚羟基乙酸缝线进行组织学比较，其结论如下。

（1）和聚乳酸相比较，聚羟基乙酸缝线最初炎性反应较重，但在以后的阶段，两种材料反应逐渐缓和。

（2）聚羟基乙酸缝线在整个实验期间更定位不变，而聚乳酸在 11 天后，其缝线束逐渐融合并有些消失。

（3）整个实验期间所有缝线耐受区域巨细胞反应都很明显，但这种反应特别局限化。

在所有文献中没有任何报告指出合成的可生物降解聚合物用于缝线和实验性骨修复中的不利全身反应。Hollinger 认为当聚合物降解时，不起作用的添加剂，如聚合反应的起始因子或增塑剂可释放至血流中，可能会出现问题，这些物质在高浓度时是具有细胞毒性的，但 Hollinger 在聚乳酸和聚羟基乙酸的高聚合物或复合聚合物的降解中，未观察到有害的影响。

3. 生物降解

许多人认为，所有聚合物对于由热、氧化、机械干扰、水解或电磁辐射引起的降解都是敏感的。a－聚酯如聚乳酸、聚羟基乙酸及聚仲二烷生物降解过程主要是通过水解（非特异性水解分裂）完成的。聚乳酸降解时产生的乳酸被结合在三羧酸循环中并以二氧化碳和水的形式由肺排泄。聚羟基乙酸除了水解降解外，也可由非特异性能酶及能产生羟基乙酸单体的羟基肽酶破坏，羟基乙酸单体能在尿中排泄或由羟基乙酸盐氧化酶酶促转化为乙醛酸盐，它可和甘氨酸转移酶发生反应，产生的甘氨酸可用于合成丝氨酸，后者在转化为丙酮酸后参加三羧酸循环后分解。

有许多因素可以影响可生物降解聚合物的降解速度。Kulkarni 等人报告了在组织培养基中，左旋聚乳酸比消旋混合物溶解性及时降解的敏感度均低。聚合物的晶体度影响水吸收的速度，因而，聚乳酸（左旋）晶状体妨碍水的吸收，且比晶体度较小的消旋形式降解更慢。a－聚酯类共聚物比其组成的高聚合体晶体度要小，因而降解更快。

聚乳酸：聚羟基乙酸共聚物在体内降解的速度也依赖于乳酸和羟基乙酸的克分子比率。聚羟基乙酸中重复的乳酸单体上的甲基因能保护羧基碳免受组织液侵蚀，因而，乳酸的水解过程比共聚物中的羟基乙酸单体要慢，所以，含乳酸多的共聚物比那些含羟基乙酸多的共聚物水解要慢。Cutright 等人的试验也证实了这一点。

除了单体克分子比外，乳酸和羟基乙酸沿长链的顺序也影响生物降解的速度，如沿聚乳酸。聚羟基乙酸链有一片纯乳酸和纯羟基乙酸团块是可能的，而有交替的乳酸和羟基乙酸单体也是可能的。在这两个例子中，单体酸的克分子比可以是相同的，然而，每一个共聚物以不同的速度经历水解分裂。实际上，顺序大概绝大多数是随机的，如此多变性是有关文献报告聚乳酸：聚羟基乙酸共聚物降解速度差异的一个原因。

Chawla 等人比较不同分子量聚乳酸在体内的降解，使用分子量为 0.89×10^6、1.99×10^6、2.66×10^6 及 2.94×10^6 4 种聚乳酸，在植入 48 周后，0.89×10^6 聚乳酸只留有 79% 样本，而分子量为 1.99×10^6、2.66×10^6 及 2.94×10^6 相应值各为 35%、90% 及 93%。因此可以得出结论，低分子量聚乳酸降解要比高分子量样本快。

国内学者使用不同分子量（1.1×10^3、6.4×10^3、1.3×10^4 及 2.3×10^4）在体外非均相降解过程中认为降解速度与分子量无明显关系，但与聚合物表面积有关。其中 2.3×10^4 为未经研磨的呈粗颗粒状进行降解，较其他细粉末状的试样，其降解缓慢得多，由降解前后分子量变比幅度不大，说明其降解过程首先是聚乳酸在溶剂分子作用下，从聚合物颗粒表面离开，再在介质中水解，样品的表面积大，相同时间内从聚合物表面离开的聚乳酸分子就多，降解速度就快。

文献论及的聚乳酸和聚羟基乙酸高聚合物和共聚物降解速度绝对值的不同归因于上述的各种因素造成聚合物的多样性决定的。聚合物物理特征的多样性导致了适合水解的表面区域不同,这就是聚酯缝线同圆柱或板降解速度不同的原因。由于单位容积聚合物表面区域增加了,水解分裂的机会也就增加了。因此,一个多孔块要比同样大小的玻璃样稠密的块降解得快,当然,一个大的植入物在体内被破坏比小的植入物要慢。

此外,聚合物放置的位置对于降解也有作用。若一个可生物降解植入物被安置在血管丰富区域,其降解速度要比那些放在无血管区要快。如位于下颌骨的植入物显示出比位于颅盖骨的植入物降解要快。

4.机械性质

许多实验表明,可生物降解的合成聚合物的机械强度能够用于骨折内固定。Leenslag 等准备了高分子量聚乳酸(Mv 达到 1×10^6),将其制成接骨板和螺丝钉。笔者进行了机械性质的评价,发现聚乳酸碰撞强度在很大程度上受准备的样本类型影响。具有高分子量的聚合后聚乳酸具有最大的碰撞速度。笔者同时用聚乳酸板和四孔金属钢板相比较,在应用金属板张力 50% 时,观察到聚合板破裂(各为 1300N 及 650N)。两种骨板的弯曲系数值彼此非常接近(聚乳酸为 5GPa,钢板为 5～7GPa)。Lyndrop 等报告用人尸体髌骨实验性截骨后用可生物降解聚羟基乙酸材料固定用 AO 张力带相比较。在一侧用两根交叉的聚羟基乙酸棒固定而在另一例用 AO 张力带固定。平均张力强度在聚羟基乙酸组开始移位时为 48N,当移位间隙为 1mm 时,其平均张力强度 AO 组为 120(40～250)N,而聚羟基乙酸组为 123(60～385)N。实验显示髌骨截骨后用可生物降解聚羟基乙酸棒的原始张力强度与用 AO 张力带固定的张力强度一样甚至更高。

Partio 报告了用于骨折治疗的可生物降解螺丝钉的力学强度。指出这种螺丝钉的弯曲强度为 320MPa,切变强度为 200MPa,弹性模量为 10～15GPa,这意味着这种螺丝钉当核心直径为 3.2mm 时,能承受 160 磅的体重。

在这种材料的实际应用中,一个令人担心的问题是材料在体内水解后强度减少从而影响内固定的稳定,为了防止可生物降解材料在体内过早水解吸收而影响植入物的强度,许多人进行了一系列的实验。Tormala 等制造了自身增强及碳素纤维增强的聚乳酸/聚羟基乙酸共聚物。自身增强样本在同样共聚物基质中含有大量(>60%)可生物降解聚乳酸/聚羟基乙酸共聚物纤维,碳素纤维增强板用同样方法制造。力学实验表明由于高度的纤维各向异性,自身增强材料只能在弯曲条件下试验,易变的结构使其在张力试验条件下沿棒的长轴方向滑动并不会造成真正的张力折断。笔者发现自身增强材料具有最高的原始弯曲强度,获得的 250MPa 值与典型的金属植入材料强度相同并比松质骨强度高近 20 倍。纤维增强改变了聚乳酸/聚羟基乙酸样本弯曲折断的方式。

未增强的聚乳酸/聚羟基乙酸共聚物显示出具有高的原始弯曲强度(150MPa),然而它易碎,在弯曲折断时这种材料瞬时间破成几块而增强材料的弯曲折断是易变的,纤维只是部分破裂且实验棒只是在棒的长轴方向部分滑动。碳素纤维增强并未明显改进聚乳酸/聚羟基乙酸的弯曲强度(150MPa→190MPa),而对张力强度的影响更明显(45MP→90MPa)。为了延长植入物在体内降解的时间,笔者在板的表面喷撒了一层薄金(50nm),实验表明涂金层减慢了纤维增强样本丧失其强度的速度,而在非增强样本中未发现这种影响。Vainionpa 等人也研究了自身增强聚羟基乙酸棒体外强度及强度保持的性质,其实验表明增强后同样改变样本弯曲折断的方式,指出在水解条件下,比相应的聚乳酸/聚羟基乙酸棒显示更好的强度和强度保持性质。

Tormala 等人发现将自身增强聚羟基乙酸棒植入兔皮下,7～8 周保持其强度,而自身增强聚羟基乙酸螺丝钉在体内保持其强度到 5 周,笔者认为,这种棒和螺丝钉适合于松质骨骨折的内固定(同时使用石膏固定),而自身增强聚乳酸棒在体内保持其强度至少到 15 周,是皮质骨骨折固定的潜在材料。Rokkanen 等人研究了自身增强聚乳酸和聚羟基乙酸棒在体内外的强度保持性质,发现在 4 周后,自身增强聚羟基乙酸棒在体外(37℃蒸馏水中)弯曲强度由(350±50)MPa 减至(45±8)MPa,切变强度由(200±20)MPa 减至(137±7)MPa 在体内(兔皮下)弯曲强度减至(13±3)MPa,切变强度为(57±10)MPa,棒在 6 周丧失强度。自身增强聚乳酸棒 12 周后体内弯曲强度由(210±20)MPa 变为(105±10)MPa,切变强度由(100±10)MPa 为(90±10)MPa,因而笔者得出与上相似的结论:聚经羟基乙酸棒 6 周丧失强度,而聚乳酸在 12 周内皮质骨中保持其强度。

5.可生物降解合成聚合物

自从 20 世纪 60 年代以来,许多人开始研究这种可生物降解的聚合物并发现,共有诱导骨合成的作用。

Hollinger 等人在 25 只鼠中,用 50∶50 的左旋聚乳酸和聚羟基乙酸的复合聚合物制成盘状来恢复胫骨皮质松质骨缺损(直径为 1.95mm)。在其后的实验中,一种蛋白酸性磷脂加在 1∶12.5 重量/体积的 50∶50 聚乳酸和聚羟基乙酸的复合物及二氯乙烷以生产 2.95mm 的盘。在同样的实验中,盘由 50∶50 聚乳酸和聚羟基乙酸的复合聚合物制成。180 只成年鼠胫骨准备了两侧的皮质松质骨伤口(直径为 1.95mm),其同样被分成 3 个治疗组:①共聚物加蛋白酸性磷脂;②共聚物;③无植入物。为估计骨修复速度,在两种实验中,实验部位(缺损和连续骨)恢复和处理上用组织形态测量法。

其组织形态测量法提示:①蛋白酸性磷脂－共聚物联合产生最快的治愈率;②骨基质修复在共聚物组要比非治疗控制组充裕得多;③植入盘部分降解在 3 天最明显。由于在上述实验中观察到了有希望的结果,Hollinger 准备了由 1‰重量百分比的蛋白酸性磷脂及聚乳酸和聚羟基乙酸的共聚物所组成的矩形、刚性的多孔块,来用于成年狗下颌骨非连续性骨缺损的治疗。X 线检查及临床证据提示通过 3 个半至 4 个半月的治疗,显示出骨性愈合,在组织学上,共聚物在 6 个月时完全降解。

Cutright 和 Hunseck 将聚乳酸以 1.5mm 厚片形式用于治疗 12 只恒河猴的眼眶底骨折,笔者报告了通过猴正常的眼活动,聚乳酸片被吞噬细胞和带有绒毛突起的巨型细胞吸收,剩余的聚乳酸在 38 周后吸收。

Schmitz 和 Hollinger 使用聚乳酸和聚羟基乙酸共聚物及同种脱矿质的冻干骨(DFDB)混合,并将其植入于 20 只兔颅盖约 15mm 直径的缺损中,和对照组相比较,共聚物－DFDB 植入物显示明显大量骨小梁结构,笔者估价了聚乳酸－聚羟基乙酸植入物在骨性伤口中的成骨能力,认为同对照组骨伤口相比较,显示了加速治愈的速度。

除上述以外,可生物降解聚合物在内固定设计上是有用的。许多医生使用金属内固定板是考虑它比骨坚硬,但在骨塑形方面又有不利的影响,此外随后的外科治疗常需除去金属器械,这可以通过设计同骨有相同弹性模量的可生物降解器械和螺丝钉来避免,为了判定对于固定是否可行,Cutright 利用聚乳酸缝线(直径 0.35mm)用于猴的下颌骨联合骨折的固定,笔者报告了用正常方法治疗骨折,聚乳酸缝线只引起很小的炎性反应。Vintonen 显示兔股骨远端截骨后用可生物降解的聚羟基乙酸缝线固定,79%完全满意,Vainiopaa 等人在兔体内用可生物降解的聚羟基乙酸棒和缝线固定同样的截骨,所有截骨均在 6 周愈合。

6.临床应用

自从 1985 年以来,这项技术开始应用于临床。首先将聚乳酸/聚羟基乙酸共聚物制成棒状,直径为 3.2mm 或 4.5mm,长度为 50mm 或 70mm,应用于踝关节骨折的患者。对于目前已进行数千例移位性踝关节骨折的病例,踝关节骨折生物降解内固定物的临床功能结果及骨愈合同金属固定是一样的。

可吸收内固定物的应用范围尚有局限性。生物降解性丝线可以用于锁骨远端骨折、肱骨大结节骨折、胫腓联合韧带增强等。棒和钉可以用于肱骨小头骨折、桡骨头骨折、股骨头骨折、股骨髁骨折、踝关节骨折及足部骨折的治疗。由于可吸收内固定物强度衰减过快及缺乏骨折块之间的加压作用,使其不能用于椎体、骨盆及长管状骨的固定。

可吸收内固定物在使用早期时,由于固定强度相对差,手术后需要使用短期外固定保护,随着材料的改进,以及手术医生对于这种材料性质和使用技巧的理解,在大多数应用部位,可以不使用外固定,而是允许早期部分活动。

可吸收内固定物最主要的并发症为无菌性液体聚积反应。一般出现在术后 6～12 周。患者术后无局部体征,后期在愈合的伤口处突然出现疼痛、皮肤发红、肿胀及波动。可以破溃产生窦道,细菌培养阴性,组织学检查主要是巨细胞吞噬细胞,属于非特异性炎性反应。这是机体对内固定物吸收时的正常生物反应,与免疫反应无关,而与聚合物的降解吸收和异体反应有关。通常在 5 周内自行局限。

第三节 肘关节置换术

肘关节成形术开始于 19 世纪初。现代人工肘关节发展始于 20 世纪 70 年代,经历了从简单的单轴铰链发展到复杂的无限制型或半限制型关节,术后功能得到明显改善。根据肱骨假体对尺骨假体固定程度的不同,可将假体植入关节成形术分为完全限制型、半限制型与非限制型 3 类。

Verneuil 和 Olier 等于 19 世纪初首先开展了肘关节成形术,目的是将僵硬、强直或畸形的肘关节重建成无痛的、功能正常的关节。Dee 于 1970 年左右报道骨水泥固定型金属铰链式肘关节假体在临床的使用,这种假体短期效果令人满意,但松动率高。目前已很少使用。

一、解剖及生物力学

肘关节由肱骨下端、桡骨小头和尺骨近端所组成，即包括肱尺关节、肱桡关节和近端尺桡关节。3个关节共在一个关节囊内。肘关节关节囊附着于前方的冠状突窝上缘和后部鹰嘴窝的上缘，关节囊两侧肱骨内、外上髁的下方及半月切迹两侧、外侧部分与环状韧带相连。关节囊内的滑膜层紧贴关节囊的纤维层。肘关节旋转主要通过肱桡关节完成。肱桡关节有两个运动轴，伸屈运动的横轴与肱尺关节运动轴一致，另一个为前臂旋转运动轴，上下方分别通过桡骨小头和尺骨小头。

肘关节的伸屈运动与前臂的旋转往往是联合运动，运动过程是一种复杂的生物力学作用。正常的肘关节依靠关节几何形状和关节匹配的结合、关节囊和韧带的完整性以及肌肉系统的平衡完整来保持其稳定性。其中肱二头肌、肱肌、肘肌和肱三头肌尤为重要。肘关节的外侧副韧带复合体是由桡侧副韧带、外侧尺骨副韧带、辅助性外侧副韧带和环状韧带组成。外侧尺骨副韧带由桡侧副韧带的后部纤维组成，当肘关节受到内翻应力时，呈紧张状态。环状韧带起止于尺骨的小乙状切迹的前后缘，起到将桡骨头稳定地紧贴于尺骨的作用。内侧副韧带复合体包括前、后和横向三部分韧带纤维，前部纤维沿着冠状突内侧缘附着，在肘关节屈、伸时维持紧张。后部纤维只在肘关节屈曲时维持紧张。实验研究表明，内侧副韧带的前斜纤维断裂可导致肘关节的后外侧不稳和脱位。肘关节的运动大部分产生外翻应力，因此，内侧副韧带和桡骨小头的完整对防止肘关节的后外侧脱位至关重要。

肘关节成形术成功与否，取决于能否将肘关节恢复成无痛、活动、稳定、耐用且能承受巨大的压力和扭转力的关节。另外有学者提出肘关节假体必须尽可能地小，并且获得尽可能多的骨组织覆盖，手术中必须保留肱骨的内外上髁和鹰嘴，假体应有携物角。大多数学者认为设计假体的携物角和内在松弛度是十分重要的。手术中切除的骨组织越少，将来补救或重建手术将越容易进行。

二、关节置换术的分类

肘关节置换术可以分为以下几种：关节切除置换术、生物材料间置关节置换术、桡骨头切除关节置换术和假体植入关节置换术。根据肱骨假体对尺骨假体固定程度的不同，可将假体植入关节置换术分为限制型、半限制型与非限制型3类。

(1)完全限制型全肘关节假体。完全限制型肘关节假体于20世纪70年代初期起源于欧洲，为骨水泥固定型铰链式假体，仅能完成关节的屈伸活动，无侧向松弛度。代表性的假体有Dee假体、GSB(Gschwend-Scheier-Bahler)假体和Swanson假体。这类肘关节假体的应力直接传递到骨—骨水泥界面，因此，松动率高达8%，目前已经很少使用，仅在肘关节骨性或软组织广泛损伤造成关节严重不稳时使用。

(2)半限制型全肘关节假体。半限制型肘关节假体为金属和高分子聚乙烯材料组配而成。代表性假体有Mayo假体、Pritchard-Walker假体、Tri-Axial假体、GSB Ⅲ假体和Coonrad-Morrey假体。这些假体有一定的松弛度，有利于外力的消散，能完成内外侧方和旋转活动。

(3)非限制型全肘关节假体。其特点是肱骨和尺骨两部分假体间有咬合匹配关系，为解剖型假体。它要求肘关节具有完整的韧带和前部关节囊结构。代表性假体有Kudo假体、Suoter假体和Ewald肱骨小头—肱骨髁假体。骨与软组织严重缺损和关节严重畸形时，效果不佳,肿瘤患者不宜使用。

(一)适应证

各种疾病引起肘关节疼痛、关节不稳和双侧肘关节的僵硬。

(1)严重创伤引起肘关节疼痛、畸形及强直者。

(2)类风湿关节炎致肘关节畸形和强直者。

(3)肘关节创伤或置换术后形成的链枷关节。

(4)肱骨下端良性或低度恶性肿瘤。

(二)禁忌证

既往有肘关节的脓毒感染病史是绝对禁忌证。

(1)肘关节屈伸肌肉瘫痪无动力。

(2)肘部没有健康皮肤覆盖。

(3)感染。

(4)肘部有大量骨化性肌炎。

(5)神经性关节病变。

(6)不伴疼痛的关节畸形。非制约型表面关节置换术的相对禁忌证还包括骨质缺损过多、创伤性和退行性关节炎。

(三)麻醉

采用臂丛神经阻滞麻醉或全麻。

(四)手术操作

1.麻醉及体位

(1)全身麻醉或锁骨上阻滞麻醉。

(2)依术者习惯,摆好患者体位。推荐采用仰卧位,用一个沙袋垫在肩胛骨下,并且将手臂放置胸前。患肢上臂绑扎空气止血带,前臂用消毒手术巾包裹,便于自由屈伸和旋前、旋后。

(3)常规消毒铺巾后将空气止血带充气至 250～300mmHg(33.3～39.9kPa)。

2.手术方法

(1)切口与显露:如果肱骨远端骨质条件良好,采用 Bryan-Morrey 内侧入路。在鹰嘴尖内侧与肱骨内上髁之间做直切口。切口从鹰嘴尖向远侧延 5cm,近侧 7cm。当松解肱三头肌内侧皮下组织,显露其内侧缘和尺神经时,要找出并转移以前未转移的尺神经。近端在肱三头肌内侧缘游离尺神经,向远端解剖到达肘管筋膜,切开此筋膜,进一步向远端分离,到尺神经尺侧腕屈肌的第一个运动支。

如果尺神经与关节囊粘连,分离后应注意止血。游离尺神经,并用橡皮引流管牵开保护后,远侧在屈肌、旋前肌筋膜表面,近侧在肱三头,肌前方形成一皮下组织袋。准备接纳前置的尺神经。继续解剖肱三头肌的内侧,将其自内侧肌间隔和肱骨远端的后面掀起。在远端则向尺骨方向切开尺侧腕屈肌筋膜。然后即可将肱三头肌止点从尺骨上直接锐性剥离并翻开。反之,如果肱骨远端严重骨缺损,则可采用 Bryan-Morrey"保留肱三头肌"入路。同上法解剖并前置尺神经。继续进行从内侧向外侧的解剖分离,直至肘肌和肱三头肌都可以从肱骨外髁上拉开为止。由于附于尺骨近端的筋膜菲薄,容易在剥离的过程中被穿破。因此,可用比较窄小的骨刀在掀开筋膜的同时带一小块骨质,有助于手术结束时肱三头肌止点的重建(恢复其正常长度)以及伸肘装置与尺骨近端的愈合。肱三头肌的止点通过骨孔用不吸收缝线与尺骨近端缝合修复。将肱三头肌自肱骨后方分离,向内或外牵开,暴露关节囊。为扩大手术野,可自肱骨附着处,松解并保护内外侧侧副韧带,注意勿将其切断。切除肱桡关节的关节囊及增生滑膜,显露桡骨头。在环状韧带近端切除桡骨头。注意不要残留骨赘,以免前臂旋转时影响尺骨活动。在肱骨滑车和尺骨之间切开内侧关节囊。游离部分尺侧腕屈肌止点,显露指浅屈肌止点及内侧侧副韧带并松解。

此时,可将尺骨自肱骨滑车上抬起,显露出滑车切迹和尺骨冠状突。如术前有屈肌畸形,可在尺骨近端松解一部分肱肌。为了显露肱骨,可切除鹰嘴和冠状突尖端,以防阻挡术后关节活动。外旋肱骨,完全屈曲前臂。

(2)植入假体:Coonrad-Morrey 人工肘关节假体有全套用于置换的器械,可按切模进行大部分操作。

1)准备肱骨端:显露肱骨远端的内外侧柱,脱出肱尺关节,用微型电锯或咬骨钳切除肱骨滑车中部骨质,进入尺骨鹰嘴窝。从尺骨鹰嘴窝顶部用圆头磨钻或咬骨钳去除一小部分骨皮质,显现骨髓腔。然后用尖钻头钻入髓腔,肱骨髓腔宽大,容易进入。确定肱骨髁上的内外侧柱,显露备用的整个肱骨远端,确定排列和方向合适。将导向柄插入整个肱骨髓腔中可准确定出远端切割的中心。去掉手柄,安装切割模具,准确切出肱骨远侧关节面。支撑在肱骨小头上的侧臂是可以相互交换的,同一器械可用于左肘或右肘。切模的水平部要与肱骨内外侧柱后皮质保持于同一平面,确保准确地旋转定位。用摆锯按切模引导切除肱骨滑车及部分远端骨质。肱骨截骨模具的宽度与选择要截除肱骨的那部分尺寸相一致,这样可以精确地移除肱骨的远端关节面。用摆锯首先沿着模具的内、外侧平面,然后沿近端平面切除剩余的滑车。

不要紧靠切割模具切割,以免切出的空间太窄,插入假体时,会对肱骨内外侧柱产生过大的应力。要小心避免破坏髁上任何一侧的骨柱,否则可能会使局部应力增加,从而导致骨折。近端切割通常要离开导向器两侧完好的骨皮质。移除截骨模具和导向杆以完成尺骨鹰嘴窝顶部的切割。当横向切割时,摆动锯刀不要前后成角,而要斜向切割,这样可以减少在鹰嘴窝柱结合部形成缺口的可能性,这个缺口可产生应力增加,导致骨柱发生骨折。然后去除碎片,如果需要,可将合适尺寸的远端肱骨试模插入两侧柱之间以检查切除部分的精确程度。用一个小的薄锉再插入髓腔,要保证骨锉位于已完成切割的肱骨中心。如有必要,轻轻地旋转骨锉以进一步拓宽髓腔。然后,要根据髓腔的大小选择合适型号的骨锉(标准型号或更小型号的髓腔锉),采用由大到小尺寸的骨锉,逐级扩大肱骨远端髓腔呈三角形。最后选用与肱骨组件尺寸相一致的髓腔锉,在尺骨鹰嘴窝顶部形成一个小于髓腔直径的开口。肱骨假体柄长通常为10cm,如果患者存在严重骨缺损或骨质疏松,可采用 15cm 柄,翻修或肱骨远端骨缺损要用20cm 的长柄。为了安置假体翼,准备肱骨前缘和移植骨的位置、从肱骨远端前方松解前关节囊并用 12～20mm 带有弧度的骨剥器将肱肌掀开。如果已切除了足量的骨质,在切除的滑车间隙试行安放假体。

2)准备尺骨端:根据假体旋转轴的特点,将尺骨鹰嘴依尺骨冠状突平面截除,以单纯截除关节面。在尺骨冠状突的基底部,用高速小圆钻或咬骨钳,在与尺骨纵轴45°的方向,钻孔打开髓腔。再用小探针探明髓腔方向,为了保证纵行进入尺骨髓腔,必要时可沿探针方向在尺骨鹰嘴尖端去除更多的骨质,或做成"凹槽"状,即可将逐渐增粗的髓腔钻轴向插入尺骨髓腔。用一导向锉以旋转方式进一步探明和扩大髓腔,然后插入尺骨锉进一步扩髓,完全插入通常需要锤击。接着使用右侧或左侧的启动锉(starter rasp)。

如果要置入最小的尺骨假体,可最后使用启动锉,使其完全到位,让最小假体插到合适的深度。如果置入小号或标准型号尺骨假体,可在合适的右侧或左侧构件中轻轻地旋转,插入小号或准型号骨锉。如果置入一个小号假体而髓腔宽大,可随着标准小号骨锉方向在假体柄周围注入更多骨水泥。用锤子去除冠状突基部软骨下骨和髓腔周围骨质,以准备好尺骨髓腔的最后几个毫米。若需要,而且髓腔又小,可选用合适的绞刀准备髓腔。将髓腔锉旋转手柄垂直于尺骨鹰嘴的平面放入髓腔,在尺骨细小时,先用试验骨锉,如果髓腔允许,可插入更大的骨锉。确定置入假体最终的方向。

假体试模插入:切骨和扩髓完成后,分别将合适大小的肱、尺骨假体试模插入,以略有 2～3mm 间隙为度。置入螺栓拧紧,将两个部件连接起来。检查假体位置、大小适当与否,并作调整;屈伸肘关节,检查关节活动度和稳定性,注意活动范围和活动过程中是否存在鹰嘴、冠状突、桡骨头与假体之间的撞击现象。如桡骨头有病变或与假体撞击,顶压过紧,应将其切除。然后去除试模。

假体置入:使用脉冲冲洗系统,彻底清洁和擦干尺骨和肱骨髓腔。使用即使最小尺骨髓腔也可以插入的骨水泥注入系统,将骨水泥注入尺骨髓腔,或同时注入尺骨与肱骨髓腔。不过对于那些经验少的医师,最安全的方法是分别注入骨水泥和置入假体。注入软管要修剪到适合肱骨或者尺骨假体的长度。由于阻力高,骨水泥要在聚合过程的早期注入。注入骨水泥前向尺骨髓腔内塞入骨栓一枚,推至比扩大的髓腔还深 2cm 处,注入骨水泥至溢出。尽量远离冠状突插入尺骨假体。尺骨假体的中心应与尺骨鹰嘴半月切迹中心一致,尺骨假体的平面应平行于尺骨鹰嘴平面。固定尺骨假体柄,骨水泥硬化后,将尺骨假体周围过量的骨水泥清除。同法将骨水泥注入肱骨髓腔。

切记,肱骨开口比髓腔小。需要时,可用一个特殊设计的塞子或几块移植骨塞住髓腔底部,防止骨水泥注入髓腔深部。将注射管修剪到合适长度,按常规方式把水泥注入髓腔。插入肱骨假体前,在肱骨残端前方与假体翼之间植骨从切除的滑车上获取移植骨块,也可由供修补手术用的髂嵴或骨库获取移植骨块。移植骨厚 2～3mm,长约 1.5cm,宽约 1cm。将约 1/2 移植骨放在肱骨远端皮质前,而将另一半穿过切除的滑车露在外面。

将肱骨假体插到髓腔内一个可以使它能与尺骨假体相关节的点上。在此位置植骨块可被肱骨假体翼压住。将尺骨和肱骨假体进行连接,并置入内销中空螺栓将假体连接在一起,再用外销螺钉越过假体旋紧,确保能与内销钉牢固结合。两枚螺栓结合时可以听到咔哒声,如果没有,可能有软组织夹在两个螺栓之间,从而导致螺栓难以正常结合。假体连接完成后,将尺骨屈曲 90°,使用肱骨打击器敲击肱骨假体进入髓腔,假体远端位于肱骨小头水平或稍低于肱骨小头水平(1～2mm),实际插入深度由假体翼与尺骨鹰嘴窝顶相关节的深度所决定,植骨块位于肱骨骨皮质前方,假体翼后方。通常假体组件应该能插入,其旋转轴应位于正常解剖旋转轴平面上。这样可使肱骨假体前方假体翼底部与尺骨冠状突窝的前方相平齐。屈伸肘关节,检查撞击存在部位,用咬骨钳去除任何产生撞击的骨质。假体安装完成后,伸肘位固定,直至骨水泥凝固。再检查关节活动度和稳定性。要保证肘关节能完全屈伸。术中通常可获 0°～140° 的活动范围。为了发挥假体的最佳功能,不必将桡骨头切除,但如有病变,应予切除。仔细清理肱骨和肱骨假体前方多余的骨水泥,冲洗伤口。用不可吸收缝线将三头肌断端缝回到鹰嘴。前置尺神经,清理创面,松止血带,止血。安置负压引流管,仔细缝合切口。

(五)术后处理

石膏托将肘关节固定于 45°屈肘位,术后患肢抬高 4～5d,保持肘关节高于肩关节,24～36h 拔出引流条。颈腕带悬吊 4 周,每天定时进行肘关节非负重锻炼,术后 3 个月内避免用患肢提携重物。

(六)疗效评价

目前还没有统一的肘关节假体植入置换术疗效评价标准,常采用 Momy 等的评价标准,采用了 3 项指标,即 X 线影像表现、疼痛的程度和关节活动度。利用这一标准将手术疗效分为好、中、差 3 个等级。

1.好

X 线片上,骨—骨水泥—假体交界面间无异常改变,无疼痛,肘关节屈曲＞90°,旋前、旋后活动度达 60°。

2.中

X 线片上,骨—骨水泥—假体交界面间出现超过 1mm 的透亮区,中等程度的疼痛,肘关节屈伸活动度在 50°～90°,旋前和旋后活动度＜60°。

3.差

X 线片上,骨—骨水泥—假体交界面间出现超过 2mm 的透亮区,因疼痛而显著影响肘关节的活动,屈伸活动度＜50°,旋前和旋后活动度＜40°,肘关节置换术失败,需要进行翻修术。

三、并发症及处理

(一)感染

人工肘关节术后感染确诊后,应尽早清除所有异物。包括假体、骨水泥和磨损碎屑,彻底切除假体周围的界膜和肉芽组织,充分引流。混合性感染较单一感染预后差,如经过 6 周抗生素治疗,细菌培养为阴性,骨与软组织无明显缺损,可考虑再次手术植入假体。如感染未能完全控制,或局部条件不允许,可行关节切除置换术。一般不考虑肘关节融合术。

(二)脱位和不稳

表面置换型假体如发生脱位,通常与软组织结构丧失局部张力或术后未能充分恢复软组织平衡有关。

因此,术中保持软组织合适的张力和假体的正确安放对防止脱位至关重要。如软组织失代偿可改用铰链式肘关节假体进行翻修,或重建侧副韧带。软组织重建的效果很难预测,术后肘关节的活动虽有改善,但常造成肘关节不同程度的强直。对于固定牢固的表面肘关节假体实施翻修术十分困难。因此,最为谨慎的方法是修复侧副韧带,并用石膏固定,术后肘关节可获得一定程度的稳定。

半制约型假体的脱位主要因关节对线不良以及假体设计不合理等因素所致。判断脱位的原因非常重要,由于聚乙烯等假体部件损坏而导致的肘关节不稳或脱位,可更换假体的部件。如因假体位置不佳、旋转中心偏移、关节线对位不好而造成聚乙烯部件破坏或脱位,应行翻修术重新安放假体,恢复旋转中心的位置。

(三)松动

主要由于假体位置不佳或骨水泥使用不当造成。患者感觉肘部疼痛,运动范围减少,运动轨迹异常。一经确诊,应行翻修术,防止松动的假体进一步破坏周围的骨质。如肱骨的内髁或外髁与骨干分离,手术时应重建肱骨髁,以恢复韧带的附着点。改善内外翻负荷的动力性限制。如尺侧副韧带遭到破坏,必须选用内在限制的假体以防止脱位。

四、中医用药

(一)定痛膏

1.药物组成

芙蓉叶 60g,紫荆皮、独活、天南星、白芷各 15g。

2.用法

上为末,用鲜马兰菜、墨斗菜各 30g,杵捣极烂和药末,用生葱汁、老酒拌炒暖敷患处。

3.方解

方中芙蓉叶凉血解毒,消肿排脓;紫荆皮接骨续筋,温经止痛;独活、白芷、南星散结消肿止痛。诸药合用可使热清肿消痛止。故对骨折、脱位、软组织损伤以及疮疡初期肿痛者均有良效。

4.功效

活血祛瘀,消肿止痛,接骨疗伤。

5.适应证

跌打损伤,动筋折骨,赤肿疼痛。

(二)消肿散

1.药物组成

煅石膏 250g,楠香 180g,侧柏 150g,透骨草、穿山甲、骨碎补、芙蓉叶、天花粉、紫荆皮、菊花叶各 90g,黄柏、川黄连各 60g。

2.方解

方中黄连、黄柏、芙蓉叶、菊花叶、石膏清热燥湿,泻火解毒;天花粉清热散结;紫荆皮、穿山甲、透骨草、楠香祛风胜湿,消肿止痛;侧柏叶凉血止血;骨碎补补肝肾,续筋骨。综上所述,本方主要具有清热凉血、消肿定痛之功用。

3.用法

上为细末,用蜜水各半,调拌成糊状,每日敷贴 1 次,每次 8h。

4.功效

清热凉血,消肿定痛。

5.适应证

治疗关节损伤初期。

第四节　全髋关节置换术

一、适应证

1994 年美国国立健康研究所在针对全髋置换的共识性声明中指出："全髋关节置换术适用于几乎所有患髋关节疾病而引起慢性不适和显著功能障碍的患者"。以往认为 60～75 岁患者最适宜作全髋关节置换术,但近 10 年来年龄条件已明显放宽。

(1)各种非感染性髋关节炎,包括原发或继发性骨关节炎、类风湿性关节炎、强直性脊椎炎等。

(2)各种原因导致的股骨头缺血性坏死。

(3)股骨颈骨折不连接。

(4)股骨近段或髋臼肿瘤。

(5)先天性髋关节半脱位或完全脱位,有严重疼痛和失稳,且继续加重者。

(6)髋关节固定术后位置不佳或融合不良。

(7)化脓性髋关节炎稳定期或髋关节结核。

二、禁忌证

全髋关节置换是可能出现许多并发症的大手术,其病死率约为 1%。因此,当需要行全髋关节置换时,必须对患者作全面细致的评估,改善患者的全身状况。

(1)全身情况差或有严重伴发病,难以耐受较大手术者。

(2)髋关节或身体其他部位存在活动性感染。

(3)全身或局部严重骨质疏松或进行性骨量丧失性疾病。

(4)神经营养性髋关节病。

(5)髋外展肌肌力丧失或不足。

(6)髋臼周围及股骨上段严重骨缺损且难以修复者,不宜使用传统全髋假体。

(7)年龄<45 岁应慎用。

三、麻醉

气管插管全身麻醉或硬脊膜外阻滞麻醉。

四、手术入路

全髋关节置换有多种手术入路和手术方法。在过去的几十年间,随着对髋关节解剖的深入认识以及微创髋关节置换的进展,许多新型髋关节手术入路被人们所采用,这依医师所受教育和临床经验,根据个人的偏好而定。然而其根源大部分还是在旧的手术入路的基础上改良而成。

此外,鉴于微创技术存在手术视野受限、强力牵拉导致的额外软组织损伤、假体位置安装不良等缺陷,下面介绍的手术方法包括后侧入路,直接外侧入路和前外侧入路。

(一)后侧入路

髋关节后侧入路操作简便安全,显露充分又不易损伤髋关节外展装置,有利于术后功能的迅速康复。

特别是髋关节发育不良高脱位型需要股骨截骨短缩,髋关节强直、内突和广泛的异位骨化,可采用后侧入路。Moore 入路经臀大肌纤维间隙,Osborne 入路经臀大肌与阔筋膜张肌间隙,由于前者可以比较充分地显露髋关节又不会引起明显的失神经支配,故临床上更为常用。

以大转子为中心作一略呈弧形的切口。皮肤切口近端起自髂后上棘远端约 10cm 处,沿大转子后缘平行的方向切开。切口向远端延长至大转子中心,然后沿股骨干切至大转子以远 10cm。

沿皮肤切口的同一平面切开皮下组织至阔筋膜及覆盖于臀大肌上部表面的薄层筋膜。在大转子中心表面沿皮肤切口切开筋膜。沿臀大肌纤维方向将其钝性劈开,电凝肌肉内所有出血点。向远端充分延长筋膜切口以显露股骨后缘的臀大肌腱附着点。

分离转子滑囊并将其向后钝性剥离以显露短外旋肌群及臀中肌的后缘。需要注意的是,臀中肌的后缘几乎与股骨干成一直线,而其前缘则向前呈扇形展开。在进行后侧解剖时髋关节保持伸直位。屈膝并内旋髋关节以紧张短外旋肌群。扪及梨状肌和闭孔内肌的腱性附着点并在肌腱处缝标志线以便缝合切口时辨别层次。然后在其股骨附着处切断包括股方肌上半部分在内的短外旋肌群。

电凝沿梨状肌腱走行的血管及股方肌内的旋股内侧动脉终末支。向后翻转短外旋肌群,保护坐骨神经。向上、下分别插入钝性板状或 Hohmann 拉钩以充分显露关节囊的上部、后部及下部。沿关节囊于股骨的附着部分将其切开,切除显露的关节囊或牵开关节囊留作以后修补。切除髋臼盂唇,屈曲、内收并轻轻内旋髋关节使之后脱位。在小转子水平股骨颈下插一骨钩,若髋关节不易脱位,勿用暴力内旋股骨,将关节囊上、下部分尽可能向前作充分松解,切除髋臼后缘所有可能阻碍股骨头脱位的骨赘。如果仍不能将髋关节脱位,则需先在合适的水平用摆锯将股骨颈切断,随后用取头器或将股骨头碎成几块后取出。切除转子间线处残留的软组织并显露小转子的上缘。

(二)直接外侧入路

外侧入路由 McFarland 和 Osborne 介绍,Hardinge 加以改良。外侧入路的优点是它既可以仰卧位也可以侧卧位进行,并且脱位率低;缺点是有使外展肌力下降的风险,可致异位骨化。当手术需要显露髋臼后壁和后柱时本入路是禁忌。手术的成功依赖于髋外展肌的牢固修复,以及避免损伤臀上神经。

切口中心经大转子前中 1/3 交界部位,做与股骨轴线呈 30°角直切口。

该切口与股骨轴线呈角使髋关节脱位及进行髋臼侧、股骨侧的操作更为方便。顺切口切开脂肪层,显露阔筋膜和阔筋膜张肌,纵行切开阔筋膜张肌及钝性分离臀大肌纤维,Charnley 拉钩将切口向两侧牵开,切除大转子滑囊,暴露臀中肌和股外侧肌。

于臀中肌腱腹交界部位稍偏后侧切开臀中肌腱,于臀中肌前后 1/2 交界部顺肌纤维向近端劈开直到髋臼上缘。

注意近端劈开的距离不必超过 3cm,以避免损伤臀上神经。在臀中肌劈开处的远端,沿腱腹交界部位的稍后方完全切断直达骨面,并逐渐向前方和远端延长,并与股外侧肌前部纤维汇合。沿股外侧肌的前部纤维向深层分离,贴骨面分离到股骨颈下缘。

　　然后用一个 Hohmann 拉钩植入外展肌腱和关节囊之间,牵开臀中肌、臀小肌肌腱显露髋关节囊,注意保持臀小肌腱和臀中肌的附着,切口近端前方组织一同从骨面分离并向前牵开。T 形切口关节囊,上下两部关节囊以缝线牵引,以便手术结束时修复关节囊。稍屈曲、内收并外旋髋关节使股骨头脱位。然后进行股骨颈截骨。

　　(三)前外侧入路

　　最初由 Watson-Jones 推广,随后 Charnley,Harris,Müller 等予以改进。该入路与外侧入路的区别在于虽髋臼显露充分,但股骨扩髓时容易损伤臀中肌等髋关节外展装置,因而显露时需要于股骨大转子臀中肌附着点进行部分切断,可能会影响术后髋关节功能恢复。其余操作步骤与外侧入路相似。

　　对于消瘦患者可以采用仰卧位,注意骶尾部和足跟保护,预防压创;对于肥胖患者建议采用侧卧位,利用肥厚软组织的重力牵拉作用便于牵开显露入路。切口始于髂前上棘远侧和外侧 2.5cm 处,向远端及后端切开,经过大转子的外侧和股骨干的外侧至大转子远端约 5cm 处,切开脂肪组织直至深层阔筋膜。确定臀中肌和阔筋膜张肌的间隙,沿阔筋膜张肌和后方阔筋膜移行部切开,显露深层臀中肌,臀中肌的纤维粗大、纤维的走行方向偏前斜,由此显露髋关节前关节囊。向近端延长切口显露支配阔筋膜张肌的臀上神经下支。在股骨颈的前上表面,沿股骨颈的方向切开关节囊,在切口的远端部分,将股外肌的起点向远端牵开,或沿其纵行方向劈开,显露转子的基底及股骨干的近端部分。Longenbeck 拉钩向后牵开臀中肌,ALLIS 钳钳夹阔筋膜并向前牵开,充分显露前关节囊。外旋髋关节紧张前关节囊,以前转子间线股外侧肌附着部位为 T 基线,切开关节囊即可显露股骨头及股骨颈,外旋髋关节即可前脱位。如果需要更广的显露,从转子上游离臀中肌腱的前部纤维,或施行大转子截骨术,并将其前上部分及臀中肌的附着点向近端翻转。这样可以保护臀中肌的附着点并利于术后再附着。

五、人工全髋关节置换术手术步骤

　　人工全髋关节置换术可采用的手术入路有很多,目前较为常用的是后侧入路。该入路操作简便安全,显露充分又不易损伤髋关节外展装置,有利于术后功能的迅速康复。Moore 入路经臀大肌纤维间隙,Osborne 入路经臀大肌与阔筋膜张肌间隙,由于前者可以比较充分地显露髋关节又不会引起明显的失神经支配,故临床上更为常用。

　　(一)体位与切口

　　侧卧位时,患侧在上,腋下垫起,以不影响下部上肢循环为度。上面的上肢放于侧卧架上,并用约束带固定。腹、背侧下部,用软面沙袋垫稳,特别是肩、臀部要垫牢,避免滚动,并在肩胸部用约束带固定下肢要交错放置,且关节处要垫以软垫,以免压伤及影响下肢循环。以大转子为中心做一略弧形切口,沿大转子后缘平行的方向切开。切口向远端延长至大转子中心以下共约 12cm。

　　(二)显露

　　向下切开皮肤组织及阔筋膜,沿皮肤切口方向钝性劈开臀大肌纤维,电凝止血。自转子间窝切断梨状肌、上下子肌等外旋肌及关节囊,将其翻向臼缘显露股骨头。

　　(三)截骨

　　屈曲、内收、内旋,顺利脱位髋关节,在小转子上处截断股骨颈,切断圆韧带及周围关节囊,取出股骨头。有时股骨颈断面周围会有骨赘，需要去除。

(四)髋臼侧操作

在髋臼上方、前方切开部分关节囊，髋臼上方、前方和后下方分别用 3 把 Hohmann 显露板牵开软组织，切除髋臼盂唇，去除髋臼窝内软组织，注意保护横韧带，显露髋臼。

1. 髋臼磨锉

第 1 磨锉的直径可较模板测量或切除股骨头测量结果小 8~10mm，磨锉髋臼软骨至软骨下骨。注意髋臼的底部尤其是圆韧带窝的周围，很容易形成骨质增生，当用比较大的髋臼锉时，髋臼底部圆韧带窝的增生或者是圆韧带窝周围的软骨很难锉到，所以要从小号锉开始。要注意使用时的力度和方向。在磨锉圆韧带窝周围软骨时尤其要注意，只需将周围软骨磨去即可，有时还需要在窝内植骨。如果把圆韧带窝也锉平，可能会造成髋臼其他处大部分的骨质锉得太深。切忌使用髋臼锉时做摇摆状动作，如果髋臼锉和外杯的形状不一致，压配的效果就不好。

2. 确认髋臼假体规格

用金属外杯髋臼试模连接试模杆确认髋臼假体的规格，通常情况下所选假体(与试模相同)的外径比最后使用的髋臼锉规格大 2mm。一定要使金属试模对骨性髋臼形成压配效果，即试模用锤打入低于髋臼入口平面 1~2mm 后，试模边缘均与骨性髋臼相接触，试模柄可以不需要手扶而固定在髋臼内(金属髋臼假体对骨性髋臼形成压配效果)。

3. 植入生物型髋臼假体

打开所选髋臼假体的金属外杯，连接相应的金属外杯植入托和植入杆。植入前应确定患者完全侧卧，假体白保持在外倾 45°，前倾 15°。

若包容性稍差或骨质弹性稍差，可用 2 枚螺钉辅助固定。注意避免损伤盆腔血管脏器及坐骨神经。

4. 植入聚乙烯内衬

植入内衬时应注意将防脱位高边放置髋臼外上方，或将内衬缺口对准髋臼横韧带处，均匀平置把持杆捶击 2~3 下，使内衬嵌入髋臼杯并锁定。

(五)股骨侧操作

髋、膝关节均屈曲 90°，内旋内收髋关节，助手顶住膝关节向后用力，同时，两个板钩放在股骨颈部，另一个板钩自截骨端翘住股骨颈后缘，即可充分显露股骨截骨面。

1. 开髓

选择使用开口器在转子间窝处沿股骨髓腔的方向开口深度为 1~1.5cm。

2. 扩髓

选择使用软钻连接动力工具沿股骨髓腔钻入，注意操作手法和方向避免将软钻穿出髓腔，同时注意钻入深度(从股骨近端截骨面中点向下 150mm)，软钻使用应由小到大直到软钻与股骨髓腔的皮质有轻微接触为止，由此可以确认股骨假体的远端直径。

3. 打入髓腔锉

根据手术前测量 X 线模板和手术中的测量选择合适规格的髓腔锉，连接髓腔锉柄沿股骨髓腔有节奏地打入直到股骨近端截骨面下方 2mm。每锤入两下髓腔锉应向下有所进入，否则,应作相应的调整,比如凿除部分大转子处的骨质、股骨近端髓腔狭窄时可用短柄球钻作修整。打入过程中注意髓腔锉的前倾角。

4.试复位

复位髋关节,检查股骨假体和髋臼假体之间的位置是否正确,通常情况下,对于后外侧切口,在髋关节屈曲90°、内旋45°时没有发生脱位,头臼覆盖率达到50%即为合适。

5.植入股骨假体

选用与髓腔锉相同规格的股骨假体,连接打入器。如果髓腔锉打入顺利,而假体植入困难,要注意检查假体的打入方向。在植入假体时由于助手不注意,将体位改变,造成假体植入方向并不是沿着髓腔锉打入的方向;或者打入假体的时候,不是沿着原来的髓腔按节奏打,而是直接使用暴力打,都可能会造成假体植入困难。

6.安装股骨头假体

将假体柄的颈部擦拭干净,安装假体头并复位髋关节。再次检查假体的位置和关节的活动度以及稳定性。

(六)冲洗引流和缝合

反复冲洗创腔和切口边缘,切口以远8～10cm处放置引流并固定,旋转肌群、臀大肌、皮下层与皮肤逐层缝合。

六、术后处理

非骨水泥型人工全髋关节置换术后卧床3d,患肢置于外展位。3～7d后可依靠助行器作床边活动,2～6周持双拐不负重活动,并逐渐过渡至部分负重活动,6～12周使用单拐,以后逐步弃拐活动。

第五节　膝关节置换术

人工膝关节置换术作为一种治疗膝关节疾病的手段已成为临床常用的手术。膝关节置换术的目标是解除关节疼痛、改善关节功能、纠正关节畸形和获得长期稳定。

一、适应证

(1)老年退变性膝关节骨关节炎(OA),站立位X线片膝关节间隙已明显狭窄和(或)伴有膝关节内/外翻/屈曲挛缩畸形,其症状已明显影响关节活动和生活能力,经保守治疗不能改善症状者。

(2)类风湿关节炎(RA)和强直性脊柱炎(AS)的膝关节晚期病变,明显地改善关节功能,提高患者的生存质量。但由于RA/AS患者的关节周围结构的挛缩以及多关节的病变,对此类患者的疗效期望值不应过高。

(3)其他非感染性关节炎引起的膝关节病损并伴有疼痛和功能障碍。如大骨节病、血友病性关节炎等。

(4)创伤性骨关节炎:严重涉及关节面的创伤后的骨关节炎,如粉碎性平台骨折后关节面未能修复而严重影响功能的以及因半月板损伤或切除后导致的继发性骨关节炎等。

(5)大面积的膝关节骨软骨坏死或其他病变不能通过常规手术方法修复。

(6)感染性关节炎后遗的关节破坏,在确认无活动性感染的情况下,可作为 TKA 的相对适应证。

(7)涉及膝关节面的肿瘤切除后无法获得良好关节功能重建。可能需要特殊定制的假体。

二、禁忌证

(1)膝关节周围或全身存在活动性感染病灶应为手术的绝对禁忌证。

(2)膝关节肌肉瘫痪或神经性关节病变包括肌性膝反张等。

(3)全身情况差或伴有未纠正的糖尿病得到控制后方可考虑手术。

(4)其他可预见的导致手术危险和术后功能不良的病理情况。

(5)对无痛且长期功能位融合的病例不应作为人工关节的适应证。

三、手术入路

一般情况下,患者麻醉成功后,取仰卧位,助手将膝关节置于屈曲位。可在术侧膝下放置沙袋,手术中便于膝关节屈曲在适当角度。如屈膝 90°,便于股骨、胫骨截骨;屈曲 30°,便于显露、缝合。

另外,在床侧放置托板可以防止屈曲下肢中出现外旋。这样能减少助手负担,甚至减少一个助手。膝关节的手术入路有很多,应根据患者情况和术者的临床经验进行选择。原则上应选择术野显露充分,便于延长切口,创伤小,操作简便的入路。一般情况下,根据切口显露深度,膝关节入路分为皮肤切口和关节囊切口两部分。

(一)皮肤切口

人工膝关节置换术常用的皮肤切口包括膝正中纵切口、正中偏内侧弧形切口和偏外侧弧形切口。一般正中切口最常用,它起自髌上 7.5cm,沿膝中线向远端至胫骨结节偏内。正中切口的皮肤瘢痕较弧形切口要小,术后出现皮肤愈合问题和感染的几率小,向远近端延伸方便,且不直接与关节囊相通。正中切口适用于大部分患者,尤其是肥胖患者的手术显露。如果局部有陈旧的纵向切口瘢痕,一般适宜采用原切口,必要时向远近端延伸。这样可在不影响显露的同时,避免新旧切口之间的皮肤因缺乏血运而坏死。

由于隐神经髌下支多跨越切口,不少患者术后出现切口外下方麻木,多数在 2~3 个月可逐渐恢复,但有个别患者局部感觉障碍持续存在,应在手术前与患者充分沟通。

(二)关节囊切口

1.髌旁内侧入路

髌旁内侧入路是最经典的膝关节置换术手术入路,又称 Von Langenbeck 入路,后由 Insall 改良推广。

Von Langenbeck 入路的优点是难度小,切口延长方便,暴露充分,神经血管创伤小等,非常实用。只要适当调整切口长度,大部分膝关节手术都可以经此切口完成。不足之处是,不利于显露关节后结构,也不宜于膝外侧手术。另外,对膝关节前方有纵向切口瘢痕,或有伸膝装置挛缩者,此入路可能会遇到麻烦。

其次是隐神经髌下分支损伤,造成的膝关节前外侧皮肤麻木、感觉下降。少数患者也可出现髌骨半脱位、脱位及血运受损造成的骨折等。操作技巧如下。

(1)膝前正中皮肤切口,暴露股四头肌肌腱、髌骨和髌韧带内侧缘。在股四头肌肌腱中内1/3交界处,由近向远,沿纵轴切开股四头肌肌腱,至股内侧肌髌骨止点附近绕向髌骨内缘。保留髌骨内缘有0.5~1cm宽度的软组织附着,以便随后缝合,沿髌韧带内缘向下延至胫骨结节内下缘。切开内侧支持带,关节囊和滑膜,进入关节腔。

(2)适度屈膝,牵开半月板,显露并切断连接内外侧半月板前脚的膝横韧带,深达骨性平台。将内侧软组织连同局部胫骨骨膜一起从胫骨皮质表面剥离,行向后下,可直抵半膜肌腱胫骨附着处。

(3)拉钩牵开髌韧带,暴露介于髌韧带和胫骨之间的关节囊。切开脂肪垫与外侧半月板前缘的连接,显露膝关节前外侧。然后向外翻转髌骨,切断外侧髌股韧带。

(4)清理位于股骨髁上方的关节囊和脂肪组织。为扩大膝关节外侧的暴露视野,可以切除部分靠近关节腔的脂肪垫。将Hohmann拉钩紧贴胫骨平台外侧缘插入膝外侧,以胫骨外侧为支点,向外牵开伸膝装置。切除外侧半月板,切除前交叉韧带。向前脱位胫骨平台。修整股骨、胫骨及髌骨关节面边缘,咬除骨赘,如果滑膜增生严重,尽量予切除。

2.股内侧肌下方入路

股内侧肌下方入路也称Southern入路,显露关节时不需要切开股四头肌肌腱,从股内侧肌下方和膝内侧支持带之间进入关节腔。该入路的优点如下。

(1)保持了伸膝装置的完整性,完整的伸膝装置对术中判断髌骨滑行轨迹和是否松解外侧关节囊显得十分重要,从而降低了术后髌股关节半脱位、脱位的风险。

(2)保护了膝上动脉与膝降动脉,使髌骨与伸膝装置的血供得以保留。

(3)不干扰伸膝装置与髌上囊,术后粘连减少,伸膝肌力量恢复更快,患者可以早期离床活动。

(4)即便有皮肤感染,因有股内侧肌保护,感染不易向深处扩散。

但股内侧肌下入路对手术区域的显露受患者的髌骨位置、股骨长短、股四头肌强度与止点位置等诸多因素的影响,不适用于翻修术、既往有大的关节切开手术史、胫骨近段截骨史和肥胖患者。

在这些情况下,陈旧的手术瘢痕或过于肥厚的软组织将影响髌骨翻转,妨碍手术操作。同时,该入路缺乏可延伸性,它对外侧关节间室的暴露不如内侧室,所以严重畸形或关节僵硬的患者也不适用。

切口选择包括膝前正中或内侧弧形切口,切开皮肤、皮下脂肪。深筋膜切口上部顺皮肤切口,至髌骨水平,下部偏向髌骨内侧,以保护髌骨血管丛。用手指将深筋膜与股内侧肌筋膜钝性分离,由近向远直至其在髌骨附着处。

确认股内侧肌下后缘,用手指,从内收肌结节到其上方10cm范围内,钝性分离股内侧肌与内侧肌间隔,然后向前牵开股内侧肌肌腹。向前外侧提拉髌骨,从髌上囊,经髌下脂肪垫内侧,向下至胫骨结节,切开关节囊。

切除内侧部分脂肪垫,并锐性分离胫骨近段软组织。伸膝位,向外翻转脱位髌骨。然后逐渐屈曲膝关节。假体放置完毕后,观察髌骨活动轨迹,如果需要外侧松解,则屈曲膝关节,根据观察或者触诊情况,在髌骨外缘旁开 1~2cm 处(避免伤及膝下外侧动脉),针对性地对紧张部分的软组织,由关节外向关节内进行松解。

3.经股内侧肌入路

ENGH 等首先提出经股内侧肌入路,该入路综合了内侧髌旁入路暴露好与股内侧肌下入路对伸膝装置保护好的优点。该入路的上段是从髌骨内上极,转向股内侧肌肌腹中央。

该入路的优点如下。

(1)避开膝降动脉可保护髌骨血供。

(2)较少干扰伸膝装置,能改善髌骨运行轨迹与髌股关节稳定性,并减少髌上囊区域瘢痕形成,利于活动度的改善,促进康复。该入路的主要缺点是术中显露要较传统的内侧髌旁入路差,切口向上延伸有限。

另外,股内侧肌功能恢复、髌股关节稳定性也较经股内侧肌下方入路要逊色。肥胖、肥大性关节炎、有过胫骨高位截骨史和屈膝<80°的患者,不宜采用该入路。

屈膝位,采用膝前正中切口,切开皮肤、皮下脂肪和浅筋膜,向内侧分离,显露髌骨和股内侧肌并入股四头肌肌腱的位置。以手指顺股内侧肌肌纤维方向,距髌骨内上方 4cm 范围内,钝性全层分离肌肉。然后沿分离的肌纤维,距髌骨内缘 0.5cm 向下,远端止于骨结节内侧1cm,切开关节囊。余操作方法与其他入路相似。

4.髌旁外侧入路

髌旁外侧入路主要适用于膝关节外翻畸形的患者。在治疗膝关节外翻畸形时,髌旁外侧入路与髌旁内侧入路相比具有独特的优势如下。

(1)将关节囊切口与外侧支持带松解合二为一,避免了髌旁内侧入路治疗膝外翻的矫正不足的弊端。

(2)不破坏髌骨内侧的血供,从而减少了髌骨血供障碍和坏死的发生率。

(3)暴露中,内移伸膝装置可内旋胫骨,使挛缩关节囊后外侧角前移至手术野,方便松解。

该入路不利之处如下。

(1)手术技术要求高。

(2)膝关节内侧结构暴露不充分,髌骨翻转不方便。

(3)操作过程中外侧会留下组织缺口,需采用髂胫束或筋膜的转移修复。

膝前稍偏外作皮肤弧形切口,切口旁开胫骨结节 1.5cm,远端止于胫骨结节以远 5cm 处。切开皮肤、皮下脂肪和浅筋膜层。保持髌骨外侧支持带深层完整,向内侧锐性剥离髌骨支持带浅层纤维直至伸膝装置边缘。然后向下切开深筋膜进入关节腔。深筋膜切口起自股四头肌肌腱外缘,沿髌骨缘外侧 1~2cm,经胫骨 Gerdy 结节内缘,约距胫骨结节外 2cm,向下进入小腿前肌筋膜。切开关节囊,显露膝关节。

外侧入路因用于膝关节外翻畸形的关节置换,因此需要对外侧软组织进行松解,具体原则如下。

(1)轻度外翻畸形,将髂胫束自胫骨骨膜下从 Gerdy 结节处掀起,减轻来自髂胫束的膝外翻力量。

(2)外翻 10°~20°,屈膝 90°,在股骨外髁处,将外侧副韧带和腘肌腱从骨膜下掀起。

（3）外翻＞20°，屈膝90°，骨膜下切除腓骨头。注意操作过程中对腓总神经的保护。对于外侧支持带松解后遗留的组织缺口，在关闭关节囊时，可用扩大脂肪垫法来修补。

四、非限制性假体手术步骤

（一）股骨切骨

（1）远端股骨钻孔，插入股骨髓内对线导向器8mm钻在股骨后交叉韧带止点前方1cm处凿股骨远端中央钻孔。把导向器插入孔内，导向器要适度外旋直至它与胫骨切骨面平行，此时膝关节应保持屈曲90°，用通用手柄把导向器打入，一直到它接触股骨内髁关节面为止。

（2）股骨髁前部切骨把股骨前部切骨导向器放在股骨髓内对线导向器上，同时使定位尖端触及刚处于前髁关节面近端处的皮质。定位后建议用钳子将螺母拧紧，以防切骨时松动。

通过槽孔对股骨前部进行切骨。切开皮肤以后，用一支灭菌的记号笔标记髁上连线和Whiteside线，这是很有用的。前后轴线Whiteside Line髌骨滑槽最低点与髁间窝中点连线。

（二）近端胫骨切骨

胫骨切骨导向器上端位于胫骨结节近端，下端位于踝关节中心点，置导向柱在近端胫骨内外缘的中央，柱与力学轴线平行。一般设定在关节面下5mm处。需要时可调节到10mm厚度。髓外对线杆正确方向应与胫骨结节、踝关节前方胫前肌或内踝外缘保持一线，这些标志较易被识别。无论用长杆或短杆髓内杆对线，对线导块系统提供了内、外对线相互证实的有效手段。再次用胫骨角检测工具确证其平整与3°～5°后倾角。

（三）假体植入

极度屈曲膝关节，膝后方插入大号屈膝拉钩，同时膝两侧用两个小号拉钩牵开暴露整个胫骨切骨面。骨水泥混合后分别固定髌骨，胫骨和股骨假体部分。

五、术后的康复

鼓励患者在可耐受的限度内逐渐增加活动量，不主张术后立即进行过度的物理疗法或以增强肌力为目的的剧烈锻炼，因过度负荷容易导致关节肿胀和僵硬，从而引发一系列问题。

人工膝关节置换术后的患者，必须进行康复训练，这是由膝关节的解剖结构所决定的，而且康复训练的效果直接影响患者膝关节的功能。但肢体严重肿胀，有血栓形成时，不能进行。

（一）术后（1～3d）

患者疼痛较重一般不主张活动关节，可以抬高患肢，尽可能地主动伸屈踝关节和趾间关节，开始进行股四头肌等肌肉收缩训练，促进血液回流，防止血栓形成。在医生的指导下借助膝关节连续被动活动器（continue passive motion，CPM机）进行关节活动度的训练。

（二）术后（4～14d）

促进膝关节的活动，膝关节屈伸活动范围应达到0°～90°以上。开始伸屈范围在0°～45°。以后每天伸屈范围增加10°，出院时应达到95°以上。在医生的指导下通过：床上膝关节的屈伸活动；床边膝关节的屈伸锻炼；床上侧身膝关节屈伸活动功能锻炼，必要时应采用医生被动活动。下床站立下蹲锻炼。

（三）术后（2～6周）

主要进行股四头肌和腘绳肌的力量训练。同时，保持关节活动度的训练。患者坐在床边，主动伸直小腿多次，循序渐进；患者站立位，主动屈膝，练习腘绳肌。行走和上下楼本身也是对肌肉和关节功能的一种康复锻炼。

使用骨水泥型假体的患者术后 4d 可下地,最好在术后 6 周后下地负重行走。不要做剧烈的跳跃和急停急转运动。以尽可能地延长假体的使用寿命。

第六节　肩关节置换术

肩关节置换术最早由法国外科医师 JulsPean 于 1892 年用铂和橡胶假体植入替代因感染而损坏的肱盂关节,改善了患者肩关节疼痛和功能,但因结核感染复发而不得不将假体取出。近代人工肩关节发展始于 20 世纪 50 年代。

1951 年,Neer 首先采用钴铬钼合金成功研制出 Neer Ⅰ 型肩关节假体,为第 1 代假体,由于单一固定的假体柄,肱骨头不能调整,现很少应用。70 年代初期,Neer 在其人工肱骨头原有的基础上,用高分子聚乙烯制成肩盂假体,设计了 Neer 型全肩关节假体(Neer Ⅱ 型),此后以 Neer Ⅱ 型假体为代表的一些非限制性和半限制性全肩关节假体问世并应用于临床,属于第 2 代假体,其假体柄和肱骨头是组配式,满足不同的需要。90 年代初,在 Neer Ⅰ、Ⅱ 型的基础上,综合考虑了肱骨颈干角、肱骨头的偏心距等因素,设计了解剖型的第 3 代肩关节假体,如 Aequalis 假体。

近年来,文献报道了"三维型"肩关节假体,能更好地满足不同的解剖需求。因此,随着假体的设计和制造工艺不断提高,使用最为普遍的非制约型全肩关节假体已由早期的肱骨头假体和肩盂假体。发展成肱骨柄、肱骨头、肩盂假体多元组合的可调节式系统,可通过分别调节不同部件的尺寸,保证肱骨头中心位于肩袖和肩关节囊组成的软组织窝的中央,有利于术后肩关节周围软组织张力的平衡而减少肩关节的不稳定,使肩盂假体的偏心性负荷可降至最低以延长假体使用寿命。固定方式也由单一的骨水泥固定发展成骨水泥紧密压配、骨组织长入等多种方式。

一、人工肱骨头置换术

(一)适应证

(1)老年人新鲜的肱骨近端 3 部分以上骨折。

(2)肱骨头坏死,包括特发性缺血性坏死、镰状细胞梗死、放射性坏死等。

(3)肱骨近端骨不连,伴有严重的骨关节疼痛的功能障碍。

(4)肱骨近端肿瘤。

(二)禁忌证

(1)感染。

(2)肩袖和三角肌功能缺失或严重障碍。

(3)肩盂存在严重病变。

(4)神经性关节病。

（三）手术操作

国内进行人工肱骨头置换手术的大多数原因是肱骨近端粉碎骨折和肱骨近端肿瘤，下面以骨折为例介绍手术方法。

1.体位

平卧或 30°～40°半卧位。为保证良好地暴露肩关节上方区域，可在肩下垫一小枕。

2.麻醉

全身麻醉。

3.手术入路

采用肩关节前入路，切口起自肩锁关节上方，越过喙突，向下沿着三角肌胸大肌间沟的方向，延伸到三角肌的止点，长约 14cm，注意保护胸大肌和二头肌之间的头静脉。必要时可部分游离二头肌在肱骨干的止点或分离三角肌在锁骨的起点。外展外旋上肢，将二头肌拉向外侧，联合肌腱拉向内侧。肱骨头脱向联合肌腱的前方或后方时，可以作联合肌腱松解。

4.肩关节前方的显露

在肩胛下肌的下后方可以找到旋肱前动脉，予切断结扎。在联合肌腱内侧可找到肌皮神经，于喙突下 4～5cm 进入肌肉，该神经有时会穿入联合肌－肌腱复合体，注意不要损伤。然后沿肩胛下肌找到并保护腋神经。在松解和切除关节囊前下部时同样也要注意神经的保护。在肩胛下肌背面分离关节囊，前方关节囊从肩盂处切开。处理病变肱骨头将肱骨头脱出肩盂，充分暴露肱骨头。如果脱位困难，说明下方的关节囊松解不够。截骨平面最好位于股骨解剖颈。应根据所用假体的头部基底进行相应角度的截骨。打开肱骨髓腔，逐步扩髓，最后的尺寸即为假体的大小。肱骨假体植入必须注意以下 3 个方面。

（1）恢复肱骨的长度，对解剖标志缺失的骨折患者更要注意，以二头肌腱为解剖标志，识别、分离大小结节骨折块，大小结节必须修复，可以采用可吸收缝线缝合。如果假体放置太低，可能导致永久性的半脱位；位置太高可能导致修补的大结节和肩袖因张力过高而失败。

（2）确保肱骨头正确的后倾角度，如果大小结节骨折，可参照前臂，后倾 25°～30°。

（3）合适的肱骨头大小和偏距。

5.骨水泥固定

安装假体时注意将患肩外展外旋后伸在手术床一侧。彻底清理髓腔，然后用骨水泥枪将骨水泥缓缓注入髓腔，将选择好的假体插入髓腔，注意按标记调整假体的旋转位置以及假体露出肱骨近端的距离。

6.复位并固定大小结节

骨水泥固化后，将关节复位，将先前取出的松质骨填入到骨干和假体的颈领之间，以促进大小结节之间和结节与肱骨干之间的愈合。将原已穿过大小结节和肱骨近端钻孔的缝线打结，将大小结节骨折块牢固地连接到肱骨干近端。打结前将部分缝线穿过假体上的小孔，使骨折块可更好地包绕在假体上。然后用不可吸收缝线修补撕裂的肩袖，固定肱二头肌长头腱。

7.关闭伤口

冲洗伤口，逐层缝合，留置负压引流。

（四）术后处理

（1）术后第 2d，无异常可拔除引流。在医师指导下用健肢帮助患肩进行康复锻炼，也可以采用床架上的滑轮吊绳装置进行训练。患者能够站立后即应弯腰进行术肢钟摆式锻炼，进行关节屈曲、外展、后伸、旋转，每个动作持续 5s，每天锻炼 4～6 次，锻炼间隙应用肩关节吊带保护。手术 4d 后开始主动活动锻炼，鼓励患者在术后尽早恢复生活自理，如自己进食、刷牙、喝水等。

（2）术后 3 周渐进性加强三角肌和肩袖力量的训练。同时加强稳定关节肌群的训练。如耸肩运动锻炼斜方肌，推墙运动锻炼前锯肌和菱形肌等。

（3）在术后的初始 6 周内，患者应注意避免主动屈曲和外展肩关节。

二、人工全肩关节置换术

全肩关节置换术可以分为非制约型、半制约型和制约型。能够精确地维持软组织张力并易于翻修的组合式假体一度被认为很有希望，但较快的磨损限制了它的应用。最近出现的关节面非一致性假体能产生平移运动同时减少关节盂边缘的载荷和聚乙烯的磨损，可能是未来发展的方向。

（一）非制约型全肩人工关节置换术

目前来讲，在临床上已经取得成功的是非制约型假体。下面以 Neer 非制约型假体为例，介绍非制约型全肩人工关节置换术。

1.适应证

病变同时累及肱骨头和肩胛盂，手术以解除肩胛盂和肱骨头不匹配引起的疼痛为主要目的。疼痛消除后，肩部功能有望部分恢复。

2.禁忌证

同肱骨头置换术。

3.体位和手术操作

与人工肱骨头置换基本一致，全肩关节置换增加肩盂部分的操作。

（1）关节盂准备：手臂外展位以充分暴露关节盂，将肱骨牵向后方，保护腋神经，切除盂唇和前下方增厚的关节囊，于关节盂中心钻孔，插入骨锉，磨去关节盂软骨，选择合适的假体试模，插入导钻模块，中央孔用长钻头、边缘孔用短钻头钻孔。插入合适的假体试件。选择与盂窝匹配的假体，假体应与盂窝大小相同或略小，假体过大会影响肩袖功能。正常肩关节的肱骨头可有前、后方向各 6mm 的移动度，盂假体比相应肱骨头的曲率直径大 6mm，从而允许肱骨头在盂假体上移动。

（2）假体安装：肱骨头假体应该可以向后移位达到盂窝的 50%。肩胛下肌肌腱应该在保持足够的张力下进行修复，并保证使肩关节至少有 30°外旋。如果肱骨头太紧，内外旋不满意，那么必须松解后方关节囊或使用短头。如果有明显的前、后方不稳定，可以使用长颈的肱骨头。合适长度的肱骨侧假体有利于保持肩关节周围软组织的张力；合适大小的肱骨头可以避免关节前方或后方不稳定。

取出假体试件，将肱骨向后牵，暴露盂窝，先安装盂假体。大多数盂假体均需使用骨水泥加固，骨水泥不要太多，夹在假体和肩盂之间，假体用手指加压并保持位置直到骨水泥硬化。

如果此时发现肩胛盂假体有松动,应重新用骨水泥固定。

在安装肱骨假体前,必须先将肩胛下肌肌腱缝回肱骨近端。肌腱的松解部位位于小结节止点处,将其上点内移可以获得更多的外旋。用一个小钻在肱骨颈前方钻 3～4 个小孔,使用穿孔器将缝线穿过这些小孔,这些带襻缝线可以将手术开始时缝入肩胛下肌肌腱的编织线引过小孔,并将肌腱固定在肱骨近端。将肱骨假体插入骨髓腔,注意假体的位置要和试件的位置一致。肱骨头内取下的松质骨可以用来填塞肱骨近端的骨缺损区。骨水泥固定或压配固定均可,对于老年患者,常规应用骨水泥。如果患者年轻,骨质状况较好时,可采用压配型肱骨假体。

(3)关闭切口:再次检查腋神经,确保其未受损伤。冲洗伤口,安放负压引流后缝合伤口。术后上肢以绷带悬吊贴胸固定。如果肩袖修复较紧张时,可使用上肢外展架固定。

4.术后处理

同人工肱骨头置换。

5.手术并发症

常见并发症有血管神经损伤、假体安放位置不当、肩关节不稳定伴发半脱位或脱位、肩关节功能不佳等,手术中要对三角肌、旋转袖、肩胛下肌进行认真修复或重建。其中肩关节功能不佳是最常见的并发症,除了没有掌握合适的手术适应证外,术后锻炼不当是主要原因。常由于锻炼不足导致肌肉萎缩和关节粘连。如果锻炼过早与过于激烈,可导致软组织修复部位的撕裂。因此,术后最初 3 周避免过分的被动锻炼。3 周后逐渐增加主、被动活动范围,6 周后可允许和鼓励患者做较用力的主动活动,但 3 个月内禁止做投掷运动。

(二)半制约型全肩关节置换术.

半制约型全肩关节置换术是由 Gristina 和 Webb 提出的,基本设计思想是无关节、半制约型和单球面全肩关节置换术。这种假体的肱骨头较小,呈球面,头颈角为 60°,以获得较大的活动度。肩胛盂假体与肱骨头假体相匹配,两部分假体的关节面可以持续接触。肩胛盂假体有一个金属衬垫用于减少关节面在载荷下的变形。有一个特点是不用塑料而是将一个金属的突起插入肩胛盂穹隆来固定肩胛盂假体。聚乙烯肩胛盂假体关节面呈梨形,在其上方有一唇样突起,当三角肌收缩、外展肩关节时可用以防止肱骨头向上方半脱位。此类关节的临床应用尚不多。

(三)制约型全肩关节置换术

制约型假体又称球-窝假体,最早在 1980 年由 Post 等报道。但是此类假体目前仍处于实验阶段。目前的制约型全肩关节假体是由半球面金属肱骨头和聚乙烯材料的肩胛盂窝相组成。此类假体的设计存在严重不足,只要扭矩超过耐受或患者试图过度活动肩关节时,假体即可发生脱位。

三、中医用药

(一)消毒散

1.药物组成

楠香 210g;黄柏、金银花、白芷、天花粉各 120g;大黄、黄芩各 90g;木香、蒲黄各 60g;乳香、没药、炮山甲各 45g。

2.方解

方中大黄、黄芩、黄柏、金银花清热燥湿,泻火解毒;乳香、没药、炮山甲、蒲黄活血祛瘀;木香、楠香、白芷散肌肤间郁热、活泼气机;天花粉性微寒,清热生津。故本散外用有清热、消毒之功。

3.用法

上药研成粉末。用茶水调拌成糊状,外敷患处,每日1次,每次8h。

4.功效

清热消肿,化瘀定痛。

5.适应证

治疗骨伤中期瘀肿化热者。

(二)万应膏

1.药物组成

香附、乌药、生地黄各200g;附子、红花、羌活、血余炭莪术、秦艽、桂枝、独活、僵蚕、当归、防风、川乌、威灵仙、三棱、麻黄、白芷、山栀、大黄、草乌、赤芍、桃仁、全蝎、良姜各100g;麻油7500g;苏合香油25g;肉桂粉20g。

2.用法

以上诸药相混,研细末去渣。加麻油7500g,黄丹300g,熬炼收膏后,再加肉桂粉20g,苏合香油25g,搅匀备用。膏药烘热后,贴于患处。

3.方解

方用红花、血余炭、莪术、当归、三棱、赤芍、桃仁破气活血止血散瘀,通脉消肿止痛,为君药。羌活、秦艽、独活、僵蚕、防风、川乌、威灵仙.麻黄、山栀、大黄、草乌祛风散寒,除湿清热,舒筋活络,通脉止痛,诸药为臣药。佐以桂枝、白芷、附子、全蝎、良姜、香附、乌药、生地黄、肉桂粉、苏合香油行气散寒,温经通脉,解毒散结,通络止痛。麻油、黄丹调和诸药,收膏赋形为使。全方诸药共达瘀血祛,气滞行,寒湿去,经脉通,疼痛止,万病除之效。

4.功效

活血祛瘀,温经通络,行气止痛。

5.适应证

内损瘀血阻滞,毒气不散等。

第七节　断指显微解剖及其再植手术

20世纪60年代末报道首例断指再植成功以来,断指再植技术已广泛开展,20世纪80年代进一步取得幼儿断指、末节断指和双手10指离断再植成功。

一、断指显微解剖

断指再植的成功除了具备精湛的显微外科技术外,熟练掌握指的显微外科解剖知识还是断指再植成活和良好功能恢复的基础。

(一)指动脉和神经

每个指的掌侧和背侧均有对称性分布的动脉和神经,即 2 条指掌侧固有动脉和固有神经,2 条指背动脉和神经。神经与动脉伴行,构成指掌侧和指背侧血管神经束。

1. 指掌侧动脉和神经

(1)掌侧总动脉:在掌骨头平面分叉,分为两条指掌侧固有动脉。指掌侧总神经分为两条指掌侧固有神经的位置,在动脉分叉平面近侧约 1.5cm 处(相当于远侧掌纹平面)与指掌侧固有动脉在掌指关节平面才完全相伴行,形成血管神经束,沿指屈肌腱鞘两侧行向远端。

(2)掌侧固有动脉和神经:两者位置及排列关系恒定,以各指中轴为准,在近节指和中节指,神经位于动脉内侧。指固有神经沿途发数条细小支至指掌面及背侧面,在近节指近端 1cm 处恒定地发出横径为 1.0~1.2mm 的背侧支,斜行越过动脉浅面行向远侧指间关节背面,支配中、远节指背侧皮肤。指掌侧固有动脉向掌侧发出分支与对侧的相应分支吻合形成弓;向背侧发出数支穿动脉和关节支,分布于指背侧和各指间关节。在末节指,动脉主干逐渐转向指的中部并与对侧同名动脉吻合,形成指端血管弓(网)。

(3)手指两侧固有动脉:指掌侧固有动脉管径有所不同,并呈规律性分配,即拇指、示指和中指的尺侧固有动脉粗于桡侧固有动脉(差 0.2~0.3mm),而环指和小指的尺侧动脉细于桡侧动脉(约 0.2mm)。上述管径粗细的分布规律,可指导断指再植优先吻接血供占优势侧的血管。

2. 指背动脉和神经

(1)指背侧动脉和神经:变异较大。拇指背桡侧动脉来自桡动脉鼻烟窝段的分支,外径约 0.5mm;尺侧动脉来自第 1 掌背动脉,外径 0.8mm,桡侧指背神经为 1.1mm,尺侧为 1.3mm。动脉与神经在拇指近端相伴行,在拇指远端神经则与发自拇指掌侧固有动脉的穿支相伴行。小指背侧的动脉、神经分布与拇指相类似,桡侧和尺侧指背动脉外径均为 0.4mm,相应侧的指背神经横径为 0.8mm 和 0.9mm。

(2)示指、中指和环指桡侧半指背动脉和神经:约有 90% 仅分布至近节指近侧半或达近节指间关节背面,分布达末节指的极少。上述三指背面远侧大部分是由指掌侧固有神经背侧支及其相伴行的指掌侧固有动脉的分支分布。

3. 指动脉弓

指两侧的固有动脉除在指端吻合形成动脉弓外,向掌侧和背侧恒定地发横行吻合支,形成指掌弓和指背弓。

(1)指掌弓:指固有动脉在近节指和中节指的远侧 1/3 平面均发一横行吻合支形成动脉弓该弓紧贴指骨掌侧骨膜、屈指肌腱的深面。

(2)指背弓:徐达传等观察到指固有动脉在距甲根皮近侧约 5mm 处向背侧发的横行吻合支形成指背弓,弓位于浅筋膜内,外径在 0.4~0.9mm,并分细支至甲床根部及甲廓组织,上述动脉弓对沟通指两侧的血供,指掌侧与背侧的血供有意义。

(二)指静脉

指静脉可分为浅静脉、深静脉和交通支三部分。

1.指浅静脉

指的浅静脉较粗,指静脉血主要通过浅静脉回流。断指再植术中主要吻合浅静脉。指的静脉可分为指背面、指掌面和指侧面三部分。为便于断指再植时静脉的寻找和对其进行定位描述,将示指、中指、环指和小指四指自末节至近节分为 9 个平面。远侧和近侧指间关节以及掌指关节分别为第 3、第 6 和第 9 平面。拇指划分为 6 个平面。在每一个平面上设一个切面,术者面向近侧切面,将切面视为钟面,背面正中为 12 点,指浅静脉在某些位点上有较恒定存在的规律性。左、右手指断面上的位点具有对称性,文中以右手为标准进行描述。

(1)指背面均浅静脉:指背面的浅静脉起自甲床两侧的两条小静脉,距甲沟 1～2mm,沿甲皱襞向指背面正中靠拢,口径 0.3～0.4mm。两条小静脉在第 2 和第 3 平面之间汇合,其汇合点恰在 12 点处,口径为 0.5～0.6mm,在汇合处尚有来自甲皱襞和甲床的两条小静脉汇入,由甲床来的小静脉口径约为 0.1mm。汇合后的静脉在指背面 12 点处上行,越过远侧指间关节。在其两侧还有来自指侧面的两条口径约 0.2mm 的小静脉上行,位置恒定。在末节指指甲周围的浅静脉汇集形式可归纳为两种基本类型。

在中节指中部,纵行的浅静脉多集中在 1 点和 11 点之间,并相互吻合成网,在靠近近侧指间关节处又趋分散。跨过关节处浅静脉形成 4～6 条相互平行的静脉,排列整齐,吻合支少而纤细,口径 0.8～1.0mm。在近节指处浅静脉又趋集中,相互吻合成网,最终形成 1～3 个静脉弓。口径约 1.5mm。

但拇指不形成弓。其余各指为单弓者占 74%,双弓者占 21%,三弓者占 5%。相邻手指的静脉弓脚在掌骨头两侧汇合注入手背静脉。中指背面的静脉基本位于正中,而其他各指有偏离正中的倾向。即示指和拇指背面的浅静脉偏向桡侧,以示指更显著。环指和小指则偏向尺侧,以小指为明显。指背浅静脉在不同的水平面还接受侧面来的静脉。

综上所述,指背浅静脉的分布特点是:以围绕甲床近似弓状的静脉开始,以近节指近侧 1/3 处的静脉弓结束。远侧指间关节处排列规整,中节处集中成网,近侧指间关节处分散,近节指处又集中成弓。形成集中、分散、集中的趋势。拇指无静脉弓,浅静脉数量多,口径较其他指稍粗,近节的静脉口径为 1.5～1.8mm。

从切面上来看,在手指不同节段的不同平面上,指背浅静脉排列有一定的规律性,在某几点上较恒定,像末节指第 1 平面的 3 点和 9 点处,第 2 平面的 2、3、9 点和 10 点处,第 3 平面的 12 点处。第 3、4、7 和 8 平面上,静脉多集中在 11、12 和 1 点之间。在第 6 平面上,即近侧指间关节处,指背静脉分散于 10、11、12、1 和 2 点之间,而 3 和 9 点上无静脉通过,可能是这两点向两侧突出,经常受压所致。拇指、示指和小指的切面上,在远离中指的一侧更为集中。在断指再植吻合静脉时,如果在断面的静脉出现频率较高的位点上,较集中的部位,所偏向的一侧寻找静脉,找到的机会可增大。

(2)指掌面浅静脉:指掌面的浅静脉较背面纤细,纳为 5 型。起始处小静脉口径 0.4mm,与皮肤相贴,不易分离,尤其是在跨过远侧指横纹这种差异在近手指基部处更为明显。Matloub 曾提出,手指末节静脉回流以掌面为主,而近节以背面为主。在末节起始处,它们的起始形态各异。

指掌侧浅静脉从中节开始,多数为数条纵行的静脉,由侧支相互吻合成网。指掌面的静脉也有偏离中指的倾向,拇指和示指偏向桡侧,小指和环指斜向尺侧,尤以拇指和小指为显著。指掌面浅静脉在不同的水平与指侧面静脉相连,再连于指背。最后在手指基部掌面形成两条小静脉,稍向两侧倾斜而连于指蹼静脉,口径约 1.0mm。掌面静脉排列有离中现象的手指,其根部两侧的两条小静脉口径以偏离中指侧的较粗。小指根部掌面只有尺侧一条。从切面上来看,第 1、2 和 3 平面上 5、6 和 7 点上较恒定地有小静脉通过。从水平面 4 开始掌面浅静脉出现偏移,离中侧的位点上静脉出现的频率较高,且口径稍大。

(3)指侧面浅静脉:指侧面的静脉起于甲沟外侧小静脉前方的一条纤细的静脉,口径约 0.3mm。它向近侧行至远侧指间关节时分为两条,分别连至掌面和背面的静脉,分叉时有时呈弓状。末节侧面静脉起始部的形态可分 5 型。在中节和近节指侧面的静脉从前下向后上倾斜,连接掌面和背面的静脉,每侧有 2～3 条,越近基部倾斜度越大,近基部者几乎与手指长轴平行。发自中节掌面,经近侧指间关节前外侧向后上的静脉,较为粗大而恒定。指侧面的静脉与掌背面一样,也有离中现象。远离中指侧的静脉较粗大。

2.指深静脉

指背深静脉与指背动脉伴行,起于近节指骨近侧 1/3 处和掌指关节囊附近,很快汇入掌背动脉的伴行,行程较背侧的长。一般所述指深静脉多指此静脉。该静脉是否存在,一直有争议。

Eaton 提出,这条伴行静脉行于指血管神经束内。国内学者用连续组织切片法和显微解剖法进一步证实了它的存在。Lucas、Nysrom 也相继发表了对指掌侧固有静脉的观察结果,支持这条静脉存在的观点。指掌侧固有静脉纤细,仅为同名动脉的 1/3～1/2,或更小。起始部位不一,近者可起于近节指近侧 1/3,远者可起于末节指,无集中起于某一水平的趋势。该静脉多为 1 条,偶见 2 条者,伴同名动脉的一侧纡曲走行,最后汇入指掌侧总静脉。

3.指深、浅静脉交通支

指深、浅静脉之间有交通支相连,多在指掌侧固有静脉和指背浅静脉之间,少数连于指掌侧固有静脉和指侧面浅静脉之间。这些交通支常与指掌侧固有动脉发出的小动脉相伴行。有少数指掌侧浅静脉在向近侧走行过程中穿至深筋膜下,在指血管神经束的前方走行一定距离后,再穿回浅筋膜内。这种情况在无伴行静脉的节段内更为多见。这种静脉与动脉的关系不如伴行静脉密切,相距较远,口径远大于伴行静脉,与动脉口径相近。

二、断指再植手术

断指再植自 20 世纪 60 年代中期获得成功以来,发展迅速,在我国不仅大城市医院,现在县医院及工矿基层医院亦已广泛开展断指再植手术。由于显微镜及显微器械不断改进,显微外科技术不断提高,使再植的成活率由 50% 提高到 97%。

因此,现代人们对于断指再植的认识和要求在不断深入与提高,对于断指再植的适应证亦在不断扩大。要为伤者最大限度地接活一个有用的手指,就必须根据伤情、全身情况、环境、技术能力和设备情况而决定断指是否再植。

(一)手术指征

1.全身情况

创伤性手指断离,除了单纯切割伤外,常系因爆炸、挤压、车祸、挫裂伤,有可能合并创伤性休克及胸、腹、脑等重要脏器损伤,故对断指伤员必须全面检查,了解其他部位损伤的程度。应当首先处理危及生命的合并伤、将断指暂时冷藏保存,待全身情况许可并能耐受长时间手术时再进行再植手术。或是一面积极地处理全身情况,一面做好再植准备,一旦全身情况好转,即可进行再植。决不可不顾全身情况贸然施行再植手术,以免延误或加重病情危及生命。

2.年龄

(1)断指伤员绝大多数为生产劳动与生活劳动中的青壮年,对手的外形及功能要求较高,迫切希望接活一个外形美观、功能恢复良好的手,以便从事社交活动及生活劳动。老年人断指要考虑到有无伴有老年性疾病、身体功能有所减退、能否耐受长时间的手术及术后较长时间卧床与制动、术后能否适应抗凝、抗痉挛等药物的应用。如身体条件允许、本人要求迫切,可以再植。

(2)小儿断指再植后,由于肌腱、神经,骨骼能获得良好的结果,以及由于年龄小适应性及塑造性强,容易使各部分发育良好,任何能够再植的部分都应进行再植,决不能轻易放弃再植,并竭尽全力保证再植手指成活,以免遗留终身残缺,由此带来严重生理影响和心理上的痛苦。

3.再植时限

再植时限是指指体断离至血液循环恢复之间的时间,在这一段时间内,手指还能再植成活。断指要比断肢对组织缺血缺氧的耐受性大,但缺血时间越长,二重损伤(组织缺血缺氧损伤,再植后血液再灌注损害)越严重,达到一定程度,组织将发生不可逆的病理变化,手指再植不会成活。

断指再植的时限是相对的,它受季节温度的影响,而组织对缺血缺氧的耐受力与温度又有很大的关系。炎热高温季节,断离指体组织迅速变性坏死,其再植时限就相应缩短,而低温寒冷季节,或伤后的断指经过冷藏处理,组织变性慢,其再植时限就可适当延长。

从实践中看,在常温下总缺血时间(包括热缺血和凉缺血时间)以不超过24h为宜。文献上报道经过冷藏处理的总缺血时间为96h仍再植成活,随着冷冻保存技术的发展,再植时限可进一步延长,国内学者报道冷冻保存81d手指再植成功,但这毕竟为一定条件下的少数病例,尚不能视为常规。

4.断指状态

(1)必须有一定的完整性:为了使指体能够成活并在后期恢复较好的功能,断离的手指应保持一定程度的完整性,再植手术方能获得成功。对于较整齐的各平面的切割性断指均为再植的适应证。凡爆炸伤指体破碎、挤压伤致指体失去原有的形状、组织结构已完全破坏,显然已无再植条件。有的外伤指体虽完整,但挫伤严重,使皮下静脉网破坏、毛细血管床、指动脉均广泛损害,这类亦失去再植条件。指体轻度挫伤,皮下散在小点状淤血斑,只要指动脉及指背静脉尚健康,也可试行再植。如断指部分皮肤缺损可利用邻指皮瓣或小静脉皮瓣移植覆盖创面后再植。

有许多完整的断指在来医院途中经生理盐水、75%乙醇、苯扎溴铵液及葡萄糖液或已融化的冰水浸泡时间较久,组织水肿或脱水,浸泡液进入血管腔及组织间隙,血管内皮细胞受到不同程度的损伤,影响成活。浸泡时间短,组织损坏较轻,可试行再植。

(2)有一定的长度:指体断离后两断端分别进行清创缩短后再植,切割、电锯伤缩短很少,不影响再植的长度。而手指的长度是关系整个手外形美观的一个重要标志。如两断端破坏严重,清创时需去除较多组织,再植后手指过于短小就会失去美观及功能的意义,故无再植的必要。切割性一指多段断离伤,再植虽有一定难度,但清创中去除缩短较少,应争取再植。既往断指多指掌指关节至远侧指间关节之间的断离,对末节离断再植提及很少并有很多争议。随着显微修复外科的发展,对末节再植意见渐趋一致。对拇指、幼儿、青年及从事乐器等特殊职业者,只要末节(包括指尖)完整,能找到可供吻合的血管,均应再植。再植的末节对功能及外形均有良好效果。

(3)必须能恢复一定的功能:再植的手指不仅要保证成活,更重要的是恢复其功能。如果接上去的手指不能发挥应有的功能或对整个手的正常功能不利,就不能再植。例如一个掌指关节和近侧指间关节都遭到严重损害的手指,再植后关节不论伸直位或屈曲位融合,都不会发挥伸屈功能,反而在生活劳动中对其他指功能有一定影响。

同样,一个神经、肌腱撕脱缺损又不能修复的断指,再植成活后既没有感觉功能又没有运动功能,对此类损伤就应毫不犹豫地放弃再植。相反,对具有特殊重要功能的拇指撕脱性断离,其肌腱、神经、血管从近端抽出,平面不规则,挫伤范围广,利用这些抽出的组织再植是不可能的,需动用示指的部分血管、神经、肌腱组织进行再植。此非但再植成活率高,而且术后功能恢复良好。

任何手指的缺失,对手的握持功能均有一定程度的削弱,因此,对任何有条件再植的断指均应积极再植。多个手指断离,只要有再植条件,均原位再植,手术中根据损伤程度和每个手指在整个手中所占长度比例缩短,进行原位或移位再植。只要设计合理,术后手虽比原来小,但外形仍显美观,并恢复较大捏、夹、抓、握功能。如断离的手指没有条件再植,应将有条件再植的手指移植到能发挥更大作用的指位上。

(二)分类

断指是指掌指关节以远不同平面的手指离断伤,包括近节、中节和末节离断。根据手指损伤的程度可分为两类。

1. 完全性断离

断离手指远侧部分完全离体,无任何组织相连,或只有已挫伤的少许软组织相连,但在清创时必须将这部分组织切除者称为完全性断离。

2. 不完全性断离

伤指的断面有骨折或脱位,断面只有损伤的肌腱相连或残留相连的皮肤不超过手指断面周径的1/8,其余组织包括血管均断裂,断指的远侧部分无血供或严重缺血,不接血管将引起手指坏死者称为不完全性断离。

不完全性手指断离易与手指开放骨折并血管神经、肌腱损伤者相混淆。后者相连的组织较多,尚保留一些侧支循环,不吻接血管也能成活,即使需要进行血管修复重建其血液循环以保证远端指体的成活,这种损伤也不能称为不完全性断指。

(三)手术方法

断指再植是一直在手术显微镜下操作的一项比较细致而难度较大的工程,除了必须熟练掌握骨科、血管外科、整形外科等基本知识外,还必须熟练掌握显微外科操作技术,能达到稳、准、轻、巧无创伤的操作技能。根据再植的一般原则和顺序,按具体情况,灵活掌握,使手术中的每一步骤、每一环节确保无误。其手指断离再植的顺序有两种。

一种是多数学者常规采用的顺行再植法,即清创→骨骼固定→伸屈肌腱缝合→指背静脉吻合→背侧皮肤缝合→指固有动脉吻合→指神经缝合→掌侧皮肤缝合。

另一种是逆行再植法,即掌侧皮肤缝合→指神经缝合→指动脉吻合→屈肌腱缝合→骨骼固定→伸肌腱缝合→指背静脉吻合→指背皮肤缝合。后者优点为手术操作中不用翻手,尤其在拇指再植及小儿再植中较为方便,但在做骨骼内固定时要慎重,防止牵拉及扭伤已缝合的动脉及神经。

1.清创

清创的目的在于使创伤、污染的创面变为相对整齐清洁的伤口,为组织修复创造条件。彻底的清创是手指再植手术成功的首要环节。应当细致准确,既要清创彻底,又要珍惜健康组织,一般先清创远端再清创近端,对多指断离,可分组进行清创,以减少手术时间,节省医师的精力和体力。

(1)刷洗:剪去过长的指甲,用无菌毛刷蘸肥皂乳或肥皂,刷洗断离的手指和伤手3遍,每遍刷洗3~5min,然后用生理盐水冲洗干净,拭干。

(2)浸泡:将伤手和离体指浸泡在1:2000氯已定液中5min,浸泡同时将创面污物、异物及血块去除。个别污染严重者用3%过氧化氢泡洗2遍,然后更换氯已定液再浸泡5min。

(3)消毒:以碘酒、乙醇,氯已定,或用碘附液消毒远近端皮肤,然后铺无菌巾单。

(4)创面清创:创面清创全过程必须在手术显微镜下进行,以便辨认血管神经,避免损伤或切除过多组织。以小圆刀或眼科剪沿断端皮缘切除一周2~3mm宽皮肤。切至指背皮下时仔细辨认位于皮下的小静脉,其断端处往往有淤血点,稍加解剖即能找到指背静脉断口,一般能发现2~4条静脉在指背互相形成弓或网。如指背静脉细小或已破坏不能利用时,可在掌侧中央皮下找到静脉。指动脉和指神经位于屈肌腱两侧的皮肤韧带夹层内,用手指轻挤压断端或切开部分皮系韧带即可看到。如动脉血管回缩时可提起较粗的指神经,在神经后外侧可找到。将准备吻合的血管神经外膜以细丝线结扎以作标记,然后将整个创面的组织切除一层,直达骨面。腱鞘、肌腱、指骨均作相应的清创缩短,最后用1:1000氯已定液再清洗消毒。

2.骨骼固定

骨骼固定指骨的内固定是再植手术的支柱。软组织清创后的指骨相对增长应将两断端指骨切除5mm左右,小儿切除2mm左右,以便进行软组织修复。关节附近离断者,应于远离关节指骨多咬除一些,关节处只切除少许即可,以保证关节的完整性。一侧关节面破坏、另一侧关节完整时,可将已破坏的关节清除,形成一个半关节,可留作后期关节成形,一般不主张关节融合。其固定方法可采取细钢针髓内贯穿固定。此法简单、迅速,是较常用的方法。钢针交叉固定,多用于指骨体处断离,因不通过关节固定,固定较牢,可早期作功能练习,但固定操作时易损伤血管、神经,要细心。也可用0.6~0.8mm的钢丝固定。无论采用哪种固定方法,总的原则是选用简便易行、确实可靠、节省时间的固定方法。固定完毕,缝合骨膜或筋膜,以防止骨端分离及旋转。

3.肌腱修复

肌腱早期修复是手指功能恢复重要一环。缝合肌腱应无创操作,细致进行,以恢复原来的解剖结构。其顺序是先缝合指伸肌腱(包括侧腱束缝合),然后缝合指屈肌腱。指伸屈肌腱用3—0尼龙线作间断"8"字或褥式缝合。指屈肌腱修复包括指浅屈、深屈肌腱与腱鞘,只要有修复的条件如切割伤均全部修复。断指患者常因外伤致腱鞘不规则破损,范围大,不能修复,为防止肌腱粘连,将指屈浅肌腱剪除,只缝合指深屈肌腱,也是目前常采用的一种修复方式。指深屈肌腱近端回缩力大,牵出后为防止在张力下缝合而撕裂伤,于断端以近15mm处横穿一针头,使其不能回缩,以利于操作。可用3—0尼龙线作Kessler或"∞"字缝合或改良Bunnell缝合。肌腱对合后可在断端间断加针缝合,以充分对合,增加缝合强度和消灭粗糙面。

4.指背静脉修复

精细的血管吻合是再植手术成活的关键。应集中精力认真细致地吻合血管。缝合前,先将伤手置于手掌朝下、手背向上的便于操作的合适位置,手术野铺以清洁湿润纱布,以便放置针线并易发现及防止纱布纤维脱落带入血管腔。将血管周围的软组织牵开,以显露两端相对应、口径相等指背静脉。吻合之前还必须对血管质量进一步检查,如有内膜损伤必须切除,如吻合张力大,血管长度不够,可在近端充分游离指背静脉,以延长其长度。如缺损过大,可取他处静脉移植。将静脉两断端外膜剪去2mm,在吻合处深面用一小块绿色的塑料膜作为背景,再用肝素普鲁卡因液冲洗断端血管腔。根据血管粗细情况可选用10—0、11—0或12—0无损伤针线,作两定点间断加针外翻吻合。缝合质量好的血管,松掉血管夹即有静脉血通过吻合口反流至远端。小儿的血管细、娇嫩,不宜应用血管夹,可行开放式吻合。指背只要有可供吻合的静脉均尽量予以吻合,以利于再植指的血液循环。

5.指背皮肤缝合

指背皮肤缝合应在静脉吻合完毕后及时进行。缝合时和拉线打结时要避开静脉部位,防止误伤已修复好的静脉。一般选用3—0丝线缝合,皮肤对合后使静脉在无张力下通畅良好。手指两端的周径相差不大时,不用作锯齿状切开皮肤缝合,只作环形缝合不会压迫静脉影响回流,并且皮肤愈合后瘢痕细小,外形良好。

6.指动脉修复

指动脉修复是手指再植术中的最重要环节,必须以一丝不苟的精神与吻合静脉相回的方法去吻合动脉。吻合前要对动脉两断端作详细检查,除注意外膜的损伤征象外,尤其重视内膜的损伤,如内膜毛糙不光滑,表示已损伤,应剪除损伤段,直至正常的内膜为止。近端血管多有回缩,外露较少,常常需要做侧方切口去寻找。血管清创完毕后松开止血带或去除血管夹让近端血管喷血,将腔内残留的血凝块喷出,如血管呈持续状喷血,一般表示血管良好。如血呈渗出或间断状喷出,甚至无出血现象,表示血管痉挛或仍有血管损伤处。在撕脱性损伤中,即便是血管外观正常以及有正常出血,偶然有时也可以发生血栓。在临床上看到指动脉血栓形成要比静脉血栓形成的多。

血管缺损过多,不可在张力下勉强吻合,应采取措施,在无张力下吻合。一般可采用健侧的指动脉游离足够长度后移位于患侧与远端指固有动脉吻合。多个手指断离时,可取小静脉移植修复。

实践证明,高质量的多个吻合口修复比在张力下修复要保险得多;吻合两条指动脉比吻合一条指动脉使再植指成活的机会多,而且后期无明显的手指变细及怕冷等改变。偶尔,血管痉挛是一个难题,但常常可以在局部外膜下使用3‰罂粟碱注射液得到缓解。对于顽固性痉挛,采取上述方法无效时,剥离外膜、管腔内压扩张或在已吻合的血管远端用显微镊子轻柔地夹持血管进行通畅试验,常能最后奏效。血循环恢复后,其征象如下。

(1)萎瘪的指腹变为丰满,恢复原来的张力。

(2)皮肤颜色由苍白转为红润,毛细血管充盈试验阳性。

(3)指体由冷变温。

(4)指端小切口出血活跃,血呈殷红色。

(5)超声多普勒测试仪,在指端能听到动脉搏动声。

7.指神经修复

早期正确地修复神经是再植手指感觉功能恢复的基础。因此必须认真仔细修复神经,最好两条指固有神经均修复,以恢复更好的感觉。缝合神经是在指动脉修复后进行;否则会妨碍指固有动脉吻合操作。

在吻接前将挫伤的神经切除,使健康的两端在无张力下用9-0无损伤尼龙线间断外膜缝合,一般2~4针。缝合两条神经确有困难时,可缝合一侧指神经。如缝合同侧有困难时可跨越屈肌腱交叉缝合,或取邻指的神经移位交叉吻接。根据各手指在功能上有一定区别,故一般修复主要的一侧,如拇、小指修复尺侧,示、中、环指修复桡侧指固有神经为主。

8.掌侧皮肤缝合

(1)血液循环建立后,掌侧皮肤要一期闭合,可能的情况下与背侧皮肤一样作环形疏松直接缝合,皮肤过紧、过长缝合都会影响手指血供。进针勿过深,以免损伤指动脉。皮肤缺损可采用邻指皮瓣成形或游离皮片移植。

(2)皮肤伤口关闭后要洗去血污。先以小块凡士林纱布覆盖缝合伤口处,再以剪碎的纱布铺盖,最后以大块纱布包扎。在包扎时注意以下几点。

1)置手指于功能位。

2)敷料包扎勿过紧过松。

3)禁止环形包扎或并指包扎。

4)患指指端外露,以便观察血供和测量指温。

(四)术后处理

由于手指损伤的类型、程度不一,血管吻合的质量和数量不一,伤员的体质与精神状态不同,断指再植术后可产生全身或局部的并发症,如果因疏忽而处理不及时,容易导致手术的失败。再植术后及时正确地处理是再植指成活不可忽视的辅助措施。

1.石膏固定

再植后的手指应给予石膏固定制动,使手指维持在所需要的位置。伤员术后情绪改变随之产生过度活动而影响血液循环。一般给予上肢石膏托或夹板固定,固定时近端要超出肌肉起始点,远端要超出指端,以达充分固定目的。如远端不超出指端,有时内固定钢针尾部易钩住被褥而使患者活动扭转刺激血管痉挛。小儿断指再植术后易躁动不安,只固定一侧上肢是达不到固定的目的,需在亚冬眠疗法下用"飞机式"石膏夹固定双上肢于外展60°位,可获得良好的固定效果。

2.病房要求

再植后的患者,需要安置在安静、舒适和空气新鲜的特定病房中休息,最好不要放入普通大病房内混住,病房应有保暖设备使室温维持在25℃左右,以防寒冷刺激诱发血管痉挛。在再植指的上方相距4cm处以60W灯泡持续照射,以提高局部温度。切勿放置过近以免引起烫伤,室内绝对禁止吸烟,以避免患者吸入烟雾中的尼古丁致血管痉挛,导致再植指坏死。

3.体位

(1)术后10d内,患手抬高至略高于心脏水平,以利静脉及淋巴回流减轻肿胀反应;采用平卧位,禁止侧卧,以防肢体受压,影响动脉供血或静脉回流。

(2)下地后患手以绷带或三角巾悬吊于胸前功能位,以免坠积性淤血。

4.应用防凝及解痉药物

血管吻合口的通畅主要取决于彻底清创和精确无误的小血管吻合技术。但要看到断指再植术后10d内,容易发生血管痉挛及血管内血栓形成,导致手术失败。为保证手术后血管通畅,适当预防性应用防凝及解痉药物,有助于避免或减少血管痉挛或血栓形成。有时可获得较好的结果。此类药物确有降低血浆中纤维蛋白原、血液黏稠度、血小板聚集功能及黏附率,溶栓、扩张血管及改善微循环的作用,故成为显微血管术后常规用药。常用的药物有:罂粟碱、妥拉唑啉、低分子右旋糖酐、阿司匹林、双嘧达莫、复方丹参等。肝素由于有明显的不良反应,目前已不列为常规用药。但在明显出现再植指血液循环危象时,及时地投入能起到可观的作用。

5.应用抗生素

近十几年来,抗生素的生产不断飞速的发展,有许多广谱抗生素相继问世,抗生素的预防和抗感染的作用,在现代治疗中已充分地体现出来。因此,在手指断离再植以及其他显微外科手术后的治疗中,也出现了广泛而大量地使用抗生素,用以预防和治疗术后感染。

手指断离创面是污染的创面,均有发生感染的可能。不容否认强调在手术中彻底清创是避免感染的主要措施,而不应单纯依赖使用抗生素作为预防感染的主要手段。忽视清创术,即使术后使用大量的抗生素,也并不一定能够避免感染的发生。诚然,尽管经过彻底清创,因再植手术伤口暴露时间长,潜在感染的可能性依然存在,术后抗生素的使用也是必要的。抗生素药物的选择应根据创面污染的轻重。创面污染轻的,手术后常规应用青霉素和链霉素或庆大霉素肌内注射。创面污染重的并有广泛挫伤的应用大剂量青霉素类每日2次,静脉滴注,还可加用甲硝唑等药物静脉投入,有利于抑制革兰阳性和阴性细菌。一旦伤口感染发生,除了局部换药引流外,应作细菌培养和药敏试验,以便全身给予有效的抗生素治疗。

在应用抗生素中一定要注意避免应用对血管有刺激的抗生素,如红霉素等,同时还注意防止对肝、肾的损害。

6.血供观察

(1)皮肤颜色:血液循环正常时的皮肤是红润略带微黄。指体指甲床颜色反映皮下血液循环的情况,在再植术后是最容易观察又是最可靠的客观指标。手指再植术后,早期因血管呈扩张状态,其颜色比正常指更红润。指体由红润变苍白,说明系指动脉痉挛或栓塞造成再植指缺血。指体由红润变为暗红,继而转为青紫色,甚至出现皮下水疱,说明指静脉血流受阻。指体呈浅灰色,有花斑状淤血,轻压处呈苍白状,表示静脉血淤滞,毛细血管床缺乏动脉血的灌注。

(2)皮肤温度:再植指皮肤温度的高低反映手指血液循环情况。在患指和健指各定一个相同部位的测试点,用皮肤温度监测计定时测试,并作对照。测试时要移开照射的灯泡。皮温计敏感性较高,笔试测头触皮压力要均匀,以免发生误差。患指血供正常时,温度与健指几乎相等,高低只相差 1℃～2℃,若指温低于健指 3℃～4℃,则说明再植指血供障碍,应立即采取相应的解救措施。

(3)毛细血管充盈试验:正常手指压迫指甲或皮肤处呈苍白色,去除压迫立即恢复原来红润,为毛细血管充盈试验阳性。如动脉供血不足,其毛细血管充盈缓慢或不充盈。静脉回流不畅时,毛细血管床淤血,指体呈暗紫色,压迫出现苍白区,去除压迫后迅速充盈。有时动脉栓塞,静脉仍有反流血,充盈试验缓慢,往往被认为仍有动脉血供。此试验有一定误差,只供参考,不能作为判断血供的主要依据。

(4)指腹张力:通血后的指腹饱满而富有弹性。供血不足指萎瘪,缺乏张力;血液回流障碍,则皮肤青紫张力增高。

(5)指端小切口出血试验:用小尖刀于再植后的指腹侧方做一小切口,一则观察手指血供情况,二则在静脉回流受阻不畅时放血可起到治疗作用。观察小切口出血,了解再植指血供情况,是一个可靠的指标。

血供正常时小切口用针头挑刺出血活跃,溢出鲜红色血液。出血少或不出血,表示动脉供血障碍。如小切口流出暗紫色血液,而且速度较快,表示静脉回流障碍。

以上客观指标一般术后每 30min 或每小时观察一次,以后随时间延长及血液循环情况改变适当增加或减少观察次数。一旦发现异常情况应根据五项内容综合判断其病理变化的性质与程度。

7.血管危象的处理

再植术后发生血液循环危象的常见原因可概括为两类:一是血管本身的因素,如血管痉挛、血栓形成等;二是血管外因素,如血肿、组织水肿皮肤缝合张力过大等。血管外因素如不能及时得到解除,即可导致血管本身的改变,发生血管血栓形成与血管痉挛临床较难区别,一般原则是先按血管痉挛处理,如不显效,立即手术处理。

(1)血管痉挛:包括动脉和静脉痉挛。动脉痉挛可造成严重指体供血不足,而静脉中层平滑肌稀少、口径又相对大,痉挛不至于引起回流障碍。动脉痉挛多发生于术后 1～3d,24h 内最为多发,少有发生在术后十几天的。对顽固性痉挛,经处理 30min 仍不能缓解的要手术探查。术中见动脉痉挛,可用 50% 硫酸镁液纱布湿敷,3% 罂粟碱行动脉外膜注入等措施治疗。

(2)血栓形成:多由于血管清创不良、血管吻合质量欠佳、吻合口张力过大及上面所述及的血管外因素等引起。一旦血栓形成,应及时进行手术探查。手术中暴露吻合的血管,可见到吻合口近端扩张,吻合口阴影增深,触之有实质感,远端血管变细,无搏动,断口血管内有血栓,血栓以下切断不喷血。如血栓局限很小,只需取出,检查内膜完整光滑,用肝素盐水冲洗,血管张力不大时可直接缝合。如血栓广泛较大,需截除一段血管,行血管移植修复,重建血液循环。同时将肝素 100～200mg 加入生理盐水 500mL 内稀释,静脉滴注,维持 24h。一般维持 5～7d

后可停药。在应用期间密切注视出血倾向。

8.功能练习

手指断离后再植,就会不可避免地使手指的动作受到一定的限制,这给人们的生活起居、劳动生产带来困难。如果术后及时进行得当的练习,会使伤手获得最大限度的功能恢复。相反,如果术后怕痛,不注重功能练习,再植的手将会是一个僵直无用的手。

(1)积极地进行主动和被动的功能练习,是恢复手功能的简单易行和最有效的方法。可以改善伤手的血供及营养,恢复关节活动度,增加肌力,使运动逐渐协调。主动活动是主要的,被动活动起辅助作用,应鼓励和指导患者自己做主动和被动功能锻炼。值得注意的是,要对患者讲明功能练习的意义及重要性,定期检查效果,以防患者因疼痛或疏忽而放松了锻炼、错过了时机,或因锻炼不得法而未起到锻炼作用。

(2)要尽量缩短制动时间,手术后 3 周去除外固定,先行固定远近端的关节小范围的被动活动。在指骨未骨性愈合前,骨折端已经有较多坚强的纤维骨痂连接,早期去除内固定不会出现骨折端错位。于 4 周去除内固定钢针,行徒手功能练习。被动练习手指关节屈、伸活动,待关节活动达到要求后,重点行主动功能练习。其活动范围应由小到大,次数要由少到多,这样会得到很好的效果。在练习过程中要避免伤者用健手揉捏指间关节,否则有害无益,会使结缔组织增生,指间关节长期增粗,从而影响了手指的活动度。

(3)除以上徒手练习外,还可借助简单的物体和器械以增加练习兴趣和效果。如用宽约6cm 的木板,握于手掌内,用以控制拇指及手指的掌指关节,使指间关节便于锻炼。揉转金属球、核桃可以练习手指及拇指伸、屈、外展、内收及协调运动。揉捏橡皮泥、握捏小皮球、圆锥体、分指板、指拨齿轮器等器械也都是锻炼手功能十分有效的方法。除了积极的练习外,在日常生活中要尽量多使用患手指,如拣划火柴、扣纽扣、系鞋带、系腰带、写字、洗衣服等。

(4)在治疗的早、中、晚期,根据病情及恢复情况给予必要的辅助治疗,如红外线、TDP、微波、音频、蜡疗、按摩等理疗。有条件时,可根据病情设计和制作支具,如单指或多指屈曲支具、单指或多指背伸支具、近侧指间关节伸直支具、拇指对掌功能支具等,术后使用可消除瘢痕、防止和矫正畸形,并能有效地进行主被动练习,以使再植指成为一个灵活有用的手指。

三、断指再植术后晚期修复性手术

由于手工业机械的使用越来越普遍,致使手指离断伤明显增多,很多患者有机会得到再植,并且使再植的手指成活,断指成活了不等于再植成功,更重要的是恢复断指功能及美观,因此再植术后晚期并发症的修复或矫治颇为重要。

(一)自体骨移植术

1.手术指征

再植时由于指骨粉碎骨折骨缺损、骨折对合不良、内固定不牢、髓腔破坏严重,或软组织血供不良、骨感染,造成骨缺损或骨不连接者。自体骨移植术,供骨主要取自髂骨或桡骨远端的骨松质。

2.麻醉

臂丛,取髂骨加硬膜外麻醉。

3.手术步骤

以拇指近节指骨骨缺损为例。

(1)以指骨缺损处的横纹端侧方做纵切口长约 2cm 直达指骨。

(2)清除指骨断端间的纤维瘢痕组织,咬除部分硬化骨,打通指骨髓腔。

(3)于桡骨远端背侧做纵切口,分层次暴露桡骨远端,根据骨缺损大小切取合适骨块,两端修成菱形,插入指骨骨髓腔,克氏针贯穿固定。术后行石膏托指板固定 4～6 周。

(二)肌腱粘连松解与肌腱移植术

1.手术指征

旋转撕脱或挤压撕脱性断指,肌腱、鞘管或肌腱床挫伤严重,或者断指平面位于Ⅱ区(无人区),修复操作粗糙,缝合方法不当,内固定时间过长,功能锻炼欠佳,常引起肌腱粘连或断裂。需于再植术 3～6 个月后行肌腱粘连松解或肌腱移植重建术。

2.麻醉

臂丛麻醉。

3.体位

仰卧位,臂外展置于患侧手术台上。

4.手术步骤

以示指二区屈指深肌腱粘连或断裂为例。

(1)切口:在示指掌侧做 S 形或 Z 形、侧正中、掌侧斜切口至合适长度,仔细分离,避免损伤指固有动脉及神经,暴露指屈肌腱(鞘)。

(2)肌腱松解术:锐性分离或以肌腱剥离子,向远近端分离肌腱直至完全松解。注意保护滑车的完整性,特别是环状韧带 2(A_2)和 4(A_4)的完整,否则手指屈曲时会产生弓状畸形,影响手指的屈曲功能,如滑车已破坏不能保留,则重建屈肌肌腱滑车。术后第 2d 换药后即在保护下进行主被动功能锻炼。

(3)肌腱移植术

1)对肌腱已断裂或粘连变性严重者,则需行肌腱移植重建术。在原手术切口基础上,远端切至末节指腹。手掌部于远侧掌斜纹开始,向近端做 3～4cm 弧形切口。切开皮肤、皮下组织及掌腱膜,掌腱膜应与皮瓣一同掀起,注意勿损伤掌浅弓血管及指总神经。显露手指和手掌部腱鞘后,锐性切开腱鞘(注意保留 A_2 和 A_4 滑车),切除变性肌腱和瘢痕,指浅屈肌腱止点切断、切除。

2)指深屈肌腱远端于抵止部切断,近端游离至无瘢痕正常组织或在蚓状肌水平切断,部分指深屈肌腱顺行撕脱破坏,可选同指或邻指屈指浅肌作为动力肌。在腕部及前臂中段做两个横切口,根据缺损长度取掌长肌腱。将移植肌腱一端缝于近端动力肌腱,并用蚓状肌包埋以防粘连,另一端穿过保留或重建之滑车,根据 Schneider"手指阶梯排列"调整肌腱张力,用抽出缝合法固定至末节指骨或屈肌肌腱远侧断端上。术后石膏托将患指固定于屈曲位 4 周,拆除石膏,循序渐进行功能锻炼。

(4)滑车重建术:屈肌腱滑车已破坏或肌腱松解后残留的滑车系统不能有效地发挥作用,或肌腱移植重建时必须重建滑车(主要是 A_2 和 A_4 滑车)才能有效地恢复手指功能。切口同

"示指屈指肌腱松解移植切口",充分显露所有屈肌腱滑车系统,切除瘢痕化的肌腱和周围瘢痕,但必须保留没有瘢痕的正常腱鞘。

应用切除不用的指浅屈肌腱、腕或踝屈肌支持带、掌长肌腱,作成长约 6cm、宽约 0.25cm 腱条,如果原屈肌腱鞘仍有满意的骨纤维边缘,将肌腱与其编织后再用褥式缝合固定。如果骨纤维边缘不完整,可将肌腱条围绕指骨包绕一周,并与自身用褥式缝合固定。术后根据屈肌腱松解或移植重建情况采取固定或有计划的功能锻炼。

(三)关节功能重建与关节融合术

断指离断平面位于关节或关节破坏严重,再植后关节强直于非功能位,畸形严重,影响功能,或远端指间关节离断后槌状指畸形,指伸肌腱止点无法重建,需做关节功能位融合术。第 2～5 指掌指关节离断或关节破坏功能丧失对功能影响较大,而且影响其他手指掌指关节活动度和力量,或术后伴有创伤性关节炎疼痛严重,可行吻合血管跖趾关节移植重建术或人工掌指关节置换术。

1.吻合血管跖趾关节移植术

该手术适用于重要示、中指单指掌指关节或近指间关节移植,但术后移植关节屈曲活动度限制在 30°以内,术前应慎重评估手术适应证。

2.人工掌指关节置换术

(1)适应证:掌指关节平面再植术后掌指或近指间关节破坏严重、关节非功能位畸形无法矫形,而皮肤软组织条件尚可者。

(2)麻醉:臂丛麻醉。

(3)切口设计:关节背侧横切口。

(4)手术步骤

1)牵开伸肌腱暴露并纵行打开关节囊,切除部分关节囊及术野内所有滑膜组织。

2)咬骨钳修整关节面残余骨组织,用髓腔锉逐号扩大两端骨髓腔,以容纳假体柄。

3)在试模植入并确定尺寸后将安装假体套上金属环后按近远顺序插入髓腔,复位假体关节。

4)复位伸肌腱,并缝合固定伸肌腱两侧,恢复其对线并防止肌腱滑脱导致指体偏移,关闭切口。

(5)术后处理:将移植关节伸直位固定 3 周后拆除(骨移植患者延长至术后 4～6 周)。在指导下功能康复训练。

3.指间关节融合术

(1)适应证:关节破坏严重,遗留严重创伤性关节炎,关节强直于非功能位,采取其他手术方法无法恢复功能,软组织如肌腱、关节囊等阙如无法重建者。

(2)麻醉:臂丛麻醉。

(3)体位:仰卧位,臂外展置于侧方手术台上。

(4)切口设计:背侧 S 形或 Z 形、指侧方纵切口。

(5)手术步骤

1)逐层分离,暴露关节。

2)切开骨膜及关节囊。

3)以骨刀将近指间关节截骨呈掌屈40°,远指间关节掌屈30°位。

4)交叉克氏针固定,必要时取骨松质移植,以促进早期愈合,闭合切口。

5)术后处理:术后石膏托固定4～6周。

(四)畸形矫正术

对断指条件较差,但断指指功能重要,尽量保留再植长度导致骨断端未能精确对位,或因内固定欠妥造成成角、旋转或屈曲畸形,以及瘢痕挛缩造成的侧方成角畸形等,影响外观及功能,需二期(术后半年)行矫正手术。

1.成角、旋转畸形矫正术

(1)麻醉:臂丛麻醉。

(2)体位:仰卧位,臂外展置于手术台上。

(3)切口设计:以畸形的顶点为中心,于手指侧面正中做纵向切口。

(4)手术步骤

1)切开皮肤、皮下组织,注意保护指动脉及神经。

2)切开畸形部位骨膜,并向两侧剥开。

3)根据成角畸形及旋转角度,用骨刀做楔形截骨或将指骨截断。

4)矫正后以交叉克氏针或指骨钢板内固定。闭合切口。

(5)术后处理:患指石膏托(夹板)外固定,逐步进行功能锻炼,4～6周骨折愈合后去除外固定,加大功能锻炼力度。

2.锤状指及纽孔畸形矫正术

因肌腱缺损修复困难或遗漏修复侧腱束造成的肌腱张力不平衡所致的锤状指畸形、纽孔畸形等,可二期行肌腱移植修复或重建术。但锤状指畸形修复效果往往欠佳,如畸形严重影响功能,可行远指间关节融合术。

(五)截指术

1.适应证

(1)再植后断指的畸形明显,即使做了矫形手术亦未恢复外形及功能。

(2)神经缺损较多或顺行撕脱无法修复,再植指无感觉,指腹萎缩明显易冻伤或烫伤,溃疡长期不愈合。

(3)并发感染、骨髓炎长期不能治愈。

(4)单指离断术后功能差影响其他手指功能。

(5)上述情况下为减轻患者痛苦或经济负担,在患者同意后可行截植术。

2.注意事项

(1)应尽量保留残指长度,尤其是拇指,其次为中指、示指。为安装美容指或再造手指创造条件。

(2)残端皮肤缝合时应无张力,防止皮肤坏死或瘢痕增生,导致骨外露或残端痛。

(3)避免纵行残端瘢痕,导致残端挛缩,持物无力。

(4)指间关节离断时,应切除软骨面,残端修成弧形。

四、断指再植术后功能评定

断指再植功能评定标准的讨论：目前断指再植已不能单纯满足于成活率高，还要掌握好再植的指征，更要提高术后功能恢复水平。为此，许多学者一致认为应制订统一的断指再植术后功能评定标准。

为此，初步拟订一份"断指再植疗效评定标准"草案予以介绍。

断指再植疗效评定标准：再植指功能好坏主要决定于关节活动范围、感觉恢复程度、血循环、外观及日常生活活动情况，五者评定标准尽量采用国际通用检测办法。

(一)关节活动功能(国际手外科联合会制订)

总屈曲度(掌指＋近指间＋远指间)－总伸直受限度(掌指＋近指间＋远指间)＝手指总屈伸度(TAM)。

优＝TAM 200°～260°(相当于正常指的 75％～100％)。

良＝TAM 130°～200°(相当于正常指的 50％～75％)。

差＝TAM 100°～130°(相当于正常指的 40％～50％)。

劣＝TAM＜100°(相当于正常指的＜40％)。

(二)感觉恢复程度(世界卫生组织采用)

优＝S5，单一神经支配区两点辨别能力恢复正常(＜10mm)。

良＝S4，单一神经支配区浅痛觉及触觉恢复，过敏感消失。

差＝S3，单一神经支配区浅痛觉及触觉恢复。

劣＝S2 及 S1，无感觉或单一神经支配区只有皮肤深痛觉。

(三)血循环状况

优＝皮肤色泽、温度正常，不需特殊保护。

良＝色泽稍差，温度略低，怕冷。

差＝肤色苍白或发绀、温度明显低，特别怕冷。

劣＝肤色灰暗或发绀，冷天不敢外露。

(四)再植断指外观

优：再植指没有旋转、非功能成角畸形，外形丰满，短缩不超过 1cm。

良：轻度旋转、非功能成角畸形，但无明显功能影响，轻度萎缩，短缩不超过 1.5cm。

差：旋转、成角畸形，影响功能，有萎缩，缩短不超过 2cm。

劣：畸形明显，短缩超过 2cm，严重影响功能及外观。

(五)再植断指日常生活活动

进行十项内容检查。

(1)拣针(指甲捏)。

(2)拣分币(指腹捏)。

(3)写字(常用 3 指捏)。

(4)提(箱子或桶，提包水壶等重物)。

(5)拿茶缸(较大的)。

(6)锤钉子(强力握持)。

(7)上螺丝(中央抓握)。

(8)系鞋带(综合细动作)。

(9)扣纽扣(综合细动作)。

(10)拧开大口瓶(用指夹的强握)(完成得好得满分,可以完成,不太好得一半分,不能完成则无分)。

优:完成得分3/4以上(75%～100%)。

良:完成得分1/2以上(50%～74%)。

差:完成得分1/4以上,不到1/2(25%～49%)。

劣:完成得分1/4以下(0～24%)。

(六)综合评定

(1)关节活动功能占40%。

(2)感觉恢复程度占20%。

(3)血循环状况占10%。

(4)再植断指外观占10%。

(5)再植断指日常生活活动占20%。

(七)等级分值

80～100分=优。

60～80分=良。

40～60分=差。

<40分=劣。

第八节　断掌显微解剖及其再植手术

由于掌部的血管、神经、肌肉和肌腱等的解剖结构复杂,特别是血管、神经的分支与交通支众多,分布复杂,因此再植较一般断肢更加困难。如何进一步提高再植的成活率及最大限度地恢复功能,本节单独就断掌做详尽的阐述。

一、断掌显微解剖

由于腕、掌部的血管、神经、肌肉和肌腱等解剖结构呈多层次排列,特别是血管、神经的分支与交通支复杂,又较细小,再植仍比较困难,再植的成活率和功能恢复不如断肢、断指再植。熟悉腕、掌部不同区段的解剖结构,特别是有关的血管和神经,是进一步提高再植成活率和最大限度功能恢复的基础。因此,本节重点叙述掌部的血管和神经。

(一)腕、掌部离断平面的划分

腕、掌部离断的范围,其近端为桡腕关节平面,远端相当于指掌侧总动脉分出指掌侧固有动脉的平面。

对上述范围的离断再植,国内外许多学者进行了临床和显微外科解剖学研究,但有关断掌再植的分型尚不统一,归纳起来有下述两种。

(1)以腕掌部血管的分布为基础分为腕掌部、掌中部和掌指部 3 型断掌。

(2)根据损伤情况和再植特点,在 3 型断掌分型基础上,增加混合性和毁损性两型断掌。本节拟以掌部综合性解剖结构为基础,结合多数文献的分型方法,将腕掌部分为掌近区段(腕掌区段)掌中区段和掌远区段(掌指区段)来叙述各区段的解剖结构。

(二)腕、掌部各区段解剖特点

1. 掌近区段(腕掌区段)

掌近区段相当于腕骨段或掌深弓以近的断腕。此区段远端桡、尺侧分别有大、小鱼际肌起始,指屈浅、深肌腱,拇长屈肌腱和正中神经集中于腕管内,尺神经和尺动脉位于腕尺侧管内;指伸肌腱在腕背侧亦较集中,桡尺侧腕屈肌腱和腕伸肌腱列于掌、背两侧;正中神经和尺神经为神经干;桡、尺动脉及其主支排列为掌、背两个层次。手背浅静脉已汇合成数条静脉干,国内学者归纳为桡、尺侧组:桡侧组平均有 2.0(1～4)支;尺侧组有 3.0(2～5)支,分别位于相对应的第 2 掌骨背桡侧和第 3 掌骨背尺侧,总截面积尺侧组大于桡侧组 15.6%。

2. 掌中区段

掌中区段相当于掌骨段或掌深弓与掌浅弓之间。此区段桡、尺侧为大、小鱼际肌,掌心部有手内在肌(骨间肌、蚓状肌)和指浅、深肌腱,背侧有指伸肌腱。正中神经、尺神经和桡神经在此段的分出肌支、指掌侧总神经和返神经。动脉分支多,排列为掌浅、掌深和掌背侧 3 层:掌浅层主要为掌浅弓,弓的凸出部在本段中 1/3,从弓发出 3 条指掌侧总动脉和小指尺侧固有动脉;掌深层为掌深弓和由弓发出的掌心动脉,掌深弓位于本段近侧 1/3,拇主要动脉亦在此区段内;掌背侧有第 1～4 掌背动脉。手背浅静脉平均有 8.9(4～13)支,83.3%有手背静脉弓。

3. 掌远区段

掌远区段相当于掌远纹以远区段。此区段指屈浅、深肌腱位于指腱鞘内,指伸肌腱开始扩张形成指背腱膜。动脉由三层转变为两层,指掌侧总动脉和指掌侧总神经的远区段位于本区段的近端,分别位于第 2～4 掌骨间隙内,在远区段分为指掌侧固有动脉,指掌侧固有神经。示指桡侧和小指尺侧指掌侧固有动脉和神经,分别位于相应掌骨的桡侧和尺侧。手背浅静脉相对集中在相应掌骨头间隙内,此区段平均有浅静脉 10.3(8～15)支,内径平均为 1.2(0.4～2.0)mm。

(三)断掌再植的解剖要点

断掌再植成活的关键是血管的修复重建,临床观察表明,充足的血供更有利于神经、肌肉和肌腱等结构的功能恢复和再植手营养状况的改善。神经、肌腱、肌肉、骨和关节的修复,则与手功能恢复密切相关。尤其是神经的修复是重建手功能的重要方面,应争取将感觉神经和运动神经全部恢复。

1. 各区段血管修复

(1)掌近区段:此区段断掌常损伤桡、尺动脉,应予以修复,如有血管缺损,用游离静脉段桥接修复,桡、尺动脉对手部血供,以哪一条为主,存在不同的见解。国内学者根据这两条动脉在手部血供部位、血管横截面积与优势供区等综合分析认为,应更加重视对桡动脉的修复。徐恩多等则认为掌浅弓主要由尺动脉形成,由弓发出的各指掌侧总动脉及指掌侧固有动脉,供应尺侧3个半指乃至5个指血供者,占87.4%,尺动脉在手部血供占主要地区,应重视对尺动脉的修复。此区段断掌除应重视桡、尺动脉的修复外,在一些个体桡动脉掌浅支、正中动脉、骨间前动脉或骨间后动脉四者中常有一条较粗大,也是手部血供主要血管,应予以重视,注意修复。此区段腕背侧浅静脉较粗,在桡、尺侧已形成头静脉和贵要静脉,除修复上述两条静脉外,在头静脉与贵要静脉之间,尚有2~3条较粗的浅静脉,亦应修复。

(2)掌中区段:此区段断掌损伤血管多,常损伤掌浅、深弓及其分支,掌浅弓常破坏缺损。由于此区段各主要动脉有各自主要血供范围,应视血管远、近端损伤的具体情况加以分析,灵活搭配,重建血供,对掌浅弓缺损者,国内学者采用足背静脉弓移植修复重建。总的来说,修复桡动脉→掌深弓供血系统可重建拇、示指血供;修复尺动脉→掌浅弓→指掌侧总动脉供血系统,可重建中、环指和小指血供。此区段手背浅静脉有4~13支,83.3%存在静脉弓,选择4~6条较粗大的浅静脉予以修复。

(3)掌远区段:此区段断掌会损伤指掌侧总动脉或指掌侧固有动脉的始段。若为指掌侧总动脉损伤,除修复3条指掌侧总动脉外,示指桡侧指掌侧固有动脉和小指尺侧指掌侧固有动脉亦应争取修复。对指掌侧总动脉指固有动脉缺损者,采用Y型静脉游离移植、桥接修复。若为指掌侧固有动脉损伤,则修复优势侧血管为主。此区段的静脉主要修复位于掌骨间隙内的头间静脉4~6条。

2.各区段神经修复

(1)掌远区段:此区段多为干性神经损伤,修复较容易

1)正中神经在腕前区位置较浅,位于桡侧腕屈肌腱与掌长肌腱之间,于屈肌支持带深面至手掌,在屈肌支持带下缘分为内、外侧支。外侧支发正中神经返支(鱼际肌支),除正中神经主干损伤外,该支有可能被损伤,应特别注意修复。

2)尺神经在豌豆骨桡侧,经屈肌支持带与腕掌侧韧带形成的腕尺侧管入手掌,于钩骨钩处分为浅、深支。此段可损伤尺神经干或尺神经浅、深支的始端。

3)桡神经浅支在桡骨茎突远侧上方3.5~6.5cm处分为内、外侧支。内侧支横径平均为2.1mm,外侧支为1.3mm,可在第1.2掌骨底之间的间隙内寻找缝接。

4)尺神经手背支多在尺骨茎突平面转至手背,分为内、外侧支,横径分别为1.1mm和2.0mm。可在尺骨茎突下段寻找修复。

(2)掌中区段:此区段内神经支多,各神经支有各自支配的肌和感觉区域。运动神经支多细小,修复较困难,应重点修复正中神经返支、尺神经运动支、指掌侧总神经、示指桡侧和小指尺侧指掌侧固有神经。桡神经浅支和尺神经手背支已分散,可在掌背骨间隙内寻找修复。

(3)掌远区段:此区段内的神经修复与断指再植基本相似。除拇指和小指应注意指背神经修复外,重点修复指掌侧总神经或各指的指掌侧固有神经。

二、断掌再植手术

断肢(指)再植技术已较成熟,且成活率高,然而断掌再植由于其特殊性,再植较困难,影响再植成活率的提高。

断掌再植的适应证、急救、再植术及术后处理基本同断肢(指)再植术。

（一）分型

断掌是指从掌腕关节至掌指关节处的断离，根据需要有以下几种分型。

1. 按断离的形态分型

（1）横形断掌。

（2）斜形断掌。

（3）纵裂形断掌。

（4）圈形断掌。

（5）毁坏形断掌：沉重的钝性物压轧或挤压伤，手掌中近端毁损或部分缺失。腕掌骨呈粉碎性骨折、脱位或缺失。皮肤、肌肉、肌腱、神经严重挫灭或撕裂。血管广泛挫灭断裂。远端无血供。尽管尚有破碎组织相连，实质上等于完全断离。此型再植相当困难，利用结构完好的残存手指，移植在尺桡骨远侧残端，成 2 指或 3 指的再造手，重建部分手的功能。

2. 按血管结构特点分型

（1）掌指动脉型：自掌中纹以远，即掌骨中段至掌指关节处断掌。此型为指总动脉断裂。

（2）掌弓动脉型：掌中纹至拇指外展背侧水平线，即掌骨中段至掌骨基底部的断掌，此型为掌浅弓动脉损伤。

（3）掌弓主干型：拇指外展背侧水平线以下，相当掌骨基底到掌腕关节水平的断掌。此型为尺动脉浅弓动脉干断裂。

（4）混合型：为不规则损伤，合并二型以上断掌。

3. 根据断掌平面分型

（1）掌远段离断：远侧掌横纹，即掌骨头以远的断掌（经掌骨头、颈及掌指关节）。该处指总动脉与神经已分为指固有动脉与指神经。近节指背静脉弓的弓脚向掌骨头集中，汇合成掌背与头间静脉。屈指肌腱在骨纤维管内，伸肌处于指背腱膜起始段即伸腱帽。诸指间指蹼存在良好侧支循环，再植后成活率高。

（2）掌中段离断：相当于掌骨段（经掌骨基底及掌骨干）。两侧为大小鱼际肌，掌心在中央，内在肌集中在该段内。掌浅弓及指总动脉在远端，掌深弓在该区域近端，拇主要动脉及第 1 掌背动脉等均在此区域内。掌背静脉等分别向头静脉、副头静脉及贵要静脉集中。正中、尺神经的肌支、指神经支亦在该区域内散开。损伤较重组织修复及血循环重建常不够满意，失败机会多。

（3）掌近段离断：相当于腕骨段（经掌腕关节、腕骨），两侧为大小鱼际肌起点，尺侧有尺神经管，中央为腕管，屈肌腱及神经集中于管内。伸拇伸腕伸指等肌腱容易寻找。桡动脉经解剖鼻烟壶底，从第 1 掌骨间隙穿入掌内；尺动脉在豌豆骨、钩骨钩外侧通过后组成掌弓。两动脉于该段无大分支。背侧静脉已汇成数根主干。

（二）分类

1. 非掌指部离断

（1）完全性断掌：其含义同完全性断肢或完全性断指。

（2）不完全性断掌：有少量指蹼与另一健指相连，或有皮肤相连，其相连皮肤少于 1.5cm，此断掌不能依靠健指或相连组织侧支成活。

2. 掌指部离断

(1)全手掌离断：包含第 1～5 指或第 2～5 指。

(2)部分手掌离断：只包含部分手指的斜行离断。

(三)手术要点

1. 彻底清创

彻底清创是再植成功的先决条件。由于挫伤坏死组织的临床判断有时很困难，加上有过多的切除组织会影响手的功能之虑，常使清创偏于保守。正确的做法是应根据损伤情况，软组织颜色、厚度、皮肤，皮下组织有无分离等综合判断。对切割性损伤，只要切除皮缘 1～2mm，缩短骨骼 0.5～1cm 即可。对圆盘锯致伤的断掌，软组织切除不应少于 3～4mm，骨骼的缩短稍多于软组织。对挫伤与撕裂性断掌的清创，应无保留地切除一切无生机的组织，根据挫伤组织的情况决定骨骼应缩短多少。若有神经、肌腱从近端撕脱者，应探查前臂。在软组织清创的同时，应辨认组织结构，给予标记，为修复做好准备。血管、神经的清创应在手术显微镜下进行。有时虽然肉眼观察血管正常，但在显微镜下可发现内膜粗糙、内膜与管壁分离等现象。血管的清创应达到显微镜下正常的程度。

2. 骨关节处理

掌腕骨允许多缩短一些以适应血管与软组织的修复。但掌指关节应尽量保存以利抓握；必要时创造条件待二期关节成形或移植。拇指的腕掌关节是锁匙关节，也尽量保存以利活动。对掌腕部的骨折，应在背伸 25°～30°、拇指外展位，用克氏钢针经第 1 掌骨穿过腕骨与桡腕关节，同时还要固定第 2 与第 5 掌骨。掌中部骨折时，各掌骨应分别用克氏钢针固定，近端穿过腕掌关节，远端尽可能从掌骨头背侧穿出。

3. 血管吻合——再植成败的关键

掌远段及近段再植动脉吻合较易。掌中段再植时，掌内血管分布可呈多种类型，桡尺动脉间可成完整的深浅弓，亦可形成不完整的弓或树枝状分布。如浅弓破坏，近侧端只有 2 个断端，而远侧有多根指总动脉甚至指固有动脉断口，要在术中灵活地搭配。

总的来论，吻合桡动脉分支可保存拇、示指；吻合尺动脉可保证中、环、小指血供。吻合指总动脉可供养相邻两指；吻合指动脉通过指蹼内丰富侧支循环，亦能带活邻指。在不同平面的断掌，可能是尺、桡动脉主干与指总动脉吻合，或为指总动脉与指动脉吻合，常有血管口径差异的问题。可采用 3% 罂粟碱行外膜注射扩张口径小的一端，使其两端大致相等；或将口径小的一端剪成斜面、M 形等，相对扩大口径。吻合时注意使内膜外翻，适当缩小针距，并使针距排列均匀。吻合的动脉应微有张力、不扭曲、无喷射状漏血。

若术中反复出现动脉供血停止，常说明清创不彻底，或吻合有缺点，或吻合时带入了纱布纤维或外膜，或出现血管痉挛，这种情况若经解痉处理无效，就应切断重新吻合。根据血管口径的大小决定缝合针数。采用 10－0 或 11－0 无创伤性尼龙线，对腕掌部尺、桡动脉缝合 12 针，指总动脉 8～10 针，指总动脉对指动脉缝 6～8 针。静脉缝合的针数可稍少，边距宜稍大。掌腕部或掌中部的全手掌离断，通血后应检查拇指血供情况，若拇指血供不足，应探查并吻合拇指动脉。手的静脉是由深静脉回流到浅静脉，断掌再植只要吻合手背静脉就能保证足够的静脉回流而不必吻合深静脉。

4.神经的处理

手内的感觉及运动支争取全部修复。在掌中段,应重点修复正中神经鱼际回返支及各指指总或固有神经;尺神经分支处损伤,将近侧神经干束分开,并按运动束、感觉束的相应的位置分别与远端的支作束膜缝合。若有缺损可作束间移植。

5.肌腱修复

拇指伸屈长肌腱须一期修复。对于手指,其伸指肌腱在吻合手背静脉之前缝合,而屈指肌腱,可切除远侧指浅屈肌腱,以近端指浅屈肌腱或指深屈肌腱与远端指深屈肌腱缝合。在掌腕部,同时切除腕横韧带,在掌指部尚须切除部分纤维鞘管,只要肌腱对合严密,即使在掌指部鞘管内或鞘附近的断腱进行一期修复仍可获得良好效果。断掌再植后,由于瘢痕形成,组织粘连,二期手术时,组织的解剖和辨认均有困难,并有误伤血管神经的可能,甚至危及手指的成活,因此屈肌腱均应一期修复。

6.皮肤覆盖

一期封闭创面,合理地缩短骨骼,无张力下缝合皮肤以保护深部组织。若清创后皮肤缺损大,用游离植皮及皮瓣转移封闭创面,可避免坏死、感染,也可为晚期整复创造条件。

第二章　上肢损伤

第一节　肱骨近端骨折

一、概述

肱骨近端骨折是一种常见的骨折类型,国外大多文献认为其发生率在 4%～5%,其中 80%～85%肱骨近端骨折为无移位或轻微移位骨折,15%～20%为移位骨折。肱骨近端骨折可以发生于任何年龄组,在青少年组中,由于活动能力增加,骺板相对薄弱,其发生率有所增加,多为 Salter-Harris Ⅱ 型骺损伤。

对于老年患者,轻微暴力即可造成骨折,说明肱骨近端骨折与骨质疏松有关。其他流行病学调查也证明这一点。对于年轻患者,一般多为高能量损伤造成。

二、功能解剖

肱骨近端有丰富的血供,肱骨头血供主要来自旋肱前、后动脉,了解其血供在临床有重要意义。

在肱骨近端有广泛的骨内、骨外交通支。Laing 和 Gerber 证实旋肱前动脉、旋肱后动脉、胸肩峰动脉、肩胛上动脉、肩胛下动脉和肱深动脉之间有广泛的骨外交通支。Gerber 认为肩袖止点下骨质血供并不来自肩袖肌肉,主要来自旋肱前、后动脉。同时他认为,虽然有广泛的骨外交通支,但肱骨头血供主要来自旋肱前动脉的前外侧分支,损伤后由其远端的交通支供应,因此越靠近肱骨头入点处越重要,手术中要注意保护。认识肱骨头的血供,可以帮助我们判断损伤后肱骨头缺血坏死的情况。对于经典四部分骨折,大小结节骨折分离,外科颈骨折移位,肱骨头脱向外侧,其血供破坏严重,坏死可能性大。而外展嵌插型四部分骨折,后内侧折端嵌插,保留了旋肱后动脉的后内侧分支的血供,其坏死率较低。

三、受伤机制

肱骨近端骨折与骨质疏松有一定关系,对于老年患者,轻或中度暴力即可造成骨折,常见于在站立位摔伤,即患肢外展时身体向患侧摔倒,患肢着地,暴力向上传导,导致肱骨近端骨折。对于年轻患者,其受伤暴力较大,常伴多发损伤。当肩关节受到直接暴力时,也可以发生肱骨近端骨折。另一种少见的原因是电击伤,可致骨折或骨折脱位,尤其后脱位应给予足够重视,避免漏诊。

四、分型及功能评分

肱骨近端骨折较为复杂,其中大部分为无移位或轻微移位骨折,与移位骨折的治疗及预后有明显不同,因此准确分型非常重要,它不仅能反映骨折部位和移位方向,还可以指导治疗和预后,同时可便于治疗的比较和总结。以往肱骨近端骨折多按骨折线的部位(如解剖颈骨折、外科颈骨折、大结节和小结节骨折)或按受伤机制及成角方向来分类(如外科颈骨折分为内收型、外展型等)。这些分型方法不能完全概括肱骨近端骨折,对复杂的骨折不能清楚地记述,文献中常常发生混乱。基于以上问题,Neer 在 1970 年提出新的分类方法,目前已广泛使用。

(一)分型

1. Neer 分型

Neer 在 Codman 分类基础上,根据肱骨近端四个解剖部位,即肱骨头、大结节、小结节和肱骨干,及相互之间移位程度来进行分类的。认识其解剖部位及骨折后移位方向极为重要。当大结节骨折后,其在冈上肌、冈下肌和小圆肌牵拉下向后上方移位;小结节骨折在肩胛下肌牵拉下向内侧移位;外科颈骨折后,胸大肌将远折端向内侧牵拉。正确投照的 X 线片对判断骨折移位尤其重要,一般要求投照肩胛骨正位片、肩胛骨侧位片及腋位片,必要时结合 CT 进行诊断。

Neer 分类系统中,应当正确理解其分类概念,而不能仅把它作为一个数量分级。当肱骨近端 4 个解剖部位中,任何一个部位骨折后,其分离移位>1cm 或成角>45°,即认为其发生移位,而不是强调骨折线的多少。虽然一个肱骨近端骨折有多条骨折线,但其四个解剖部位之间相互移位<1cm 或成角<45°,即视为无移位或轻微移位骨折,或称一部分骨折。当其中仅一个部位骨折并且移位时,称之为两部分骨折,它有 4 种形式,即解剖颈骨折、大结节骨折、小结节骨折或外科颈骨折。当肱骨近端 4 个解剖部位中,有 2 个部位骨折并且移位时,称为三部分骨折,它有 2 种形式,常见的是大结节、外科颈骨折,另一种为小结节、外科颈骨折。

当肱骨近端 4 个解剖部位均发生骨折移位时,称为四部分骨折,此时肱骨头向外侧脱位,血液供应破坏严重,极易发生缺血坏死。Neer 分型中也强调了骨折脱位,根据脱位方向分为前脱位、后脱位,根据骨折部分分为两部分骨折脱位、三部分骨折脱位及四部分骨折脱位。对于肱骨头压缩骨折,根据其压缩程度进行分级,即<20%、20%~45% 或>45%。肱骨头劈裂骨折是指肱骨头关节面劈裂成几个部分,而不是指附着于大结节或小结节骨折上的小部分肱骨头(<10% 或 15%),肱骨头劈裂骨折多为严重的暴力创伤所致,常与其他肱骨近端骨折同时存在。

肱骨近端骨折的 Neer 分型较为复杂,有学者对其可靠性及可重复性进行了调查,Sidor 及其同事调查发现其组内可重复性高于组间可靠性,医生的经验和专业水平是非常重要的因素。Neer 和 Rockwood 也认为,即使最有经验的专业医生在诊断方面也会有疑问,需要手术证实。有学者认为 CT 可能对诊断有一定帮助。

2. AO 分型

AO 分型是以损伤的严重程度和肱骨头坏死几率为基础,更强调肱骨头血供的破坏。它认为当任何一个结节与肱骨头相连时,肱骨头仍可以有适当的血供。它共分为 A、B、C 三型,每一型又根据骨折的移位程度、方向、折端是否嵌插及是否合并脱位分成不同亚型。

(1)A 型骨折:指关节外骨折,仅包含一个结节,伴或不伴干骺端骨折;A_1 型为关节外单一结节骨折;A_2 型为关节外单一结节骨折,伴稳定的干骺端骨折;A_3 型为关节外单一结节骨折,伴不稳定的干骺端骨折。A 型骨折发生肱骨头坏死的可能性极低。

(2)B 型骨折:指关节外骨折,其中大小结节均骨折,同时伴干骺端骨折或盂肱关节脱位。B_1 型为关节外骨折,大小结节均骨折,伴稳定的干骺端骨折;B_2 型为关节外骨折,大小结节均骨折,伴不稳定的干骺端骨折;B_3 型为关节外骨折,大小结节均骨折,伴盂肱关节脱。B 型骨折发生肱骨头坏死的可能性相对较低。

(3)C 型骨折:指关节外骨折,且肱骨头血供受到明显破坏。C_1 型为轻微关节段骨折(解剖颈骨折);C_2 型骨折伴明显移位;C_3 型骨折伴肩关节脱位。C 型骨折发生肱骨头坏死的可能性较高。

AO 分型较为复杂,其应用不如 Neer 更为广泛。有学者对两种方法进行了比较,AO 分型中的组间准确性并不强于 Neer 分型,且两种方法之间的可靠性很低。

(二)评分系统

一个科学、有效的评分系统对手术结果的评估十分重要。针对肩关节目前存在很多评分系统,如 HSS 评分、UCLA 评分、Neer 评分、Constant-Murley 评分以及 ASES 评分(美国肩肘医师评分,American Shoulder and Elbow Surgeon Score)等。这些评分的设计都是将疼痛、功能(进行日常活动及特定活动的能力)、活动度以及肌力等方面进行综合评价,但由于各个评分系统对不同方面权重的不同,导致应用不同评分所得到的结果不尽相同,因而不能在不同病例系列之间进行有效的比较。

近些年来人工肩关节置换在临床中的应用越来越广泛,因此迫切需要制订一个全世界公认的标准评分系统,使世界各地的骨科医师更加方便地交流,并且可以对不同系列的病例进行有效的对比。下面将对一些常用的评分系统作简单介绍。

Neer 评分是应用最为广泛的评分系统,尤其是北美地区,其满分为 100 分,其中疼痛 35 分,功能 30 分,活动度 25 分,解剖结构的重建(通过术后 X 线片)10 分。其特点是评分中包括了对解剖结构重建情况的考虑。

Constant-Murley 评分是在欧洲应用最为广泛的评分系统,其满分也为 100 分,包括患者的主观评估如疼痛 15 分、功能 20 分,以及客观评估如活动度 40 分、三角肌肌力 25 分,2 个组成部分。因此其特点为对主观评估结果和客观评估结果存在不同的权重(主观 35 分,客观 65 分)。

UCLA 评分同样包括了疼痛 10 分、功能 10 分及活动度 10 分 3 项内容的评估,并附加了患者的满意度 5 分。其特点是给予 3 项评估内容相同的权重,因此某一项评估的优良结果不能掩盖其他项评估的较差的结果。

ASES 评分是近年来为统一标准化评分系统而制订的一套评分,包括患者自我主观评估和医师客观评估 2 个部分。自我主观评估包括疼痛、稳定度和功能 3 个部分,疼痛和稳定度按 1~10 分级进行自我评定,功能评分通过 10 个日常生活活动的完成情况进行评定。医师客观评估包括活动度、肌力、稳定性以及是否存在各种体征(如局部压痛、撞击等)。最后的评分仅由自我主观评估部分的得分计算得出(疼痛 50%,功能 50%)。

值得注意的是 ASES 评分的应用日趋广泛,希望其能够成为一个公认的肩关节功能评分系统。

五、临床表现

肱骨近端骨折后最明显的表现是疼痛、肿胀、活动受限,因肩部软组织较厚,畸形表现不明显。在检查过程中应仔细询问受伤过程,常见的原因是间接暴力伤。在青少年,受伤时身体向后摔倒,患肢外展,肘关节伸直腕关节背伸位着地,暴力向上传导,造成肱骨近端骨折。对老年患者,轻微暴力即可造成骨折,患肢常为外展位。青壮年多为直接暴力伤,多来自外侧或前外侧,注意是否有其他合并伤,如颅脑损伤、胸部创伤等。询问病史时要注意是否有癫痫发作、电击或电治疗病史,此时常致肩关节后脱位或骨折脱位。

体检时患肩明显压痛,可触及骨擦感。伤后 24～48 小时可见淤血斑,受伤严重者伤后数天可向上臂胸部蔓延。在骨折脱位时,肩关节空虚,前脱位时肩关节前方饱满,肩峰突出,肩关节后方扁平,明显方肩畸形;后脱位时肩关节后方饱满,喙突明显突出,肩关节前方扁平,合并外科颈骨折时,外旋受限可能不明显。诊断需靠良好的 X 线片或 CT。

发生肱骨近端骨折时必须检查患肢的血管神经。肱骨外科颈骨折时远折端向内侧移位,可能伤及腋动脉。腋神经损伤最常见,注意检查肩外侧的皮肤感觉,但无特异性,感觉正常不能除外腋神经损伤。

早期因疼痛无法检查三角肌收缩。因三角肌失张力,可导致肩关节半脱位,但 4 周后仍持续,则应注意区别是否腋神经麻痹。同时注意检查胸部损伤,有肩关节骨折脱位后肱骨头脱向胸腔的报道。对于严重暴力损伤,注意是否合并血气胸。

六、X 线诊断

清晰准确的 X 线片对肩部创伤诊断有重要意义,可以帮助判断骨折的部位、移位程度及骨折脱位的方向。在肩部创伤诊断中必须投照 3 个相互垂直平面的平片,即创伤系列片,包括肩胛骨正位 X 线片、肩胛骨侧位 X 线片(肩胛骨切线位片)和腋位 X 线片。

由于肩胛骨平面与冠状面成 30°～40°角,盂肱关节前倾,普通的肩关节前后位片实际为肩关节斜位片。在投照真正的肩胛骨正位片时,患肩紧靠片盒,健侧向前倾斜约 40°,此时投照肱骨头与肩胛盂无重叠,清楚显示关节间隙,肩盂前后缘完全重叠,肩关节发生脱位时,则正常肩关节间隙消失,肱骨头与肩胛盂重叠。

当外科颈骨折时,肩关节正位片不能充分反映骨折移位的方向,造成错误印象,导致治疗选择不正确。对于骨折畸形愈合或其他陈旧病变,需在 AP 位测量颈干角(解剖颈的垂直线与肱骨干中心线的夹角),投照时肩关节应处于旋转中立位,外旋时颈干角减小,内旋时颈干角增大。

在投照真正的肩胛骨侧位 X 线片时,患肩外侧紧靠片盒,健侧向前倾斜约 40°,X 线束在肩胛冈下切线为通过。肩胛骨投影为 Y 形结构,前方分叉为喙突,后方为肩峰,垂直一竖为肩胛体投影,肩盂位于 Y 形结构的中心。在真正的肩胛骨侧位片上,可清晰显示外科颈骨折向前成角,大小结节骨折及肩关节前后脱位。对于肱骨近端骨折,只有在真正的肩胛骨正侧位片才可清楚判断其移位成角的方向和大小,普通的肩关节前后位和穿胸位片均为肩关节斜位片,不能真正反映移位、成角及脱位情况。对于肱骨近端骨折患者,在颈腕吊带制动下可轻松投照。

腋位 X 线片可清晰显示盂肱关系,在肱骨近端骨折时应设法拍照。投照时,尽量取仰卧,患肩外展 70°～90°(避免加重骨折移位),片盒置于肩上,X 线束稍低于身体,由腋下向上投照。在新鲜损伤患者,因疼痛肩关节外展明显受限,可按 Bloom 和 Dbata 提出的改良腋位法投照,即 Velpeau 位。投照时患者站立位,上半身向后倾斜约 30°,片盒放于腋下,X 线束从上向下垂直投照,但其影像重叠较多,临床应尽量仰卧位投照。

在清晰的腋位片上,可以准确诊断肩关节后脱位、大小结节骨折移位方向和程度、盂缘骨折及肱骨头骨折。

对于复杂的肱骨近端骨折,创伤系列的 X 线片加上 CT 影像,可以提供更准确的信息。虽然有文献认为 CT 对肱骨近端骨折的分型并无明显的意义,但笔者认为 CT 在判断大小结节移位、肱骨头劈裂骨折、压缩骨折、盂缘骨折及骨折脱位方面有很大帮助,在临床上应结合使用。

MRI 对于软组织损伤的诊断有明确意义,尤其是肩袖、肱二头肌腱、盂缘的损伤,但其费用较高,临床一般不作为常规检查。当大结节处有小片撕脱骨折时,因对冈上肌腱、冈上下腱及小圆肌腱损伤不能完全了解,可考虑做 MRI 检查。肱骨近端骨折及骨折脱位可造成腋动脉、旋肱前动脉、旋肱后动脉损伤,其发生率较低,临床检查过程中,一旦怀疑血管损伤,可通过血管造影来明确诊断。

七、治疗

(一)无移位或轻微移位骨折

肱骨近端骨折中,80%～85% 为无移位或轻微移位骨折,在 Neer 分型中又称一部分骨折。一般保守治疗可取得满意结果,即颈腕吊带制动,早期功能锻炼。但笔者认为治疗中要明确骨折的稳定性,以免造成骨折进一步移位。

稳定性骨折采用简单的颈腕吊带制动即可。当伤后 1 周,疼痛肿胀等症状明显好转,即可开始功能锻炼。颈腕吊带制动 4～6 周,主要增加肩关节的活动范围。当 X 线上出现愈合迹象后,可进行主动的功能锻炼,同时开始三角肌、肩袖肌肉的等长收缩锻炼。随着肩关节主动活动范围的增加,可进行三角肌、肩袖肌肉的等张收缩锻炼。12 周左右可进一步增加肩关节力量、活动范围的锻炼。

不稳定性骨折常见为外科颈粉碎骨折。对此类骨折,需采用标准的颈腕吊带制动。因骨折端不稳定,制动时间相应延长,直到折端稳定,但一般不超过 2～3 周,即可开始功能锻炼,但需在医生的帮助下进行。其锻炼基本同上述。肩关节的功能锻炼过程中,要注意活动应发生在真正的盂肱关节,而不是发生在骨折端。当 6 周左右 X 线上出现愈合迹象后,被动活动范围才可增加。对此类骨折,过度的被动活动或过早的主动活动可导致骨折移位。

(二)两部分骨折

两部分骨折共有 4 种类型,即解剖颈骨折、大结节骨折、小结节骨折和外科颈骨折,其中外科颈骨折最常见。

1.解剖颈骨折

此类骨折罕见,平片很难诊断,必要时需结合 CT。解剖颈骨折位于大小结节上方,无软组织附着,肱骨头骨内、骨外交通支均遭到破坏,极易发生坏死。骨折后,肱骨头部分很小,且主要位于关节内,闭合复位很难成功,保守治疗结果很差。对于年轻患者,一般建议采用切开复位内固定。对于年龄较大的患者,可采用人工关节置换术。

2.外科颈骨折

对于无移位或轻微移位的外科颈骨折,经保守治疗即可取得满意结果。

　　对移位的外科颈骨折,经闭合复位后,可采用颈腕吊带固定、经皮穿针固定或外固定架固定。两部分外科颈骨折不同于肱骨干骨折,不能使用悬垂石膏,以免造成折端分离,增加不愈合的机会。

　　闭合复位后,采用 O 形石膏固定,也很难控制骨折端,同时可导致患者诸多不适。对于肱骨外科颈粉碎骨折,骨折端明显不稳定,但移位不大,"披肩"石膏固定可起到一定作用。外科颈骨折后,因胸大肌、背阔肌均可牵拉远折端向内移位,应避免上肢外展,因此不建议使用外展架。对于前屈内收位支架固定,逐步纠正向前成角也值得怀疑,同时造成患者很不舒服。闭合复位不成功,则切开复位内固定。

　　两部分外科颈骨折合并肩脱位较为少见,一旦发生,几乎均为前脱位。虽然原始两部分外科颈骨折脱位并不常见,但医源性损伤并不少见,多为肩关节脱位时粗暴整复所造成。两部分外科颈骨折脱位也可以在麻醉下复位成功,但复位很困难,应避免反复暴力复位。复位不成功,可采用切开复位内固定。两部分外科颈骨折脱位的手术指征包括:①合并血管损伤;②开放骨折;③闭合复位失败;④肩脱位伴无移位的外科颈骨折。手术方法包括如下。

　　(1)闭合复位经皮穿针固定:通过我们的经验笔者认为经皮穿针固定的适应证包括:①两部分外科颈骨折;②存在外科颈嵌插骨折的两部分大结节骨折;③外展嵌插四部分骨折。

　　一定程度的骨质疏松并不是经皮穿针固定的绝对禁忌证。但生物力学实验结果表明穿针固定的生物力学强度低于诸如钢板螺钉固定或髓内固定等其他固定方式,因此对于存在极为严重骨质疏松或外科颈骨折粉碎极为严重,尤其是内侧骨皮质粉碎严重的患者不适于进行穿针固定,其他诸如钢板螺钉内固定、张力带固定或缝合固定等方式同样不适于存在骨质疏松情况的骨折,而应采用髓内固定的方式进行治疗。对于单一骨折的两部分大结节骨折、两部分小结节骨折和(或)合并脱位的情况亦不适于经皮穿针固定,为达到满意有效的复位和固定应进行切开复位缝合内固定。

　　(2)切开复位内固定:若闭合复位不能获得成功、不稳定骨折、严重粉碎骨折或经皮穿针固定不满意者,可采用切开复位内固定。治疗时可采用的固定方式包括使用不吸收线的缝合进行固定或改良 Ender 针加张力带固定,以及 T 形钢板固定。近年来面世的锁定钢板固定系统可以很好地避免上述缺点,具有良好的应用前景。

　　3.两部分大结节骨折

　　根据 Neer 分类标准,当移位大于 1cm 时即应手术,但目前认为,大结节骨折不同于其他部位骨折,移位时容易引起症状,当移位大于 0.5cm 时即应手术。对于骨质良好的者,可采用螺丝钉固定;对于骨质疏松者,可采用折块间缝合加"8"张力带固定。术后可早期进行肩关节被动功能锻炼,6 周后愈合迹象明显时开始行主动功能锻炼。

　　两部分大结节骨折合并肩脱位较常见,其占肩关节前脱位的 33%。治疗时首选闭合复位。肩关节脱位复位后,大结节基本恢复到正常的解剖位置。复位后颈腕吊带制动,症状消失后即可被动功能锻炼,制动持续 3～4 周。大结节骨折脱位经保守治疗可获得满意的结果。但当肩关节复位后大结节移位仍很明显,当移位超过 5mm 时就应手术治疗。

　　4.两部分小结节骨折

　　对于移位明显的骨块,若不复位,可影响肩关节内旋。手术可采用三角肌-胸大肌间隙入路。对于骨质良好者可用螺丝钉固定。疏松者可用上述折块间缝合加"8"字张力带固定方法。

两部分小结节骨折合并肩脱位常为后脱位,小结节撕脱骨折。新鲜损伤治疗首选闭合复位,最好在麻醉下进行。术后拍片证实复位及小结节移位情况。若肩关节复位且小结节无明显移位,用支具或肩人字石膏将患肢固定于外展 $10°\sim15°$、后伸 $10°\sim15°$ 及外旋 $10°\sim15°$ 位,3 周后开始功能锻炼。若小结节明显移位,可切开复位内固定。

(三)三部分骨折

对于三部分骨折,保守治疗结果较差。目前趋势认为,对于并不极其复杂的三部分骨折,切开复位内固定有较高的满意率。手术操作要轻柔,避免过多的软组织损伤。对于骨质严重疏松或骨折严重粉碎者,采用切开复位内固定很难达到满意的复位和固定,术后容易发生不愈合、畸形愈合和肱骨头坏死等并发症,且术后不能进行早期功能锻炼,预后较差,可一期行人工肩关节置换。

对于三部分骨折脱位,肱骨头血供破坏严重,仅一个结节与肱骨头相连,可提供部分血供。共有前脱位及后脱位两种形式。对于年轻骨质良好的患者,可采用切开复位内固定,而对于严重粉碎及骨质疏松患者,人工关节置换可作为首选。

(四)四部分骨折

1.外展嵌插型四部分骨折

目前的治疗趋势认为,对于年轻骨质良好的此类骨折,采用经皮撬拨复位、内固定的手术方法,可取得较高的满意率和较低的坏死率,同时可获得较好的满意率。但对于老年骨质疏松者,也可首选人工关节置换,这样可避免软组织瘢痕粘连、挛缩,大小结节畸形愈合等并发症,减小手术难度,以利术后恢复。

2."经典"四部分骨折及脱位

"经典"四部分骨折是指肱骨近端四个解剖部分完全分离,肱骨头移向外或后方,此时肱骨头血供破坏较重,容易发生缺血坏死,保守治疗一般不满意。这类骨折是人工肩关节置换最常见的适应证。

另外需要特别强调,对较年轻的复杂肱骨近端骨折的患者,选择人工肩关节置换作为治疗手段应十分谨慎。有学者认为,从长期随访结果来看应用人工肩关节置换手术治疗复杂肱骨近端骨折可显著改善患者的疼痛症状,并在一定程度上改善活动度,但当使用一种评分系统进行评估时,接近一半的年轻患者的结果不满意,因此对 50 岁以下的年轻患者应用人工肩关节置换时应十分谨慎,在条件允许的情况下尽可能使用切开或闭合复位、内固定的方法治疗。

(五)肱骨头劈裂和塌陷骨折

肱骨头塌陷骨折常合并于肩关节脱位中,尤其后脱位常见。根据塌陷程度分为$<20\%$、$20\%\sim45\%$ 及 $>45\%$,不同的塌陷程度可采取不同的治疗方法。当塌陷$<20\%$时可保守治疗,肩关节脱位复位后,塌陷处不做特殊处理。当塌陷在 $20\%\sim45\%$ 同时合并肩关节后脱位时,可采用改良的 McLaughlin 手术,小结节截骨,移至塌陷处,用螺丝钉固定。当塌陷$>45\%$时,建议人工关节置换。肱骨头劈裂骨折常合并外科颈骨折或大小结节骨折,仅对年轻骨质良好的患者可行切开复位内固定,但手术较困难,且预后较差。一般建议人工关节置换。

八、并发症

肱骨近端骨折并发症常见,临床治疗很困难。常见的并发症有神经血管损伤、畸形愈合、不愈合、肩峰下撞击、肱骨头缺血坏死、感染等。这些并发症不仅由损伤本身造成,也常由不适当的诊断和治疗所造成。对于肱骨近端骨折,错误的诊断常常导致错误的治疗,是造成畸形愈合、不愈合常见的原因。

1. 神经损伤

在肩关节创伤中,最容易导致神经症状的损伤类型为肩关节前脱位、大结节骨折合并肩关节前脱位及外科颈水平的骨折。最长受累的神经有腋神经、肩胛上神经、桡神经和肌皮神经,其中腋神经最常见,这与其解剖位置及走行有关。

肱骨近端骨折中,与神经损伤的因素有很多,如创伤类型、暴力大小、外科颈骨折位置及移位程度、是否合并肩脱位、年龄、血肿形成及手术损伤。有文献报道,在三、四部分骨折切开复位内固定中,神经损伤达 17.4%。

肱骨近端骨折及骨折脱位合并神经损伤临床上并不少见,在急性损伤中,由于患者一般情况较差或局部疼痛、肿胀、活动受限,很难进行准确的神经检查。对于腋神经损伤,仅检查肩及上臂外侧皮肤感觉是不够的,皮肤感觉正常不能除外其运动支的损伤,这在 EMG 检查的研究中已证实。神经检查可在骨折端已稳定或骨折已初步愈合情况下进行,通过临床物理检查或 EMG 证实是否有神经损伤。检查的肌肉应包括三角肌、肩袖肌肉、斜方肌、前锯肌、菱形肌、肱二头肌和肱三头肌。

肱骨近端骨折合并神经损伤者,大多数经保守治疗可恢复。在观察 2～3 个月后神经无恢复迹象的,可手术探查。

2. 血管损伤

肱骨近端骨折合并血管损伤很少见,临床上不易发现,可导致严重后果。其中常见腋动脉损伤,损伤位于旋肱前动脉起点以上。由于肩关节周围有丰富的侧副循环,腋动脉损伤后,肢体远端的血供可由侧副循环代偿,常常容易漏诊。血管损伤与患者年龄、受伤机制、骨折部位及移位程度有关。

交通伤或高能量损伤是造成肱骨近端骨折合并血管损伤的主要原因。对于老年患者,由于动脉硬化,血管弹性减小,很容易受到牵拉损伤,即使轻微创伤或轻微移位骨折也可造成血管损伤。在肱骨近端骨折中,最容易造成血管损伤的骨折类型为外科颈骨折。

根据损伤病理不同,血管损伤可分为完全断裂、由于分支牵拉造成主干撕裂或血管内膜损伤导致血管栓塞。

当确诊血管损伤后,应早期手术探查修复。有学者认为,由于侧支循环供应,虽不致造成整个肢体坏死,但因血循环供应不足,约 2/3 患者留有上肢功能障碍。手术中,首先将肱骨近端骨折复位固定。血管损伤可行端一端吻合或血管移植。

3. 不愈合

肱骨近端骨折不愈合并不多见,常与骨折粉碎程度、移位大小及治疗方法的选择有关。但文献也有关于无移位骨折发生不愈合的报道。最常发生不愈合的部位在外科颈。肱骨近端骨折不愈合常与治疗不当有关,如使用悬垂石膏治疗。肱骨近端骨折与肱骨干骨折不同,临床治疗中应加以区别,对于肱骨近端骨折选用悬垂石膏治疗时,由于重力作用常常使骨折端发生分离,导致不愈合,因此应加以避免。

肱骨近端骨折不愈合常常发生在保守治疗后。当骨折移位严重、折端明显粉碎或不稳定、折端内软组织嵌入时,采用保守治疗可导致不愈合发生。手术失败也可导致不愈合的发生,如骨质疏松时强行采用切开复位内固定、内固定选择不当及感染等。

对于肱骨近端骨折的治疗,应根据不同情况具体分析,例如外科颈骨折,虽然移位不明显,但骨折端粉碎不稳定,保守治疗发生再移位或不愈合可能性较大,此时也应手术治疗,采用闭合穿针或切开内固定。

肱骨近端骨折不愈合可通过平片即可诊断,必要时可结合 CT。一旦确诊不愈合,即应手术治疗。但此时肱骨头明显疏松,骨折周围软组织粘连,折端假关节形成,手术难度较大。在两部分部分外科颈骨折不愈合中,对于骨折良好或年轻患者,手术可采用切开复位内固定,术中松质骨植骨。

切开复位内固定可明显缓解疼痛,但活动范围恢复并不显著。对于骨质明显疏松的老年患者,可采用人工关节置换术。对于三或四部分骨折不愈合,切开复位内固定很困难,同时肱骨头容易发生坏死,可直接考虑人工关节置换。对于不愈合时间较长,关节盂明显退形性变或软骨剥脱,可行人工全肩置换术。肱骨近端骨折不愈合或畸形愈合患者,一般不考虑肱骨头切除或肩关节融合术,只有在臂丛神经完全损伤不能恢复或肩外展无法恢复时,为缓解疼痛,才可以行此类手术。

4.畸形愈合

畸形愈合常继发于不当的保守治疗及失败的手术治疗,明显的畸形愈合可导致患肩疼痛、功能障碍。由于大小结节在肩袖肌肉肌腱牵拉下的回缩,骨干在胸大肌牵拉下的内侧移位以及周围软组织粘连,临床治疗相当困难。

肱骨近端骨折畸形愈合最常见的原因是原始诊断不明确,各部位移位方向及程度判断不准确,导致错误的治疗。如外科颈骨折时未投照肩胛骨侧位片,无法判断并纠正其向前成角的大小,导致向前成角畸形愈合,影响肩关节前屈上举。大结节骨折后向上方移位,畸形愈合后导致肩峰下撞击,影响外展。因此,肱骨近端骨折发生后,投照正确的 X 线片及准确判断各部位移位方向及程度至关重要。

虽然有些骨折原始移位并不大,但其存在一定的不稳定因素,保守治疗过程中继发移位,导致畸形愈合或不愈合。因此,应仔细分析骨折的性质,选择正确的治疗方法,避免发生此类情况。肱骨近端骨折畸形愈合也可继发于手术治疗后。手术复位不足,内固定选择不当,固定不牢固常常导致畸形愈合的发生。

对于肱骨近端骨折畸形愈合患者,应根据患者的年龄、功能要求程度、是否耐受手术、术后能否配合功能锻炼及是否合并不能恢复的神经损伤来选择治疗方案。对于年轻功能要求较高患者可积极手术治疗。

(1)两部分外科颈骨折畸形愈合:外科颈骨折畸形愈合常发生在多个平面,包括向前成角、内收内旋畸形。向前成角可使前屈上举受限。明显的内收畸形使大结节相对上移,外展时发生肩峰下撞击。外科颈骨折畸形愈合时,三角肌止点相对上移,肌力减弱。外科颈骨折畸形愈合时肩关节活动范围可通过肩胛胸壁关节代偿,但过多的代偿会引起疼痛不适,产生创伤后翼状肩胛。

外科颈骨折畸形愈合可通过截骨重新固定来治疗。

(2)两部分大结节、小结节畸形愈合:大结节、小结节骨折移位,相当于肩袖撕裂损伤,导致肩袖功能障碍,影响肩关节活动。大结节骨折畸形愈合更常见,更容易引起肩关节功能障碍。常有两种畸形愈合类型,一种是在冈上肌牵拉下向上方移位,平片很容易诊断。大结节移位后不仅影响冈上肌功能,同时也像楔子一样嵌入肩峰下间隙,影响肩关节外展。另一种是在冈下肌、小圆肌牵拉下向后方移位,因其与肱骨头重叠,平片有时容易漏诊,需要良好的腋位相或结合 CT 诊断。向后移位的大结节不仅阻挡肩关节外旋,同时也影响冈下肌、小圆肌功能,使外旋肌力减弱,影响肩关节外展外旋。

小结节骨折移位后畸形愈合很少见,一般在肩胛下肌的牵拉下向内侧移位,不仅导致肩关节内旋受限,同时也影响肩胛下肌功能,它是肩关节前方动力稳定的重要因素。当明确移位大于 0.5cm 时即可手术治疗。手术彻底松解回缩的结节骨块,必要时松解关节囊、肩峰下间隙,或行肩峰成形术。将结节骨块连同所附着的肩袖肌腱复位到正常的解剖部位,可采用张力带或螺丝钉固定。

(3)复杂的畸形愈合:对于三部分、四部分骨折畸形愈合,由于多种畸形同时存在,使其治疗更为复杂。手术广泛剥离,多部位截骨,手术风险大,肱骨头更容易发生坏死,术后结果难以预测。只有对年轻骨质良好患者,才可考虑重新切开复位内固定。对于明显疼痛、功能受限且骨质疏松患者,人工关节置换是一良好选择。

5.肱骨头缺血坏死

肱骨头缺血坏死在临床上并不少见,尤其在三或四部分骨折中,旋肱前动脉分支在结节间沟外上方进入肱骨头处受到破坏,同时肩袖止点处骨折,进一步破坏肱骨头血供,导致肱骨头缺血坏死。

创伤后肱骨头缺血坏死的主要临床表现是肩关节疼痛、活动障碍,当伴有大小结节畸形愈合及盂肱关节骨性关节炎时,症状更为突出,一般需人工关节置换来缓解疼痛、改善功能。也有文献认为,即使肱骨头缺血坏死,盂肱关节保持完整,大小结节在正常的解剖位置愈合,肩关节也可以有良好的功能。

6.创伤后肩关节僵硬

造成肩关节僵硬的主要原因是骨折后或手术后缺少适当的肩关节功能锻炼,导致肩关节活动范围严重受限。一般可先在麻醉下推拿,但注意避免造成再骨折,尤其是骨质疏松患者,应特别小心。麻醉下推拿不满意的患者,可手术松解,切除瘢痕,必要时松解关节囊,术后正确指导功能锻炼。

7.创伤后关节炎

肩关节创伤后关节炎是指创伤后盂肱关节的退行性改变,主要表现为肩关节疼痛、僵硬及活动障碍。对于盂肱关节,轻度的关节面不对称是可以接受的。关节盂骨折后,关节面移位在5mm 仅为相对手术指征,移位大于 1cm 为绝对手术指征。

肱骨近端骨折后肱骨头坏死、畸形愈合、不愈合、陈旧骨折脱位、合并血管神经损伤是造成肩关节创伤后关节炎的常见原因,瘢痕挛缩、肩袖及三角肌损伤也常常造成肩关节创伤后关节炎。

对于轻度创伤后关节炎,可采取药物治疗及理疗。使用非甾体类抗炎药缓解疼痛。物理治疗主要增加肩关节活动范围,增强肩袖肌肉及三角肌力量。对于保守治疗不满意者,全肩人工关节置换是一良好选择。一般不采用肩关节融合,只有当臂丛神经、肩袖、三角肌损伤不能恢复时,才可考虑。

九、预后与康复

功能锻炼是肱骨近端骨折术后取得良好效果的重要环节,即使手术复位再好,没有术后正确的功能锻炼,也很难取得满意结果。具体方法应根据骨折的类型、稳定性、手术方法、固定是否牢固及患者理解程度来决定。术前术后对患者的交代及指导至关重要。早期锻炼时应尽量减轻疼痛,消除疑虑。目前常用的功能锻炼分 3 个阶段,即被动功能锻炼、主动功能锻炼及加强活动范围和力量锻炼。

(一)第一阶段

此阶段为被动功能锻炼,以增加活动范围为主,尽量减少关节囊、韧带等软组织粘连。对无移位或轻微移位骨折和经闭合复位后的稳定骨折,在一周后即可开始被动功能锻炼。早期进行钟摆样锻炼(可在颈腕吊带下)。随着症状好转,进行外旋锻炼。3 周后骨折进一步稳定,在医生的帮助下进行前屈锻炼。

对手术固定较牢固的患者,术后 1~2 天即可开始。主要进行钟摆样锻炼及在医生的帮助下进行前屈锻炼、外旋锻炼,4 周后可进行肌肉等长收缩锻炼。

(二)第二阶段

此阶段为主动功能锻炼,一般在 X 线下出现愈合迹象后开始,逐步增加三角肌及肩袖肌力。主要在仰卧位下主动前屈。注意保持屈肘位减少上肢重力,利于前屈锻炼。后逐步在坐位或站立位下进行。可用橡皮带增加内外旋锻炼。可鼓励患者双手抱头,进行上肢外展外旋锻炼。

(三)第三阶段

主要加强活动范围和力量锻炼。上肢可倚于墙上,用力加强前屈,以伸展肩关节。3 个月后可逐步开始力量锻炼。

第二节　肩胛骨骨折

一、概述

肩胛骨为一扁宽形不规则骨,位于胸廓上方两侧偏后,在肩关节活动中起重要作用。肩胛骨平面与冠状面成 30°~40°角,内缘与脊柱夹角约 3°,通过其周围的丰厚肌肉固定于胸壁,经肩锁关节、锁骨和胸锁关节与躯干相连,经盂肱关节与上肢相连。肩胛骨与胸壁之间虽然没有真正的关节结构,但具有像关节一样的较大范围和较复杂的活动,常称之为肩胛胸壁间关节。

肩胛骨不仅为上肢活动提供肌肉止点,同时通过肩胛胸壁关节的活动协助上肢完成肩关节的外展上举、前屈上举等运动。

肩胛骨骨折的发生率比较低,文献报道认为其发生率占肩胛带骨折的3%～5%,占全身骨折的0.4%～1%。肩胛骨骨折的低发生率可用以下原因解释。

(1)肩胛骨边缘骨质明显增厚。

(2)肩胛骨在胸壁上有很大活动,可使受到的外力得到缓冲。

(3)肩胛骨前后丰厚的肌肉组织的保护。间接暴力和直接暴力均可导致肩胛骨骨折。当患肢外展位摔倒时,暴力经过盂肱关节传导至肩胛骨,导致骨折发生。直接暴力多为交通伤或高处坠落伤,暴力直接作用于肩胛骨导致骨折,并常常伴有其他合并伤。

二、功能解剖

(一)骨性结构

肩胛骨为三角形扁骨,位于胸廓后外侧上部,介于第2到第7肋骨(或肋间隙)之间,其外上角、下角及外侧缘增厚,为肌肉提供强有力的止点。

肩峰为肩胛骨外侧突起,是肩关节最高点,其为三角肌提供止点,向内侧与锁骨形成肩锁关节。肩峰与肱骨头之间为肩峰下间隙,其下方有肩袖肌腱通过,肩峰底部的形状与肩袖退变有明显关系,Bigliani将肩峰底部形状分成3种类型:平坦形、弯曲型及钩形,其中钩形与肩袖撕裂退变关系明显。肩峰由4个骨化中心形成,未正常闭和的骨骺称之为肩峰骨,常与肩峰骨折相混淆。

喙突与锁骨通过喙锁韧带相连,人群中大约有1%的喙突与锁骨骨性相连或形成关节。喙突基底内侧为肩胛骨上切迹,上方有上肩胛横韧带相连,其中韧带下有肩胛上神经通过,韧带上方有肩胛上动静脉通过。喙突基底骨折及肩胛骨骨折有可能损伤到此神经。

肩胛盂呈梨形,表面覆盖关节软骨,其关节面相当于肱骨头关节面的$1/4\sim1/3$。在肩胛骨平面上,关节盂几乎与肩胛骨垂直,其与矢状面成角$3°\sim5°$。在正常人中肩胛盂后倾约占75%,平均后倾$7.4°$。

(二)肩胛骨周围肌肉及韧带组织

1.肩胛骨周围肌肉

主要有背阔肌、斜方肌、大、小菱形肌、肩胛提肌、前锯肌、胸小肌、锁骨下肌,主要维持肩胛骨动力稳定,完成肩胛骨在不同方向的活动,为上肢活动提供稳定的平台。

2.肩胛骨周围的关节韧带

上肢带骨是通过锁骨与躯干相连。肩峰与锁骨通过肩锁关节相连。喙突与锁骨之间有坚强的喙锁韧带相连,加强肩锁关节的稳定。喙突与肩峰之间有喙肩韧带相连,构成肩关节顶部,防止肱骨头向上脱位。肩胛骨关节盂与肱骨头之间有盂肱韧带相连。肩胛骨的稳定除靠韧带组织外,更主要的是依靠其周围的肌肉组织之间的协同或拮抗作用来完成的。

3.肩胛—胸壁连接

肩胛骨与胸壁间连接虽不具关节结构,但其之间有复杂的运动,协助肩关节完成活动,应视为肩关节的一部分。肩胛胸壁间隙位于肩胛骨前面的肩胛下筋膜与胸壁间的狭窄间隙,又称肩胛前间隙,肩胛骨即沿此间隙活动。

(三)肩胛骨的稳定

肩胛骨是通过肌肉和筋膜稳定于胸廓后壁。肩胛骨静态稳定结构包括项背部筋膜及垂直走行的肌肉,如斜方肌上部纤维、肩胛提肌及前锯肌上部纤维。这些肌肉不仅维持肩胛骨静态稳定,同时也是动力稳定的主要结构。在静止站立位,这些肌肉无肌电活动,当行走上肢摆动时可记录到斜方肌上部纤维的肌电活动,说明其可以维持肩胛骨的动力稳定。上肢主动上举可引发肩胛骨周围肌肉主动收缩以维持肩胛骨稳定。斜方肌中和下部纤维、前锯肌及菱形肌的主动收缩为上肢活动提供了稳定并有一定活动的平台。当这些肌肉功能丧失后,上肢活动明显受限,并呈现翼状肩胛。

三、肩胛骨骨折的分类

肩胛骨各部分均可发生,其中以肩胛体、肩胛颈骨折最为常见。肩胛骨骨折是以解剖部位为基础来进行分类的。

Ada JR 和 Miller ME 将肩胛骨骨折分成 4 类,即:ⅠA-肩峰骨折;ⅠB-肩峰基底、肩胛冈骨折;ⅠC-喙突骨折;ⅡA-肩峰基底外侧的肩胛颈骨折;ⅡB-肩胛颈骨折,骨折线通过肩峰基底内侧或肩胛冈;Ⅲ-关节盂骨折;Ⅳ-肩胛体骨折。Ideberg 又将关节盂骨折(关节内骨折)分成 5 型。

Goss 提出肩关节上方悬吊复合体(SSSC)的概念。它是由锁骨远端、肩锁关节及韧带、肩峰、关节盂、肩胛颈喙突及喙锁韧带组成的环行结构,上方支柱为锁骨中段,下方支柱为肩胛冈和肩胛骨外侧缘。

因环行结构的稳定(像骨盆环一样),当 SSSC 中一处骨折或韧带损伤,其不发生明显的移位或脱位;当 2 处骨折或韧带损伤时,悬吊复合体的环行结构遭到破坏,发生移位,此时常为手术指征。如肩胛颈骨折伴锁骨骨折或肩锁关节脱位时,环行 SSSC 中 2 处损伤,常伴有不稳定或明显移位,或称"浮肩"。明确环行结构特点可以帮助判断肩部损伤情况及选择治疗方案。

四、肩胛骨骨折的临床表现

(一)临床表现

肩胛骨骨折后肩关节因疼痛活动受限,上肢不能外展。肩峰或肩胛盂移位致使肩部外观扁平。骨折局部压痛明显,可触及骨擦感。喙突或肩胛体骨折后,因胸小肌或前锯肌牵拉,疼痛可随呼吸加重。由于肩袖肌肉受血肿刺激,肌肉痉挛,导致肩关节主动外展明显受限,称为假性肩袖损伤体征。与真正肩袖损伤不同,当血肿吸收、痉挛缓解后,肩关节可主动外展。临床查体过程中仔细检查上肢血管神经及其他严重的伴随损伤。

(二)合并损伤

肩胛骨骨折常由高能量损伤所致,文献报道其合并损伤的发生率高达 35%～98%。当肩胛骨受到严重暴力创伤并造成肩胛骨骨折时,同侧躯干上部也常常受到损伤,甚至危及生命。有时临床只注意到合并损伤的抢救治疗,导致肩胛骨骨折被遗漏。也常合并锁骨骨折、臂丛神经损伤。

(三)肩胛骨骨折的 X 线检查

由于肺部影像的重叠,使肩胛骨骨折的 X 线检查有一定困难,但多平面的 X 线片可使临床医师准确判断肩胛骨骨折及其移位。肩胛骨正位、侧位、腋位可清楚显示肩胛骨骨折。腋位更有利于判断盂缘骨折及肩峰骨折。头侧倾斜位及 Stryker 切迹位的 X 线片可清晰显示喙突骨折。CT 有利于判断关节盂骨折位置及移位大小。

五、肩胛骨骨折的治疗

(一)肩胛颈骨折

1.治疗原则

肩胛颈骨折是肩胛骨骨折中较为常见的骨折,仅次于肩胛体骨折。骨折线多起自肩胛上切迹,斜向外下至肩胛骨外缘,为关节外骨折,关节盂可保持完整。肩胛颈骨折后,如果肩关节 SSSC 保持完整,可限制骨折的移位;当 SSSC 破裂移位后,如合并锁骨骨折移位,则肩胛颈骨折不稳定,在重力作用下,关节盂倾斜角度改变或骨折远端向下移位。肩胛颈骨折线位于喙突基底内侧时,为不稳定骨折。

对于无移位的稳定的肩胛颈骨折,肩关节 SSSC 保持完整,治疗可采用颈腕吊带制动,早期功能锻炼,一般可恢复正常功能。

对于不稳定的肩胛颈骨折或合并锁骨骨折,常需要手术治疗。当肩胛颈骨折移位后,肩袖肌肉的正常杠杆力臂发生改变;当关节盂倾斜角度改变后,肩袖肌肉对盂肱关节的正常压应力转为剪式应力,这些均导致功能肩袖障碍。表现为外展力弱,肩峰下疼痛。

2.手术入路

对于肩胛颈骨折切开复位可采用 Rockwood 报道的肩关节后方入路。手术切口起自肩峰后缘 2.5cm 处,向下到腋窝后襞,约 8cm。纵劈三角肌后缘,于肩胛下肌与小圆肌间隙进入,显露肩胛颈骨折。固定可选用 AO 3.5mm 系列的钢板固定。

Judet 入路:切口起自肩峰,沿肩胛冈下缘向内到肩胛骨内侧缘,沿肩胛骨内缘向下。沿止点切断三角肌后部纤维,于内缘切断冈下肌纤维,沿肩胛骨后方推开冈下肌,显露骨折。根据情况可向外延长,显露关节盂后缘及肩胛颈。固定可选用 AO 3.5mm 系列的钢板或单纯螺钉固定。

(二)肩胛盂骨折

肩胛盂骨折比较少见,只占肩胛骨骨折的 1%,其诊断及治疗均有一定困难。肩胛盂骨折为关节内骨折,对于关节面移位较大的骨折,手术切开复位内固定可减少创伤后关节炎的发生。肩胛盂骨折通过肩胛骨正位、腋位及 CT 可清楚诊断。

Ideberg 通过 300 例肩胛盂骨折的分析,将其分位 5 种类型,得到其他学者的赞同,即:Ⅰ型—关节盂缘骨折;ⅠA 型—前方关节盂缘骨折;ⅠB 型—后方关节盂缘骨折;Ⅱ型—关节盂横断骨折,分横形、斜形骨折线,关节盂骨块常为三角形游离骨块,向下方移位;Ⅲ型—关节盂上方骨折,骨折线向内上达到喙突基底,常伴有肩峰骨折,锁骨骨折或肩锁关节脱位;Ⅳ型—关节盂横形骨折,骨折线达到肩胛骨内缘;Ⅴ型—在第Ⅳ型基础上伴第Ⅱ型、Ⅲ型或同时伴第Ⅱ和Ⅲ型。Goss 曾对其做了补充,即第Ⅵ型,关节盂粉碎骨折。

根据不同的骨折类型,手术可选择前方的三角肌胸肌入路,或上述后方入路。

在 Ideberge 分型的基础上,Goss 将涉及整个关节盂窝的粉碎骨折归为第Ⅵ型。此型骨折粉碎严重,试图切开复位内固定可进一步损伤软组织合叶的支撑作用。此型骨折可采用保守治疗,早期肩关节功能锻炼。尽管经过适当治疗,此型骨折很有可能出现严重的创伤后骨关节炎及肩关节不稳定。

(三)肩胛体骨折

肩胛体骨折在肩胛骨骨折中最常见，多为直接暴力伤所致。肩胛体骨折也最常合并其他损伤。肩胛体骨折经保守治疗可取得满意结果。颈腕吊带制动及胸壁固定即可。骨折基本稳定，症状消失后即行功能锻炼。即使肩胛骨畸形愈合，一般不致引起明显功能障碍。当肩胛骨畸形愈合后，骨突顶压胸壁或活动时刺激周围肌肉软组织引起症状时，可考虑行骨突切除术。

(四)肩峰骨折

肩峰位于肩关节外上方，为肩部最突出部分，骨性结构坚固。当肩部受到来自外上方暴力时，常容易造成锁骨骨折或肩锁关节脱位，肩峰骨折比较少见。

对于无移位的肩峰骨折，保守治疗即可。颈腕吊带制动，症状消失后早期功能锻炼。对于移位的肩峰骨折、骨折不愈合及移位的疲劳骨折，可采用切开复位内固定，使用张力带或钢板螺丝钉固定，尤其是肩峰基底部靠近肩胛骨的骨折，不愈合的可能较大，早期切开复位内固定是良好的选择。

(五)喙突骨折

喙突的主要作用是为肌肉韧带提供止点。肩部直接暴力伤可造成喙突骨折；肩锁关节脱位时，喙锁韧带保持完整，造成喙突撕脱骨折；喙肱肌和肱二头肌短头强烈收缩可导致喙突撕脱骨折；肩关节前脱位，肱骨头撞击也可导致喙突骨折。一般保守治疗，颈腕吊带制动即可。

(六)肩胛胸壁间脱位

肩胛胸壁间脱位是一种严重损伤，较大暴力创伤所致，常合并胸腹部损伤、锁骨骨折、肩锁关节脱位、臂丛血管神经及肩胛骨周围肌肉损伤。因合并损伤严重，有较高的截肢率和病死率，临床诊断也很困难。治疗以抢救生命、治疗并发症为主。

第三节　胸锁关节脱位

一、概述

胸锁关节脱位(Sternoclavicular Dislocation)是指在暴力、先天性因素、关节炎或感染等因素的作用下，胸锁关节内的锁骨和胸骨失去正常的连接关系。本病主要表现为关节处剧痛、压痛、肿胀、上肢活动障碍等症状，部分患者有淤血、呼吸困难和吞咽困难等伴随症状，严重者可伴有气胸或休克，甚至危及生命。

本病经过积极、正规的治疗后大多可以恢复正常的关节结构和功能，预后较好。

二、解剖

胸锁关节是上肢的锁骨与躯干骨之间唯一的关节。锁骨关节面常大于胸骨关节面，两者被纤维软骨覆盖。锁骨内端增大呈球形，与胸骨的锁骨切迹形成鞍状关节，且两者关节面相互不匹配。胸锁关节缺乏骨性稳定性，是人体主要关节中最不稳定的关节之一。胸锁关节活动度很大，就像一个球窝关节可以在任何平面活动，包括旋转。胸锁关节后方由胸骨舌骨肌、胸骨甲状肌和斜角肌组成一层"窗帘"样结构,位于胸锁关节及锁骨内 1/3 的后方。这层"窗帘"样结构保护着后方的重要结构,包括膈神经、颈内静脉、气管、食管。

锁骨内侧骨骺在人体长管状骨中闭合最晚,直至 23～25 岁锁骨融合。了解这一点很重要,因为许多所谓的胸锁关节损伤实际上是骨骺损伤。

三、损伤机制

胸锁关节参与上肢的每一个运动,且其关节接触很小,似乎是人体常见的脱位部位。然而,强大的韧带结构,使其成为人体最少脱位的关节之一。外伤性胸锁关节脱位常由相对较大的直接或间接暴力作用于肩关节引起。常见的受伤原因是机动车事故以及运动创伤。

(一)直接暴力损伤

当暴力直接作用于锁骨前内侧,锁骨被向后推到胸骨的后方形成后脱位,锁骨有时甚至被推入纵隔内。直接暴力致前脱位少见。

(二)间接暴力损伤

肩关节受到前外侧或后外侧的暴力使胸锁关节受到间接外力受伤,这是胸锁关节脱位最常见的损伤机制。当肩关节受到挤压而向前旋转时发生后脱位;相反,当肩关节受到挤压而向后旋转时发生前脱位。

四、分类

胸锁关节脱位少见,Cave 在 1603 例肩带骨损伤的统计中,胸锁关节脱位占 3%,而盂肱关节脱位占 85%,肩锁关节损伤占 12%。而在胸锁关节脱位中,前脱位多见,有人报告前脱位约是后脱位的 20 倍。

(一)按解剖位置可以将胸锁关节脱位分成

前脱位及后脱位。

(二)按病因可以将胸锁关节做以下分类

1.外伤性

(1)扭伤或半脱位。

(2)急性脱位。

(3)复发性脱位。

(4)难复性脱位。

2.病理性

(1)自发性半脱位或脱位。

(2)先天性或发育性脱位。

(3)关节炎导致脱位。

(4)感染性脱位。

五、临床表现

胸锁关节损伤的诊断要结合病史、症状、体检及 X 线检查综合分析,而且要注意有无合并损伤存在。胸锁关节前或后脱位的共同表现:疼痛剧烈,上肢在任何方向的活动均可加重疼痛,伤者常用健肢托住患肢肘部,头偏向患侧。前脱位的表现是锁骨内端明显向前。后脱位的表现为:患者疼痛比前脱位更剧烈,锁骨内侧凹陷,胸骨角更突出,可以发现颈部或上肢淤血,有时有呼吸困难、吞咽困难,患者可伴有休克或气胸。前后位 X 线片,与健侧比较,锁骨有一定移位。有时可以发现胸锁关节的小骨折。侧位 X 线片由于有胸廓上口重叠,锁骨内侧与第一肋骨重叠使得脱位难以发现。

CT 扫描是判断胸锁关节损伤的最好方法。CT 扫描需包括双侧关节,且应包括锁骨内侧 1/2。CT 扫描可以评价脱位的严重程度,还可以发现骨折的存在。

要指出的是,在临床工作中,遇到胸锁关节后脱位的患者要详问病史,仔细体检。需拍 X 线片,进行 CT 检查,必要时行血管造影检查以发现颈部、上肢的大血管有无受压。要检查患者有无吞咽和呼吸困难,有无声音嘶哑,如果存在这些症状,则提示有发生纵隔受压的可能,需要请相应的专科医生会诊。

六、治疗方法

(一)前脱位

1.轻度扭伤

受伤后的前 12～24 小时冷敷,吊带保护 5～7 天,可以开始活动。

2.中度扭伤(半脱位)

用"8"字绷带保持肩关节向后的姿势,并维持 3～4 周后,可以开始活动。

3.重度扭伤(脱位)

采用闭合复位,如果复位后,在肩关节后伸位胸锁关节稳定,则用"8"字绷带固定 4～6 周。但是大多数前脱位不稳定,即使在制动后仍有畸形,可以接受这种畸形,一般不会引起很大的功能障碍,与手术修补内固定的风险相比,接受畸形是明智的。

4.前脱位的复位方法

大多数前脱位不稳定,但是临床工作中还是应该试行闭合复位。复位前经静脉应用肌肉松弛剂和麻醉剂。患者平卧,双肩下方垫高。助手用相对柔和的力量向后推双肩,此时锁骨内端可以推向后方使关节复位。有时复位后关节稳定,但是大多数情况不稳定。闭合复位后,如果关节稳定,则用"8"字绷带维持制动 4～6 周,如不稳定,则用吊带保护 2～3 周,然后开始活动。对于胸锁关节前脱位,目前不推荐切开复位,尤其不推荐用金属针内固定。

(二)后脱位

后脱位的治疗首先要考虑闭合复位。闭合复位的方法是:患者平卧位,肩关节下方垫高 10cm,肩关节位于桌边,以便于外展和后伸上肢。若患者疼痛难忍,肌肉紧张,建议给予静脉或全身麻醉。

首先用缓和的力量外展牵引患肢,使上肢与锁骨成一条直线,一名助手在对侧做反牵引,患肢牵引的力量逐渐增加并且后伸,使之复位。当听到"弹响"后,说明复位获得了成功。如果外展牵引结合后伸未获得成功的复位,可以令助手抓住锁骨,先向后推挤锁骨使锁骨与胸骨之间的"嵌顿"解开,再向前提拉锁骨使之复位。后脱位复位后较稳定,用"8"字绷带保持肩关节后伸位 3～4 周,以便使受到损伤的周围稳定韧带顺利获得愈合。

胸锁关节后脱位未复位时的并发症很多,包括胸廓下口综合征、血管压迫等。在成人如果闭合复位不成功,应考虑切开复位。行胸锁关节手术时,必须考虑锁骨内侧的稳定性。如同肩锁关节陈旧性损伤需切除远端锁骨一样,若喙锁韧带完整性好,则可以直接切除锁骨;如果喙锁韧带不完整,则在切除远端锁骨后,必须重建喙锁韧带。在胸锁关节脱位,若肋锁韧带完整,可以直接将锁骨内侧切除,并将锁骨的断面修成斜面;若肋锁韧带不完整,那么锁骨的残端应与第1肋骨固定在一起。如果锁骨切除过多或者是锁骨与第1肋骨未行固定,则在术后将会加重局部症状。

(三)锁骨内侧骨骺损伤的治疗

25岁以下患者的胸锁关节脱位,有相当一部分是锁骨内侧骨骺损伤。锁骨内侧骨骺18岁才发生骨化,18岁以前在X线片上观察不到。锁骨内侧骺损伤的治疗首先选择闭合复位,并且在进行复位后用"8"字绷带制动3~4周。少数难复性损伤对后方纵隔的重要结构有压迫症状时,考虑手术复位。

(四)陈旧性胸锁关节脱位的治疗

1.陈旧性前脱位

胸锁关节前脱位未复位,通常症状不重,患者的活动度接近正常,工作受限不明显。若患者伤后6~12个月,有持续的创伤性关节炎症状,而且此症状可以在局部封闭后消除,则可行关节成形术。包括切除锁骨内侧2~3cm,并将锁骨与第1肋骨用丝线固定,清理胸锁关节,并将肋锁韧带重建至锁骨。

2.陈旧性后脱位

成人胸锁关节后脱位的潜在问题是,锁骨持续后脱位将会压迫纵隔并产生症状。治疗方法包括切除锁骨内侧2~3cm,并将锁骨与第1肋骨进行固定。

七、并发症

(一)非手术治疗的并发症

胸锁关节前脱位的并发症是美容问题和关节的退行性改变。胸锁关节后脱位急性期的并发症是气胸、上腔静脉撕裂、呼吸窘迫、颈部静脉淤血和食管破裂等;后脱位未予治疗,可长期压迫锁骨下静脉,导致心脏传导异常、右冠状动脉受压、臂丛神经损伤、声音嘶哑、气管食管瘘以及胸廓下口综合征等。

(二)手术治疗的并发症

手术带来的并发症主要是固定针游走可导致致命的后果。文献中,有克氏针游走至心脏、肺动脉、无名动脉、主动脉的报告。手术的并发症还有感染、关节活动受限等。

第四节 肱骨干骨折

一、概述

肱骨干骨折是较为常见的骨折,约占所有骨折的3%。近年来不论手术治疗还是非手术治疗的方法都有所发展。大多数肱骨干骨折通过非手术治疗可以获得好或较好的结果。正确的非手术及手术治疗需要对肱骨的解剖、骨折类型和患者伤前的活动水平和期望获得的结果等有所了解。

二、解剖

肱骨干是指从近端胸大肌的止点处到远端髁上。近端肱骨干横断面呈圆形,远端在前后径上呈扁状。肱骨前方界线近端为大结节前方,远端为冠状突窝。内侧界线从近端的小结节到远端内上髁。外侧界限近端大结节后方到外上髁。三角肌止于肱骨干近端前外侧的三角肌结节。桡神经切迹内走行着桡神经和肱深动脉。肱骨干后方是三头肌的起点,有螺旋状骨凹。内外侧肌间隔将上臂分成前间隔和后间隔。前间隔包括肱二头肌、喙肱肌、和肱肌。肱动、静脉及正中神经、肌皮神经及尺神经沿肱二头肌内侧走行。后间隔包含肱三头肌和桡神经。

肱骨干部的血供由肱动脉分支提供。肱骨干的滋养动脉从内侧中段远端进入肱骨。有些患者还有第 2 条滋养动脉,它从桡神经切迹进入。桡神经和肱深动脉穿过外侧肌间隔,内侧肌间隔被尺神经、上尺侧副动脉及下尺侧副动脉的后分支穿过。当骨折线在胸大肌止点近端时,由于肩袖的作用,近端骨块呈外展和内旋畸形,远骨折端由于胸大肌作用向内侧移位。当骨折线位于胸大肌以远三角肌止点以近时,远骨折端由于三角肌的作用向外侧移位,近骨折端则由于胸大肌、背阔肌及大圆肌的作用向内侧移位。当骨折线位于三角肌止点以远时,近端骨折块外展屈曲,而远折端向近端移位。

三、损伤机制

肱骨干骨折可由直接或间接暴力造成。最常见的损伤机制包括高处坠落时手外伸、摩托车祸伤以及上臂直接受力。极度肌肉收缩也可造成肱骨干骨折。老年人摔倒造成的肱骨干骨折往往不形成粉碎状。高能量损伤常造成粉碎骨折和软组织严重伤。Klenerman 等对肱骨干施加外力造成的实验性骨折显示,单纯的压缩力造成肱骨近端或远端骨折,折弯力造成典型的横断骨折。扭转力会造成螺旋形骨折。弯曲和扭转力结合可导致斜形骨折,并常伴有蝶形骨块。肱骨干骨折后的移位方向,根据骨折部位不同受不同肌肉牵拉的影响,会出现不同方向的移位。

四、骨折分类

没有一种肱骨干骨折的分类被广泛接受。

AO/ASIF 国际内固定研究学会(Association for the Study of Internal Fixation)对肱骨干骨折的分类是基于骨折的粉碎程度:A 型简单骨折;B 型有蝶块;C 型呈粉碎状。进一步将每一类型再依骨折形态分成不同的亚型。

五、临床表现与诊断

肱骨干骨折患者常主诉上臂疼痛、肿胀及畸形,有反常活动和骨擦感。对无移位的骨折患者的临床症状也许很轻。由于肱骨干骨折常由高能量暴力造成,所以医生应该特别注意并发症的检查。

首先应处理危及生命的损伤,然后再对肢体做系统检查。若有指征则应使用多普勒探测脉搏来判断血管情况,用测压仪来监测筋膜间隔的压力。对肿胀严重或有较重组织损伤以及多发伤的患者更应注意仔细检查。

肱骨干的标准 X 线片应包括正侧位。X 线片中应包含肩、肘关节,这样可以识别合并的关节脱位或关节内骨折。照 X 线片时应转动患者,而不是转动肱骨干来获取正位和侧位,对粉碎性骨折或骨折移位大的患者,牵引下拍片可能有所帮助。有时对侧肱骨全长 X 线片对术前计划的制订也有所帮助。CT 扫描不常应用；对病理骨折，一些特殊的检查能帮助确定病变的范围，这些包括锝骨扫描、CT、MRI 检查。

六、治疗方法

肱骨干骨折的治疗目的是取得骨性愈合，获得良好的对线复位及恢复患者伤前的功能。有很多治疗肱骨干骨折的方法，非手术治疗或手术治疗的方法都能获得很好的结果。选择治疗方法时应考虑多种因素，包括患者年龄、并发症、软组织情况及骨折类型。

(一)非手术治疗

大多数肱骨干骨折可以通过非手术来治疗，并能取得 90％以上的愈合率。这些方法包括悬垂石膏固定、U 形石膏固定、绑带捆绑固定，外展位肩人字石膏固定、骨牵引固定、功能支具。

1.悬垂石膏

悬垂石膏 1933 年 Caldwell 描述了悬垂石膏，它是利用重力的持续牵引作用来达到复位效果。因此患者需始终立位或半立位。上臂悬垂石膏可以应用直到骨折愈合，也可中间更换成功能支具。使用悬垂石膏的顾虑是骨折端产生分离移位，这将造成骨折的延迟愈合。使用悬垂石膏的适应证包括有移位的肱骨中段骨折，特别是有短缩以及斜形或螺旋形的骨折。横断骨折不适于使用悬垂石膏，因为它易形成分离移位而影响愈合。

使用悬垂石膏治疗肱骨干骨折需要精心处理，石膏不应过重，肘关节应屈曲 90°，前臂置于中立位，石膏近端应在骨折处以近 2cm。在前臂远端处应有 3 个环，位于背侧、中立位侧和掌侧，颈腕吊带绕过颈部穿过其中一个环。向前成角可以通过缩短吊带纠正，向后成角通过延长吊带纠正，向内成角可以将吊带穿过掌侧环纠正，向外侧成角可以通过吊带穿过背侧环纠正。躯干不能妨碍石膏的悬垂牵引作用。患者需上身直立位或半立位睡眠，以防肘部被支托而失去作用。每周复查 X 线片，并指导患者行肩和手的活动，肩部画弧运动对防"冻肩"形成十分有益，肌肉的等长收缩也十分重要。

注意适应证的选择以及对石膏的认真呵护能提高治疗成功率并减少并发症发生。正确使用悬垂石膏能取得高达 96％的愈合率，对于有移位螺旋或斜形肱骨干骨折它是最好的治疗方法之一。

2.U 形石膏夹板

U 形石膏固定可用于短缩畸形小的肱骨干骨折。塑形良好的石膏夹板位于肱骨干内外侧并绕过肘关节置于三角肌和肩峰上。躯干不应妨碍石膏的悬吊。患者应进行肩、肘及腕关节和手部活动。U 形石膏的缺点是缠绕可能造成肘关节伸直受限，腋神经损伤及患者因石膏肥大而感不适。石膏滑脱也常见，需要不断调整和更换。

3.胸上臂制动

U 形石膏固定可用于短缩畸形小的肱骨干骨折。塑形良好的石膏夹板位于肱骨干内外侧并绕过肘关节置于三角肌和肩峰上。躯干不应妨碍石膏的悬吊。患者应进行肩、肘及腕关节和手部活动。U 形石膏的缺点是缠绕可能造成肘关节伸直受限，腋神经损伤及患者因石膏肥大而感不适。石膏滑脱也常见，需要不断调整和更换。

3.胸上臂制动

对于移位小的肱骨干骨折可将上臂及肩关节缠绕在一起起制动作用。这种方法适用于老人或儿童,主要考虑患者的舒适性。腋下垫以软垫使远端外展。患者应多行肩关节钟摆样运动。此法简单经济。

4.肩人字石膏

肩人字石膏主要适于闭合复位需要充分外展、外旋维持固定时,然而这往往形成不舒适的姿势,常需要手术治疗。此法的缺点是应用复杂,石膏臃肿沉重,对皮肤有刺激,患者感不舒服。对于有胸部损伤的患者应避免使用。

5.骨牵引

对肱骨干闭合或开放的骨折较少应用骨牵引。传统观点上的骨牵引适应证,例如合并其他骨损伤需要长期休息时,开放骨折,现在已成为手术治疗的适应证。骨牵引可通过横穿尺骨鹰嘴的克氏针或斯氏针进行,应从内侧向外侧穿针以避免伤及尺神经。

6.功能支具

1977年Sarmiento首先描述了功能支具,它是通过软组织挤压而达到复位目的,此方法能使肩、肘关节获得最大活动度。支具由前后2片组成并可用条带将2片系紧,随肢体肿胀情况而调整松紧。支具近端可达肩峰外侧,环绕上臂至腋下,往远支具塑形避开肱骨内外髁,使肘关节能自由活动。支具较少超越肩关节。支具适于肱骨近端粉碎骨折,但此时肩部活动受限。支具使用的禁忌证有广泛软组织损伤和骨缺损,患者治疗欠配合,骨折对线不好,维持困难。

支具可应用于使用悬重石膏或U形石膏后1~2周。若急诊使用支具,则患者常需不断复查以观察肢体肿胀情况,检查神经血管情况。患者应避免躯干对上臂的干扰,应注意吊带可以引起内翻畸形。应鼓励患者进行肩摇摆活动,同时肘、腕及手的功能活动可进行。支具应至少佩戴8周。

(二)手术治疗

肱骨干骨折的手术适应证包括:开放骨折、合并血管损伤、漂浮肘、多段骨折、病理骨折、双侧肱骨干骨折及多发骨折等。开放骨折需要急诊清创,骨折固定能减少感染的发生。合并血管损伤的骨折应使用内固定或外固定稳定骨折,非手术治疗此时不能稳定骨折,反常活动将破坏修复的血管。

"漂浮肘"损伤(同侧肱骨干和前臂骨折),需手术治疗。这样可以尽早进行肩、肘关节活动,非手术治疗难以使肱骨干多段骨折获得愈合。手术稳定病理骨折使患者感到更多舒适,并获得更多功能。手术治疗双侧肱骨干骨折可使患者尽早地自理生活。多发创伤的患者常需半卧位,非手术治疗难以维持骨折位置,手术固定能尽早恢复患者功能。骨折合并桡神经损伤常需手术探查和骨折固定。非手术治疗难以使骨折复位和保持复位时则需手术来稳定骨折。对于肱骨干骨折,3cm短缩、20°前后成角以及30°内、外翻成角都可以接受。肥胖患者常易形成内翻畸形。由于肩关节代偿,旋转畸形常可接受。涉及肩、肘关节面的骨折需要手术固定。

1.手术入路

手术治疗肱骨干骨折的入路包括前外、前方或后方入路。

2.钢板螺钉内固定

用钢板螺钉可以在不干扰肩袖的情况下将肱骨干骨折牢固固定。术前应仔细观察骨折特性,蝶形块的位置,选择何种钢板固定,做到心中有数。术中减少软组织剥离,特别应保护与蝶形块连接的软组织以防其成为死骨。

对高大强壮患者应选用 4.5mm 宽动力加压钢板。对一般患者可选用 4.5mm 窄动力加压钢板。肱骨近端或远端骨折常需使用其他钢板,如重建板、T 形板。若骨折类型允许,则应尽量使用加压固定技术,尽量在骨折端使用拉力螺钉。每骨折端至少应固定 6～8 层皮质,台上应检查固定后的稳定度。根据骨折粉碎程度和软组织剥离范围来决定是否行植骨术。对钢板螺钉内固定来说,应放宽松质骨植骨的适应证。

3.外固定架

固定外固定架适用于广泛软组织损伤的开放骨折,合并烧伤以及感染性不愈合的患者。可使用单边或环形外固定架固定骨折外固定架应用的并发症有针道感染、干扰神经血管和肌肉肌腱,骨折不愈合。外科医生可以通过认真操作,细心护理来避免并发症的出现。

4.髓内固定

髓内针固定对大多数长管状骨干部骨折都能取得满意疗效。从力学方面讲,髓内针固定比钢板螺钉内固定和外固定架固定有更多优势。

由于髓腔的方向更接近骨的力学轴,髓内针属中央型内固定,钢板固定在骨表面,是偏心固定,所以髓内针比钢板承受更小的弯曲应力,不易发生疲劳折断。髓内针与骨皮质接触,是一种应力分享式固定,如果在针的远近端不加锁定,髓内针将作为滑动夹板使骨折端获得动力加压。

在骨干中段骨折,随着髓内针进入髓腔,骨折自动取得对线复位。髓内针取出后发生再骨折率低,这是因为骨质疏松程度低,同时也没有产生应力集中升高区。

髓内针也有很多生物学方面的优势,尽管穿针有一些技术要求,但它不必像钢板固定那样广泛的暴露。借助于影像增强器,手术可以闭合进行,因此术后感染率低,骨愈合率高,很少的软组织瘢痕。肱骨干使用的髓内针有 2 种,即弹性髓内针和带锁髓内针。

5.带锁髓内针

带锁髓内针在不稳定股骨或胫骨骨折治疗中的成功应用使医生试图将其应用于治疗肱骨骨折。髓内针通过远近端锁定稳定骨折,能防止短缩和旋转畸形。带锁髓内针适应于从外科颈以远 2cm 到尺骨鹰嘴窝近侧 5cm 处的骨折,髓内针可顺行或逆行穿入,可使用扩髓或非扩髓技术。扩髓可以增加针与髓腔皮质接触长度,稳定性会增加,同时扩髓也可防止针卡在髓腔内,也可选择较大直径的针,扩髓还有内植骨的作用。但扩髓或非扩髓都将影响髓腔血供。Rhinelander 所做的实验表明,非扩髓技术髓腔血供很快能重建。即使扩髓,由于间隙的存在,重建血供也能实现。因此髓内针固定骨折必定影响髓内血供,所以保护骨膜血供显得更加重要。

使用顺行穿针时应注意将针尾埋于肩袖以下防干扰肩峰下间隙。近端锁钉帽位置不应对肩峰有妨碍,从而引起撞击综合征。远近端锁定时都应使用软组织保护套以避免伤及腋神经及其他神经、血管和软组织。

七、术后处理与康复

肱骨干骨折后功能锻炼对治疗结果有重要作用。伤后手、腕关节的活动即刻就应开始。

肩肘关节活动随着患者疼痛减轻也应尽早开始。无论何种治疗方法,肩关节活动应特别注意,防止肩关节僵直。肘关节功能锻炼应仅限于主动活动。被动强力的活动会引起骨化性肌炎。

非手术治疗肱骨干骨折能取得很好的效果,支具目前在我国使用还不够普及。

八、并发症

(一)桡神经损伤

约有 18% 的肱骨干骨折合并有桡神经损伤,最常见的是中段骨折或远 1/3 斜形骨折。大多数神经损伤是完全性,有 90% 的患者 3~4 个月后恢复正常。肌电图和神经传导实验有助于确定神经损伤程度以及监测神经再生的速度。早期进行桡神经探查的指征是开放骨折或贯通伤合并桡神经损伤和骨折复位后出现桡神经损伤时。

对肱骨干骨折合并桡神经损伤治疗尚存有争议。笔者的意见是:决定是否进行早期或是晚期桡神经探查应考虑下列因素。

(1)骨折的位置。

(2)骨折移位程度。

(3)软组织损伤的特点(开放骨折)。

(4)神经损伤的程度。

多数情况下,闭合的肱骨干骨折合并桡神经损伤可不进行一期手术探查,肱骨干骨折在进行闭合复位手术固定后,多数桡神经损伤可自然恢复。必要时可结合肌电图检查,确定桡神经手术探查时机。

其他学者主张伤后 3~4 个月神经损伤没有恢复的迹象时行手术探查。晚期探查的好处是:①能有足够时间使功能性神经麻痹得以恢复;②能较为精确地确定神经损伤的性质;③合并的骨折已愈合;④晚期探查的最终结果与早期探查相同。神经探查和修复重建包括腓肠神经移植、神经松解、肌腱移位。

对于开放骨折合并桡神经损伤,应在急诊治疗骨折同时行桡神经探查修补。

(二)血管损伤

血管损伤虽然不多见,但肱骨干骨折也可造成肱动脉的损伤。血管损伤的机制有:枪伤、刀刺伤、骨折端嵌压、血肿或筋膜间隙内压力大造成血管阻塞。肱动脉在肱骨近或远 1/3 处骨折有被损伤的危险。是否进行血管造影检查尚存争议。因为大约 50% 患者依据临床检查可以明确诊断。造影诊断需要延误一些治疗时间,而肢体血液循环重建应尽量在 6 小时内完成。

合并血管损伤的肱骨干骨折是骨科急症。首先应进行压迫止血等待手术。术中进行血管探查和修补,骨折进行固定。如果肢体存活没有危险则可先行骨折固定;如果远端肢体缺血时间已较长,则可先临时做血管分流再做骨折固定。骨折必须固定以保护修复的血管和防止软组织进一步损伤。血管损伤可以通过直接修补、端-端吻合以及静脉移植来获得治疗。

(三)骨折不愈合

文献报告肱骨干骨折应在 4 个月内愈合。其不愈合率在 0%~15% 间不等。肱骨近段和远段骨折易形成不愈合,其他与不愈合有关节的因素包括横形骨折、骨折分离移位、软组织嵌压以及不牢靠的制动。肩关节活动受限增加了传到骨折端的应力,容易形成不愈合。影响愈合的医学因素包括老年人、营养不良、肥胖、糖尿病、使用皮质类固醇、服用抗凝药物、放疗后及烧伤。值得注意的是,有报告指出手术后的不愈合率高于非手术组的不愈合率。

对不愈合的患者应仔细了解病史,认真做物理检查。了解原始损伤和最初治疗很重要。体检应包括肩、肘关节活动受限情况,骨折端反常活动情况。核素扫描检查有助于了解不愈合的生物学特性以及是否有感染。

治疗肱骨干骨折不愈合的目的就是建立骨性连接,维持骨折对线稳定,恢复肢体的功能。治疗方法有多种选择,包括功能支具、电刺激、植骨、内固定或外固定。功能支具在治疗延迟愈合方面有一定作用,但不能治疗不愈合。电刺激与支具共同使用有益。电刺激不能在下面情况使用:骨折间隙＞1cm、滑膜性假关节形成、感染。使用加压钢板固定骨折并行植骨和扩髓带锁髓内针固定是目前最有效的方法。无论使用什么方法,下列原则必须遵守。

(1)必须获得骨性稳定。

(2)消除骨折间隙。

(3)保持或恢复骨的血液供应。

(4)消除感染。

笔者认为选择内固定的方法应考虑不愈合的位置,一般中段的不愈合选带锁髓内针,远近端可选用钢板螺钉。同时应考虑前次手术内固定的方法,是否有骨质疏松存在,对因手术已有骨质破坏或骨质疏松的患者应选择髓内针治疗。手术时应重新打通髓腔,萎缩型不愈合或有骨缺损的患者需要植骨。感染存在时应彻底多次扩创,切除感染和坏死组织,同时用抗生素液灌洗,可以使用外固定架固定骨折直到愈合,也可Ⅱ期更换成钢板螺钉内固定。

第五节　肱骨髁上骨折

肱骨髁上骨折又名儒骨下端骨折,系指肱骨远端内外髁上方的骨折,以儿童(5~8岁)最常见。据统计约占儿童全身骨折的26.7%,肘部损伤的72%。

与肱骨干相比较,髁上部处于骨疏松与骨致密交界处,后有鹰嘴窝,前有冠状窝,两窝间仅有一层极薄的骨片,承受载荷的能力较差,因此,不如肱骨干坚固,是易于发生骨折的解剖学基础。肱骨内、外两髁稍前屈,并与肱骨干纵轴形成向前30°~50°的前倾角,骨折移位可使此角发生改变。肱骨滑车关节面略低于肱骨小头关节面,前臂伸直、完全旋后时,上臂与前臂纵轴呈10°~15°外翻的携带角,骨折移位可使携带角改变而成肘内翻或肘外翻畸形。

肱动、静脉和正中神经从上臂的下段内侧逐渐转向肘窝部前侧,由肱二头肌腱膜下通过而进入前臂。桡神经通过肘窝前外方并分成深、浅两支进入前臂,深支与肱骨外髁部较接近。尺神经紧贴肱骨内上髁后方的尺神经沟进入前臂。肱骨髁上部为接近骨松质的部位,血液供应较丰富,骨折多能按期愈合。

一、病因与发病机制

肱骨髁上骨折多由于间接暴力所致。根据受伤机制不同,肱骨髁上骨折可分为伸直型和屈曲型两种。

(一)伸直型

此型约占 95%，受伤机制为跌倒时手部着地，同时肘关节过伸及前臂旋前，地面的反作用力经前臂传导至肱骨下端，致肱骨髁上部骨折。骨折线方向由后上方至前下方斜行经过。骨折的近侧端向前移位，远侧端向后移位，并可表现为尺偏移位，或桡偏移位，或旋转移位。尺偏移位为骨折远段向后、内方向移位。暴力作用除造成伸直型骨折外，还同时使两骨折端的内侧产生一定的压缩，或形成碎骨片，骨折近段的内侧有骨膜剥离。此类骨折内移和内翻的倾斜性大，易发生肘内翻畸形。桡偏移位为骨折远端向后、外侧方移位，患肢除受上述暴力作用而致伸直型骨折外，还造成两骨折断端的外侧部分产生一定程度的压缩，骨折近段端的外侧骨膜剥离。伸直型肱骨髁上骨折移位严重者，骨折近侧端常损伤肱前肌并对正中神经和肱动脉造成压迫和损伤。

(二)屈曲型

此型约占 5%，受伤机制系跌倒时肘关节处于屈曲位，肘后着地，外力自下向上，尺骨鹰嘴由后向前撞击肱骨髁部，使之髁上部骨折。骨折线自前上方斜向后下方，骨折远侧段向前移位，近侧段向后移位。骨折远端还同时向内侧或外侧移位而形成尺偏型骨折或桡偏型骨折。

若上述暴力较小，可发生青枝骨折或移位不大的裂纹骨折，或呈轻度伸直型、屈曲型骨折。

二、诊断

伤后肘部弥散性肿胀，肱骨干骺端明显压痛，或有异常活动，患肢抬举与肘关节活动因痛受限。偶见肘前皮肤有局限性紫斑。尺偏型骨折或桡偏型骨折可造成肘内翻或肘外翻畸形。骨折移位大时可使神经血管挫伤或受压，伸直型骨折容易挫伤桡神经与正中神经，屈曲型骨折易损伤尺神经。

损伤严重患者延误治疗或处理不当可出现前臂缺血症状，表现为肢痛难忍(pain)，桡动脉搏动消失(pulseless)，皮肤苍白(pallow)，感觉异常(paresthesia)和肌肉无力或瘫痪(paralysis)，即所谓"5P"征。手指伸直引起剧烈疼痛为前臂屈肌缺血早期症状，很有参考价值，但若神经缺血同时存在则此征可为阴性。

急性前臂屈肌缺血常因患肢严重创伤出血，或外固定包扎过紧使筋膜间室压力升高而致组织微循环障碍所致，又称筋膜间室综合征。

肱骨髁上骨折一般通过临床检查多能做出初步诊断，肘部正侧位 X 线检查有利于了解骨折类型和移位情况。裂纹骨折有时需照斜位片才能看清楚骨折线，如果两骨折端不等宽或有侧方移位而两侧错位的距离不等，则说明骨折远端有旋转移位。

有移位的肱骨髁上骨折，特别是低位伸直型肱骨髁上骨折，骨折远端向后上方移位，肘后突起，前臂相对变短，畸形类似肘关节后脱位，二者需鉴别。

三、治疗

肱骨髁上骨折的复位要求较高，必须获得正确的复位。儿童的塑形能力虽然较强，但肱骨髁上骨折的侧方移位和旋转移位不能完全依靠塑形来纠正，故侧方移位和旋转移位必须矫正。若骨折远端旋前或旋后，应首先矫正旋转移位。

尺偏型骨折容易后遗肘内翻畸形，多由尺偏移位或尺侧骨皮质遭受挤压而产生塌陷嵌插，或内旋移位未获矫正所致。因此,复位时应特别注意矫正尺偏移位,尺侧倾斜嵌插,以及内旋移位,矫正尺偏移位时甚至宁可有轻度桡偏,不可有尺偏,同时使远折端呈外旋位,以防止发生肘内翻。不同类型的骨折可按下列方法进行治疗。

(一)整复固定方法

1.手法整复夹板固定

无移位的青枝骨折、裂纹骨折或有轻度前后成角移位而无侧方移位的骨折,不必整复,可选用超肘关节夹板固定 2～3 周即可;对新鲜有移位骨折,应力争在肿胀发生之前,一般伤后 4～6 小时进行早期的手法整复和小夹板外固定;对严重肿胀,皮肤出现张力性水疱或溃烂者,一般不主张手法整复,宜给予临时固定,卧床休息,抬高患肢,待肿胀消退后,争取在 1 周内进行手法整复;对有血管、神经损伤或有缺血性肌挛缩早期症状者,在严密观察下,可行手法整复,整复后用一块后托板作临时固定,待血运好转后,再改用小夹板固定或采用牵引治疗。

(1)整复方法:患者仰卧,前臂置于中立位。采用局部麻醉或臂丛神经阻滞麻醉。两助手分别握住上臂和前臂在肘关节伸直位(伸直型)或屈曲位(屈曲型)沿者,上肢的纵轴方向进行拔伸,即可矫正重叠短缩移位及成角移位。

若骨折远端旋前(或旋后),应首先矫正旋转移位,助手在拔伸下使前臂旋后(或旋前)。然后术者一手握骨折近段,另一手握骨折远段,相对横向挤压,矫正侧方移位。

最后再矫正骨折远端前、后移位。如为伸直型骨折,术者以两拇指在患肢肘后顶住骨折远段的后方,用力向前推按。其余两手第 2～5 指放于骨折近端的前方,并向后方按压,与此同时,助手将患肢肘关节屈曲至 90°即可复位;如为屈曲型骨折,术者以两拇指在肘前方顶住骨折远段前方向后按压,两手第 2～5 指置于骨折近端的后方,并向前方端提,同时助手将患肢肘关节伸展到 60°左右即可复位。

尺偏型骨折复位后,术者一手固定骨折部,另一手握住前臂,略伸直肘关节,并将前臂向桡侧伸展,使骨折端桡侧骨皮质嵌插并稍有桡倾,以防肘内翻发生。桡偏型骨折轻度桡偏可不予整复,以免发生肘内翻。两型骨折复位后,均应用合骨法,即在患肢远端纵轴叩击、加压,使两骨折断端嵌插,以稳定骨折端髁上骨折有重叠、短缩移位时,复位手法以拔伸法和两点按正法为主,不宜用折顶法,以防尖锐的骨折端刺伤血管神经。

(2)固定方法:肱骨髁上骨折采用超肘夹板固定。夹板长度应上达三角肌水平,内、外侧夹板下超肘关节,前侧夹板下至肘横纹,后侧夹板至鹰嘴下。夹板固定前应根据骨折类型放置固定垫。伸直型骨折,在骨折近端前侧放一平垫,骨折远端后侧放一梯形垫。兼有尺偏型的把一塔形垫放在外髁上方,另一梯形垫放在内髁部。兼有桡偏型的把一塔形垫放在内髁上方,另一梯形垫放在外髁部。屈曲型骨折,在骨折近端的后方放一个梯形垫,因骨折远端的前方有肱动、静脉和正中神经经过,故只能在小夹板的末端加厚一层棉花以代替前方的平垫,内外侧固定垫的放置方法与伸直型骨折相同。

放置固定垫后,依次放好四块夹板,由助手扶持,术者扎缚固定。伸直型骨折应固定肘关节于屈曲 90°～110°位 3～4 周。屈曲型骨折应固定肘关节于屈曲 40°～60°位 2 周,而后再换夹板将肘关节改屈肘 90°位固定 1～2 周。

2.骨牵引复位固定

(1)适应证:对新鲜的有严重移位的骨折,因肿胀严重、疼痛剧烈或合并有血管、神经损伤,不宜立即进行手法整复者;或经临时固定,抬高患肢等治疗后,局部情况仍不宜施行手法复位者;或低位不稳定的肱骨髁上骨折,经手法复位失败者。

(2)方法:行患肢尺骨鹰嘴持续牵引。2~3天时肿胀可大部分消退,做X线检查,若骨折复位即可行小夹板外固定或上肢石膏外展架固定。

3.闭合穿针内固定

(1)适应证:尺偏型或桡偏型不稳定性骨折。若合并血管神经损伤,或肿胀严重、有前臂高压症者则不宜使用。

(2)方法:手术操作在带影像X线监视下进行,常规无菌操作。仰卧患肢外展位,臂丛神经阻滞麻醉或全麻,两助手对抗牵引,纠正重叠畸形,术者根据错位情况,先纠正旋转、侧方移位,再纠正前后移位,而后给予穿针内固定。常用的穿针固定方法有4种。

1)经内、外髁交叉固定:用直径2mm左右的克氏针于外髁的外后下经皮刺入抵住骨皮质,取1枚同样的克氏针从内髁的最高点(不可后滑伤及尺神经)向外上呈45°左右进针,与第1枚针交叉固定。

2)经外髁交叉固定:第1枚针进针及固定方法同上,第2枚针进针点选在距第1枚针周围0.5~1cm处,进针后与第1枚针交叉穿出近折端内侧骨皮质。

3)经髁间、外髁交叉固定:第1枚针从鹰嘴外缘或正对鹰嘴由下向上经髁间及远、近折段而进入近折端髓腔,维持大体对位;第2枚针从肱骨外髁向内上,经折端与第1枚针交叉固定。

4)经髁间、内髁交叉固定:髁间之针同上,另取1枚针从内髁的最高点向外上呈45°左右进针,交叉固定。

固定满意后,将针尾弯曲埋于皮下,针孔用无菌敷料包扎。外用小夹板辅助固定,屈肘悬吊前臂。术后注意观察患肢血液循环情况,3周后拔钢针。对复位后较稳定者,可选择经内、外髁交叉固定。对严重桡偏型骨折,可选用经外髁交叉固定,或经髁间、外髁交叉固定。对严重尺偏移位者,可选用经髁间、内髁交叉固定。

4.切开复位内固定

(1)适应证:经手法复位失败者,可施行切开复位内固定。

(2)手术方法:臂丛麻醉,手术取外侧切口,暴露骨折端,将其复位,应用克氏针从内外侧髁进针贯穿骨折远端和近端,交叉固定,针尾埋于皮下,上肢石膏功能位固定,3~4周拆除石膏,拔钢针后进行功能锻炼。

(二)药物治疗

骨折初期肿胀、疼痛较甚,治宜活血祛瘀、消肿止痛,可内服和营止痛汤加减。肿胀严重、血运障碍者加三七、丹参;并重用祛瘀、利水、消肿药物,如茅根、泽兰之类。外敷跌打万花油或双柏散。如局部有水疱,可在刺破或穿刺抽液后,再外敷跌打万花油。中期宜和营生新、接骨续损,可内服续骨活血汤,合并神经损伤者应加补气活血、通经活络之品,如黄芪、地龙、威灵仙等。后期宜补气血、养肝肾、壮筋骨,可内服补肾壮筋汤。解除夹板固定后,用舒筋活络、通利关节的中药熏洗。

（三）功能康复

肱骨髁上骨折一经整复与小夹板固定后，即可进行功能锻炼。早期多做握拳、腕关节屈伸活动，在7～10天内不做肘关节的屈伸活动。中期（2周后）除做早期锻炼外，可加做肘关节的屈伸活动和前臂的旋转活动；如为上臂超肘小夹板固定，可截除前、后侧夹板的肘关节以下部分，便于练功。但须注意，屈曲型骨折肘关节不能做过度屈曲活动，伸直型骨折不能做肘关节过度伸展活动，以防止骨折端承受不利的剪力，影响骨折愈合。后期骨折临床愈合后，解除外固定，并积极主动锻炼肘关节屈伸活动，严禁暴力被动活动，以免发生损伤性骨化，影响肘关节活动功能。

四、并发症

（一）肘内翻

肘内翻是常见的并发症，肘内翻发生的原因有如下几种。

（1）骨折时损伤了肘部骨骺，生长不平衡，认为是外上髁和肱骨小头骨骺受到刺激所致，外髁生长速度增加而产生畸形；在生长发育过程中，无移位的骨折亦会导致携带角改变。

（2）尺偏移位致两骨折端的内侧被挤压塌陷或形成碎骨片而缺损，虽经整复固定，而尺偏移位倾向存在，从而导致迟发性尺偏移位。

（3）骨折远端沿上臂纵轴内旋，导致骨折远端骑跨于骨折近端，再加骨折远端的肢体重力、肌肉牵拉和患肢悬吊于胸前时的内旋影响，使骨折的远端产生内倾内旋运动而导致肘内翻的发生。

（4）正位X线片示骨折线由内，上斜向外下，复位时常易将骨折远段推向尺侧，导致尺偏移位。

肘内翻畸形以尺偏移位者发生率高，多发生在骨折后3个月内，可采取下列预防措施：①力争一次复位成功，注意保持两骨折端内外侧骨皮质的完整。②闭合复位后肢体应固定于有利骨折稳定位置，伸直尺偏型骨折应固定在前臂充分旋后和锐角屈肘位。③通过手法过度复位使内侧骨膜断裂，消除不利复位因素。④不稳定骨折或肢肿严重不容许锐角屈肘固定者，骨折复位后应经皮穿针固定，否则牵引治疗。⑤切开复位务必恢复骨折正常对线，携带角宁可过大，莫取不足，内固定要稳固可靠。

轻度肘内翻无须处理，肘内翻＞15°畸形明显者可行髁上截骨矫正。通常用闭合式楔形截骨方法，从外侧切除一楔形骨块。

手术取外侧入路，在肱三头肌外缘切开骨膜，向前后适当剥离显露干骺端，按设计截骨。保留内侧楔尖皮质及皮质下薄层骨松质并修理使具有适度可塑性，缓缓闭合截骨间隙使远近截骨面对合，检查携带角是否符合要求，肘有无过伸或屈曲畸形，然后用两枚克氏针固定，闭合切口前拍正侧位片观察。术后长臂前后石膏托固定，卧床休息1～2周，然后下地活动，以免石膏下滑使携带角减小。

（二）Volkmanns缺血挛缩

Volkmanns缺血挛缩为髁上骨折最严重并发症，可原发于骨折或并发血管损伤病例，发病常与处理不当有关。出血和组织肿胀可使筋膜间室压力升高，外固定包扎过紧和屈肘角度太大使间室容积减小或无法扩张是诱发本病至关因素，由于间室内压过高直接阻断组织微循环,或刺激压力感受器引起反射性血管痉挛而出现肌肉神经缺血症状,故又称间室综合征。

前臂屈肌缺血症状多在伤后或骨折复位固定后24~48小时内出现,此期间宜住院密切观察,尤其骨折严重移位病例。门诊患者应常规交代注意事项,预6~12小时内返诊复查血运。

间室综合征出现是肌肉缺血挛缩的先兆,主要表现肢痛难忍,皮温低,前臂掌侧间室严重压痛和高张力感,继而手指感觉减退,屈肌力量减弱,脉搏可存在。一旦出现以上症状应紧急处理:去除所有外固定,伸直肘关节,观察30~60分钟无好转。使用带灯心导管测量间室压力,临界压力为4.0kPa(30mmHg),压力高于,此值或高于健侧应考虑手术减压。无条件测压者亦可根据临床症状做出减压决定,同时探查血管,为争取时间术前不必常规造影,有必要时可在术中进行。

单纯脉搏消失而肢体无缺血症状者,可能已有充足的侧支循环代偿,无须手术处理,只须密切观察。大多数患者脉搏可逐渐恢复。

(三)神经损伤

肱骨髁上骨折并发神经损伤比较常见,发生率5%~19%。大多数损伤为神经传导功能障碍或轴索中断,数日或数月内可自然恢复,神经断裂很少见。移位严重的骨折闭合复位有误伤神经血管危险,或使原有神经损伤加重,恢复时间延长和因瘢痕增生而致失去自然恢复机会。因此,许多学者对合并神经损伤的肱骨髁上骨折主张切开复位治疗。

神经损伤的早期处理主要为支持疗法,被动活动关节并保持功能位置。伤后2~3个月后临床与肌电图检查皆无恢复迹象应考虑手术探查松解。

第六节　桡骨头骨折

一、概述

桡骨头是一个关节内结构,并且参与肘屈伸及前臂旋转活动。目前存在的问题如下。

(1)何种类型的骨折可行桡骨头切除术。

(2)何种类型的骨折应尽量采取ORIF。

(3)假体置换在临床上有何重要意义。

二、解剖与生物力学

桡骨头位于尺骨近端的C形切迹中,并且在整个前臂旋前、旋后活动中与尺骨保持接触,完全伸肘位,桡骨头传导的应力最大,前臂旋前也增加了肱桡关节的接触和应力传导。在手握重物或上举重物时,由腕关节向肘部传导的纵向应力由桡骨和尺骨平均分担载荷,而肘屈伸和前臂旋转可能会影响尺骨和桡骨的载荷分布,肱二头肌和肱三头肌在不同状态下的不同张力也会影响前臂近端的载荷分布。

据实验观察,单纯行桡骨头切除后,桡骨干受到250N以内的轴向负荷时,其上移仅为0.22mm,肘内侧间隙无明显增宽,肘外翻平均仅增加1°;桡骨头切除并同时切断MCL后,可加重桡骨干上移,引起肘外翻角度增大和肘内侧间隙增宽等不稳定征象;在上述基础上,再增加切断前臂骨间膜以及下尺桡关节三角纤维软骨盘，均可加大桡骨干上移和肘外翻不稳定。桡骨头切除后，只有依靠前臂骨间韧带的中央束来帮助稳定桡骨，以对抗桡骨相对于尺骨发生的向近端移位；肘外翻稳定主要依赖于 MCL，关节囊等其他软组织也能提供部分稳定性。应用桡骨头置换目前趋向于使用金属桡骨头假体置换来防止桡骨头切除后的并发症和改善肘外翻稳定性。

三、损伤机制

桡骨头骨折成人多见，青少年少见；桡骨颈骨折则儿童多见，属骺分离损伤。常由间接外力致伤，譬如跌倒时手掌撑地，肘部处于伸直和前臂旋前位，外力沿纵轴向上传导，引起肘部过度外翻，使得桡骨头外侧与肱骨小头发生撞击，产生桡骨头或颈部骨折。骨折块常向外下或后外下旋转移位，很少出现向近端或向内侧的移位。有时骨折块可向内侧移位至指深屈肌的深面。外力较大时尚可产生肘脱位。直接外力也可造成骨折。

桡骨头骨折并发肘内侧牵拉伤较多见，可合并 MCL 损伤、内侧关节囊撕裂和内上髁撕脱骨折，还可伴有尺骨上端骨折或鹰嘴骨折，与 Monteggia 骨折脱位相似，也是 Monteggia 骨折脱位的一种特殊类型。合并下尺桡关节脱位，则称为 Essex-Lopresti 损伤，它是由较严重的暴力造成了下尺桡关节的稳定韧带和前臂骨间膜广泛撕裂及桡骨向近端移位。还可合并肱骨小头骨折、外上髁骨折及腕舟骨骨折。

四、骨折分类

使用比较广泛的 Mason 分类如下。

Ⅰ型：骨折块较小或边缘骨折，无移位或轻度移位。

Ⅱ型：边缘骨折，有移位，骨折范围超过 30%。

Ⅲ型：粉碎骨折。

Ⅳ型：上述任何一种类型合并肘脱位及复杂骨折（如合并前臂骨间韧带损伤）。

Hotchkiss 根据患者的 X 线表现、临床特征及合并损伤对 Mason 分类系统进行了改良如下。

Ⅰ型：桡骨头、颈的轻度移位骨折：①由于疼痛或肿胀使前臂旋转受限；②关节内折块移位<2mm。

Ⅱ型：桡骨头或颈的移位骨折（移位>2mm）：①由于机械性阻挡或关节面对合不佳使活动受限；②骨折粉碎不严重，可采取切开复位内固定；③骨折累及范围超过了桡骨头边缘。

Ⅲ型：桡骨头或颈的严重粉碎骨折：①没有重建桡骨头完整性的可能；②为了恢复肘或前臂的活动范围，需行桡骨头切除术。

上述放射学分型中的每一种都可同时合并肘脱位、前臂骨间韧带撕裂（Essex-Lopresti 损伤）、尺骨近端骨折（属 Monteggia 骨折脱位的一种类型）及冠状突骨折。

五、临床表现

(一)症状和体征

无移位或轻度移位骨折，其局部症状较轻，临床上容易漏诊，需引起注意。移位骨折常引起肘外侧疼痛，肘屈伸和前臂旋转时疼痛加重，活动受限。合并 MCL 损伤多见，肘内侧出现明显触痛、肿胀和瘀斑，伸肘位外翻应力实验阳性。应检查前臂和腕关节是否出现疼痛、肿胀，若腕关节出现疼痛,有可能合并急性下尺桡分离、前臂骨间韧带及三角纤维复合体损伤。

(二)放射学检查

1.普通 X 线片

正、侧位 X 线片常可明确诊断。若只出现"脂肪垫征",而无明显可见的骨折,行桡骨头位 X 线检查有助于诊断。腕部和前臂出现疼痛,还需拍摄旋转中立位腕关节和前臂 X 线片。

2.CT 扫描

在轴位、矢状面及冠状面对桡骨头骨折进行扫描,有助于评估骨折范围、骨块大小、移位和粉碎程度等。考虑行 ORIF 时,应常规行 CT 扫描,三维重建图像也有助于制订术前计划。

六、治疗原则

(一)Ⅰ型骨折

Ⅰ型骨折无须复位,可用吊带或石膏制动 3~4 天。根据患者对疼痛的耐受情况开始主动活动。2~3 个月后,绝大多数患者可望获得比较满意的效果。但伸肘减少 10°~15°并不少见。在医生指导下早期积极的功能锻炼对恢复恢复肘关节的活动范围有显著作用。对Ⅰ型桡骨头骨折,患者自主的、不持物的功能锻炼很少会造成骨折继发移位。

合并肘脱位的Ⅰ型骨折:等同于肘脱位合并桡骨头骨折,治疗重点是肘脱位,桡骨头骨折本身不需要特殊处理。

(二)Ⅱ型骨折

1.无机械性阻挡

治疗类似于Ⅰ型骨折,特别是对肘部功能要求较低者。后期若出现症状,可采取延期桡骨头切除。

2.有机械性阻挡

对肘部功能要求较高者,应采取 ORIF;要求较低者,可考虑采取桡骨头切除。应用桡骨头部分切除手术应十分慎重。

3.有合并损伤

(1)前臂骨间韧带损伤(Essex-Lopresti):主要治疗目的是保持桡骨头的功能。虽然骨折没有出现相对于尺骨的明显移位,但仍有可能造成前臂骨间韧带损伤;此时若行桡骨头切除,有可能导致出现有症状的桡骨向近端移位,应尽可能对此种骨折进行 ORIF 以保留桡骨头的完整。

(2)肘关节脱位(伴有或不伴有冠状突骨折):正如前述,保留肱桡关节的接触有助于在急性期维持肘部稳定。但肘脱位合并桡骨头骨折的大部分病例中,并不发生明显的不稳定和复发性脱位。若桡骨头骨折有移位,需行 ORIF,应尽量保留桡骨头,并保护和修补后外侧韧带复合体。若切除桡骨头,也应修补外侧韧带复合体,修补过程中应将前臂置于旋前位。术后康复需要限制前臂旋后,根据愈合情况,逐步增加旋后活动范围。若冠状突骨折是小片状骨块,增加屈肘可获得充分的暂时性稳定。若桡骨头不能保留,需行切除术,需仔细评估和观察是否有再脱位可能。若冠状突的主要部分发生了骨折(Regan 和 Morrey Ⅲ型),则需进行 ORIF 或对桡骨头骨折进行 ORIF 或对两者均行 ORIF,以帮助稳定肘关节。若对冠状突骨折块进行切除,同时桡骨头也缺损,则可导致慢性疼痛性肘关节不稳定。

（三）Ⅲ型骨折

广泛粉碎和明显移位的骨折，不合并肘脱位或尺桡骨纵向分离时，可选择早期切除。

合并前臂骨间韧带损伤（Essex-Lopresti）：Ⅲ型骨折中，骨折的粉碎程度常决定了需行切除术，但随后出现了骨支撑的丢失。若需要进行桡骨头切除并且已经完成了手术，即使进行硅胶假体置换，术后数周或数月间仍可继续发生桡骨向近端移位。前臂骨间韧带常发生撕裂，尽管对患肢进行制动，仍不易获得愈合。如肘部疼痛加重，延期行桡骨头切除也可缓解。使用硅胶假体进行置换在理论上有吸引力，但它并不能有效地防止桡骨向近侧端移位。金属假体较硅胶假体有更多的优点。目前多使用组配型金属桡骨头假体，可有效提高肘外翻稳定，临床疗效较为满意。

桡骨头骨折的移位和畸形愈合，大多对肘关节屈曲活动影响很小，主要影响患者前臂的旋转活动。在特殊条件下，对单纯桡骨头骨折的患者，如因并发症或其他原因无法接受手术治疗时，进行早期自主的肘关节活动，患者很大部分的肘关节功能可以保留。桡骨头骨折后长期制动，是造成肘关节僵直的主要原因。

第七节　桡尺骨骨折

一、概述

前臂与上下尺、桡关节一起具有旋前、旋后功能，对日常生活至关重要。尺桡骨骨折，可视为前臂"关节"的关节内骨折，较其他骨干骨折更需要解剖复位以获得良好功能。

（一）相关关节

尺桡骨在近端由肘关节囊和环状韧带连接，远端通过腕关节囊、掌背韧带及三角纤维软骨复合体相联系。

上尺桡关节由桡骨头的柱状唇与尺骨的桡骨切迹组成。环状韧带与尺骨的桡骨切迹围成一个纤维骨环，包绕着桡骨头的柱状唇。环状韧带约占纤维骨环的3/4，可适应椭圆形桡骨头的转动。上尺桡关节的下部是方形韧带，其前后缘与环状韧带相连，内侧附着于尺骨的桡骨切迹下缘，外侧连接至桡骨颈。桡骨头的运动范围受方形韧带的制约：前臂旋前时，方形韧带的后部纤维紧张；前臂旋后时，其前部纤维紧张。

下尺桡关节由尺骨头的侧方关节面与桡骨的尺骨切迹组成。在尺骨茎突的基底部与桡骨的尺骨切迹之间有三角纤维软骨复合体附着。后者是下尺桡关节最主要的稳定结构。旋转活动中三角纤维软骨复合体在尺骨头上作前后滑动，前臂旋前时其背侧缘紧张，前臂旋后时其掌侧缘紧张。

（二）尺桡骨的形态及运动

尺骨较直，髓腔较狭窄，桡骨的形态较复杂，在冠状面形成旋前弓和旋后弓，在矢状面上存在向背侧的弯曲。

尺骨相对固定，桡骨围绕尺骨做旋转运动，旋转轴自桡骨头中心至尺骨茎突基底。桡骨自旋后至旋前运动时,尺骨向背侧、桡侧作弧线摆动。尺骨的弧线摆动以尺骨近端为轴心,当桡骨旋转时,尺骨的旋转以及运动轴有移动。通常前臂旋转范围约为旋前 80°及旋后 90°。

维持桡骨的弧度和复杂形态至关重要,尤其是向桡侧的弧度,与骨折后前臂旋转功能的恢复密切相关。最大桡骨弧度和最大桡骨弧度定点值是用来描述桡骨形态的重要参数。

最大桡骨弧度(a):前臂正位 X 线片上,桡骨结节至桡骨远端最尺侧突起做连线,做此线之垂线至桡骨最大外侧弧度处,垂线长度以 mm 为单位,为最大桡骨弧度。

最大桡骨弧度定点值(A):桡骨结节至桡骨远端最尺侧突起连线长度为 Y,与最大桡骨弧度线有一交点,桡骨结节至交点的长度为 X,A=X/Y×100。

最大桡骨弧度正常值:(15.3±0.3)mm,最大桡骨弧度定点值正常值(LMRB):(59.9±0.7)。

最大桡骨弧度的改变与前臂功能密切相关,最大桡骨弧度定点值(LMRB)不超出正常的 5%时,前臂旋转功能优良,握力正常。LMRB 过度矫正或矫正不足时均影响旋转功能及握力。

前臂功能评定多采用 Grace 和 Eversmann 的方法。

优:骨折愈合,旋转功能达健侧的 90%。

良:骨折愈合,旋转功能达健侧的 80%。

可:骨折愈合,旋转功能达健侧的 60%。

差:骨折不愈合或旋转功能达不到健侧的 60%。

文献报道,LMRB 与正常相比差异为(4.7±0.7)%时,结果为优、良,差异为(8.9±1.8)%时,结果为可。

(三)骨间膜

骨间膜为尺桡骨之间致密的纤维结缔组织,起自桡骨斜向远端止于尺骨,中 1/3 增厚为中央束,宽度约 3.5cm。骨间膜于前臂轻度旋后位(旋后 20°)时最紧张,前臂旋前时松弛。切断下尺桡三角软骨复合体,前臂稳定性减少 8%;切断三角软骨复合体及骨间膜中央束近端的骨间膜,稳定性减少 11%;切断中央束,前臂稳定性减少 71%。

中央束是前臂重要的稳定结构,在桡骨头损伤需切除时,对保持桡骨在长轴方向上的稳定性起重要作用。骨间膜挛缩将造成前臂旋转功能障碍。

(四)前臂的肌肉

按功能,前臂旋转肌分为两组,即旋前肌组——旋前方肌和旋前圆肌;旋后肌组——旋后肌和肱二头肌。

按结构特点也分为两组:一组为短而扁的旋转肌——旋前方肌和旋后肌。它们的止点在桡骨的两端,前臂旋转时,一肌收缩另一肌放松,属静力肌。另一组为长肌——旋前圆肌和肱二头肌,它们的止点在曲柄状桡骨的两个突出点上,肌肉收缩时,桡骨沿着前臂的旋转轴进行旋转,属动力肌。

桡骨骨折位于旋后肌与旋前圆肌止点之间时,肱二头肌和旋后肌共同产生使近骨折段旋后的力量。骨折位于旋前圆肌止点以远时,旋后力量被一定程度地中和,近骨折段通常在轻度旋后位或中立位。因此,在对前臂骨折进行闭合整复调整旋转力线时,桡骨骨折的部位可帮助判断桡骨远骨折段需要纠正的旋转程度。

此外,起于前臂尺侧而止于腕关节及手部桡侧的肌肉,如桡侧腕屈肌,产生使前臂旋前的力量;起于尺骨和骨间膜背侧的肌肉,如拇长展肌、拇短展肌和拇长伸肌,产生使前臂旋后的力量。

(五)X 线检查

为统一描述的需要,均在前臂中立位拍摄 X 线片,肘关节正位时前臂为侧位,肘关节侧位时前臂为正位。

前臂骨折后拍摄 X 线片时,为减少患者的痛苦,不能强求上述前臂与肘关节的一致,须按如下要求拍摄:①包括上、下尺桡关节;②以肘关节正、侧位为标准,不纠正前臂所处的位置。

对 Evans 方法进行改良,用来判断前臂骨折后骨折远近段的旋转错位程度。

在肘关节侧位前臂 X 线片上,以桡骨结节为标志,由中立位开始至最大旋后位,桡骨结节由后向前旋转,根据其形态变化可以得知前臂旋后程度。

在肘关节侧位前臂 X 线片上,根据桡骨远端尺骨切迹的前角或后角与尺骨头的重叠形态,可以判断桡骨远段旋前或旋后的程度。尺骨切迹的前角较大而尖锐,后角较小而圆钝,下尺桡关节向背侧倾斜 30°,因此下尺桡关节间隙在前臂旋后 30°时显示最清楚,前后角均不与尺骨头重叠,自此旋前则前角逐渐与尺骨头重叠,旋后则后角与尺骨头重叠。

前臂旋转时尺骨并不旋转。从尺骨正面观察,尺骨茎突位于尺骨头背面正中。尺骨骨折时,远骨折段受旋前方肌牵拉而发生旋后。肘正位和侧位前臂 X 线片上均可以观察尺骨远骨折段旋转程度。

前臂骨折后要获得满意的功能,仅仅恢复尺桡骨的长度是不够的。必须恢复轴向和旋转对位以及桡骨弧度。鉴于前臂骨折后所涉及的骨与关节的复杂性以及许多非正常状态下的肌肉作用,通过闭合复位获得解剖复位极其困难。因此,对绝大多数移位的成人前臂骨折要行切开复位内固定。

二、桡尺骨双骨折

(一)损伤机制

前臂受到不同性质的暴力,会造成不同特点的骨折。

1.直接暴力

打击、碰撞等直接暴力作用在前臂上引起的尺桡骨骨折,骨折线常在同一水平,骨折多为横形、蝶形或粉碎性。

2.间接暴力

暴力间接作用在前臂上,多为跌倒时手掌着地,暴力传导至桡骨,并经骨间膜传导至尺骨。桡骨中上 1/3 处骨折常为横形、短斜形或带小蝶形片的粉碎骨折。骨折常向掌侧成角,短缩重叠移位严重,骨间膜损伤较重。骨折水平常为桡骨高于尺骨。

3.绞压扭转

绞压扭转多为工作中不慎将前臂卷入旋转的机器中致伤,此种损伤常造成尺、桡骨的多段骨折,易合并肘关节及肱骨的损伤。软组织损伤常较严重,常有皮肤撕脱及挫裂,多为开放骨折。肌肉、肌腱常有断裂,也易于合并神经血管损伤。

(二)骨折分类

桡尺骨骨折通常根据骨折的位置、骨折的形式、骨折移位的程度、骨折是否粉碎或是否有骨缺损以及骨折闭合或开放进行分类。每一因素都对骨折治疗的选择和预后有影响。

较为常用的是矫形创伤协会分类方法及 AO 组织关于长管状骨骨折的综合分类，但前臂的骨折分类在临床应用并不广泛。

为了描述的方便，根据尺、桡骨长轴上的位置将其分为 3 部分：桡骨近段，桡骨结节至桡骨弓的起始部；桡骨中段，整个桡骨弓(远至骨干开始变直处)；桡骨远段，桡骨弓远点至干骺端分界处。尺骨的划分与桡骨平齐。上下尺桡关节损伤对尺桡骨骨折的治疗和预后有很大影响，因此，判断尺桡骨骨折是否合并上下尺桡关节损伤是绝对必要的。有效的治疗要求将骨折和关节损伤作为一个整体进行处理。

(三)临床表现

在成人，无移位的尺桡骨骨折罕见。症状和体征包括疼痛、畸形、前臂和手部的功能受损。检查者不能尝试引出骨擦感，这既引起患者疼痛，也易加重软组织损伤。但在闭合整复时，要感觉骨折复位时的错动。

物理检查包括详细的桡神经、正中神经、尺神经的运动和感觉功能的评价。神经损伤在尺、桡骨骨折的闭合损伤中并不常见。需仔细检查前臂的血运情况及肿胀程度。如果前臂肿胀明显且张力大，可能已经存在骨筋膜间室综合征或正在进展中。必须详细检查以判定或除外这种情况。判定骨筋膜间室综合征最有价值的临床检查是手指被动伸直活动，如果出现前臂疼痛或疼痛加剧，则很可能存在骨筋膜间室综合征，而桡动脉搏动存在并不能排除骨筋膜间室综合征。如果患者失去感觉或不配合，需测定筋膜间室压力。确诊后需立即进行切开减张。

开放骨折，尤其是枪伤，通常合并神经及大血管的损伤。对此必须仔细地判定。开放性骨折需要紧急治疗。首先应在伤口上加盖无菌敷料。在急诊室探查伤口是错误的，这很容易将污染带至深层，增加感染机会。在手术室正规清创时可以更加客观和全面地评价软组织损伤程度。

尺桡骨骨折的 X 线表现决定于损伤机制和所受暴力的程度。低能量损伤的骨折线通常为横断或短斜形，而高能量损伤的骨折线常为严重粉碎或呈多段骨折，常合并广泛的软组织损伤。对可疑前臂骨折，至少应拍摄前后位和侧位 X 线片，有时需要加拍斜位片。X 线片上必须包括肘和腕关节。准确的影像学判定可能需要拍上下尺桡关节多视角的 X 线片，以决定是否存在关节的脱位或半脱位。在纯侧位片上，通过桡骨干、桡骨颈以及桡骨头中心的直线在任何投射位置都应通过肱骨小头的中心。合并的关节损伤对诊断是至关重要的，它对治疗和预后有重要影响。在普通前后位及侧位 X 线片上，很难判定前臂的旋转力线。通过改良的 Evans 方法常有帮助。

(四)治疗方法

治疗方法包括石膏制动、钢板螺丝钉固定、髓内针固定以及外固定架固定等。每种方法都有其适应证。绝大多数的尺桡骨骨折能够通过解剖复位、稳定的钢板固定以及早期的功能锻炼而得到有效治疗。

手术与非手术的选择：移位的尺桡骨骨折主要通过手术治疗。一般不能采用闭合复位的保守疗法,除非患者有手术禁忌证。成人无移位的尺桡骨骨折极少见。

1.石膏制动

(1)要点:对无移位的骨折用塑形好的长臂石膏制动于肘关节屈曲90°,前臂中立位。石膏应从腋窝至掌指关节,保证手指充分活动。骨折有可能在石膏内发生成角。如果颈腕吊带托在骨折远端的石膏部分,当前臂近端的肌肉肿胀消退或萎缩时,因为前臂远端的软组织少,石膏仍保持贴服,骨折发生成角畸形。防止这种成角的方法是在骨折处近端的管形石膏上固定一钢丝环,颈腕吊带通过钢丝环使用。无论多么理想的石膏外固定,无移位骨折都有可能发生移位。因此,在骨折后的4周内应每周拍摄1次X线片,严密随诊,一旦发生移位,应切开复位内固定。

(2)严格掌握闭合复位、石膏制动的适应证:由于解剖结构的特点,闭合复位很难使尺桡骨骨折获得满意的复位及保持良好的位置。对绝大多数移位的尺桡骨骨折不建议常规进行闭合复位、石膏制动。闭合复位治疗的尺桡骨骨折,最终结果不满意率高,且不愈合及畸形愈合率较高。当骨折发生在尺桡骨远端时,闭合整复的结果比较满意。

(3)整复的技巧:闭合整复时,必须使肌肉松弛,最好在臂丛或全身麻醉下进行。X线透视下,屈肘90°,对牵引部位进行保护,牵引拇、示、环指及上臂下段,直接触摸下对尺骨进行复位。根据桡骨结节位像,将前臂置于适度的旋后位置对桡骨进行整复。当骨折对位对线满意后,用包括肘关节的石膏固定并完善塑形。拍前后及侧位X线片评价复位。不能达到接近解剖复位的任何位置都不能接受。根据桡骨骨折的位置,前臂通常置于旋后或中立位进行制动。

外伤产生的尺桡骨弓形骨折(塑性弯曲)少见,可导致前臂旋转功能的严重障碍。如果怀疑这种情况,应拍健侧X线片进行对比。纠正这种畸形所需力量很大,容易造成移位骨折,且外固定难于控制骨折端的位置。

(4)石膏制动后的处置:鼓励患者进行手指的主动屈伸活动以利消肿,每日数次,间歇进行,仔细观察手部的血液循环以及运动能力,直到肿胀消失。如发现血液循环有问题,应立即剖开石膏及衬垫。缺血挛缩远比骨折错位的后果严重。

石膏制动后的1个月内应每周拍摄1次X线片进行复查。以后,每2周复查1次,直至骨折愈合。可于4~6周时更换石膏1次,应注意此时即使存在一些骨痂,骨折仍有发生成角的可能。

2.切开复位内固定

(1)手术时间:移位的成人尺桡骨骨折应尽早进行内固定,最好在伤后24~48小时内。除非合并其他严重损伤不允许手术。尽早手术无论是在手术操作还是在功能恢复方面均有好处。

(2)手术入路:除非血管有损伤,手术应在止血带下进行。对桡骨骨折,一般采用掌侧Henry切口。入路在肱桡肌与桡侧腕屈肌之间。对桡骨远1/3及近1/3骨折应将钢板放在掌侧,虽然这违背钢板应放在张力带侧(背侧)的原则,但掌侧软组织覆盖好,且掌侧骨面平整,易于置放钢板,并非单纯依赖张力带理论。对桡骨中1/3骨折最好将钢板置放在桡侧,塑型适宜的钢板置放在桡侧可以最好地保持桡骨最大弧度,但将钢板放在掌侧更易操作。过去常采用的背外侧Thompson切口,入路在桡侧腕短伸肌与指总伸肌之间,因容易损伤骨间背侧神经而越来越少被采用。该切口在中远段受到拇长展肌和拇短伸肌的影响使操作不便且背侧骨面不平整也较少应用。对尺骨骨折,沿尺骨嵴偏前或偏后切口,使皮肤切口在肌肉上方,而不是直接在骨嵴上方。尽量使尺、桡骨切口之间的皮肤宽度最大。入路在尺侧腕伸肌与尺侧腕屈肌之间,钢板可置放在掌侧或背侧骨面,取决于骨面与钢板适合的情况或粉碎骨块的位置。

(3)钢板螺丝钉内固定:动力加压钢板(DCP)固定治疗前臂骨折是目前大多数学者首选的方法。其要点如下。

1)骨折部位的显露:术中应在骨膜下切开暴露骨折端,但应最小限度地剥离骨膜,即仅在骨折部位及置放钢板的位置剥离骨膜。取 Henry 切口时,切开旋前圆肌止点时应将前臂旋前,因旋前圆肌止于桡骨背侧,这样可避免切断肌肉组织,减少出血;切开旋后肌止点时则应将前臂旋后,因旋后肌止于桡骨掌侧。

2)钢板螺丝钉的选择:钢板的长度要根据钢板的宽度、骨折的形态以及骨折碎块的数量来选择。一般每一主骨折段至少要用 3 枚螺丝钉固定。现在多采用 3.5mm 系列动力加压钢板(DCP),因为 4.5mm 的动力加压钢板在钢板取出后再骨折的发生率明显高于 3.5mm 系列的钢板。当骨折不稳定或骨折粉碎严重时,需适当增加钢板的长度。置放钢板时,使骨折两端的钢板长度尽量保持一致,以便没有螺丝钉离骨折线的距离<1cm,否则会在螺丝钉孔和骨折之间产生劈裂,损害固定效果。因此,最好选用较长的钢板,使接近骨折的 1 个钉孔不拧入螺丝钉。对斜形骨折,要在另一个方向单独应用拉力螺丝钉或通过钢板应用折块间拉力螺丝钉。通过骨折或相关骨块的拉力螺丝钉固定,可使固定的稳定性增加 40%。

3)骨折的复位:尽可能地将粉碎的骨折块保留并与主要骨折块之间用拉力螺丝钉固定,以获得折块间加压。当尺、桡骨双骨折时,需将 2 处骨折分别暴露,在应用钢板固定前,将 2 处骨折都进行复位并临时固定,否则,当先固定一处骨折而复位另一处骨折时,先行的固定和复位有可能失效。对不稳定骨折,可先用 1 枚螺丝钉将钢板与一侧骨段固定,然后再将骨折另一端与骨钢板复合体复位,采取这种方法,软组织剥离较小,且较易处理骨折端粉碎骨块。桡骨钢板的准确塑形可以防止人为的桡骨弧度的改变。为了保持正常的桡骨弧度,将钢板轻微倾斜置放到骨干长轴上是可以接受的。

(4)切口的关闭:术后要求只缝合皮肤及皮下,不要缝合深筋膜。前臂深筋膜很紧,如勉强缝合,其水肿和出血会使前臂骨筋膜间室压力增加,可能引起缺血性挛缩。术后应放置引流,以减轻血肿及肿胀,术后 24 小时后拔除。

(5)术后处理:要根据每例患者的具体情况进行处理。如骨折粉碎不严重,内固定稳定,术后不需要外固定,可用敷料加压包扎,抬高患肢直到肿胀开始消退。患者麻醉一恢复,即应指导患者开始行肘部、腕部及手指的轻微主动活动。术后 10 天左右,患者通常基本恢复前臂及相邻关节的活动范围。如果患者不能很好配合或没有获得稳定的内固定,加压包扎后,可用前臂 U 形石膏制动 10~12 天。伤口拆线后,再用长臂石膏托制动。石膏托必须在 X 线片显示有骨愈合后才能去除,通常在术后 6 周以后。在有骨愈合证据以前,应禁止患者参加体育活动及患肢持重物。定期复查,每月 1 次,每次拍 X 线片。在获得稳定内固定的情况下,很难确定骨愈合的准确时间。如果没有不愈合的放射学征象存在,如激惹性骨痂、骨折端骨吸收或螺钉松动,也没有临床失败的征象,如感染和疼痛,则可认为愈合在正常地发展。X 线片上显示骨折线消失，且没有刺激性骨痂，是骨折愈合的确切指征，平均愈合时间一般为8～12周。

3.髓内针固定治疗尺桡骨骨折

鉴于尺桡骨形态的复杂性以及骨折后要求解剖复位，一般不能应用髓内针治疗尺桡骨骨折。因为髓内针固定难于使骨折解剖复位，尤其是很难控制骨折端的旋转。仅在某些特殊情况下应用，其适应证：节段性骨折；皮肤条件差（如烧伤后）的患者；加压钢板术后内固定失效及不愈合；多发骨折患者的前臂骨折；骨质疏松患者的前臂骨折等。

(五)并发症

1.不愈合和畸形愈合

尺、桡骨骨干骨折的不愈合率较低。通常由于感染、开放复位及内固定不稳定或没有获得满意的复位以及采取闭合复位进行治疗。准确的切开复位和稳定内固定一般能够控制不愈合的发生。对不愈合者通常需要二次手术治疗。

2.感染

尽管采取了各种措施防止感染，一些开放骨折和切开复位的闭合骨折仍会发生感染。在一些有广泛软组织损伤的患者中，其发生率较高。

如发生感染，需要切开伤口进行引流、扩创和充分灌洗。要进行伤口分泌物培养和药物敏感试验，并应用合理的抗生素进行治疗。浅表的感染通常仅应用抗生素即可。对较深的感染，则需要切开伤口进行引流，使用石膏外固定。如内固定没有失效，则不需要取出。尽管有感染存在，通过切开引流和应用抗生素，许多骨折仍能够获得骨折愈合。骨折愈合后，则可取出内固定物。

对内固定物失效和明显不愈合的晚期感染，应取出内固定物及所有死骨；开放伤口进行换药并放置灌洗装置或VSD引流。如果扩创后骨折端有骨缺损，通过换药消除感染后，可用一长钢板固定骨折并进行植骨。术前要作一系列检查以确保植骨安全。另外，有时可应用外固定架固定。如骨缺损超过6cm，则可行带血管蒂的游离腓骨移植以桥接骨缺损。

3.神经损伤

神经损伤在尺桡骨闭合性骨折和仅有小伤口的开放性骨折中少见，通常发生在合并广泛软组织缺损的损伤中。

在这种损伤中，如果主要神经失去功能，应在清创时进行探查，如伤口清洁，软组织床充分，可行一期修复；否则可将两端进行缝合，并与邻近的软组织进行固定，阻止其回缩，为晚期修复创造条件。若神经损伤是手术所致，则应作如下处理：部分神经损伤可观察数周或数月，看是否有恢复，如术后3个月无恢复，应行探查术；完全损伤时，且进行手术时未显露神经，则应在术后数小时或数天进行探查，以发现神经损伤是否由于钢板压迫或缝合所致；如果在术中观察到神经，而且术者确信神经没有损伤，则不必进行探查，等待神经恢复是合适的处理。

4.血管损伤

如果尺、桡动脉功能正常，侧支循环好，损伤其中任何一支，对手的血运没有明显影响。因此，当一支动脉损伤时，可给予结扎处理。除非在几乎离断的开放性创伤中，出现两支主要动脉均发生撕脱的情况，此时，通常神经、肌腱和骨骼的损伤也非常严重，有可能需要进行截肢术。但在一些合适的病例可行断肢再植或血管吻合。

5.骨筋膜间室综合征

前臂筋膜间室综合征通常与骨折合并有肱骨髁上骨折、前臂刀刺伤、软组织挤压伤以及术中止血不彻底或关闭伤口时缝合深筋膜有关。

以往诊断筋膜间室综合征总结出"5P"征,即疼痛(pain)、苍白(pallor)、感觉异常(paresthesia)、麻痹瘫痪(paralysis)、脉搏消失(pulselessness)。前臂掌侧张力大、手指被动过伸疼是早期诊断骨筋膜间室综合征的重要依据。存在桡动脉搏动也不能排除骨筋膜间室综合征。对感觉迟钝、疼痛抑制或神志不清醒的患者应作筋膜间室压力测定,以确定诊断,避免延误治疗。当组织压升高达 $40\sim45mmHg$(舒张压为 $70mmHg$)时,应考虑进行切开减张术。当组织压大于或等于舒张压时,组织灌注停止,即使远端动脉存在搏动也应该进行切开减张。切开减张时,应从肘关节到腕关节作广泛的筋膜切开,包括纤维束及腕横韧带。可通过术中关闭切口前放松止血带并进行彻底止血、不缝合深筋膜而只缝合皮肤和皮下而避免手术后的骨筋膜间室综合征。

6.创伤后尺、桡骨骨桥形成(交叉愈合)

尺、桡骨交叉愈合发生率较低。骨桥形成常出现在有下列情况时。

(1)同一水平粉碎、移位严重的双骨骨折。

(2)前臂挤压伤。

(3)合并颅脑损伤。

(4)植骨位于尺、桡骨之间。

(5)经同一切口暴露尺、桡 2 骨。

(6)感染。

(7)螺钉过长穿过骨间膜。

如果发生交叉愈合后前臂固定于较好的功能位置,不做任何处理;如前臂位置不佳,可通过截骨将前臂置于较理想的功能位置。

有时可以尝试进行骨桥切除,曾有获得较好功能的报道。切除后应彻底止血,并在骨桥切除的部位植入活性软组织进行隔开。

7.再骨折

再骨折包括钢板取出过早、原骨折部位再骨折以及创伤引起钢板一端部位的骨折。加压钢板提供了坚强内固定,传导到前臂的正常应力受到钢板的遮挡,从而使骨骼受到的应力减弱,坚强内固定后的钢板下皮质骨变薄、萎缩,几乎成松质骨的特点,如果软组织剥离广泛,缺血性坏死和再血管化会进一步减弱皮质骨的强度。过早取出钢板,即使较小的创伤也可引起原骨折部位或邻近部位的骨折。

骨折愈合后,只有当:①钢板位于皮下引起患者明显不适;②患者计划重返原来的对抗性体育活动时,才考虑取出钢板。如果要取出钢板,至少应在术后 18 个月以上。过早取出钢板,再骨折的发生率较高。钢板取出后,上肢应至少保护 8 周,并避免较强的外力活动,6 个月后再完全恢复正常活动。

再骨折与以下因素关系密切:①原始损伤能量高,压砸、开放损伤或多发损伤;②粉碎骨折原始复位时未获得理想的复位与加压;③X 线片显示骨折未完全愈合。

三、桡尺骨开放骨折

(一)概述

桡尺骨开放骨折的发生率较高,在全身的骨折中,其发生率仅低于胫骨骨折。其高发生率与桡尺骨骨折损伤机制中高能量损伤的频率高以及桡尺骨位置较浅有关。

(二)骨折分类

应用 Smith 以及 Gustilo 和 Anderson 改良的分类方法,尺桡骨开放骨折可分为以下 3 型。

Ⅰ型:伤口清洁,<1cm。

Ⅱ型:伤口大于 1cm,没有广泛软组织损伤、皮瓣或撕脱。

Ⅲ型:节段性开放骨折,合并广泛软组织损伤的开放性骨折或创伤性截肢。

之后 Gustilo 等人又将第Ⅲ型分为 A、B、C 3 个亚型。ⅢA 型:枪伤,骨折有足够的软组织覆盖,不论是否有广泛软组织撕裂伤、皮瓣或高能量创伤,不考虑伤口大小;ⅢB 型:农业损伤,合并广泛软组织损伤、骨膜剥离和骨骼外露,通常伴有严重污染;ⅢC 型:开放性骨折合并需要修补的血管损伤。第Ⅰ、Ⅱ型伤口明显多于第Ⅲ型伤口,通常由骨折片的尖端刺破皮肤造成。

(三)治疗方法

1.治疗步骤

进行细微而广泛的清创后,必须对骨折进行一期切开复位内固定或外固定架固定。如果不能准确判断软组织是否仍然存在血运,可以在 2～3 天后再次甚至多次扩创术。

如果没有感染迹象,术后静脉应用抗生素 2 天。对植皮的开放伤口,应在 2 天后再给予口服抗生素 5～7 天较为安全。如果开放伤口较清洁,没有感染迹象,可在关闭或覆盖伤口时进行植骨。近年来,大多数学者认为,如果清创彻底,一期内固定是安全可靠的。

2.伴随软组织损伤的处理

ⅢB 及ⅢC 型损伤,不采用某种形式的固定,则处理软组织损伤极其困难。外固定架可对骨折提供较好的稳定,有利于对软组织进行修复。提倡对软组织进行早期重建,结果明显好于晚期重建者。

3.外固定架的应用

对合并软组织缺损、骨缺损和严重粉碎的开放性尺桡骨骨折,外固定架的应用越来越广泛。它们有 3 种基本的类型:Hoffmann 单边单平面型、Hoffmann 双边双平面型以及 Hoffmann-Vidal 贯穿型。由于有损伤血管神经组织的危险,贯穿固定的外固定架在前臂骨折中的应用受到了一定的限制。应用外固定架的指征如下。

(1)合并严重的皮肤和软组织开放损伤。

(2)合并骨缺损或骨折粉碎需维持肢体长度。

(3)合并软组织缺损的开放性肘关节骨折脱位而不能应用内固定者。

(4)某些不稳定的桡骨远端关节内骨折。

(5)感染性不愈合。

4.内固定与外固定的灵活应用

无论选择内固定或外固定架,都应根据具体情况而定。对某些患者一骨应用内固定,而另一骨用外固定架固定可能是最好的固定方法,尤其是一些长骨远、近端的骨折。当选择内固定时,要保证固定的强度来稳定前臂骨折,以便对伤口进行处理。和处理其他开放骨折一样,对伤口进行充分的冲洗和彻底的清创是最重要的。在急诊室进行伤口培养后,应静脉应用抗生素,并在术中和术后继续应用。注意必须注射破伤风抗毒素。

第八节　桡骨干骨折和 Galeazzi 骨折

桡骨干骨折可分为 2 种:①桡骨干骨折不合并下尺桡关节损伤;②桡骨干中、远 1/3 部位骨折,不同程度的损伤下尺桡关节。

一、单纯桡骨干骨折

由于前臂肌肉较完整地覆盖桡骨近 2/3,单纯桡骨干骨折在成人少见。绝大多数能够导致桡骨骨折的损伤,也常可造成尺骨骨折,而且在日常的功能状态下,桡骨的位置较之尺骨更不容易受到外力的直接损伤。

无移位的桡骨干骨折极少见,通常行长臂石膏或前臂 U 形石膏制动,前臂置于轻微或完全旋后位,旋后程度取决于骨折端是位于旋前圆肌止点以上还是以下。石膏制动后骨折仍有可能发生移位,起初的几周内应定期拍 X 线片复查,直到骨折愈合才能去除石膏。

移位的桡骨骨折最好行切开复位内固定(ORIF)。由于近骨折段很短,行钢板内固定较为困难,通常骨折近段可用 2 或 3 枚螺丝钉固定。建议行前方 Henry 切口,切口的近段应至肘关节,以便充分显露神经、血管结构。必须辨认并分离桡侧血管返支,分离并保护桡神经及其浅、深支,应翻起旋后肌的尺侧缘以免损伤桡神经深支。如果必须切开环状韧带以便显露,则应在关闭切口前予以修补。术后处理同尺、桡骨切开复位内固定术后。

二、Galeazzi 骨折

(一)概述

其发生率为前臂骨折的 3%~6%。可以在原始损伤时出现下尺、桡关节半脱位或脱位,也可以在治疗中逐渐产生下尺、桡关节半脱位或脱位。Campbell 曾称这种骨折为"必须骨折",意思是要获得良好的功能,必须采取切开复位内固定。

该损伤难于复位及复位后难于维持的 4 个主要因素。

(1)即使进行石膏固定,手部的重力作用仍会引起下尺桡关节半脱位及骨折向背侧成角。

(2)位于掌侧的旋前圆肌的作用,可使桡骨向尺侧靠拢,并牵拉其向近侧及掌侧移位。

(3)肱桡肌的收缩可使远骨折段旋转并向近侧移位。

(4)拇外展肌及拇伸肌可使桡骨远骨折段向尺侧靠拢,向近侧移位。

(二)损伤机制

Galeazzi 骨折脱位可因直接打击腕关节或桡骨远 1/3 的桡背侧而造成;也可因跌倒时,前臂旋前,手掌撑地时外力传导所致;还可因机器绞伤而造成。其发生率为 Monteggia 骨折脱位的 3 倍。

(三)临床表现与诊断

症状和体征与创伤严重程度有关。移位不明显的骨折仅有疼痛、肿胀和压痛;骨折移位明显时,桡骨短缩、成角、下尺桡关节压痛、尺骨头向背侧膨出。多为闭合骨折,发生开放性骨折时多为桡骨近骨折端穿破皮肤所致,伤口较小。合并神经、血管损伤者罕见。

X线表现:骨折部位通常位于桡骨中下 1/3 交界处,为横断或短斜形,粉碎多不严重。若桡骨骨折移位显著,下尺、桡关节将出现半脱位或完全脱位。正位 X 线片上,桡骨短缩,下尺、桡关节的间隙增大;侧位 X 线片上,桡骨骨折通常向背侧成角,尺骨头向背侧突出。下尺、桡关节损伤通常是单纯韧带损伤,但有时也会造成尺骨茎突撕脱骨折。

(四)治疗方法

1.治疗及固定方法的选择

由于 Galeazzi 骨折脱位中阻碍骨折复位的力量强大,闭合复位的治疗效果差。即使原始骨折无移位,在石膏固定过程中发生移位的可能性也较大。要获得良好的旋转功能,并避免关节紊乱及关节炎的发生,必须使骨折获得解剖复位。进行切开复位内固定是必然的选择。

由于桡骨远端髓腔宽大,髓内针不能有效的控制骨折端的旋转及短缩移位,进行钢板螺丝钉内固定是最好的固定方法,但钢板要足够长,螺丝钉在 2 层皮质均应获得良好的把持。

2.手术入路

取前方 Henry 切口,由桡侧腕屈肌和肱桡肌之间进入。将桡动脉及伴行静脉拉向尺侧,肱桡肌和桡神经浅支拉向桡侧,其他结构均拉向尺侧。骨折几乎总是位于旋前方肌止点的上界处,切断旋前方肌的桡骨止点并将其翻向尺侧即可显露骨折断端。

3.骨折复位

骨折通常粉碎不严重,但如有粉碎骨块,应尽可能将其复位。较大的蝶形骨块需要先与主骨折段复位并用拉力螺丝钉固定后,再复位主骨折端。骨折复位前要先选定合适长度的钢板。

4.钢板的应用

桡骨掌侧平坦,有利于置放钢板。单纯横断骨折,一般用 6 孔 3.5mm 系列的钢板固定即可,如骨折粉碎或呈斜形时,可用 8 孔钢板。骨折线两端尽量使钢板等长,以保证骨折端的每一侧至少有 3 枚 3.5mm 螺丝钉固定,且没有螺丝钉离骨折线<1cm,必要时接近骨折处的钢板钉孔不用螺丝钉固定。骨折线呈横断时,可用钢板使骨折端获得加压;如骨折为斜形,可用拉力螺丝钉使骨折端获得加压。如皮质骨螺丝钉不能有很好的把持,应更换为松质骨螺丝钉,尤其是在骨折远端。有时钢板需要塑形以适应桡骨远端的形状,否则有可能引起下尺、桡关节半脱位或脱位。当骨折粉碎明显时,应使用中和钢板,不能进行骨折端的加压,以免桡骨发生短缩,此时还应取自体髂骨植骨。

5.下尺桡关节的复位及稳定性的评价

要通过细致的触诊判断下尺、桡关节是否获得复位以及是否稳定。骨折复位后,下尺桡关节可能出现以下 3 种情况。

(1)下尺桡关节已复位且稳定:这种情况最常见。关闭切口后,石膏制动 48 小时即可去石膏进行功能活动。每次复查时注意检查下尺桡关节。

(2)下尺桡关节可复位但不稳定:通常在前臂完全旋后位稳定。将前臂置于完全旋后位,用长臂石膏制动 4 周,然后允许前臂自完全旋后位至中立位的活动,6 周后允许完全的旋转活动,但夜间仍用石膏托将前臂制动于旋后位,直至伤后 3 个月。如下尺桡关节不稳定,则复位下尺桡关节后,钻入直径 2.0mm 克氏针固定 3 周,穿针处恰位于下尺桡关节近端。有时也可用 1 枚螺丝钉进行固定,如固定下胫腓关节一样,但取出时相对较麻烦。如果下尺桡关节不稳定是由于尺骨茎突较大骨折块所致,则应行切开复位内固定,前臂旋后位石膏制动 4~6 周。

(3)下尺桡关节不能复位:这种情况极少见。通常由于桡骨骨折复位不良或者软组织嵌入关节造成。如桡骨骨折复位满意,则应切开下尺、桡关节进行复位。腕关节背侧单独切口进入,注意保护尺神经背侧感觉支。下尺桡关节不稳定通常是背侧不稳定,一般由背侧软组织撕裂所致,可通过直接修补背侧软组织或关节囊而获得稳定。修复背侧软组织及关闭切口时要将前臂置于旋后位。术后用石膏制动前臂于旋后位 3 周。

6.切口的关闭

将旋前方肌覆盖在钢板表面,但不必再缝合至桡骨,不可缝合深筋膜。术后石膏制动。石膏制动后再拍 X 线片证实下尺桡关节已完全复位。

7.术后处理

术后制动时间取决于下尺桡关节的稳定情况。术后如存在下尺桡关节不稳定,则可用石膏制动,具体时间可见前述;如术后在前臂旋转过程中下尺桡关节稳定,可不用石膏制动,鼓励进行早期活动。石膏制动期间鼓励患者主动活动手指,要等到前臂主动活动范围的恢复接近正常时再开始抗阻力活动。因为钢板有较好的软组织覆盖,一般不需要常规取出,除非是年轻的运动员。取出钢板后要保护一段时间,防止发生再骨折。

(五)并发症

并发症包括骨折不愈合、畸形愈合及感染。有时还可出现下尺桡关节半脱位或脱位。在急性骨折脱位患者,通过良好的手术技术及内固定,这些并发症大都可以避免。

对骨折不愈合和畸形愈合,应重新复位固定及植骨。如骨折端吸收明显,应取全层髂骨植入,以恢复桡骨长度,并使下尺桡关节恢复对应关系,以期获得较好的功能。

对轻、中度的畸形愈合,出现前臂旋转受限且疼痛时,在桡骨骨折牢固愈合后,可考虑进行尺骨远端的重建。若桡骨愈合后发生短缩,同时有尺腕关节撞击症状,可考虑行尺骨短缩。更复杂的关节内畸形可采用 Bowers 描述的半切除术加关节成形术,尽量避免进行尺骨远端切除,如要切除,应作骨膜下切除,以保留完整的尺侧副韧带复合体。另一种切除尺骨远端的方法是将下尺桡关节进行融合,同时截除关节以近的尺骨远段,使尺骨远段形成"假关节"。

第九节　尺骨干骨折和 Monteggia 骨折

一、单纯尺骨干骨折

不涉及桡骨头脱位的单纯尺骨干骨折比较常见。通常是由于前臂受到直接打击造成的,一般没有移位或移位很小。直接打击引起的尺骨干骨折被称为"警棍骨折"。Bell 和 Patel 曾报告过运动员的尺骨应力骨折。

(一)无移位的尺骨干骨折

对无移位或轻度移位的尺骨干骨折,可首先使用石膏制动,后更换为功能支架固定。在急性肿胀和症状消失后去除石膏,而功能支架在固定骨折的同时允许肘、腕关节活动,至少保护8周或骨折部位压痛消失以及X线片显示骨痂出现。任何合并有血管损伤者都要考虑进行切开复位。

(二)移位的尺骨干骨折

Dymond将成角＞10°或移位大于骨干直径50％的尺骨干骨折定义为移位骨折。移位的尺骨干骨折较之无移位者要复杂得多,治疗时要非常谨慎,因为:

(1)移位的尺骨干骨折常合并桡骨头不稳定。

(2)移位的尺骨干骨折容易成角,可能是由于失去了骨间膜的支持。

(3)尺骨远段的骨干骨折有可能发生短缩,从而引起下尺桡关节的症状。

(三)治疗

对于无移位尺骨干骨折,可首先用石膏前后托固定7～10天或至肿胀和疼痛消退,再改用功能支架,直到骨折临床愈合,一般为4～6周,最初3周内,每隔1周应拍X线片复查,一旦发现骨折移位,应改变治疗计划。对移位大于骨干直径50％的尺骨干骨折(无桡骨头脱位),可行切开复位,以3.5mm系列动力加压钢板内固定。如有可能,应尽量使螺丝钉在骨折两端各把持8层骨皮质,即4枚螺丝钉。尺骨远段移位的骨折,在远骨折段可仅固定4层骨皮质。若骨折粉碎,波及骨干直径的50％以上,则建议取髂骨植骨。

节段性骨折可用3.5mm系列的长钢板进行固定。对开放骨折,若伤口情况允许,应一期行切开复位内固定;如伤口污染严重,则待伤口情况允许后,二期行钢板内固定。

二、Monteggia 骨折脱位

(一)骨折分类

Monteggia骨折脱位约占前臂骨折总数的5％。Monteggia描述这种损伤为尺骨近1/3骨折合并桡骨头向前脱位。Bado扩展了Monteggia骨折脱位的概念,包含了任何部位的尺骨骨折合并桡骨头脱位,并将其分为4种类型。

Ⅰ型:任何水平的尺骨干骨折,向前成角,合并桡骨头向前脱位。

Ⅱ型:尺骨干骨折向后成角,合并桡骨头向后外侧脱位。

Ⅲ型:尺骨干骺端骨折,合并桡骨头向外或前外侧脱位。

Ⅳ型:尺、桡骨近1/3骨折,合并桡骨头向前脱位。

在以上4种类型中,Ⅰ型最多见,约占全部Monteggia骨折脱位的60％～80％,Ⅲ型和Ⅱ型次之,Ⅳ型最少见。

(二)损伤机制

Ⅰ型损伤的发生机制是前臂的强力旋前。因为研究中发现,Ⅰ型损伤既没有沿尺骨嵴的皮下青肿,也没有直接暴力所导致的骨折端粉碎骨块。

Ⅱ型损伤是肘关节内侧副韧带撕裂造成肘关节后脱位前出现了尺骨干骨折。

Ⅲ型损伤对肘关节的原始作用是外展力量,在这一条件下,如果前臂被动旋后,桡骨头则向后外侧脱位;如果前臂被动旋前,桡骨头则向前外侧脱位。

Ⅳ型损伤是Ⅰ型损伤合并桡骨干骨折。

(三)临床表现

症状体征包括疼痛、肘关节肿胀、畸形、骨擦音以及骨折处异常活动等。通常可以触摸到脱位的桡骨头。必须进行细致的神经检查,因为神经损伤,尤其是桡神经损伤在 Monteggia 骨折脱位中时常发生。绝大多数的神经损伤发生在 Bado Ⅱ型损伤。任何前臂损伤,均应对其上、下关节进行仔细检查。若腕关节或肘关节出现压痛,即应高度怀疑合并有关节损伤。

任何有尺骨移位骨折的上肢损伤必须拍摄标准的肘关节前后位及侧位 X 线片。前臂处于中立位,只有当肱骨及前臂平放在 X 线片暗盒上并屈肘 90°时,才能获得标准的肘关节侧位片。

若肱桡关节对位正常,在纯侧位 X 线片上,桡骨干的长轴均应通过肱骨小头的中心。

(四)治疗方法

过去治疗 Monteggia 损伤常常采用闭合复位及石膏制动,但现在认为闭合复位仅对小儿患者疗效较好。推荐对尺骨骨折行切开复位、加压钢板内固定以及对桡骨头脱位进行闭合复位。

Monteggia 骨折脱位需要进行急诊处理。如有可能,在急诊室即应进行桡骨头脱位的复位。手术亦应尽快施行。

术中必须行 X 线透视或拍 X 线片来确定桡骨头的复位及稳定情况,但要获得更可靠的结果,最好拍照 X 线片。

术中取仰卧位,患肢外展于手术桌上;也可通过健侧卧位,将患肢置于身体上进行。后者可使手术者在术中更自由地活动整个上肢。通过牵引及对桡骨头的直接推压使桡骨头复位。大部分病例可行桡骨头闭合复位,仅行尺骨骨折的切开复位内固定。桡骨头脱位不能闭合复位者少于 10%。

当桡骨头不能闭合复位时,采用 Boyd 入路切开复位。皮肤切口近端起自肱骨干外侧,向下经过肱骨外上髁、桡骨头和尺骨干间隙,直到尺骨嵴。深层近端通过腕伸肌和肱三头肌间隙,远端通过尺侧腕伸肌和肘肌之间。在肘肌的深层显露出旋后肌纤维,将前臂旋前,使骨间背侧神经远离旋后肌的尺骨起点。切开旋后肌在尺骨的起点,显露关节囊,纵形切开,注意避免损伤肘关节外侧副韧带的尺骨止点,显露出骨折端及桡骨头。

术中于骨折线处做骨膜下剥离。向下延长切口时,避免损伤尺神经的背侧感觉支。尺骨复位后,用 3.5mm 系列动力加压钢板将尺骨临时固定,拍 X 线片或透视证实桡骨头已复位以及尺骨长度恢复后,依次用螺丝钉固定。尺骨固定完成后,可被动活动肘关节来评价桡骨头的稳定性,通常在 X 线透视下观察,并最后拍 X 线片记录复位及固定。不缝合深筋膜,深层置放引流。术后以长臂石膏后托制动患肢于前臂中立位。

(五)术后处理与康复

术后 5～7 天去除原始敷料及石膏托,根据术中桡骨头稳定情况,改用石膏托或支架制动。若患者配合好,且术中作肘关节及前臂充分活动时,骨折端及桡骨头稳定,术后 7～10 天即可去除石膏托进行肘关节主动屈伸、前臂主动旋前、旋后活动。最初要在医生的指导下进行。若术中骨折部位不够稳定或桡骨头稳定性较差,则可用长臂石膏制动6周后再进行活动练习。术后2、4和6周需拍X线片复查。6周后,如内固定稳定以及骨折部位有愈合迹象,则去除一切外固定及保护(颈腕吊带除外)。

几点需要注意的问题:

1. 术前有桡神经损伤症状

若Monteggia损伤时即伴有桡神经损伤症状,当桡骨头容易复位时,不主张在手术的同时行神经探查。这种损伤症状通常是由于神经受牵拉所致的神经麻痹,绝大多数病例可在6～12周内恢复功能。如伤后3个月仍未恢复,则应行探查。

2. 开放骨折

开放骨折需急诊处理。如伤口允许,最好一期行切开复位钢板内固定。伤口不一定一期关闭,必要时多次清创直到获得清洁的伤口。当伤口污染严重不允许进行钢板固定时,可行外固定架固定,以便于伤口的观察和处理。

3. 骨折粉碎

尺骨干骨折粉碎严重时,要获得解剖长度难度很大。若桡骨头复位后稳定,可借以帮助重建尺骨长度并行钢板固定。如桡骨头不稳定,则应切开肘关节,直视下确保桡骨头复位,再恢复尺骨长度。可用1块或2块3.5mm系列骨盆重建钢板塑形后固定尺骨骨折,必要时,可用张力带钢丝辅助钢板固定,以增加骨折端的稳定。

4. 尺、桡骨双骨折

对Bado Ⅳ型损伤,先用钢板固定尺骨骨折更容易。在切开复位桡骨干骨折之前先复位桡骨头。如果桡骨头复位有困难,则通过延长桡骨或尺骨的切口显露肘关节以复位桡骨头。不主张通过一个切口同时显露尺、桡骨骨折。

5. 桡骨头闭合复位不成功

如不能复位桡骨头,行切开复位。这种情况通常是由于前关节囊或环状韧带阻挡所引起。切除引起阻挡的部分关节囊后,桡骨头很容易获得复位。如果有利于桡骨头的稳定,则修补关节囊。如环状韧带组织尚完整则予以修补,但不主张进行重建。在关节囊及环状韧带撕裂严重,不能修补而桡骨头复位后又不稳定的情况,Crenshaw主张利用前臂深筋膜重建环状韧带。该重建结构应在尺骨的桡骨切迹以远、桡骨结节以近环绕桡骨颈,松紧要适宜,不能限制前臂的旋前、旋后功能。

6. 桡骨头骨折

对Ⅱ型Monteggia骨折若桡骨头骨折块足够大,应尽可能进行切开复位内固定(ORIF);如不能恢复桡骨头的完整,则行桡骨头切除;若切除桡骨头后引起肘关节不稳定,则进行桡骨头假体置换或修补肘关节内侧副韧带。桡骨头假体置换改善了肘关节内、外侧方向上的稳定性,但不能改善前、后方向上的稳定性。

7. 植骨

在尺骨骨折中,如骨折粉碎大于骨干周径的50%,而不能恢复解剖位置或骨折处血供受到明显损害时,应取松质骨植骨。如尺、桡骨均发生骨折,则植骨时要置放到骨间膜的相对面,以免引起骨桥形成。

(六)并发症

Monteggia 骨折可出现与其他骨折相同的并发症,如感染、内固定失效、不愈合和畸形愈合等,这些并发症绝大多数是由于损伤严重、组织的活性差、固定不稳定和技术上的错误所造成的。

Monteggia 骨折有其独特的并发症,包括诊断错误、神经损伤、桡骨头再脱位和尺桡骨骨桥形成。

1.诊断错误

经验以及对肘关节和前臂位置关系的充分理解可以减少诊断上的错误。强调对存在肘关节压痛的任何移位的尺骨或前臂骨折拍摄标准的肘关节 X 线片,以保证诊断的准确性。

2.神经损伤

必须详细记录骨折发生时的急性神经损伤,特别要注意桡神经和正中神经终末支(即背侧骨间神经和掌侧骨间神经)的损伤。

术前不存在而术后出现的神经症状通常发生在桡神经或正中神经。这些损伤通常是在复位时神经受到桡骨头的压迫或过度牵拉所造成。因撕裂或直接切割造成的神经损伤极为少见。

桡骨头复位时应轻柔操作,在切开复位时对桡神经和正中神经终末支的细微解剖可大大减少医源性的神经损伤。术后神经麻痹至少要观察 12 周方可进行手术探查,绝大多数并不需要手术而能自行恢复。

3.桡骨头不稳定

若术中尺骨骨折获得了解剖复位,对桡骨头周围的组织进行修补后再发生桡骨头脱位的可能性较小。如术后出现桡骨头脱位,应重新评价尺骨骨折复位的准确性。若尺骨骨折已获得解剖复位,可在麻醉下闭合复位桡骨头,并且用长臂石膏制动;若伤后 4 周内进行手术,则对桡骨头脱位进行闭合复位有可能成功;如尺骨骨折没有获得解剖复位,则应取出内固定,重新复位尺骨骨折并切开复位桡骨头。伤后 6 周以上的桡骨头脱位一般需要进行桡骨头切除或人工桡骨头假体置换。

4.尺、桡骨骨桥形成

尺、桡骨骨桥形成易发生在开放损伤合并严重软组织损伤以及术中进行了植骨的病例。为避免骨桥形成,建议在术中将植骨置于骨间膜的相对侧,术后服用吲哚美辛。前臂近端骨桥切除存在许多问题。Richards 曾切除 2 例前臂近端骨桥并置入硅胶片作为隔离,没有再形成骨桥,前臂旋转功能虽有改善,但仍明显受限。

第十节　桡骨远端骨折

一、概述

桡骨远端骨折是指位于距桡腕关节面 2～3cm 内的松质骨骨折,桡骨干皮质骨向松质骨移行部以远的部分。近年来也有学者将其范围扩大至旋前方肌近侧缘以远。尺骨远端一般是指尺骨干皮质骨向松质骨移行部以远的膨大部分。

各国学者更加重视骨折是否波及桡腕或下尺桡关节，移位程度和稳定性，这些因素对骨折严重程度的判断，治疗及预后是很重要的。过去某些观点认为桡骨远端骨折即便畸形明显对功能影响也不严重，这种观点肯定是不全面的。特别是近十年来，对于桡骨远端骨折复位与重建的要求越来越高，并发展了不同的治疗方法。在本节中将对桡骨远端骨折的类型、特点及治疗方法进行讨论。

二、损伤机制

桡骨远端损伤最多见于跌伤。跌倒时，手臂伸出，前臂旋前，腕背伸，以手掌着地。桡骨远端损伤也可见于屈曲暴力、扭转暴力和直接暴力，但较少见。通常骨折首先发生在掌侧也就是张力侧骨折，产生的压力使骨折向背侧延伸，就像骨折沿 45°切线延伸一样造成背侧骨皮质粉碎骨折。松质骨被压缩，使背侧的稳定性降低。承受高张力负荷的桡腕掌侧韧带，必然将张力负荷传导至掌侧皮质。桡骨远端骨折，只有在剪切力和压应力的共同作用下才能造成关节内骨折，并常伴有韧带损伤。当然损伤的范围和程度还受到撞击时的速度、手和腕所处的位置、前臂旋转的角度、骨与韧带的强度及弹性的影响。关节内骨折较之干骺端成角的关节外骨折更加不稳定。

弯曲应力作用于桡骨远端，其掌侧为拉伸应力，掌侧先发生骨折，压缩应力沿长轴呈 45°形成剪切应力，产生背侧粉碎骨折，同时松质骨压缩。

由于桡骨远端骨折的类型不同，产生的机制也不同。

(一)桡骨远端干骺端弯曲应力骨折

当跌倒时上肢伸展，前臂旋前，腕关节背伸以手掌触地受伤时，有两个力作用于腕部。一个力是体重沿桡骨长轴向地面的冲击力，另一个力是手掌撑地所产生的反作用力。后者通过腕骨主要是舟月复合体系传导至桡骨远端关节面的背侧部分，同时还包括弯曲应力作用在干骺端部位，致使干骺端背侧皮质发生粉碎骨折，同时骨折远折端松质骨发生嵌压，这种嵌压或塌陷在骨质疏松患者则可能产生局部骨缺损。桡骨远端掌侧皮质则因拉伸应力而断裂。

有学者指出在跌倒时前臂旋后位，肘伸直位，手掌着地则压缩应力传导至干骺端掌侧而拉伸引力传导至干骺端背侧，产生 Smith 骨折。Smith 骨折也可以发生于跌倒时腕掌屈，手背部着地，或者握拳、腕掌屈直接撞击硬物时。其干骺端骨折线呈横形或斜形，掌侧皮质粉碎。骨折远折端相对于桡骨干处于旋前位，可出现桡侧偏移或尺侧偏移。

(二)关节面剪切应力骨折

上述产生弯曲骨折的机制如发生在年轻患者可使桡骨关节面掌侧边缘出现剪切骨折。由于坚强的掌侧桡腕韧带保持完整，腕骨随骨折片一起向掌侧半脱位。

(三)关节面压缩骨折

如果轴向压缩应力大于引起弯曲应力骨折之应力时，则导致涉及关节面的关节内复杂骨折，粉碎骨折。甚至骨折可以延伸至桡骨中下 1/3 处。

(四)韧带附着部撕脱骨折

当腕关节受到扭转外力时可引起桡腕关节脱位，桡骨茎突与尺骨茎突撕脱骨折系桡腕关节脱位中合并存在的损伤。

(五)复合型骨折

复合型骨折多为高能量压缩外力,同时合并存在上述一种或几种外力引起的骨折。

三、分类

Colles 骨折是最常见的骨折,典型表现为"餐叉状"畸形。主要包括桡骨远端向背侧移位和倾斜、桡偏、桡骨短缩。骨折常涉及桡腕关节和下尺桡关节。尺骨茎突骨折亦是常见的合并损伤。

Smith 骨折也称为反 Colles 骨折,典型表现为"工兵铲"样畸形。主要包括桡骨远端向掌侧移位,短缩。Thomas 将 Smith 骨折分为 3 型。

Ⅰ型,关节外骨折;Ⅱ型,骨折线涉及背侧关节面的边缘;Ⅲ型,骨折线通过关节面,常见骨折块连同腕骨向掌侧的近端移位,出现腕关节掌侧脱位或半脱位(类似掌侧 Barton 骨折)。

Barton 骨折是桡骨远端掌侧缘或背侧缘的通关节骨折,常伴有脱位或半脱位。它与 Colles 骨折和 Smith 骨折的不同点在于脱位是最多见的。也有学者将背侧 Barton 骨折归入 Colles 骨折;将掌侧 Barton 骨折归入 Smith 骨折中(Thomas Ⅲ型)。

一个具有使用价值的分类方法,必须能判断骨折的类型和严重程度,并能帮助选择治疗方案,判断预后。对桡骨远端骨折许多不同的分类法,总的趋势是试图更精确地描述桡骨远端骨折的各种类型及严重程度。比较常用的有以下几种。

(一)Frykman 分类法

Ⅰ型:关节外骨折,无尺骨茎突骨折。

Ⅱ型:关节外骨折,合并尺骨茎突骨折。

Ⅲ型、Ⅳ型:关节内骨折,涉及桡腕关节,合并尺骨茎突骨折。

Ⅴ型:关节内骨折,涉及下尺桡关节,无尺骨茎突骨折。

Ⅵ型:关节内骨折,涉及下尺桡关节,合并尺骨茎突骨折。

Ⅶ型:关节内骨折,涉及桡腕关节和下尺桡关节,无尺骨茎突骨折。

Ⅷ型:关节内骨折,涉及桡腕关节和下尺桡关节,合并尺骨茎突骨折。

(二)Coony 分类法

Ⅰ型,关节外无移位骨折。

Ⅱ型,关节外移位骨折。

Ⅲ型,关节内无移位骨折。

Ⅳ A 型,关节内移位骨折,复位较稳定。

Ⅳ B 型,关节内移位骨折,复位后容易发生在移位。

Ⅳ C 型,复位常失败。

(三)AO 分类法

将桡骨远端骨折分为:A:关节外骨折;B:部分关节内骨折;C:复杂的关节内骨折。每一型又分为 3 个亚型。例如,C_1:单纯关节面和干骺端骨折;C_2:单纯关节面骨折伴有复杂的干骺端骨折;C_3:复杂的关节面骨折和干骺端骨折。

目前各种分类方法,更强调实用、易行,并能帮助选择治疗方案,判断预后。各种分类方法侧重点不同,还没有一种方案得到大家一致认可。但各位学者已达到共识,桡骨远端关节外和关节内骨折相比,治疗上有更多的不同要求。桡骨远端骨折临床分类的建议是要引起人们对关节内骨折的注意,并采取更积极的措施。

治疗的选择取决于是否存在潜在的不稳定。原始移位程度对判断不稳定的存在可提供一些依据。骨折原始存在掌倾角背倾>20°,骨折端掌背侧缘粉碎,桡骨短缩5mm或更多,关节内粉碎骨折,关节面移位>2mm,前后移位>1cm多提示骨折不稳定。闭合复位存在困难或难以维持复位而发生再移位。

四、临床表现

(一)Colles 骨折

Colles 骨折占前臂骨折的75%,多见于中老年人,女性明显多于男性。桡骨远端向背侧移位和倾斜。老年人骨质疏松,较小的暴力就可以造成桡骨远端粉碎骨折。年轻人,损伤暴力较大,多见关节内骨折,往往关节面移位较大。

伤后腕部疼痛,通常手和前臂可见明显肿胀和淤血,骨折移位明显者可见典型的"餐叉状"畸形。临床检查桡骨远端有压痛,可触及移位的骨折端及骨擦音(感)。伴有纤维软骨盘损伤或下尺桡关节脱位的患者,尺骨茎突可有压痛或向背侧突起。手指的屈伸活动,前臂旋转活动均因疼痛而受限。如伴有神经损伤,手指感觉减弱。检查时不仅要检查桡骨骨折部位,还要注意检查尺骨远端、腕、肘、肩关节。骨折端复位固定后还应再次检查神经、肌腱的功能,观察有无改变。青壮年患者,尤其是高处坠落手掌撑地受伤时,骨折近端可以穿出旋前方肌而达掌侧皮下,局部皮下明显淤血。不仅复位存在困难,且由于软组织损伤重而影响预后。

Colles 骨折典型 X 线表现特点:桡骨远端骨折块向背侧移位,向桡侧移位,骨折块旋后,骨折向掌侧成角,桡骨短缩。掌倾角呈负角,尺偏角变小。桡腕关节和下尺桡关节可分别单独受累,也可同时受累。骨折涉及关节面时,常伴有关节面的移位、塌陷、旋转、压缩。这些表现往往与骨折的稳定性,复位的难易,治疗方法的选择有着密切的关系。X 线片观察关节内骨折有一定局限性,可采用 CT 检查。CT 检查是判断关节内骨折块移位程度的可靠方法。

X 线片上常见桡骨远端骨折伴有尺骨茎突骨折,并有不同程度分离,应警惕三角纤维软骨复合体损伤。三角纤维软骨复合体损伤可留有腕尺侧疼痛,于前臂旋转活动时明显,有时还伴有弹响。

(二)Smith 骨折

Smith 骨折也以老年人多见,但就其发生率来看,比 Colles 骨折低得多。其损伤畸形恰好与 Colles 骨折相反,临床检查除了骨折部肿胀,疼痛,屈伸活动受限外,骨折远端向掌侧移位,典型病例呈"工兵铲"样畸形。由于骨折块向掌侧移位,有时掌侧骨皮质粉碎形成骨折碎块移向屈肌鞘管,压迫腕管,刺激正中神经,产生感觉障碍和过敏,出现腕管综合征。Smith 骨折可以是关节外骨折,也可以是关节内骨折。有些病例还伴有腕关节掌侧脱位(即 Thomas Ⅲ型)。Thomas Ⅱ型、Ⅲ型稳定性较差,手法复位后常发生再移位,需行手术治疗。

Smith 骨折典型 X 线表现特点:桡骨远端骨折端以远向掌侧移位,向背侧成角,掌侧骨皮质常有粉碎骨折块,骨折块旋转,桡骨短缩。游离的掌侧骨折块常刺激或压迫腕管。有时伴有尺骨茎突骨折。

(三)Barton 骨折

Barton 骨折较少见,约占桡骨远端骨折的 3%。多见于成年男性,交通伤和坠落伤等高能量损伤。伤后腕关节肿胀、疼痛、活动受限。骨折端有时可触及移位的骨折块。但局部畸形没有类似于 Colles 骨折和 Smith 骨折的典型表现。Barton 骨折属于关节内骨折,常伴有掌侧和背侧腕关节半脱位和脱位。也有学者将掌侧 Barton 骨折归入 Smith 骨折的 Thomas Ⅲ 型。Barton 骨折稳定性较差,特别是掌侧 Barton 骨折复位后易发生再移位,常需手术治疗。

Barton 骨折典型 X 线表现特点:骨折位于桡骨远端背侧缘或掌侧缘,骨折线通关节面。骨折片较小时见于撕脱骨折;骨折块较大时常与腕关节一起向掌侧或背侧半脱位。骨折块不大而韧带损伤较重者也可出现腕关节脱位或半脱位。

桡骨远端掌侧通关节的斜形骨块,多见于较年轻的患者,CT 检查显示桡腕关节存在明显的半脱位。切开复位,螺钉内固定,畸形全部矫正。术后 2 个月,功能恢复正常。

(四)桡骨远端骨折不稳定性及其特点

1. 桡骨远端不稳定骨折

桡骨远端骨折复位不满意或复位后再移位的病例大部分为不稳定骨折。传统分类的 Colles 骨折、Smith 骨折、Barton 骨折中均可发生。Cooney、Knirk、Jupiter 等人指出不稳定骨折的特点:①桡骨远端背(掌)侧皮质粉碎,关节面移位>2mm;②掌倾角向背侧倾斜超过 20°~25°;③桡骨短缩>5mm;④前后移位>1cm;⑤复位后不稳定,易发生再移位。桡骨远端不稳定骨折在纵向牵引下骨折块复位困难,骨折端的骨皮质支撑不满意,有时尚可能在骨折端夹有肌腱或骨膜。某些病例骨折复位后尽管以夹板和石膏固定,但骨折仍易移位。这种不稳定骨折复位后发生再移位的比例较高。患者往往出现外观畸形纠正不满意,腕关节肿胀时间长,腕关节功能恢复差,晚期症状较多。

涉及关节内的粉碎骨折,也属不稳定骨折。关节面破坏严重,集分离、嵌插、压缩、旋转、脱位等多种改变在一起,手法复位往往无效或只能部分改善,而这种改善由于没有可靠的支撑,复位后常发生再移位。这种关节内的不稳定骨折主要影响的是桡腕、桡尺和下尺桡关节的相适应的关系,如果治疗不当,则其结果不会满意,患者的腕关节可能是疼痛、无力、僵硬、功能严重障碍,并可出现创伤性关节炎。

X 线片显示不清或有疑问时,则应行 CT 检查以判断关节脱位,关节内骨折块粉碎及移位的程度。根据影像学表现和复位情况,有经验的医生大多可以判定不稳定骨折的存在。此时手法复位,石膏固定往往不能奏效,应及时根据损伤情况采取经皮穿针固定,外固定架固定或切开复位内固定等方法治疗。

不稳定骨折的影像学表现如下。

(1)背(掌)侧骨皮质粉碎:通常是不稳定的关键指标,并与掌倾角负角和桡骨短缩有密切关系。某些高能量损伤造成的骨折,损伤范围甚至可达到桡骨下 1/3。

(2)关节内粉碎骨折,关节内移位:有学者建议,当关节内移位>2mm 时与其他关节内骨折治疗的原则相一致,应尽可能恢复关节面完整。如果关节面破坏严重,且复位不理想,则对腕关节功能恢复产生影响,如疼痛,僵硬等,创伤性关节炎发生比例也增高。因此关节内骨折闭合复位后关节面移位不应超过 2mm。

关节内严重粉碎骨折及移位是明显不稳定的表现,但大多数损伤判断起来并不是很容易的。关节内骨块的分离＞2mm 常常发生进行性关节内移位,持续的关节内移位最常见于桡骨远端掌(背)侧偏尺侧部分的压缩骨折,系月骨撞击桡骨远端的月骨窝所产生的垂直压缩骨折,由于无软组织附着,难以闭合复位。桡腕关节中央骨块压缩骨折或移位骨折涉及桡腕关节和下尺桡关节,不仅复位困难且提示损伤较广泛。

(3)掌倾角呈负角,桡偏,骨折块旋转,脱位或半脱位:这种影响不仅涉及桡腕关节和下尺桡关节的负荷传导、关节的彼此相互关系,当移位严重时,甚至影响到近排腕骨的排列关系,伴有关节脱位或半脱位,造成腕关节不稳定。桡骨远端骨折伴有脱位或半脱位,不论骨折块大小均提示除骨折外还伴有周围韧带关节囊广泛损伤。

(4)桡骨短缩直接影响到桡腕关节和下尺桡关节的关系,改变近排腕骨与桡尺骨的排列关系,进一步影响到腕关节负荷的传导、分布,远期可产生尺骨撞击综合征,腕关节不稳定。桡骨短缩往往会产生桡侧偏移,并对三角纤维软骨复合体产生影响,有可能造成三角纤维软骨复合体撕裂。在关节面复位满意的情况下,桡骨短缩应不超过 3mm,大多数患者功能恢复还是满意的。由于骨折块重叠,干扰医生对损伤程度的判断和由于疼痛患者不能按要求体位拍摄 X 线片时,可选择 CT 检查。CT 检查较之 X 线片能更直观,更准确地反映关节内骨折的情况。水平位相可以较清楚反映桡骨远端骨折粉碎、移位、旋转的情况,有无下尺桡脱位;冠状位相可反映骨折的移位、压缩、关节面的完整性、舟月分离、舟骨骨折、下尺桡分离、尺侧偏移、桡骨短缩;矢状位相对于判断骨折移位、压缩、旋转、关节面的完整性、掌背侧骨皮质支撑情况,桡腕关节掌背侧脱位和半脱位均有价值。

2.桡骨远端骨折合并腕关节不稳定

桡骨远端骨折合并腕关节不稳定较多见掌侧半脱位和背侧半脱位。一般多见于关节内骨折分离或损伤严重畸形明显的患者。

3.桡骨远端骨折合并舟月分离或舟骨骨折

桡骨远端骨折合并舟月分离,舟骨骨折临床上并不少见。一般多见于年轻男性,高能量损伤患者。伤后也表现为腕关节肿胀疼痛,活动受限,鼻咽窝可以有明显压痛。如双侧腕关节正侧片显示舟月间隙和舟月骨间角差异明显则更支持以上诊断。疑有舟骨骨折可加照舟状骨位 X 线片。疑有舟月分离时可拍尺偏位腕关节正位像,观察舟月间隙是否增宽。对诊断有困难的患者可行 CT 检查。

4)开放性骨折:桡骨远端开放骨折是急诊手术的适应证。如果损伤是由低能量损伤所致,清创后早期可以闭合伤口;损伤是由高能量所致,伤口污染严重,应密切注意厌氧菌如气性坏疽等感染。软组织挫伤重或伴有软组织和皮肤缺损,除彻底清创外,还应注意保护血管神经、肌腱,并充分考虑到软组织覆盖及远期功能恢复的需要。可采用外固定架来维持骨折复位和对线,内固定应慎用。应用大剂量广谱抗生素防止感染,伤口灌注或延期关闭。伴有血管、神经和肌腱损伤断裂者,有条件需要修复的应尽早修复,无条件一期修复的应尽可能为二期修复创造条件。

5)茎突骨折:茎突骨折包括桡骨茎突骨折和尺骨茎突骨折。

直接外力造成桡骨茎突骨折多因汽车摇把所致,称为 Hutchinson 骨折。现在已少见。

间接外力造成桡骨茎突骨折多见于摔伤。受伤时手掌着地,腕关节尺偏,暴力沿舟状骨传导至桡骨远端的舟状骨窝,在暴力的冲击下,导致桡骨茎突骨折。临床检查除局部压痛外,有时还可触及移位的骨折块或骨擦音。这种骨折属于关节内骨折。X线片显示:骨折线多起自桡骨远端舟状骨窝和月骨窝相交的嵴上,几乎呈水平状向桡侧皮质骨延伸,移位明显者可见桡骨远端关节面受到破坏,骨折块向桡侧移位、旋转。移位大的骨折块可以有明显的向掌侧和背侧移位的表现。治疗以手法复位为主。尺偏牵引并向移位的反方向推挤骨折块。石膏固定于腕关节中立位4周。有些病例手法复位困难,需警惕是否有肌腱或骨膜嵌夹的可能。

复位失败,可行手术切开复位固定。

桡骨茎突骨折还可以因腕关节强力,极度尺偏,使桡侧副韧带受到突然、强力的牵拉,造成桡骨茎突撕脱骨折。X线片显示桡骨茎突骨折块较小,移位常较明显。这种桡骨茎突骨折虽也属关节内骨折,但因位于舟状骨窝的边缘,不在负重区。所以其损伤的意义对腕关节来说更接近桡侧副韧带损伤。还需警惕是否伴有腕关节尺侧偏移不稳定。

单纯尺骨茎突骨折或尺骨远端骨折很少见,常合并发生于桡骨远端骨折时,尺侧副韧带或三角纤维软骨复合体的牵拉、挤压,造成尺骨茎突撕脱骨折或尺骨茎突基底骨折。X线检查可见尺骨茎突骨折,且骨折块常有分离。分离较明显的要注意桡腕关节和下尺桡关节的关系,警惕三角纤维软骨复合体损伤。治疗多以石膏固定为主;疑有三角纤维软骨复合体损伤可考虑腕关节镜检查以及镜下修补术。

五、治疗方法

(一)桡骨远端无移位骨折

一般属于稳定骨折,可以是关节外骨折也可以是关节内骨折。这类骨折的治疗目标是防止骨折部位发生进一步损伤。可采用前臂桡背侧石膏托或夹板固定,固定范围自肘至掌指关节。患肢固定于中立位或轻度屈曲尺偏位,固定4周。注意固定期间手指、肘关节、肩关节的功能训练。去除固定后加强对患者的腕关节主动训练指导是很重要的,大部分患者能够在医生指导下经过自己的努力得到康复。

(二)桡骨远端移位骨折

桡骨远端移位骨折应尽早复位,有利于减轻伤后肿胀和疼痛。桡骨远端移位骨折的治疗要根据骨折的类型、粉碎程度、原始移位程度等因素,骨折的稳定性来选择一较好的治疗方式。

1. 闭合复位石膏(夹板)外固定

首先是要尽可能准确复位骨折部位。复位时可采用臂丛阻滞麻醉或周围神经阻滞麻醉。采用与前臂纵轴方向一致的持续纵向对抗牵引。双手拇指置于骨折远端背侧,推压向背侧或掌侧移位之远折端使其复位,Colles骨折则予以外固定于中立位或轻度掌屈尺偏位。过度掌屈和尺偏由于改变了桡腕关节的接触部位,同时依靠腕掌屈而使腕关节背侧韧带紧张,几乎不能维持复位。因此过度掌屈和尺偏实际上不仅对骨折稳定没有帮助反而增加了再移位的趋势;此外,过度屈曲还可以引起腕管内压力增加,并使屈肌腱的正常功能受到影响。固定后需拍摄腕关节正侧位X线片,用以判断复位效果,并安排定期复查。但有些病例仍有可能发生再移位,应考虑为不稳定骨折,需给予进一步处理。

复位失败的病例,需对比原始X线片和复位后的X线片,判断骨折的稳定性,必要时行

CT 检查,提供更详细的骨折情况。

2.外固定架

桡骨远端不稳定骨折,石膏固定仍不能维持复位后的位置,可考虑外固定架固定。

桡骨远端骨折后桡骨背(掌)侧皮质粉碎,骨折端成角,重叠移位以及嵌插,均使闭合复位存在一定的困难或者复位处难以维持复位,尤其是桡骨长度难以维持,外固定架可以持续维持轴向的牵引,克服桡骨背(掌)侧皮质粉碎、骨折端重叠移位甚至嵌插以及桡骨短缩等不利于稳定的因素而维持复位。X 线片显示移位大,畸形明显,关节面破坏,桡骨缩短约 1.2mm,桡骨下 1/3 严重粉碎,失去支撑,极不稳定;采用外固定架固定,畸形纠正。

外固定架的优点在于操作简单,损伤小,长轴方向的牵引还可视病情变化而调整。严重粉碎骨折,桡骨短缩明显,外固定架是很好的固定方法。目前使用的外固定架主要有 3 种类型。超关节型:最常用,固定可靠,病例选择面宽;但超关节固定易出现腕关节僵硬,早期功能差等缺点。动态外固定架:可以早期活动腕关节,有一定的轴向牵引作用;但为防止掌倾角变成负角,限制背伸。AO 的小型外固定架:特点是固定不通过关节,有利于关节早期活动。但由于固定针位于桡骨远端,其应用范围限于关节内粉碎骨折较轻,骨折块较大,特别是掌侧皮质需较完整的病例。

某些关节内骨折在使用外固定架的同时,加用桡骨茎突经皮穿针来固定桡骨远端的骨折块,进一步扩大了外固定架应用范围。

3.经皮穿针固定

采用经皮穿针固定(或称多根针固定)治疗桡骨远端骨折,可单独使用也可与其他外固定方法联合使用。

闭合复位经皮穿针固定的第一种方法是将克氏针从桡骨茎突或远端骨块的尺背侧弯曲处打入桡骨干近端髓腔,类似于髓内固定。克氏针在髓腔内紧贴一侧桡骨皮质而产生弯曲,弯曲的克氏针产生一定的张力,可以对桡骨折端的移位或成角维持复位。第二种方法是桡骨远端骨折经牵引复位后,将克氏针通过桡骨茎突穿入直到桡骨干未损伤的皮质处。也可以将克氏针先从尺骨穿入,贯通尺骨直到克氏针达到桡骨茎突内侧皮质或者完全通过桡骨。如果克氏针贯穿尺桡骨,则肘关节必须用石膏固定,以免因前臂旋转而造成克氏针弯曲折断。

闭合复位经皮穿针固定适用于粉碎不十分严重和骨质疏松不严重的桡骨远端骨折。所有的手术操作过程应该与其他无菌手术要求一样。克氏针插入后都应经 X 线拍片或 C 形臂机透视证实骨折复位的情况和克氏针插入的位置,以便及时调整。完成固定后露于皮外的针尾应剪短,尾部弯勾,用无菌纱布覆盖。前臂石膏托固定 3～6 周(视骨折粉碎的程度),去除石膏后,开始腕关节功能训练。需注意防止发生针道感染、固定针松动、折断以及随之发生的骨折再移位。术后患者需要仔细随访,有异常情况及时处理。对于严重不稳定的骨折,不论是关节内骨折或关节外骨折采用经皮穿针的同时可以加用外固定架、必要时加植骨、甚至切开复位加经皮穿针加植骨的不同组合方式。

4.切开复位

切开复位主要用于关节内骨折。这种类型的骨折损伤严重、复杂,手法复位多不能奏效或复位后稳定性极差,可考虑切开复位内固定。在制订手术方案时要考虑到患者的年龄、性别、职业和运动要求。X线片显示不够理想时可行CT检查。手术切口和固定方法的选择取决于骨折的类型。掌侧切口是较常用的,如果原始移位和粉碎部分在背侧,也可考虑采用背侧切口,偶尔也用联合切口。骨折块较大,较完整的可选用克氏针、螺钉或可吸收棒固定;桡骨远端粉碎骨折或涉及桡骨远端月骨窝的压缩骨折,多采用微型钢板固定;粉碎较严重或骨压缩大于4~5mm的桡骨远端骨折,常选择局部植骨填充后T形或π形钢板固定。手术要严格无菌操作,积极预防感染,控制其他可能产生感染的因素。一旦感染往往会给腕关节和手部的功能带来明显影响。桡骨远端骨折块分别向掌背侧和近端移位,掌侧骨块旋转90°,手法复位无效;术中见掌侧骨块旋转,断端间夹有部分旋前方肌纤维(止血钳所指旋转骨块);切开复位钢板螺钉内固定,复位满意。由于桡骨远端骨折系松质骨骨折,常存有干骺端骨缺损,植骨可以为关节内骨折提供支撑,促进愈合,减少外固定时间为尽早开始功能训练减少并发症创造条件。植骨材料大多使用自体骨,异体骨、人工骨、可吸收材料等替代品也逐渐应用于临床。早期功能训练是恢复功能的重要措施,在条件许可下应尽早开始主被动功能训练。系统的康复治疗对于腕关节功能恢复是十分有利的。近年随着腕关节镜的发展,镜下手术逐渐在临床应用。桡骨远端骨折关节镜下复位或与克氏针撬拨相结合,复位后用克氏针固定,如固定强度不够可加用石膏外固定或外固定架。另外关节镜在腕关节韧带损伤,腕关节不稳定,关节软骨损伤,三角纤维软骨复合体损伤方面的诊断作用是其他方法不能取代的,其准确率可达90%以上。并可在关节镜探查的同时进行韧带,三角纤维软骨复合体修补术;三角纤维软骨复合体部分切除术;损伤的关节软骨清除,磨削术等。近年随着腕关节镜的发展,镜下手术逐渐在临床应用。桡骨远端骨折关节镜下复位或与克氏针撬拨相结合,复位后用克氏针固定,如固定强度不够可加用石膏外固定或外固定架。另外关节镜在腕关节韧带损伤,腕关节不稳定,关节软骨损伤,三角纤维软骨复合体损伤方面的诊断作用是其他方法不能取代的,其准确率可达90%以上。并可在关节镜探查的同时进行韧带,三角纤维软骨复合体修补术;三角纤维软骨复合体部分切除术;损伤的关节软骨清除,磨削术等。

六、并发症

(一)腕部神经损伤

桡骨远端骨折常可累及位于腕关节周围的正中神经、尺神经和桡神经感觉支。其中桡骨远端骨折畸形引起的腕管压迫,出现正中神经损伤是桡骨远端骨折常见的并发症之一,桡神经感觉支损伤常引起剧烈疼痛,正中神经损伤除支配区感觉迟钝外还可伴有大鱼际肌萎缩,拇指外展功能受限。急性损伤可因过度腕背伸的牵拉,向掌侧成角骨折端的挤压,以及直接外力的碾挫及切割损伤,还可因局部血肿,水肿,骨折移位和游离骨块的刺激和压迫,引起腕管容积变小,出现腕管综合征。值得注意的是闭合整复后不应固定于腕关节极度掌屈位。及时复位骨折有利于减轻局部压力,常可在几天内缓解症状。如果症状加重可行腕管减压术或骨块切开复位术。慢性正中神经病变可由瘢痕粘连,压迫所致。一般观察3个月,如有必要可行探查松解术和骨块切除术。

另外,桡骨远端骨折还会引起反射性交感神经营养不良(Sudeck骨萎缩)。患者早期表现为患手感觉过敏、疼痛、肿胀。手指皮肤色暗,多汗,皮温稍低,但关节活动不受限。X线片有时可见点状脱钙。继续发展,皮肤变硬、发亮,色青紫。疼痛加重,特别是运动时。关节出现固定挛缩,韧带及掌腱膜增厚。X线片表现骨质疏松。晚期,皮肤变薄、变干、冰凉、色苍白、感觉减退。疼痛扩散,手各关节僵硬。X线片可见骨质严重疏松,皮质骨菲薄。治疗如下。

1.加强功能训练

不论是保守治疗或手术治疗的患者,都应积极鼓励患者尽早进行功能锻炼。

2.理疗

配合功能锻炼,可以更好的改善关节和肌肉的状态。

3.控制疼痛

药物治疗可给予止疼剂、镇静剂、血管扩张剂等。经皮电神经刺激疗法,周围神经阻滞,交感神经节封闭,交感神经切断术都是可选择的方法,但需在有条件的医院或疼痛中心里进行。

(二)肌腱损伤

肌腱损伤可分为原始损伤和继发损伤。原始损伤见于肌腱嵌夹,断裂。腕部的肌腱有时可嵌夹在桡骨远端骨折移位的骨块之间,因此而导致骨折复位失败、骨折畸形愈合、局部肌腱粘连而屈伸功能受限。以伸拇长肌腱发生的几率最高。复位时发现骨折复位困难,肌腱屈伸多表现为某一个姿势或某一个特定动作受限。疑有肌腱嵌夹时,不宜反复手法复位,以免肌腱断裂,需及早手术治疗。肌腱断裂常由于切割、碾挫等暴力造成。表现为该肌腱支配的运动不能进行,较表浅的肌腱运动时不能触及肌腱的滑动,有开放伤口时往往可看见部分肌腱断端。单根肌腱断裂因协同肌的作用和疼痛等因素干扰不易判断,需仔细检查。肌腱断裂应尽可能一期修复,条件不允许时可考虑二期治疗。继发损伤多见于桡骨远端骨折后瘢痕组织的粘连,及外伤对肌腱周围血运,营养的影响,使肌腱活动度下降,营养不良;骨折畸形或局部增生形成骨突,肌腱沟不平滑,造成肌腱断裂。Lister结节骨折造成伸拇长肌腱断裂最多见。

(三)肩手综合征

本病多见于老年患者。主要是由于长期用颈腕吊带固定,石膏固定或术后疼痛给功能锻炼带来不便,而引起肩关节及手部僵硬,活动明显受限。治疗过程中首先应向患者讲明伤情,消除害怕心理,鼓励患者在医生指导下尽早开始关节和肌肉的功能训练。

(四)创伤性骨性关节炎

各种原因造成复位不良或复位后再移位未能纠正,常导致腕关节创伤性关节炎。这是桡骨远端骨折远期并发症主要原因之一。也是骨折后腕关节疼痛的主要原因。因此,复位后应每周复查1次X线片,判断并调整复位情况,是必要的。

(五)桡骨远端骨折畸形愈合

桡骨远端骨折畸形愈合常见于不稳定的桡骨远端骨折。手法复位后发生再移位未能及时发现并纠正或手法复位不满意,当时又不具备手术条件;骨折严重粉碎、骨质疏松、内固定未能达到足够的强度,不适当的功能训练等因素都可引起骨折畸形愈合。

骨折畸形愈合的治疗比较复杂,需根据畸形的程度,对功能的影响,来制订治疗计划。总的原则是最大限度地恢复桡腕关节的功能,减轻疼痛症状。畸形不严重,桡腕关节和下尺桡关节结构关系基本正常者,可通过正确的康复治疗来恢复腕关节的功能;畸形严重,影响腕关节功能恢复者,应及时手术治疗,有利于功能早日恢复。

第三章　下肢损伤

第一节　股骨颈骨折

一、概论

股骨颈骨折多发生于老年人,随着社会人口年龄的增长,股骨颈骨折的发生率不断上升。年轻人中股骨颈骨折的发生主要由于高能量创伤所致,常合并有其他骨折。股骨颈骨折存在以下2个主要问题。

(1)骨折不愈合。

(2)晚期股骨头缺血坏死。因此一直是创伤骨科领域中重点研究的对象之一。

二、股骨颈骨折的病因学因素

(一)骨骼质量

股骨颈骨折多发生于老年人,女性发生率高于男性。由于老年人多有不同程度的骨质疏松,而女性的体力活动相对较男性少,再加上由于生理代谢的原因其骨质疏松发生较早,故即便受伤暴力很小,也会发生骨折。目前普遍认为,尽管不是唯一的因素,但骨质疏松仍是引起股骨颈骨折的重要因素,甚至于有些学者认为可以将老年人股骨颈骨折看做是病理性骨折。骨质疏松的程度对于骨折的粉碎情况(特别是股骨颈后外侧粉碎)以及内固定后的牢固与否有直接影响。

(二)损伤机制

大多数股骨颈骨折创伤较轻微,年轻人股骨颈骨折则多为严重创伤所致。Kocher认为创伤机制可分为以下2种。

(1)跌倒时大转子受到直接撞击。

(2)肢体外旋。在第2种机制中,股骨头由于前关节囊及髂股韧带牵拉而相对固定,股骨头向后旋转,后侧皮质撞击髋臼而造成颈部骨折。此种情况下常发生后外侧骨皮质粉碎。年轻人中造成股骨颈的暴力较大,暴力沿股骨干直接向上传导,常伴有软组织损伤,骨折也常发生粉碎。

三、股骨颈骨折的分型

股骨颈骨折的分型有很多种,概括起来可分为3类:①根据骨折的解剖部位进行分类;②根据骨折线的方向进行分类;③根据骨折的移位程度进行分类。

Garden根据骨折移位程度将股骨颈骨折分为4型。

Ⅰ型:不全骨折,股骨颈下方骨小梁部分完整,该型包括所谓"外展嵌插型"骨折。

Ⅱ型:完全骨折,但无移位。

Ⅲ型:完全骨折,部分移位,该型骨折X线片上可以发现骨折远端上移、外旋,股骨头常表现为后倾,骨折端尚有部分接触。

Ⅳ型:完全骨折,完全移位,该型骨折 X 线片上表现为骨折端完全失去接触,而股骨头与髋臼相对关系正常。

Garden 分型中自Ⅰ型至Ⅳ型,股骨颈骨折严重程度递增,而不愈合率与股骨头缺血坏死率也随之增加。Garden 分型在国际上已被广泛应用。

四、治疗方法

大多数股骨颈骨折需要手术治疗。只有少数无移位骨折和外展嵌插的稳定型骨折可进行卧床 8～12 周的保守治疗。

(一)股骨颈骨折的内固定治疗

无移位及嵌插型股骨颈骨折(GardenⅠ、Ⅱ型)占所有股骨颈骨折的 15％～20％。无移位的股骨颈骨折虽然对位关系正常,但稳定性较差。嵌插型股骨颈骨折骨折端相互嵌插,常有轻度内翻。由于骨折端嵌入松质骨中,其内在的稳定性也不可靠。Lowell 认为嵌插型股骨颈骨折只要存在内翻畸形或股骨头后倾超过 30°便失去了稳定性。由于嵌插型股骨颈骨折的患者症状轻微,肢体外旋、内收、短缩等畸形不明显,骨折端具有一定的稳定性,因此,对此是采取保守治疗还是采取手术治疗仍存在争议。目前认为,对于无移位或嵌插型股骨颈骨折,除非患者有明显的手术禁忌证,均应考虑手术治疗,以防止骨折发生再移位,并减少患者的卧床时间,减少发生骨折并发症。

移位型股骨颈骨折(GardeⅢ、Ⅳ型)的治疗原则是:①解剖复位;②骨折端获得加压;③坚强内固定。

移位型股骨颈骨折如患者无手术禁忌证均应采取手术治疗。由于股骨颈骨折的患者多为老年人,尽快手术可以大大减少骨折并发症发生及原有心肺疾病的恶化。Bredhal 发现 12 小时之内进行手术治疗的患者病死率明显低于迟延手术对照组。

另外,急诊手术尽快恢复骨折端的正常关系,对于缓解对股骨头颈血供的进一步损害有一定的益处。Marsie 统计的一组患者中,12 小时之内手术者,股骨头缺血坏死率 25％,13～24 小时之内手术者,股骨头缺血坏死率 30％,24～48 小时之内手术者,股骨头缺血坏死率 40％。目前多数学者主张应在 6～12 小时之内急诊手术。

1. 骨折复位

骨折的解剖复位是股骨颈骨折治疗的关键因素。直接影响骨折愈合及股骨头缺血坏死的发生。Moore 指出,X 线显示复位不满意者,实际上股骨颈骨折端接触面积只有 1/2。由于骨折端接触面积减少,自股骨颈基底向近端生升的骨内血管减少或生长受阻,从而降低了股骨头颈血液灌注量。

复位的方法有 2 种,即闭合复位和切开复位。应尽可能采取闭合复位,只有在闭合复位失败,无法达到解剖复位时才考虑切开复位。

(1)闭合复位:临床上常用的股骨颈骨折闭合复位方法有 2 种。McElvenny 法:将患者置于牵引床上,对双下肢一同施行牵引;患肢外旋并加大牵引;助手将足把持住后与术者把持住膝部一同内旋;肢体内旋后将髋关节内收。Leadbetter 法:Leadbetter 采用髋关节屈曲位复位方法,首先,屈髋 90°后行轴向牵引,髋关节内旋并内收。然后轻轻将肢体置于床上,髋关节逐渐伸直。放松牵引,如肢体无外旋畸形即达到复位。

股骨颈骨折复位后通常应用 X 线片来评价复位的结果。闭合复位后,应用高质量的 X 线影像对复位的满意程度进行认定。Simon 和 Wyman 曾在股骨颈骨折闭合复位之后进行不同角度 X 线拍片,发现仅正、侧位 X 线片显示解剖复位并未真正达到解剖复位。Lowell 提出:股骨头的凸面与股骨颈的凹面在正常解剖情况下可以连成一条 S 形曲线,一旦在 X 线正、侧位任何位置上 S 形曲线不平滑甚至相切,都提示未达到解剖复位。

Garden 提出利用"对位指数"(后被称为 Garden 指数)对股骨颈骨折复位进行评价。Garden 指数有 2 个角度数值:在正位 X 线片上,股骨颈内侧骨小梁束与股骨干内侧骨皮质延长线的夹角正常为 160°,在侧位 X 线片上股骨头中心线与股骨颈中心为一条直线,其夹角为 180°。Garden 认为,如果复位后 Garden 指数在 155°～180°之内即可认为复位满意。

(2)切开复位:一旦闭合复位失败,应该考虑切开复位,即直视下解剖复位。以往认为切开复位会进一步损害股骨头颈血供。

近年来,许多学者都证实切开复位对血供影响不大。Banks 的结论甚至认为切开复位后不愈合率及股骨头缺血坏死率均有下降。其理由是,首先切开复位时关节囊切口很小,而解剖复位对血供恢复起到了良好的作用。切开复位可采用前侧切口或前外侧切口(Watson-Jones 切口)。

有人提出,如存在股骨颈后外侧粉碎,则应选择后方切口以便同时植骨。但大多数学者认为后方切口有可能损害股骨颈后外侧残留的血供,故应尽量避免。

(3)复位后的稳定性:股骨颈骨折复位后稳定与否很大程度上取决于股骨颈后外侧是否存在粉碎。如果出现后外侧粉碎,则丧失了后外侧的有效骨性支撑,随后常发生复位失败以至骨折不愈合。Banks 发现在股骨颈骨折术后骨折不愈合的患者中,有 60% 原始骨折有后外侧粉碎。Scheck 等人认为即使内固定物置放位置正确,也无法抵消股骨颈后外侧骨缺损所造成的不稳定。因此,有人主张,对于伴有后外侧粉碎的股骨颈骨折,可考虑一期进行植骨。

2.内固定方式

应用于股骨颈骨折治疗的内固定物种类很多。合格的内固定原则是坚强固定和骨折端获得加压。应再次强调,解剖复位在治疗中至关重要,因为不论何种内固定材料都无法补偿不良复位所产生的问题。各种内固定材料均有自身的特点和不足。医生应该对其技术问题及适应证非常熟悉以便选择应用。

三翼钉作为治疗股骨颈骨折的代表性内固定物曾被应用多年,由于其本身存在许多问题而无法满足内固定原则的要求,在国际上早已失用。目前经常应用的内固定材料可分为多针、螺钉、钩钉、滑动螺钉加侧方接骨板等。

(1)多针:多针固定股骨颈骨折为许多学者所提倡。多针的种类很多:主要有 Knowles、Moore 和 Neufeld 等。多针固定的优点主要是可在局麻下经皮操作,从而减少出血、手术死亡及感染的危险。其缺点如下。

1)固定强度不足。

2)在老年骨质疏松的患者中,有在股骨转子下进针入点处造成骨折的报道。

3)存在固定针穿出股骨头的可能。多针固定时如进针过深,此针道应该废弃,否则如再次经此针道穿针,容易穿出股骨头。

多针固定时,每根针应相互平行,许多学者的试验结果证明,多针平行打入股骨颈(不论何种形式排布:三角形、四边形等)可有效地防止骨折端旋转,并且增加骨折端的稳定性。Moore发现多针固定采取集中排布方式,则股骨颈骨折的不愈合率增加。

多针固定总的牢固强度较弱,因此主要适用于年轻患者中无移位的股骨颈骨折(GardenⅠ、Ⅱ型)。

(2)钩钉:Stromgqvist及Hansen等人设计了一种钩钉治疗股骨颈骨折,该钉插入预先钻孔的孔道后在其顶端伸出一个小钩,可以有效地防止钉杆穿出股骨头及向外退出,手术操作简便,损伤小,Stromqvist认为可降低股骨头缺血坏死率。

(3)加压螺钉:多根加压螺钉固定股骨颈骨折是目前主要提倡的方法,其中常用的有AO中空加压螺钉、Asnis钉等。中空加压螺钉的优点有:骨折端可获得良好的加压力;3枚螺钉固定具有很高的强度及抗扭转能力;手术操作简便,手术创伤小等。由于骨折端获得加压及坚强固定,提高了骨折愈合率。

(4)滑动螺钉加侧方接骨板:滑动螺钉加侧方接骨板主要有AO的DHS及Richards钉,其特点是对于股骨颈后外侧粉碎、骨折端缺乏复位后骨性支撑者提供可靠的支持。其头钉可沿套管滑动,对于骨折端产生加压作用,许多学者指出,单独应用时抗扭转能力较差,因此建议在头钉的上方再拧入1颗加压螺钉以防止旋转。

(5)内固定物在股骨头中的位置:对于内固定物在股骨头中的合理位置存在较大的争议。Cleceland、Bailey、McElvenny等人均主张在正、侧位X线片上,内固定物都应位于股骨头中心。任何偏心位置的固定在打入时有可能造成股骨头旋转。另外股骨头中心的关节下致密的骨质较多,有利于稳定固定。Fielding、Pugh和Hunfer等人则主张内固定物在正位X线片上偏下、侧位上略偏后置放,主要是为了避免髋关节内收、外旋时内固定物切割出股骨头。Lindequist等认为远端内固定物应尽量靠近股骨颈内侧,以利用致密的股骨距来增加其稳定性。

尽管存在争议,目前一致的看法是由于血供的原因,内固定物不应置于股骨头上方。关于内固定物进入股骨头的深度,目前一致认为应距离股骨头关节面至少5mm为宜。

(二)人工关节置换术在股骨颈骨折中的应用

1940年,Moore与Bohlman首先应用金属人工假体置换术治疗股骨近端骨肿瘤。随后人工关节技术不断发展。在对于新鲜股骨颈骨折治疗方面,人工关节置换术曾被广泛应用于老年人移位型骨折。

应用人工关节置换术治疗老年人股骨颈骨折主要基于2点考虑:①术后患者可以尽快肢体活动及部分负重,以利于迅速恢复功能,防止骨折并发症,特别是全身并发症的发生,使老年人股骨颈骨折的病死率降低。这一点曾被认为是应用人工关节置换术的主要理由。近年来,内固定材料及技术不断发展提高。当代的内固定材料完全可以满足上述要求。因此,人工关节置换术的这一优点便不再突出。②人工关节置换术对于股骨颈骨折后骨折不愈合及晚期股骨头缺血坏死是一次性治疗。关于这一点有许多不同意见。首先,目前无论采用何种技术方法,对于新鲜骨折不愈合及晚期股骨头缺血坏死都无法预测。其次应用当代内固定材料后,多数学者报道股骨颈骨折不愈合率低于5%。

另外晚期股骨头缺血坏死的患者中只有不到50%因症状而需进一步治疗。总体而论,股骨颈骨折的患者内固定治疗之后,如骨折愈合而未发生股骨头缺血坏死者,其关节功能评分大大高于人工关节置换者。

同时,人工关节置换有其本身的缺点:①手术创伤大,出血量大,软组织破坏广泛;②存在假体松动等危险而补救措施十分复杂。因此,目前的趋势是对于新鲜股骨颈骨折,首先应争取内固定。对于人工关节置换术的应用,不是简单根据年龄及移位程度来决定,而是制订了明确的适应证标准。Thomas A. Russell 在第 9 版《凯氏手术学》中对于人工关节置换应用于新鲜股骨颈骨折的治疗提出了相对适应证和绝对适应证,国际上对此也予以承认,简介如下。

1. 相对适应证

(1)患者生理年龄在 65 岁以上,由于其他病患,预期寿命不超过 10～15 年。

(2)髋关节骨折脱位,主要是指髋关节脱位合并股骨头骨折。特别是股骨头严重粉碎骨折者。

(3)股骨近端严重骨质疏松,难以对骨折端进行牢固固定,这一点十分相对。因为严重疏松的骨质不但难以支撑内固定物,同样也难以支撑人工假体。如应用人工假体,常需同时应用骨水泥。

(4)预期无法离床行走的患者,其目的主要是缓解疼痛并有助于护理。

2. 绝对适应证

(1)无法满意复位及牢固固定的骨折。

(2)股骨颈骨折内固定术后数周内固定物失用。

(3)髋关节原有疾患已适应人工关节置换。如原来已有股骨头无菌坏死、类风湿关节炎、先天性髋脱位、髋关节骨性关节炎等,并曾被建议行人工关节置换。

(4)恶性肿瘤。

(5)陈旧性股骨颈骨折,特别是已明确发生股骨头坏死塌陷者。

(6)失控性发作的疾病患者。如癫痫、帕金森病等。

(7)股骨颈骨折合并髋关节完全脱位。

(8)估计无法耐受再次手术的患者。

(9)患有精神疾患无法配合的患者。

总之,对于绝大多数新鲜股骨颈骨折,首先考虑解剖复位,坚强内固定。人工关节置换术则应根据患者的具体情况,按照其适应证慎重选用。

(三)陈旧股骨颈骨折及股骨颈骨折不愈合的治疗

对于陈旧股骨颈骨折在诊断时间上分歧很大。King 认为股骨颈骨折由于任何原因而未经治疗超过 3 周即可诊断为"陈旧骨折"或"骨折不愈合"。Reich 认为诊断陈旧股骨颈骨折的时间标准应为伤后 6 周。Delee 将诊断时间定为 3 个月。究竟股骨颈骨折未经诊治多长时间后仍可行内固定抑或人工关节置换术尚无定论。一般认为,可将陈旧性股骨颈骨折分为 2 类:①根据适应证可行人工关节置换术者;②不需或无法行人工关节置换术者。

对于后者,根据不同情况,可考虑闭合或切开复位、坚强内固定。由于陈旧股骨颈骨折不愈合率较高,常需在切开复位的同时行植骨术。常用的有肌骨瓣植骨、游离腓骨植骨等。

目前认为,植骨术对于骨折愈合有肯定的作用,但对于股骨头缺血坏死及晚期塌陷则无影响。截骨术曾被用来治疗股骨颈骨折不愈合,但由于截骨术后肢体短缩,股骨头与髋臼正常生理关系改变,晚期并发症较多,目前很少提倡应用。

股骨颈骨折不愈合在无移位型骨折中很少发生。在移位型股骨颈骨折中的发生率曾普遍被认为20%～30%(Catto)。近几十年来,由于内固定材料的改进及手术技术的改进,骨折愈合率大为提高。

目前多数文献报道股骨颈骨折术后愈合率为85%～95%。关于不愈合的诊断标准,多数学者认为6～12个月仍不愈合者即可确定诊断。

影响骨折愈合的因素有:骨折复位质量,固定牢固程度,骨折粉碎情况等。Cleveland 的研究证明骨折复位,固定与骨折愈合有明确的相关关系。Banks 的一组病例中股骨颈后外侧皮质粉碎者不愈合率为60%。

另外患者年龄,骨质疏松等因素也对愈合有一定影响。有学者认为尽管存在不愈合,但股骨头形态及关节间隙会在很长时间内保持完好。一旦经过治疗骨折愈合,关节功能可以恢复。

在治疗方面应注意以下 3 点:股骨头血供、股骨颈长度、骨质疏松情况。在治疗方面也可分为人工关节置换和保留股骨头两类。如股骨头完整,股骨颈长度缺损不大,颈干角基本正常可行单纯植骨。股骨头外形正常,股骨颈有一定短缩合并髋内翻者可酌情考虑截骨术、植骨术或两者结合应用。对于股骨头血供丧失、股骨头严重变形、股骨颈明显缺损或严重骨质疏松难以进行内固定的患者则应选择人工关节置换术。

(四)年轻人股骨颈骨折的治疗

年轻人中股骨颈骨折发生率较低。由于年轻人(20～40 岁)骨骼最为致密,造成骨折的暴力必然很大,因此损伤更为严重。有人认为,年轻人股骨颈骨折与老年人股骨颈骨折应区分开来,而作为一个专门的问题来研究。

年轻人股骨颈骨折有以下特点。

(1)骨密度正常。

(2)创伤机制多为高能量暴力。

(3)骨折不愈合率及股骨头缺血坏死率均高于老年人股骨颈骨折。

(4)股骨头缺血坏死改变后多伴有明显症状。

(5)人工关节置换术效果不佳。

有学者指出,对于所有股骨颈骨折均应解剖复位,在年轻人股骨颈骨折中解剖复位尤为重要,一旦闭合复位难以奏效,应积极采取切开复位。

由于较高的股骨头缺血坏死发生率,许多人认为应尽早(6～12 小时之内)实施手术。常规在术中切开前关节囊进行关节内减压。

目前多数学者认为 Bray 及 Templeman 所提出的原则是成功治疗年轻人股骨颈骨折的关键:①急诊手术(伤后 12 小时之内);②一定要解剖复位,必要时切开复位;③多枚螺钉坚强固定。有人补充提出前关节囊切开减压的必要。

(五)股骨头缺血坏死

股骨颈骨折后股骨头缺血坏死的发生率不同学者报道差异很大,其发生差异的原因可能在于各组病例骨折移位程度不同。

移位型股骨颈骨折发生后,股骨头便可以被认为已部分或全部失去血供。国外学者认为,血供的重建主要靠残留血供的爬行替代。血供重建主要有以下3个来源。

(1)圆韧带动脉供血区域与其他部分的吻合。

(2)骨折端骨内血管的生长,这一过程较为缓慢。骨折端的移位及纤维组织生成都将阻碍骨内血管的生长。因此,良好的骨折复位,牢固的固定极为重要。

(3)股骨头未被关节软骨覆盖部分血管的长入。

关节囊内股骨颈骨折发生后,关节囊内的出血及凝血块将增加关节囊内的压力,产生所谓"填塞效应"。许多学者认为填塞效应对于股骨头的血供有一定影响,甚至是股骨头晚期塌陷的原因之一。

实验表明,当关节囊内压力大于舒张压时,股骨头内血流明显减慢,甚至可造成骨细胞坏死。因此,很多学者主张在内固定手术时应行关节内穿刺或关节囊部分切开,以减小关节囊内压力,对降低股骨头坏死的发生率有一定作用。

骨折端的复位情况对于股骨头血供有很大影响,骨折端复位不良、股骨头旋转及内外翻都将使圆韧带动脉及其他残留的动脉扭曲,从而影响股骨头血供。有学者指出,任何不良复位都会使股骨头缺血坏死及晚期股骨头塌陷的发生率增加。

内固定物也是股骨头血供的影响因素之一。Linton、Stromqvist等均指出,内固定物的体积增大对股骨头的血供是有害的。另外内固定物的位置也对股骨头的血供产生影响。许多学者认为,内固定物置于股骨头外上方时将会损伤外侧骺动脉(股骨头主要血供动脉)。因此,应避免将内固定物置于股骨头上方。内固定物(如三翼钉)会使骨折端产生一定分离,同时反复的捶击振动,会造成不同程度的骨损伤。目前认为,应选择置入时对股骨头颈损伤较小的内固定物。

股骨颈骨折后股骨头的缺血改变或股骨头缺血坏死与晚期股骨头塌陷是不同的两种病理变化。股骨头缺血坏死是指在股骨颈骨折的早期,继发于骨折、复位及固定之后股骨头发生的缺血改变。

实际上,骨折一旦发生,股骨头血供即部分或全部受到破坏。而晚期股骨头塌陷是在股骨颈骨折愈合之后,股骨头血供重建过程中,关节软骨下骨在尚未修复的坏死区域发生骨折,从而造成股骨头的变形。股骨颈骨折后股骨头均不可避免发生缺血改变,而由于不同的损伤程度,不同的治疗方法等因素使得血供重建的时间与范围不同。部分患者股骨头血供未获得重建,而股骨头受到应力作用而发生软骨下骨骨折,即造成股骨头晚期塌陷。股骨头晚期塌陷的发生率低于股骨头缺血坏死率。

综上所述,股骨颈骨折后股骨头是否成活取决于2个因素:①残留的血供系统是否足够营养股骨头;②能否在股骨头晚期塌陷之前重建股骨头血供。对于新鲜股骨颈骨折的治疗原则是解剖复位、骨折端获得加压并坚强固定,以保护残留血供,为血供重建提供条件。

第二节 股骨转子间骨折

一、概述

转子间骨折占髋部骨折 65%,发病率与年龄、性别、种族和国家有关,年龄大于 80 岁发生率高,女性高于男性。

由于人的预期寿命延长,到 2050 年转子间骨折的发病率将是现在的 2 倍。现在,医生可以选择多种方法手术治疗转子间骨折,但没有一种内固定完全满意针对多种类型的骨折,伤后 1 年的病死率仍高达 20%。因此治疗转子间骨折我们将面临多方面的挑战,治疗最重要的是用一种可靠的内固定保证患者迅速的康复。

二、受伤机制

年轻的转子间骨折的患者通常由高能量损伤引起,如摩托车车祸和高处坠落伤,这些患者要密切注意合并伤,如颅脑、颈椎和胸腹部的损伤。而 90% 老年转子间骨折受伤原因是摔伤,年龄大容易摔倒的相关因素有视力弱、肌力降低、血压不稳定、反应力降低、血管疾病和骨与关节疾病,四个因素决定摔倒是否骨折。

(1)摔倒的方向是髋部或接近髋部的部位着地。

(2)保护反射必定不能减少摔倒的能量到一定程度。

(3)髋部软组织不能吸收足够的能量。

(4)髋部骨的力量不足。

三、骨折分类

Evans 将股骨转子间骨折分为以下两型。

1. Ⅰ型

顺行转子间骨折,根据复位前后稳定情况又分为 4 个亚型。

2. Ⅱ型

反斜形转子间骨折。

四、临床表现

转子间骨折的临床表现根据骨折类型、严重程度和受伤机制表现不同,移位骨折主诉髋部疼痛,不能站立和行走,而无移位骨折的患者可能能行走,但伴随轻微疼痛,少数患者主诉大腿或髋部疼痛,但无明确的髋部外伤史。无论何种情况,只要患者主诉髋部疼痛,我们就必须除外髋部骨折的可能性。

肢体的畸形程度反映骨折的移位程度,典型移位转子间骨折肢体畸形是短缩外旋畸形,无移位骨折无畸形表现。大转子和轴向叩击痛,局部淤血可能存在。活动髋关节患者疼痛,虽然血管和神经很少损伤,但应常规检查。

常规拍双髋正位和患髋侧位片,正位片肢体放在内旋位,明确骨折线的方向和骨的质量,侧位对判断后侧骨折块的大小、位置和粉碎程度极为重要,帮助判断骨折的稳定性。怀疑病理性骨折和普通 X 片判断骨折不明确,CT 检查是必要的,也可以考虑做 MRI 检查。

五、治疗方法

(一)非手术治疗

虽然股骨转子间骨折治疗现在以手术治疗为首选,但仍然有时候手术治疗不能进行而只能采取保守治疗。保守治疗的相对适应证有:伤前不能行走伤后疼痛不严重的患者;内科情况不能耐受麻醉和手术的患者等。

非手术治疗有2种方式,一是骨折后与内固定手术后一样早期活动,每天患者服止疼痛药把患者放在轮椅上,一旦患者一般情况改善扶拐杖无负重行走,但选择这种方法,要接受肢体内翻、短缩和外旋畸形。适于合并多种内科疾病的患者,以减少长期卧床之并发症。二是经骨牵引矫正内翻、短缩和外旋畸形,肢体轻度外展位,达到并维持骨折复位直至骨愈合。适于有行走可能患者,以15%体重行胫骨骨牵引8~12周(之间拍X线片以了解骨折端情况并加以调整),之后患髋活动,患肢部分负重,骨折愈合后完全负重。总之选择保守治疗的患者,特别是牵引的患者,要高度注意预防继发并发症,如肺炎、骶部和跟部的压疮、足的跟腱挛缩和血栓。

(二)手术治疗

在对于股骨转子间骨折进行手术治疗之前,仔细阅读X线片以判断骨折的稳定程度极为重要。需明确骨折本身是否稳定,如不稳定,骨折复位后是否能够重获稳定。手术治疗的根本目的是复位后对于股骨转子间骨折进行牢固的固定。而固定是否牢固取决于以下因素。

(1)骨骼质量。

(2)骨折类型。

(3)复位。

(4)内固定物的设计。

(5)内固定材料的置放位置。

近年来治疗股骨转子间骨折的内固定材料不断发展更新,其中常用的标准内固定物可分为2类:一类是滑动加压螺钉加侧方接骨板,如Richards钉板、DHS和DCS等。另一类是髓内固定,如重建带锁髓内针、Gamma钉和PFN等。

1.复位骨折

复位对于内固定后的稳定非常重要,应该力求达到解剖复位。因为解剖复位,特别是内后侧骨皮质连续性恢复,仍是复位后稳定的基础。复位方法可采用闭合复位或切开复位。无论骨折类型是否复杂,均应首先试行闭合复位。转子间骨折应在麻醉下应用牵引床进行牵引闭合复位,直接牵引轻微外展和外旋,纵向牵引恢复颈干角,对于多数顺转子间骨折可以得到满意的复位,对于多数逆转子间骨折和一部分顺转子间骨折,闭合复位不能满意,则应考虑切开解剖复位,需要在骨折近端的前方用骨膜剥离器撬拨间接复位,满意后用斯氏针做临时固定。

2.内固定选择

(1)滑动加压螺钉加侧方接骨板固定:20世纪70年代,滑动加压螺钉加侧方接骨板应用于股骨转子间骨折的治疗。其基本原理是将加压螺钉插入股骨头颈部以固定骨折近端,在其尾部套入一侧方接骨板以固定骨折远端。螺丝钉可以在侧板的套筒内滑动而使骨折断加压。由于滑动加压螺钉加侧方接骨板系统固定后承受大部分负荷直至骨折愈合,固定后股骨颈干角自然恢复、骨折端特别是骨矩部分可产生加压力,目前已成为股骨转子间骨折的常用标准固定方法之一。

我们最常用的是130°或135°动力髋螺丝钉(dynamic hipscrew,DHS),容易沿股骨头颈中心插入,最近研究侧板2枚螺丝钉固定能够起到很好的稳定作用。适应证:稳定和外侧壁完整的不稳定转子间骨折;股骨颈基底骨折。禁忌证:逆转子间和外侧壁破坏的不稳定的骨折。

侧板螺丝钉固定系统还有经皮加压接骨板(percutaneous compression plating,PCCP)设计用2枚细螺丝钉,可以经皮插入,手术暴露小出血少,可以控制股骨颈旋转,缺点是价格贵,需要有一定经验的医生完成;还有Medoff接骨板是双向加压接骨板,除沿股骨颈方向加压,还可以在股骨干方向加压,优点是限制骨折塌陷和可以应用于逆转子间骨折;大转子稳定接骨板(trochanter stabilizing plate,TSP)是在侧板的基础上附加一4孔接骨板稳定大转子,限制骨折塌陷和固定大转子,缺点是手术需扩大切口,有些患者出现大转子滑囊炎。

现在DHS固定一般采用闭合复位固定,对于小转子的复位不进行切开复位,原因是小转子复位从力学上恢复了后内侧的稳定性,但同时破坏了内侧的结构血供,影响骨折的后内侧的愈合,另外手术创伤大出血量大也是一个缺点;关于在DHS固定后是否需加1枚空心钉防止旋转,现在还无证据证明空心钉能增加抵抗旋转,增加空心钉一般用于股骨颈基底骨折。DHS固定容易犯的错误,骨折类型选择不当,治疗逆转子间骨折;螺丝钉放置不当,没有放置在股骨头颈正侧位的中心,深度未达到软骨下10mm;插入螺丝钉时骨折复位丢失;螺丝钉和侧板关系不正确。

(2)动力髁螺钉动力髁螺钉(dynamic condylar screw,DCS):最初用于股骨髁上骨折,由于侧板能有效地阻挡股骨近端向外侧移位,骨折近端能够固定2枚螺丝钉,增加骨折的旋转稳定性,现在也应用于年轻患者的逆转子间骨折。

对于不稳定的粉碎型股骨转子间骨折、传统的转子部截骨及股骨干内移等提高稳定性的方法已很少应用。

(3)髓内针髓内针系统:对于不稳定的一些转子间骨折,用DHS固定,由于螺丝钉在套筒的过分滑动,引起肢体短缩和远端内移,易导致畸形。由于不满意DHS的并发症,导致髓内固定系统的发展,它的优点是:由于插入髓腔比DHS更有效传导应力;由于力臂短,内固定受到应力减少,降低内固定失效的风险;髓内钉匹配滑动螺丝钉,能够骨折加压;髓内针阻挡骨折向外侧移位,能够限制滑动的范围,避免肢体短缩;插入髓内针手术暴露小出血少,手术时间短,减少并发症的发生;可以早期负重。

带锁髓内针最早应用于临床是Gamma钉,从1980早期开始应用,经过多年改进,已发展到Gamma 3。还有髓内针滑动螺丝钉(IMSH),这些都是近端1枚螺丝钉固定。由于对股骨颈旋转控制差,又发展双钉系统,如PFN、TAN等。PFN较Gamma钉的优点之一是股骨近端增加了防旋钉固定,可以控制股骨头的旋转,其次为主钉远端与锁钉之间的距离加长,减少了主钉远端部位发生骨折的并发症。国外文献报道PFN之拉力螺钉股骨头切出率为0.6%,而Gamma钉则可达10%。最近有PFN-A和INTERTAN在增加骨折加压和旋转设计上有了进一步的改进。

髓内针注意事项如下。

1）在插入髓内针前骨折应该复位，不要寄希望髓内针复位。

2）入点不能偏外，入点偏外导致髋内翻的发生。

3）扩髓入点和近端股骨，否则会引起股骨近端骨折粉碎。

4）插入髓内针前注意是否匹配。

5）插入时不能用锤打击，否则会造成股骨近端骨折。

6）螺丝钉的位置居于股骨颈的中下 1/3，长度在骨软骨下 1cm。

7）导针折弯会在扩孔的过程中折断或穿出关节内。

8）在插入髓内针和螺丝钉的过程有可能骨折复位丢失。

9）证实远端锁钉没有误锁。

比较 DHS 和髓内针的多数报告的结果，对于稳定骨折，在手术时间、住院时间、感染率和内固定失效等方面无明显区别，对于不稳定骨折，髓内针的结果优于 DHS。

3.外固定架治疗

外固定架治疗股骨转子间骨折不能作为常规考虑的方法，早期的报道它有明显的并发症如针道感染、针松动和继发内翻畸形，患者在活动过程中疼痛也是一个问题。对于那些不能耐受麻醉的高风险的患者，通过局麻进行外固定架固定，具有手术时间短，损伤小的优点。

4.混凝式固定

国外医生介绍了一种治疗严重骨质疏松的粉碎不稳定的转子间骨折的方法，方法是在 DHS 的头钉或侧板的钉道内注入骨水泥，以达到增加螺丝钉对骨的把持力。这项技术要求骨折端在手术时要很好的加压，骨水泥不能渗漏到骨折端和周围的软组织，否则将影响骨折的愈合。硫酸钙填充也用在不稳定的转子间骨折以增加固定的稳定性，其优点是硫酸钙以一种非放热的反应凝固，而且硫酸钙有骨传导作用，可以吸收最终被骨替代，实验室证明不稳定转子间骨折 DHS 固定，用硫酸钙增加固定，能够增加固定强度的 2 倍，减少短缩和内翻移位。

5.假体置换

假体置换的患者可以早期活动和负重行走，最大化使患者康复，对于股骨颈骨折是一种重要的治疗方法，而对于粉碎的转子间骨折，选择假体置换治疗，需要重建骨距和大转子，手术需要广泛的剥离，手术时间和麻醉时间都长，出血量大，导致并发症多。转子间骨折假体置换手术适应证还存在争论，多数医生认为假体置换只适用于严重骨质疏松高龄的粉碎不稳定转子间骨折、转子间骨折不愈合和转子间骨折合并严重髋关节骨性关节炎的患者。

六、特殊类型的转子间骨折的针对性治疗

(一)逆转子间骨折

骨折线方向从近内侧到远外侧转子下，骨折有内侧移位的趋势引起内固定穿透关节。DHS 不适用固定逆转子间骨折，DHS 的动力加压作用导致骨折分离而不是加压，常规应用 DHS 治疗这种类型骨折，会导致高的失败率。逆转子间骨折治疗最好的固定是髓内固定，髓内针防止近端外侧移位，减少对内固定的折弯应力。对于喜欢切开复位用接骨板的医生，DCS 适用于这类骨折，DCS 侧板有效防止近端骨折外侧移位，能够有 2 枚螺丝钉固定近端，有效防止旋转。

(二)股骨颈基底骨折

骨折线靠近或经过转子线,相对其他转子间骨折线更接近股骨颈区域,有些医生主张用多枚空心钉固定,但骨折线比其他股骨颈骨折更接近外侧,产生更大的内翻应力,因此多枚空心钉固定会在外侧皮质的入点晃动,导致骨折不稳定,DHS 侧板防止螺丝钉晃动,理论上 DHS 固定减少内翻移位的危险,另外滑动螺丝钉允许骨折断加压;当我们应用 DHS 治疗股骨颈基底骨折时,插入螺丝钉时有可能近端骨折旋转,平行打入 2 枚导针,1 枚偏上,用空心钉固定,1 枚偏下,滑动螺丝钉,防止旋转。

(三)涉及转子下转子间骨折

复杂股骨近端骨折是发生在股骨转子周围的骨折,骨折线近端延伸至转子间甚至到股骨颈、远端延伸至股骨转子下。这类骨折由于股骨内外结构同时破坏,骨折极不稳定,骨折粉碎程度高,过去治疗的方法不愈合和内固定失效率高,临床医生对于采用何种内固定治疗,极为困惑。

对这种复杂股骨近端骨折选择 DHS 固定是不合适的,闭合复位髓内钉固定是最好的选择,如果选择侧板固定,建议用 DCS。带锁髓内针和 DCS 治疗复杂股骨近端骨折的共同点是都能防止骨折近端向外的移位,从而骨折达到较好的稳定。带锁髓内针相比 DCS 在力学优点上力臂减小,减少了对内固定的应力减少内固定失效;它可以闭合插入不干扰骨折端的血供保证了骨折的正常愈合,DCS 需切开复位固定,骨折端的血供破坏严重,损伤大,出血多,往往为了保证骨折的愈合需取自体髂骨植骨。有一定的感染和不愈合率,但骨折复位 DCS 比髓内针固定更满意,不担心肢体长度和旋转的问题。

七、并发症

(一)内固定失效

无论是髓内固定还是髓外固定最常见的内固定失效是骨折近端内翻塌陷导致螺丝钉切割股骨头,发生率 4%～20%,大约在术后 3 个月内发生,常见的原因有:①螺丝钉在股骨头离心固定,特别是螺丝钉在正位位于上 1/3;②骨折复位差;③内固定选择不合适导致骨折端过分滑动;④内固定不能滑动;⑤严重骨质疏松;⑥螺丝钉过度扩孔产生第 2 通道。

骨折不愈合内固定失效的患者,可以选择 3 种方法:①不能耐受手术的老年患者,行走能力差,接受畸形;②能耐受手术的老年患者,骨质疏松,进行假体置换;③对于年轻的患者,更换内固定矫正畸形加自体髂骨植骨。Baumgaertner 等认为头钉的尖顶距值(tip-apex distance,TAD)是可以独立预测头钉切出的最重要因素(不稳定骨折,患者年龄也是头钉切出的预测因素),他们建议,如术中导针置入后 TAD 值大于 25mm,需考虑重新复位或改变导针位置。

(二)骨折不愈合

手术治疗转子间骨折的不愈合率低于 2%,转子间部位拥有血供良好的松质骨,很少发生不愈合。不稳定骨折不愈合发生率高,Mariani 报告 20 例转子间骨折不愈合 19 例后内侧结构支撑缺失。多数转子间骨折不愈合是由于复位差,内固定选择不当或内固定技术不当引起内翻塌陷和头钉切割股骨头。

另外的原因是骨折存在间隙,不适当的骨折加压。螺丝钉在接骨板套筒内或螺丝钉和套筒的长度不匹配,使得螺丝钉不能在套筒滑动,这 2 个问题在插入螺丝钉时加以注意就可以预防。

骨折手术后 4～7 个月后，患髋持续的疼痛，X 线表现为明显的骨折线存在，应怀疑骨折不愈合。进一步的畸形表现，也是不愈合的明显表现。少数病例出现畸形后能达到骨折稳定，最后愈合。骨折端有丰富的骨痂，从 X 片判断不愈合困难，CT 断层有助于诊断。不愈合应当考虑隐性感染的可能。治疗原则和内固定失效一样，根据具体情况制订治疗方案。

(三)畸形愈合

最常见的畸形是髋内翻，保守治疗最常见，其次是内固定失效，和复位不理想。髋内翻患者表现为肢体短缩，臀中肌步态。其次是内外旋畸形。髋内翻的治疗对于年轻患者，应沿原骨折线截骨，用 DHS 或 PFN 进行固定。

(四)其他并发症

股骨头缺血坏死在转子间骨折中非常罕见，即使发生也与螺丝钉在股骨头的位置无直接关系。有个案报道螺丝钉和侧板分离，与螺丝钉在侧板套筒放置不合适有关，可以在螺丝钉的尾端拧入一加压螺丝钉来预防。

髓内针末端骨折在第 1 代 Gamma 钉最常见，有的报告到 17％，由于髓内针和股骨弧度不匹配，髓内针末端撞击股骨前侧皮质产生大腿疼痛，现在由于新的设计大大减少了这 2 种并发症，但仍需要注意。髓内针断裂可以发生，一般发生在锁钉孔部位，原因是不愈合或迟延愈合疲劳断裂所致，近端两枚螺丝钉固定，可以发生 Z 字效应，就是近端螺丝钉移动到关节，远端退出。

八、术后处理与康复

手术后第 1 天，患者离床进行行走训练，允许扶助行器下地部分负重，第 1 周负重是正常肢体的 50％。对上肢力量弱或合并上肢骨折的患者，实施这项计划很难。髋部骨折后限制负重不能得到生物力学的支持，即使在床上活动如挪动和坐便在髋部产生的力量和无保护行走一样，即使床上足踝活动锻炼由于肌肉收缩也对股骨头产生负荷。多项研究无限制负重不会增加转子间骨折固定的并发症。

术后深静脉血栓预防也很重要，我们不常规给予低分子肝素，用足底静脉泵。

第三节　股骨干骨折

一、概述

股骨干骨折是下肢常见的骨折，近 20 多年由于治疗方法的进步，并发症明显减少，但股骨干骨折仍是下肢损伤患者致残和致死的重要原因之一。

二、功能解剖

股骨是一个长管状结构，近端起于髋关节，远端止于膝关节，它是人体最长和最坚强的骨。股骨干骨折后受到多个肌肉力量的作用而使大腿产生畸形，在转子下和高位股骨干骨折后，臀中肌的作用使股骨近端外展，髂腰肌牵拉小转子而使近骨折端屈曲和外旋。内收肌则使多数股骨干骨折产生短缩和内收。股骨远端特别是到达股骨髁上部位的骨折,由于腓肠肌的牵拉作用则使骨折端趋向于屈曲成角。

三、损伤机制

正常股骨干在遭受强大外力时才发生骨折。多数原因是车祸、行人被撞、摩托车车祸、坠落伤和枪弹伤等高能量损伤。行人被撞多数合并头部、胸部、骨盆和四肢损伤;摩托车车祸主要合并骨盆和同侧小腿损伤;摔伤很少合并主要器官的损伤;很小的力量即引起股骨干骨折通常是病理性骨折。

四、分类

股骨干骨折现在还没有一个统一的分类,常用的分类是 AO 分类:分为简单(A)、楔形(B)和复杂骨折(C)。

简单骨折按照骨折线的倾斜程度又分为几个亚型;楔形骨折包括螺旋、弯曲和粉碎性楔形;复杂骨折则包括节段性骨折和骨干广泛粉碎骨折。AO 分类对选择合适的治疗方法或预测预后的作用还未明确。

五、临床表现

股骨干骨折临床容易诊断,可表现为大腿疼痛、畸形、肿胀和短缩。多数骨折由于高能量损伤所致而常合并其他损伤,所以应进行包括血流动力学的全面体检非常重要。骨科诊断包括全面检查整个肢体、观察骨盆和髋部是否有压痛,同时合并骨盆或髋部骨折可以出现局部淤血和肿胀。

骨折后由于患者不能移动髋部,故触摸大腿近端和臀部十分重要。臀部饱满和股骨近端呈屈曲内收畸形则表明合并发生了髋关节后脱位。股骨干骨折常合并膝关节韧带损伤,可在骨折内固定后再进行临床和 X 线的应力检查。神经血管损伤虽然少见,但必须在术前进行详细检查。

脂肪栓塞综合征(fat embolism syndrom,FES)是股骨干骨折的严重并发症,若检查发现有不明原因的呼吸困难和神志不清,需考虑发生脂肪栓塞综合征的可能,应进行血气分析等进一步的检查。

X 线投照应包括骨盆正位、膝关节正侧位和整个股骨的正侧位,如果术前髋关节处于外旋位,应内旋股骨近端拍摄髋关节正位 X 线片,以免漏诊股骨颈骨折。胸部 X 线片有助于诊断脂肪栓塞综合征和判断其进展情况。

六、治疗方法

(一)非手术治疗

牵引是治疗股骨干骨折历史悠久的方法,可分为皮牵引和骨牵引,皮牵引只在下肢损伤的急救和转运时应用。

骨牵引在 1970 年以前是股骨干骨折最常用的治疗方法,现在则只作为骨折早期固定的临时方法,骨牵引有足够的力量作用于肢体使骨折获得复位,通常使用胫骨结节骨牵引或股骨髁上骨牵引,股骨髁上骨牵引比胫骨结节骨牵引能够对骨折端提供更为直接的纵向牵拉,但在骨折愈合后膝关节僵直的发生率较高。

虽然股骨干骨折的治疗已转移到手术治疗,但患者偶尔也必须采取牵引治疗,过去几十年在治疗开放和闭合损伤方面取得了成功,仍需要掌握这方面的知识。

(二)手术治疗

1.外固定架

由于外固定架的固定针经常把股四头肌与股骨干固定在一起,所形成的瘢痕能导致永久性的膝关节活动丧失,另外股骨干骨折外固定架固定固定针横穿髂胫束和股外侧肌的肌腹后针道感染率高达50%,所以现在外固定架不能作为闭合股骨干骨折的常规治疗方法。外固定架可作为一种股骨干骨折临时固定。外固定架固定股骨干骨折最主要适应证常用于多发创伤,这种损伤由于合并其他损伤需要进行快速、稳定的固定;外固定架固定股骨干骨折还用于Ⅲ型开放性骨折。这些患者一旦情况改善,可将其更换为内固定(接骨板或髓内针),多数学者认为2周内更换为内固定是安全的。超过2周应在取出外固定架后全身应用抗生素和局部换药,2周后再更换为内固定。

2.接骨板

切开复位接骨板内固定现在不再是治疗股骨干骨折的首选方法。其手术适应证包括髓腔极度狭窄的骨折;邻近骨折的骨干有畸形;股骨干骨折合并同侧股骨颈骨折;合并血管损伤需广泛暴露以修补血管的严重骨折;多发创伤不能搬动的患者等。

接骨板内固定的优点主要有直视下骨折切开复位可以获得解剖或近解剖复位;不会增加骨折以远部位损伤,如股骨颈骨折和髋臼骨折等;不需要特殊的设备和放射科人员。缺点一是固定所需要广泛剥离软组织、形成股四头肌瘢痕、大量失血。二是接骨板固定属偏心固定,力臂比髓内针长1~2cm,增加了内固定失效的危险。文献所报告的内固定的失效率是5%~10%,股骨干骨折接骨板内固定的感染率高于保守治疗和闭合复位髓内针内固定,感染率是0%~11%。三是由于接骨板下骨皮质的血供受到损害或产生的应力遮挡效应,可造成接骨板取出后发生再骨折。

简单的骨折,最少也应该应用10孔的宽4.5的接骨版。对于粉碎骨折,骨折端两侧至少有5枚螺丝钉的距离。过去推荐每侧至少8层皮质固定,现在接骨板的长度比螺丝钉的数目更重要。应用长接骨板和少的螺丝钉固定并没有增加手术的创伤,螺丝钉经皮固定接骨板。每侧3枚螺丝钉固定,生物力学最大化,1枚在接骨板的末端,1枚尽可能接近骨折端,1枚在中间增加接骨板和骨的旋转稳定性。横断骨折可以预弯接骨板,通过加压孔加压骨折端。斜型骨折应用通过接骨板的拉力螺丝钉加压骨折端。对于粉碎骨折采用接骨板固定时应用牵开器复位股骨干骨折以获得正常的力线和长度,不追求绝对的解剖复位,避免了一定要获得解剖复位而对骨折端软组织进行的广泛剥离,也不剥离骨折端,并使用桥接接骨板代替加压接骨板,骨痂由骨膜形成而不是一期愈合,缩短了愈合时间,明显改善了接骨板固定的临床疗效。

尽管接骨板有许多缺点,但只要正确选择其适应证,正确掌握放置接骨板的手术技术,也可取得优良的结果。

3.带锁髓内针

股骨干大致呈直管状结构,是进行髓内针固定的理想部位。髓内针有多个优点:第一,髓内针所受到的负荷小于接骨板,使得它不易发生疲劳折断;第二,骨痂受到的负荷是逐渐增加的,刺激了骨愈合和骨塑形;第三,通过髓内针固定可以避免由于接骨板固定所产生的应力遮挡效应而导致的骨皮质坏死。在理论和实践中,髓内针固定比其他形式的内固定和外固定还有许多优点。

虽然进行闭合髓内针固定需要特殊的设备和放射技术人员,但是它容易插入,而且不需要接骨板固定时的所进行的广泛暴露和剥离。因为闭合髓内针技术没有破坏骨折端的血肿,也没有干扰对骨折愈合早期起关键作用的细胞和体液因子,所以闭合髓内针技术是股骨骨折的一种的生物固定,较小的手术剥离和减少感染率。

(1)顺行带锁髓内针(髓内针从近端向远端插入):闭合复位顺行带锁髓内针固定是治疗股骨干骨折的金标准。愈合率可高达99%,而感染率和不愈合率很低(<1%)。顺行带锁髓内针几乎适合于所有股骨干骨折。闭合带锁髓内针的临床结果大部分取决于术前、术中仔细计划。包括髓内针的长度和直径:长度应在股骨残留骺线和髌骨上缘之间,直径不<10mm;体位、复位方法和是否扩髓和锁钉的数目。精确的髓内针入点是非常关键的,开孔应在转子中线的后侧和大转子窝的转子突出的内侧。这样保证开孔将位于冠状面和矢状面股骨干髓腔轴线上。对于所有骨折进行常规静力锁定可以减少继发于没有认识到的粉碎骨折的术后内固定失效。

(2)逆行髓内针(髓内针从远端向近端插入):逆行髓内针的主要优点是入点容易,骨折复位不影响其他部位的损伤。

主要适应证有同侧股骨干骨折合并股骨颈骨折、髋臼骨折、胫骨骨折、髌骨骨折和胫骨平台骨折。相对适应证是多发创伤的患者,双侧股骨干骨折,肥胖患者和孕妇。对于多发骨折或多器官损伤的患者,平卧位对患者的稳定最好,逆行髓内针插入能够快速地完成,双侧股骨干骨折用逆行髓内针固定不用变换体位,血管损伤的患者需要修复血管,可以快速插入不锁定的髓内针有利于血管修复,肥胖的患者,顺行髓内针入点非常困难,而逆行髓内针较容易。

逆行髓内针的禁忌证是膝关节活动受限和低位髌骨,不能够合适插入髓内针,转子下骨折由于逆行髓内针对稳定性的担心,也不易选用逆行髓内针;开放骨折有潜在的感染的危险,导致膝关节感染,也不可以选择逆行髓内针。

七、术后康复

(1)闭合髓内针术后,患者尽早能够忍受的肌肉和关节活动。指导患者股四头肌力量练习和渐渐负重,所有患者应尽早离床活动,对于多发创伤患者,即使仅仅坐起来也可减少肺部并发症。

(2)特殊类型骨折的治疗:未合并其他部位骨折和软组织损伤的股骨中段简单的横断和短斜骨折,用闭合髓内针治疗容易。但是多数股骨干骨折的部位和类型复杂可能合并其他损伤,所以多数股骨干骨折治疗时需要在标准髓内针做一些改进,以下常见情况是股骨干骨折特殊治疗。

1)粉碎骨折:粉碎骨折是高能量损伤的标志。粉碎骨折常伴随大量失血或开放性骨折,发生全身并发症如脂肪栓塞综合征也高。静力锁定带锁髓内针已取代其他方法用于治疗粉碎骨折。这些髓内针可达到远近端的髓腔,恢复股骨的轴线,没必要复位粉碎骨折,骨折块自髓腔移位2cm,不影响骨折愈合,在此部位将形成丰富的骨痂。在系列X线片的研究中,在骨折愈合过程中移位的皮质骨块成角和移位逐渐减少。不建议用髓内针加钢丝捆绑骨折块这种方法,这种方法是引起骨折愈合慢或不愈合的主要原因。

2)开放性股骨干骨折:股骨干开放性骨折通常是由高能量的损伤引起,还可能合并多个器官的损伤。股骨干开放性骨折过去几十年的临床研究表明积极的手术治疗更能取得明显效果。

Ⅰ和Ⅱ型的开放性骨折髓腔没有肉眼污染最好急诊用髓内针治疗。ⅢA开放股骨干骨折如果清创在8小时内可行髓内针固定,如果存在清创延迟或ⅢB损伤,可选择外固定架治疗。股骨干开放性骨折合并多发创伤的患者,应用外固定架固定治疗。对于动脉损伤需要修补的骨折(ⅢC)外固定架是最好的稳定,因为它能快速完成血管修复后再调整。肢体血供恢复后,外固定架可以换成接骨板或髓内针。ⅢC开放性骨折合并多发损伤不稳定的患者,有截肢的相对适应证。

3)股骨干骨折合并同侧髋部骨折:股骨干骨折合并同侧股骨颈骨折的发生率1.5%～5%。股骨颈骨折通常为垂直剪切(PauwelⅢ)型,股骨颈骨折移位小和不粉碎。股骨干骨折时因不能用X线诊断整个股骨全长,股骨颈骨折常被延迟诊断,大约1/4到1/3的股骨颈骨折初诊时被漏诊,股骨干骨折合并同侧隐性股骨颈骨折早期漏诊率更高,临床医生应通过对患者的受伤机制分析,应考虑隐性股骨颈骨折的可能,术前可用CT明确诊断,行股骨干骨折带锁髓内针时术中和术后密切注意股骨颈骨折存在,可以减少股骨颈骨折的延误诊断。

现在最常用的方法是用逆行髓内针固定股骨干骨折,股骨颈骨折用空心钉或DHS固定,还有接骨板加空心钉固定,顺行髓内针加空心钉固定股骨干合并股骨颈骨折,重建髓内针用一内固定物同时有效固定股骨近端和股骨干两骨折,后两项技术的主要并发症是对一些股骨颈骨折不能达到解剖复位。

4)股骨干骨折合并同侧髋关节脱位:文献报道的这种损伤50%的髋脱位在初诊时漏诊。髋脱位后平片股骨近端内收,所以对股骨干骨折进行常规骨盆X线片检查是避免漏诊的最好方法。股骨干骨折合并同侧髋关节脱位需急诊复位髋脱位,以预防发生股骨头缺血坏死,股骨干用接骨板或髓内针进行固定。伤口关闭后闭合复位髋脱位。

5)股骨干骨折合并同侧股骨髁间骨折:股骨干骨折合并股骨髁间骨折存在2种类型:一是股骨髁间骨折近端骨折线与股骨干骨折不连续;二股骨髁间骨折是股骨干骨折远端的延伸。这种损伤有多种方法治疗,包括两骨折切开复位一接骨板固定;两骨折切开复位分别用两接骨板固定;股骨髁间骨折切开复位,而在股骨干插入髓内针进行固定。带锁髓内针对这2处损伤可提供良好的固定,特别对股骨髁间骨折无移位者。

6)髋关节置换术后股骨干骨折:髋关节置换术后股骨干骨折不常见,外伤后,应力集中在股骨假体末端引起骨折,这种骨折分为3型:Ⅰ型,螺旋骨折起于柄端的近端,骨折位置被假体末端维持。Ⅱ型,在假体末端的骨折。Ⅲ型,假体末端以下的骨折。治疗根据骨折类型和患者是否能耐受牵引和第2次手术,Ⅰ型骨折假体柄维持骨折稳定,骨牵引6～8周,这时患者有足够的骨痂也许保护性负重,通常需要带骨盆的股骨支具。Ⅱ型骨折可以保守治疗,也可以把以前的股骨柄换为长柄,Ⅲ型骨折可以保守治疗或切开复位加压接骨板内固定。如Ⅲ型骨折发生在股骨远1/3,可以用逆行髓内针治疗。

八、并发症

并发症的类型与严重程度和治疗骨折的方法有关。近年随着治疗的改进特别是闭合带锁髓内针出现并发症明显降低。

(一)神经损伤

在治疗股骨干骨折中引起神经损伤有以下几种形式:骨牵引治疗的患者小腿处于外旋状态,腓骨近端受到压迫,腓总神经有可能损伤,特别在熟睡和意识不清的患者容易发生。这种并发症通过调整牵引方向,在腓骨颈部位加用棉垫,鼓励患者自由活动牵引装置来避免。

术中神经损伤的原因一是复位困难过度牵引,复位困难的原因是手术时间延迟,试图强行闭合复位,牵引的时间长、力量大,一般股骨干骨折 3 周后闭合复位困难,采取有限切开能够避免这种并发症。二是患者在手术床不适当的体位直接压迫。会阴神经和股神经会受到没有包裹的支柱的压迫。仔细包裹水平和垂直面的支柱可以防止这种损伤。

(二)血管损伤

强大的暴力才能导致股骨干骨折,但血管损伤并不常见。虽然穿动脉破裂常见,在骨折部位形成局部血肿,但股骨干骨折后股动脉损伤小于 2%,由于血管损伤发生率低往往被忽视。穿动脉破裂术后患者血压不稳定,股骨干局部肿胀可触及波动,应立即手术探查,结扎血管,清除血肿。

股动脉可以是完全或部分撕裂或栓塞和牵拉或痉挛。微小的撕裂可以引起晚期血管栓塞。虽然下肢通过穿动脉有丰富的侧支循环,股动脉栓塞不一定必然引起肢体坏死,但是血管损伤立即全面诊断和治疗对保肢非常重要。

(三)感染

股骨干骨折接骨板术后感染率约为 5%,闭合带锁髓内针感染率约<1%。感染与骨折端广泛剥离、开放性骨折、污染的程度和清创不彻底有关。多数感染患者在大腿或臀部形成窦道流脓。患者在髓内针后数周或数月大腿有红肿热痛,应怀疑感染。平片可以看到骨膜反应和骨折部位密度增高的死骨,血液检查包括白细胞记数和血沉、C 反应蛋白对诊断不重要,对评价以后的治疗有一定帮助。

股骨感染需要手术治疗,如果内固定对骨折稳定坚强应保留,治疗包括彻底清除死骨和感染的软组织、伤口换药和合理应用抗生素。多数股骨干骨折即使存在感染也可在 4~6 个月愈合,骨折愈合到一定程度可取出髓内针,进行扩髓取出髓腔内感染的膜和骨。如果内固定对骨折不能提供稳定,需考虑其他几种方法。骨折稳定程度通过髓内针锁定或换大直径髓内针来增加。如果股骨干存在大范围死骨,取出髓内针后彻底清创,用外固定架或骨牵引固定,在骨缺损部位放置庆大霉素链珠。患者在伤口无渗出至少 3 个月后,开始植骨。

(四)迟延愈合和不愈合

骨折不愈合的定义和治疗还存在许多争议,迟延愈合指愈合长于骨折的愈合正常时间。股骨干骨折 6 个月未获得愈合即可诊断为迟延愈合。诊断不愈合最少在术后 6 个月结合临床和连续 3 次 X 线无进一步愈合的迹象诊断,多数骨不愈合的原因是骨折端血供不良、骨折端不稳定和感染和骨折端分离骨缺损和软组织嵌夹,骨折端血供不良主要原因是开放性骨折和手术操作中对骨折端软组织的广泛剥离,骨折端稳定不够主要是髓内针长度不够和继发的锁钉松动。另外既往有大量吸烟史,术后非甾体消炎药的应用和多发创伤也是骨折不愈合的因素。

有多种方法治疗骨折不愈合,包括动力化、交换大直径的髓内针、接骨板固定和植骨,或几种方法合并使用。动力化通过去除锁钉的方法治疗骨折不愈合,似乎是一种简单有吸引力的方法,但临床报告很失望,一项报告治疗骨折迟延愈合,在4~12个月动力化,一半以上的患者不愈合,需要其他治疗,问题严重的是一半患者肢体短缩2cm以上,因此常规不推荐动力化。

扩髓换大直径髓内针临床报告的区别很大,愈合率有的达96%,有的只有53%。效果不明确。有学者报告取出髓内针后采用间接复位的方法用接骨板固定加自体髂骨植骨的方法取得了明显的疗效。骨折端存在明显不稳定时,在髓内针加侧板稳定旋转不稳定,是一种简单有效经济的方法,报道愈合率可达100%。

(五)畸形愈合

股骨干骨折畸形愈合在文献中被广泛讨论,短缩畸形愈合一般认为短缩>1cm,但>2cm患者就可能产生症状。成角畸形通常定义为在矢状面(屈—伸)或冠状面(内—外翻)>5°的成角,髓内针固定总发生率在7%~11%。髓内针固定预防成角畸形应在复位、扩髓、插入和锁钉时注意。正确的入点和保证导针居髓腔中央能够减少成角畸形的发生。如导针偏离中心,可以通过一种称为"挤压"(Poller)螺丝钉的技术矫正。严重的畸形愈合通过截骨矫正,再用带锁髓内针固定。旋转畸形<10°的患者无症状,超过15°可能有明显的症状,表现在跑步和上楼梯有困难。术后发现超过15°的旋转,应立即矫正。

(六)膝关节僵直

股骨干骨折后一定程度的膝关节僵直非常常见,僵直与骨折部位、治疗方法和合并的损伤有关。颅脑损伤和异位骨化都会影响膝关节活动,多数认为接骨板固定会使膝关节僵直。股骨干骨折在屈曲和伸直都受影响,一般表现为被动屈曲和主动伸直受限。屈曲受限主要是股四头肌瘢痕,特别是股内侧肌。积极主动的膝关节活动练习能够有效地预防。股骨干骨折固定后在开始6~12周无明显进展,需要考虑麻醉下活动,晚期行膝关节松解术。

(七)异位骨化

髓内针后臀肌部位的异位骨化的确切原因还不清楚。可能与肌肉损伤导致钙代谢紊乱有关,也可能与扩髓碎屑没有冲洗干净有关,但前瞻性研究,冲洗髓内针伤口并未减少异位骨化的发生。异位骨化临床上症状少,很少有异位骨化影响髋关节的活动报道,推荐在股骨干骨折获得愈合和异位骨化成熟后进行治疗,可同时进行髓内针取出和切除有症状的异位骨化,术后用小剂量的放射治疗或口服吡罗昔康。

(八)再骨折

股骨干骨折愈合后在原部位发生骨折非常少见,多数发生在接骨板取出后2~3个月,且多数发生在原螺丝钉钉孔的部位。预防再骨折一是内固定物一定要在骨折塑形完成后取出,通常接骨板是术后2~3年,髓内针是术后1年;二是取出接骨板后,应逐渐负重,以使骨折部位受到刺激,改善骨痂质量。股骨干再骨折通常可采用闭合带锁髓内针治疗,一般能够获得愈合,患者可很快恢复完全负重。

第四节 股骨转子下骨折

一、概述

股骨转子下骨折有不同的定义,有些学者把小转子以远 5cm 股骨干区域的骨折称为股骨转子下骨折,多数学者把股骨小转子至峡部的骨折称为转子下骨折。

二、损伤机制

低能量引起的骨折通常是螺旋骨折,骨折端粉碎少见。这些骨折通常发生在髓腔宽、皮质薄的骨质疏松部位。高能量损伤可导致转子下骨折股骨近端粉碎,即使是闭合损伤也可能有潜在软组织严重损伤和骨折块血供破坏。另外枪伤也可引起股骨转子下骨折。少见的有股骨颈骨折空心钉固定后转子下骨折。

三、分类

股骨转子下骨折分型很多,常用的分型是 Seinsheimer 分型。Seinsheimer 分型明确了内侧缺损后则稳定性差,这些骨折的内固定失败率更高。

Ⅰ型:无移位骨折或<2mm 的移位。

Ⅱ型:两部分骨折,分为 3 个亚型:ⅡA 横断骨折;ⅡB:螺旋骨折小转子在骨折近端;ⅡC:螺旋骨折小转子在骨折远端。

Ⅲ型:三部分骨折,分为 2 亚型:ⅢA:内侧蝶形块为第三部分;ⅢB:外侧蝶形块为第三部分。

Ⅳ型:双侧皮质粉碎。

Ⅴ型:转子下-转子间骨折,双侧皮质粉碎涉及转子部位。

四、临床表现

根据病史可以判断骨折是低能量损伤还是高能量损伤所致。患者叙述轻微创伤和无外伤史,应高度怀疑病理性骨折的可能。多数患者主诉患肢不能负重,伤后疼痛明显。

体检可发现肢体短缩和肿胀,骨折后足部呈内旋或外旋畸形。患者不能主动屈髋或活动髋关节,有时可以触摸到骨折近端。除穿通伤外,合并的神经血管损伤并不常见,但应常规检查神经、血管状况。股骨转子下骨折与股骨干骨折一样软组织出血明显,应注意发现低血容量性休克。

X 线诊断应包括膝关节和髋关节的股骨全长正侧位和骨盆正位,骨盆和膝关节 X 线片可除外合并损伤。患髋侧位 X 线片可以诊断骨折线延伸至大转子和梨状窝。健侧 X 线片了解股骨干的弧度和颈干角。

股骨转子下骨折的鉴别诊断主要是是区分创伤和病理性骨折,如果患者伤前有跛行和疼痛及转移癌的病史,应怀疑病理性骨折的可能,可在手术治疗中取股骨近端的病理明确诊断。

五、治疗方法

发生股骨转子下骨折后可出现患肢短缩和髋内翻,如果不予纠正,由于髋外展肌工作长度变短,外展肌力减弱,这种畸形常引起明显的跛行,所以治疗的目的是恢复股骨正常的长度和旋转,纠正颈干角以恢复正常的外展肌张力。传统的牵引方法效果很差,建议对股骨转子下骨折进行手术治疗。

(一)非手术治疗

在多发创伤的患者和老年患者中,股骨转子下骨折的非手术治疗的指征是患者一般情况差,使手术风险增加,骨骼质量差也不能保证内固定有效。必须用牵引治疗的转子下骨折推荐使用 Delee 的方法:尽可能采取股骨髁上骨牵引,肢体悬浮,双侧膝和髋屈曲 90°,小腿和足部用短腿石膏固定,踝处于中立位。3~4 周后,当患者症状减轻,膝关节逐渐放低到轻度屈曲的位置。

(二)手术治疗

对于转子下骨折的内固定选择,一是考虑对所选择的内固定的技术熟练程度,二是由于股骨近端的机械应力高,需要考虑所选择的内固定物的耐受性。现在治疗转子下骨折的内固定物有 DHS、DCS、普通带锁髓内针和重建髓内针。由于髓内针通过闭合插入,损伤小,已成为治疗股骨转子下骨折的首选方法。内固定方法如下。

1. 动力髁螺钉(DCS)

DCS 比 95°角接骨板技术上要求低,但选择螺丝钉在股骨颈内的位置要求高,其适用于骨折线偏远的转子下骨折,以便在头钉下的远端能够拧入松质骨螺丝钉,使骨折近端的固定更为牢固。如果进行间接复位则没有必要进行植骨。

2. 动力髋螺钉(DHS)

DHS 由于它能在骨折部位加压而改善了治疗效果,在 20 世纪 70 年代早期开始盛行。Boyd 和 Griffin 认识到转子下骨折骨折复位和远骨折端向内侧移位的发生率较高,因此对于高位的即骨折线自内上至外下的转子下骨折,不能采用 DHS 固定,否则由于近端固定少,可能导致骨折随滑动螺丝钉向外移位,产生髋内翻畸形。

3. 带锁髓内针

带锁髓内针的出现扩大了髓内针治疗转子下骨折的范围,普通带锁髓内针适用于大转子完整、小转子以下 2cm 的骨折。否则应采用重建髓内针固定(近端锁钉锁入股骨颈内)。

六、并发症

(一)内固定失效

内固定失效常表现为患肢逐渐出现畸形和短缩,患肢无力不能负重,如增加负重力量患者感觉骨折部位疼痛。DHS 侧板断裂常见于骨折内侧缺损的患者。DHS 螺丝钉切割股骨头的失效常见于骨质疏松和头钉放置不当的患者。DHS 内固定失效后的治疗通常是采用切开复位,再用带锁髓内针固定并另加自体髂骨植骨。预防接骨板失效的有效的方法是早期复查(术后 3 个月)如发现内侧结构有缺损和骨吸收,应当采取积极的措施,可进行切开并在内侧进行自体髂骨植骨,以促进骨折愈合。

闭合复位带锁髓内针固定,髓内针断裂少见,断裂部位通常发生在近端锁钉孔,失效与骨折复位不满意、患者早期负重和患者体重较大有密切的关系。髓内针失效也可由于没有静力锁定或未评估梨状窝入点粉碎所引起。髓内针失效的治疗则采用切开并更换合适的髓内针加自体髂骨植骨。

(二)不愈合

转子下骨折患者术后 6 个月后不能完全负重，股骨近端疼痛、发热或患肢负重疼痛，临床应怀疑骨折不愈合，进行 X 线检查可以证实。骨折不愈合常存在于骨干部位。对骨折不愈合或迟延愈合应积极治疗，进行牢固内固定，并在骨折端进行自体髂骨植骨。如髓内针失效，可在取出髓内针进行扩髓并更换大直径的髓内针可得到较高的成功率。最好采用静力带锁髓内针治疗，不提倡在静力锁定后动力化以治疗骨折不愈合或迟延愈合。

(三)畸形愈合

畸形愈合的患者主诉跛行、肢体短和旋转畸形。成角畸形一般<10°，患者可接受，不需要再手术。短缩是一复杂问题，由于肢体延长存在许多并发症，以预防为主。术中和术前应密切注意肢体的长度。偶尔骨折牵引过度可导致肢体长。旋转畸形可以发生于接骨板和髓内针固定，X 线检查和股骨粗线对位可帮助避免发生这种并发症。在髓内针固定后有必要比较两侧肢体的长度和内外旋范围，这样可以早期矫正畸形。晚期旋转畸形明显者，应根据患者的主诉以决定是否采取手术治疗，手术治疗可进行截骨并采用静力髓内针固定。

七、术后康复

术后康复计划取决于手术所达到的骨折稳定性，一是内固定的强度，二是骨骼的质量，特别是股骨内侧骨皮质的质量。由于肌肉收缩的力量同触地负重力量一样，我们建议患者术后扶拐触地负重行走，多数患者 6～8 周能扶拐行走参加社会活动，8～16 周骑摩托，伤后 3～5 个月完全负重，患者功能恢复达到以前状态。

第五节　股骨远端骨折

一、概述

股骨远端骨折不如股骨干和髋部骨折常见，在这类骨折中，严重的软组织损伤、骨折端粉碎、骨折线延伸到膝关节和伸膝装置的损伤常见，这些因素导致多数病例不论采用何种方法治疗其效果都是不十分满意。

在过去 20 年，随着内固定技术和材料的发展，多数医生采用了各种内固定方法治疗股骨远端骨折。但股骨远端区域的由于皮质薄、骨折粉碎、骨质疏松和髓腔宽等，使内固定的应用相对困难，有时即使有经验的医生也难以达到稳定的固定。虽然好的内固定方法能改善治疗的效果，但手术治疗这类骨折，远未达到一致的满意程度。

二、功能解剖

股骨远端定义在股骨髁和股骨干骺端的区域，从关节面测量这部分包括股骨远端 9cm。

股骨远端是股骨远端和股骨髁关节面之间的移行区。股骨干的形状接近圆柱形，但在其下方末端变宽形成双曲线的髁，两髁的前关节面一起组成关节面与髌骨形成髌股关节。后侧被髁间窝分离，髁间窝有膝交叉韧带附着。髌骨与两髁关节面接触，主要是外髁，外髁宽更向近端延伸，在髁的外侧面有外侧副韧带的起点。内髁比外髁长，也更靠下，它的内侧面是凹形，在远端有内侧副韧带的起点。位于内髁最上的部分是内收肌结节,内收大肌止于此。

股骨髁和胫骨髁适合于重力直接向下传导,在负重过程中,两髁位于胫骨髁的水平面,股骨干向下和向内倾斜,这种倾斜是由于人体的髋宽度比膝宽。股骨干的解剖轴和负重或机械轴不同,机械轴通过股骨头中点和膝关节的中心,总体来说,股骨的负重轴与垂直线有3°,解剖轴与垂直轴有7°(平均9°)的外翻角度。正常膝关节的关节轴平行于地面,解剖轴与膝关节轴在外侧呈81°角,在进行股骨远端手术时,每一患者都要与对侧比较,以保证股骨有正确的外翻角并保持膝关节轴平行于地面。

股骨远端骨折的移位方向继发于大腿肌肉的牵拉。股四头肌和腓肠肌的收缩使骨折短缩,典型的内翻畸形是内收肌的强力牵拉所致。腓肠肌的牵拉常导致远骨折端向后成角和移位,在股骨髁间骨折,止于各髁的腓肠肌分别牵拉骨折块可造成关节面的不平整以及旋转畸形,股骨远端骨折很少发生向前移位和成角。

三、损伤机制

多数股骨远端骨折的受伤机制被认为是轴向负荷合并内翻、外翻或旋转的外力引起。在年轻患者中,常发生在与摩托车祸相关的高能量损伤,这些骨折常有移位、开放、粉碎和合并其他损伤。在老年患者中,常由于屈膝位滑倒和摔倒在骨质疏松部位发生粉碎骨折。

四、骨折分类

股骨远端骨折的分类还没有一个被广泛接受,所有分类都涉及关节外和关节内和单髁骨折,进一步根据骨折的移位方向和程度、粉碎的数量和对关节面的影响进行分类。解剖分类不能着重强调影响骨折治疗效果因素。

简单的股骨远端的分类是 Neer 分类,他把股骨髁间再分成以下类型:Ⅰ移位小;Ⅱ股骨髁移位包括内髁(A)外髁(B);Ⅲ同时合并股骨远端和股骨干的骨折。这种分类非常概括,对医生临床选择治疗和判断预后不能提供帮助。

Seinsheimer 把股骨远端 7cm 以内的骨折分为以下 4 型。

Ⅰ型:无移位骨折—移位<2mm 的骨折。

Ⅱ型:涉及股骨骺,未进入髁间。

Ⅲ型:骨折涉及髁间窝,一髁或两髁分离。

Ⅳ型:骨折延伸到股骨髁关节面。

AO 组织将股骨远端分为 3 个主要类型。

1.A(关节外)

A_1:简单两部分骨折。

A_2:干楔型骨折。

A_3:粉碎骨折。

2.B(单髁)

B_1:外髁矢状面骨折。

B_2:内髁矢状面骨折。

B_3:冠状面骨折

3.C(双踝)

C_1:无粉碎股骨远端骨折(T形或Y形)。

C_2:远端骨折粉碎。

C_3:远端骨折和髁间骨折粉碎。

从A型到C型骨折严重程度逐渐增加,在每一组也是自1～3严重程度逐渐增加。

五、临床表现

(一)病史和体检

仔细询问患者的受伤原因,明确是车祸还是摔伤,对于车祸创伤的患者必须对患者进行全身检查和整个受伤的下肢检查:包括骨折以上的髋关节和骨折以下的膝关节和小腿,仔细检查血管神经的情况,怀疑有血管损伤用Doppler检查,必要时进行血管造影。检查膝关节和股骨远端部位肿胀、畸形和压痛。活动时骨折端有异常活动和骨擦感,但这种检查没有必要,应迅速进行X线检查。

(二)X线检查

常规摄膝关节正侧位片,如果骨折粉碎,牵引下摄正侧位骨折的形态更清楚,有利于骨折的分类,当骨折涉及膝关节骨折粉碎和合并胫骨平台骨折时,倾斜45°片有利于明确损伤范围,股骨髁间骨折进行CT检查可以明确软骨骨折和骨软骨骨折。车祸所致的股骨远端骨折应包括髋关节和骨盆正位片,除外这些部位的骨折。如果合并膝关节脱位,怀疑韧带和半月板损伤,可进行MRI检查。

正常肢体的膝关节的正侧位片对制订术前计划非常有用,有明确的膝关节脱位,建议血管造影,因为这种病例有40％合并血管损伤。

六、治疗方法

(一)非手术治疗

传统非手术治疗包括闭合复位骨折、骨牵引和管形石膏,这种方法患者需要卧床,治疗时间长、花费大,不适合多发创伤和老年患者。闭合治疗虽然避免了手术风险,但经常遇到骨折畸形愈合和膝关节活动受限。

股骨远端骨折非手术治疗的适应证:不合并关节内的骨折;相关指征如下。

(1)无移位或不全骨折。

(2)老年骨质疏松嵌插骨折。

(3)无合适的内固定材料。

(4)医生对手术无经验或不熟悉。

(5)严重的内科疾病(如心血管、肺和神经系统疾患)。

(6)严重骨质疏松。

(7)脊髓损伤。

(8)严重开放性骨折(GustiloⅢB型)。

(9)部分枪伤患者。

(10)骨折合并感染。

非手术治疗的目的不是要解剖复位而是恢复长度和力线,由于骨折靠近膝关节,轻微的畸形可导致膝关节创伤性关节炎的发生。股骨远端骨折可接受的位置一般认为在冠状面（内外）不超过 7°畸形，在矢状面（前后）不超过 7°～10°畸形，短缩 1～1.5cm 一般不影响患者的功能，关节面移位不应超过 2mm。

（二）手术治疗

由于手术技术和内固定材料的发展，在过去三十年移位的股骨远端骨折的内固定治疗已被广泛接受，内固定的设计和软组织处理以及应用抗生素和麻醉方法的改进结合使内固定更加安全可靠。从 1970 年后，所有比较手术和非手术治疗结果的文献均表明用内固定治疗效果要好。

1.手术适应证及禁忌证

股骨远端骨折的手术目的是达到解剖复位、稳定的内固定、早期活动和早期进行膝关节的康复锻炼。这类损伤内固定比较困难。毫无疑问进行内固定有获得良好结果的机会，但内固定的并发症同样可带来较差的结果，不正确应用内固定其结果比非手术治疗还要差。

手术适应证：由于手术技术复杂，需要完整的内固定材料和器械和有经验的手术医师及护理和康复。如果具备这些条件：移位关节内骨折、多发损伤、多数的开放性骨折、合并血管损伤需修补、严重同侧肢体损伤（如髌骨骨折、胫骨平台骨折）、合并膝重要韧带损伤、不能复位的骨折和病理骨折。相对适应证：移位关节外股骨远端骨折、明显肥胖、年龄大、全膝置换后骨折。

禁忌证：严重污染开放性骨折ⅢB、广泛粉碎或骨缺损、严重骨质疏松、多发伤患者一般情况不稳定、设备不全和医生缺少手术经验。

2.手术方法

现在股骨远端骨折的手术治疗方法来源于瑞士的 ASIF，ASIF 对于治疗骨折的重要一部分是制订详细的术前计划。

医生通过一系列术前绘图，找到解决困难问题的最好方法。可应用塑料模板，画出骨折及骨折复位后、内固定的类型和大小和螺丝钉的正确位置的草图。手术治疗股骨远端骨折的顺序如下。

（1）复位关节面。

（2）稳定的内固定。

（3）骨干粉碎部位植骨。

（4）老年骨质疏松的骨折嵌插。

（5）修补韧带损伤和髌骨骨折。

（6）早期膝关节活动。

（7）延迟、保护性负重。

患者仰卧位，抬高同侧髋关节有利于肢体内旋，建议用 C 形臂机和透 X 线的手术床。多数患者用一外侧长切口，如远端骨折合并关节内骨折，切口需向下延长到胫骨结节。切口应在外侧韧带的前方，从肌间隔分离股外侧肌向前向内牵拉，显露股骨远端，避免剥离内侧软组织，当合并关节内骨折，首先复位固定髁间骨折，一旦关节面不能解剖复位，可以做胫骨结节截骨有利于广泛显露。

下一步复位关节外远端骨折，在简单类型的骨折用克氏针或复位巾钳作为临时固定已足够,但在粉碎骨折最好用股骨牵开器。牵开器近端安置于股骨干,远端安置于股骨远端或胫骨近端,恢复股骨长度和力线。

开始过牵有利于粉碎骨折块接近解剖复位。在粉碎远端骨折,用接骨板复位骨折比骨折复位后上接骨板容易。调节牵开器达到满意的复位。安置接骨板后,静力或动力加压骨折端,但恢复内侧皮质的连续性能够有效保护接骨板。如骨折粉碎,接骨板对骨折近端或远端进行固定并跨过粉碎区域,在这种情况下,接骨板可作为内夹板,如果注意保护局部软组织,骨折端有血供存在,则骨折能够快速塑形。

3. 内固定

有 2 种内固定材料广泛用于股骨远端骨折:接骨板和髓内针,由于股骨远端骨折损伤类型变化范围广,没有一种内固定材料适用于所有的骨折。术前必须仔细研究患者状况和 X 线片,分析骨折的特点。

在手术前需考虑以下因素:①患者年龄;②患者行走能力;③骨质疏松程度;④粉碎程度;⑤软组织的情况;⑥是否存在开放性骨折;⑦关节面受累的情况;⑧骨折是单一损伤还是多发伤。

年轻患者内固定手术的目的是恢复长度和轴线以及进行早期功能锻炼。老年骨质疏松的患者,为加快骨折愈合进行骨折嵌插可以有轻微短缩和成角。Struhl 建议对老年骨质疏松的远端骨折采用骨水泥的内固定。

(1)95°角接骨板:对于多数远端骨折的患者需手术内固定治疗,95°角接骨板由于内固定是一体,可对骨折提供最好的稳定,是一种有效的内固定物。在北美和欧洲用这种方法治疗成功了大量病例。当有经验的医生应用时,这种内固定能恢复轴线和达到稳定的内固定。但安放 95°角接骨板在技术上需要一个过程,因为医生需要同时考虑角接骨板在三维空间的理想位置。

(2)动力加压髁螺丝钉(DCS):这种内固定的设计和髋部动力螺丝钉相似,多数医生容易熟悉和掌握这种技术,另外的特点是可以使股骨髁间骨折块加压,对骨质疏松的骨能够得到较好的把持。由于它能在矢状面可以自由活动,安置时只需要考虑两个平面,比 95°角接骨板容易插入。它的缺点是在动力加压螺丝钉和接骨板结合部突出,需要去除部分外髁的骨质以保证外侧进入股骨髁,尽管进行了改进,它也比角接骨板在外侧突出,髂胫束在突出部位的滑动可引起膝关节不适。

另外,动力加压螺丝钉在侧板套内防止旋转是靠内在的锁定,所以在低位的远端骨折髁螺丝钉不能像 95°角接骨板一样提供远骨折端旋转的稳定性,至少需要 1 枚螺丝钉通过接骨板固定在骨折远端,以保证骨折的稳定性。

(3)髁支持接骨板:髁支持接骨板是根据股骨远端外侧形状设计的一体接骨板,远端设计为"三叶草"形,可供 6 枚 6.5mm 的螺丝钉进行固定。力学上,它没有角接骨板和 DCS 坚强。髁支持接骨板的问题是穿过远端孔的螺丝钉与接骨板无固定关系,如应用间接复位技术,用牵开器进行牵开或加压时,螺丝钉向接骨板移动,牵开产生的内翻畸形在加压后变为外翻畸形。应用这种器械严格限制在股骨外髁粉碎骨折和髁间在冠状面或矢状面有多个骨折线的患者。

一旦内侧严重粉碎,必须进行自体髂骨植骨,当正确应用髁支持接骨板时,它也能够提供良好的力线和稳定性。

(4)LISS(less invasive stabilization system)：LISS 的外形类似于髁支持接骨板，它由允许经皮在肌肉下滑动插入的接骨板柄和多个固定角度能同接骨板锁定的螺丝钉组成，这些螺丝钉是可自钻、单皮质固定骨干的螺丝钉。LISS 同传统固定骨折的概念不同，传统的接骨板的稳定性依靠骨和接骨板的摩擦，导致螺丝钉产生应力，而 LISS 系统是通过多个锁定螺丝钉获得稳定。

LISS 在技术上要求直接切开复位固定关节内骨折，闭合复位干骺部骨折，然后经皮在肌肉下固定，通过连接装置钻入螺丝钉，属于生物固定接骨板，不需要植骨。主要用于长阶段粉碎的关节内骨折，以及骨质疏松的患者，还可以用于膝关节置换后的骨折。术中需要 C 形臂机和牵开器等设备。

(5)顺行髓内针：顺行髓内针治疗股骨远端骨折非常局限。在股骨远 1/3 的骨干骨折可以选择顺行髓内针治疗，但对真正的远端骨折，特别是关节内移位的骨折，顺行髓内针技术很困难，而且对多种类型的关节内骨折达不到可靠的固定。股骨髁存在冠状面的骨折是应用这种技术的相对禁忌证。

我们对于股骨远端骨折进行顺行髓内针治疗。远端骨折低位时可以把髓内针末端锯短 1～1.5cm，以便远端能锁定 2 枚螺丝钉。需要注意的是在髓内针进入骨折远端时，近解剖复位很重要，如合并髁间骨折，在插入髓内针前在股骨髁的前后侧用 2～3 枚空心钉固定，所有骨折均愈合，无髓内针和锁钉折断发生。

(6)远端髓内针：远端髓内针是针对远端骨折和髁间骨折特别设计的逆行髓内针，这种髓内针是空心髓内针，接近末端有 8°的前屈适用于股骨髁后侧的形态。针的入口在髁间窝后交叉韧带的股骨止点前方，手术在 C 形臂机和可透 X 线的手术床上操作，当有关节内骨折，解剖复位骨折，固定骨折块的螺丝钉固定在股骨髁的前侧或后侧，便于髓内针穿过，另外髓内针必须深入关节软骨下几毫米才不影响髌股关节。

这种髓内针的优点是：髓内针比接骨板分担负荷好；对软组织剥离少，插入不需要牵引床，对于多发损伤可以节省时间。远端髓内针应用于股骨远端的 A 型、C_1 和 C_2 型骨折，也可以应用于股骨远端合并股骨干骨折或胫骨平台骨折，当合并髋部骨折时可以分别固定。可用于膝关节置换后假体周围骨折和骨折内固定失效的治疗。远端髓内针固定的禁忌证是膝关节活动屈曲小于 40°、膝关节伤前存在关节炎和感染病史和局部皮肤污染。

远端髓内针的缺点是：膝关节感染、膝关节僵直、髌股关节退变和滑膜金属反应或螺丝钉折断。有几个理论上的问题影响远端髓内针的临床广泛应用，远端髓内针虽然从交叉韧带止点的前方插入，近期对交叉韧带的力学性能影响小，但长期对交叉韧带的血供影响是可能的。另外髓内针的入孔部位关节软骨受到破坏，实验证明入孔部位是由纤维软骨覆盖而不是透明软骨覆盖，在屈曲 90°与髌骨关节相接触，长期也可能导致关节炎的发生。

临床上几个问题需要注意，一是膝关节活动受限，这容易与骨折本身和软组织损伤导致的膝关节活动受限相混淆。二是转子下骨折，由于髓内针末端位于转子下部位，这个部位是股骨应力最高的部位，可以造成髓内针末端的应力骨折。另外术后感染的处理和髓内针的取出也是一个棘手的问题。

(7)外固定架:外固定架并不常用于治疗股骨远端骨折,最常见的指征是严重开放性骨折,特别是ⅢB损伤。对比较复杂的骨折类型,在应用外固定架之前,通常需要使用螺丝钉对关节内骨折进行固定,然后根据伤口的位置和骨折粉碎程度,决定是否需要外固定架的超关节固定。

对于多数患者,外固定架可作为处理骨折和软组织的临时固定,一旦软组织条件允许,考虑更换为内固定,因此安放外固定架固定针时应尽量避免在切口和内固定物的位置。通常在骨折的远、近端各插入2枚5mm的固定针,用单杆进行连接。如不稳定则需在前方另加一平面的固定。

外固定架的主要优点是快速、软组织剥离小、可维持长度、方便换药和患者能够早期下床活动;其缺点是针道渗出和感染,股四头肌粘连继发膝关节活动受限,骨折迟延愈合和不愈合增加,以及去除外固定架后复位丢失等。

建议将外固定架用于治疗多发创伤的闭合骨折,当患者一般情况不允许进行内固定时,可用外固定架作为临时固定,患者一般情况允许后再更换为内固定。

4.植骨

间接复位技术的发展减少了软组织剥离,过去内侧粉碎是植骨的绝对适应证,现在内固定方法减少了许多复杂股骨远端骨折植骨的必要性。植骨的绝对适应证是存在骨缺损,相对适应证是AO分型的A_3、C_2和C_3型骨折,以及严重开放性骨折延迟处理为防止发生不愈合而采取植骨。当植骨时,自体髂骨最适宜,老年骨质疏松的患者髂骨量少,可用异体松质骨。

5.开放性骨折

股骨远端开放性骨折占5%～10%,伤口一般在大腿前侧,对伸膝装置有不同程度的损伤。与其他开放性骨折一样,需急诊处理,对骨折和伤口的彻底清创和冲洗是预防感染的重要步骤。对于Ⅲ度开放性骨折需要反复清创,除覆盖关节外,伤口敞开。当用内固定需仔细考虑内固定对患者的利弊。

内固定用于多发创伤、多肢体损伤、开放性骨折合并血管损伤、和关节内骨折的患者。急诊内固定的优点是稳定骨折和软组织,便于伤口护理,减轻疼痛和肢体早期活动。缺点是由于对软组织进一步的剥离和破坏局部血供增加感染风险,如果发生感染,不仅影响骨折端的稳定,而且影响膝关节功能。

对于Ⅰ、Ⅱ和ⅢA骨折,有经验的医生喜欢在清创后使用可靠的内固定,对于ⅢB、ⅢC骨折最初使用超关节外固定架或骨牵引比较安全,再延期更换为内固定治疗。对经验少的医生,建议对所有的开放性骨折采取延期内固定,在进行清创和冲洗后,用夹板和骨牵引进行固定,在人员齐备的条件下做二期手术。

6.合并韧带损伤

合并韧带损伤不常见,术前诊断困难。在原始X线片可以发现侧副韧带和交叉韧带的撕脱骨折。交叉韧带实质部和关节囊的撕裂则不能在普通X线片上获得诊断,最常见的韧带损伤是前交叉韧带断裂。股骨远端骨折常合并关节面粉碎、前交叉韧带一骨块发生撕脱,在固定股骨远端骨折时应尽可能固定这种骨-软骨块。

一期修补和加强或重建在有骨折和内固定物的情况下十分困难,禁忌在髁间窝开孔、建立骨隧道以重建韧带,否则有可能使骨折粉碎加重,使内固定不稳定,或由于存在内固定物而不可能进行,推荐非手术治疗交叉韧带实质部撕裂。在一定范围活动和膝支具以及康复可能使一些患者晚期不需要重建手术,在患者有持久的功能影响时,在骨折愈合后取出内固定再进行韧带重建手术。

7.血管损伤

血管损伤发生率在2%～3%。股骨远端骨折合并血管损伤的发生率较低,主要是由于血管近端在内收肌管和远端在比目鱼肌弓被固定,这种紧密的附着使骨折后对血管不发生扭曲,血管可以被直接损伤或被骨折端挫伤或间接牵拉导致损伤,临床检查足部感觉、活动和动脉搏动十分重要。

股骨远端骨折合并血管损伤的治疗应根据伤后的缺血时间和严重程度,如果动脉远端存在搏动(指示远端软组织有灌注),可首先固定骨折,如果动脉压迫严重或损伤超过6小时,则应优先建立血液循环,可以建立临时动脉侧支循环和修补血管,动脉修补通常需要静脉移植或人造血管。避免在骨折移位的位置修补血管,在随后的骨折固定中可能破坏吻合的血管,在修补血管时通过使用外固定架或牵开器可以临时固定骨折的长度和力线,缺血时间超过6小时在血管再通后骨筋膜室内张力增高或发生广泛软组织损伤,建议对小腿筋膜进行切开。

8.全膝置换后发生的股骨远端骨折

全膝置换后发生股骨远端骨折并不多见,发生率在0.6%～2.5%之间,治疗上颇为困难。多数已发表的研究报道只包含有少量的病例。全膝置换后发生远端骨折的危险因素包括骨质疏松、类风湿关节炎、激素治疗、股骨髁假体偏前和膝关节再置换等。对全膝置换后发生的股骨远端骨折现在还没有非常理想的治疗方法,非手术治疗牵引时间长,骨折畸形和膝关节僵直的发生率高。

手术治疗特别是进行膝关节再置换是一主要手术方法,需要一个长柄的假体。骨质疏松限制了内固定的应用,骨折远端安置内固定物的区域小,有可能在骨折复位过程中造成股骨假体松动。

对老年无移位的稳定嵌插骨折,用支具制动3周就已足够。1个月内每周拍摄X线片和进行复查,以保证获得满意的复位和轴线。

对移位粉碎骨折则根据膝关节假体的情况,如假体松动,可以换一带柄的假体,如股骨部件不松动可行手术治疗。正确的内固定可以防止发生畸形,并允许早期行走和膝关节活动。

目前对于此类骨折流行使用逆行髓内钉或者LISS系统固定。

七、并发症

由于内固定材料和技术的改进以及进行详细的术前计划,手术治疗远端骨折比过去取得了巨大进步,但新技术亦可有并发症。与手术相关的并发症如下。

(1)复位不完全。

(2)内固定不稳定。

(3)植骨失败。

(4)内固定物大小不合适。

(5)膝关节活动受限。

（6）感染。

（7）不愈合。

（8）内固定物折断。

（9）创伤后关节炎。

（10）深静脉血栓形成。

对股骨远端骨折进行内固定比较困难，需要熟练的技术和成熟的判断。骨折常合并骨质疏松和严重粉碎，偶尔不能进行内固定，需考虑非手术治疗或外固定架固定。

股骨远端骨折的手术顾忌主要是感染。在大的创伤中心，手术治疗的感染率不超过5%。如术后出现感染则应对伤口进行引流以及积极的灌洗和扩创。如深部感染形成脓肿，则应开放伤口，二期进行闭合。如存在感染，对稳定的内固定可以保留，因为骨折稳定的感染比骨折不稳定的感染容易治疗。如已发生松动，应取出内固定物，采取胫骨结节牵引或外固定架固定，待感染控制后再进行植骨以防止发生骨折不愈合。

远端骨折部位拥有丰富的血供和松质骨，切开复位内固定后骨折不愈合并不常见。内固定后不愈合常由于固定不稳定、植骨失败、内固定失效或感染等一个或多个因素所致。

股骨远端骨折创伤性关节炎的发生率尚无精确统计。对于多数患者涉及负重关节的骨折，关节面不平整可导致发生早期关节炎。对多数骨折后膝关节发生退行性变的年轻患者，不是理想的进行人工膝关节置换的对象。

股骨远端骨折最常见的并发症是膝关节活动受限，这种并发症是因为原始创伤或手术固定所需暴露时对股四头肌和关节面造成了损伤，导致股四头肌瘢痕形成和膝关节纤维粘连，从而影响膝关节活动。骨折制动时间较长也加大了对它的影响，膝关节制动3周以上有可能引起一定程度的永久性僵直。

由于各自的分类和术后评分不同，对比治疗结果则存在困难。尽管无统一标准，但股骨远端骨折的治疗优良率只有70%～85%，对所有患者在治疗前应对可能获得的结果做出正确的评价。

八、术后处理与康复

股骨远端骨折切开复位内固定术前半小时应静脉给予抗生素，术后继续应用抗生素1～2天。建议负压引流1～2天，如骨折内固定稳定，术后用CPM锻炼。CPM可以增加膝关节活动、减少肢体肿胀和股四头肌粘连。

鼓励患者做肌肉等长收缩和在一定范围内主动的活动，内固定稳定，允许患者扶拐部分负重行走。如术后6周X线显示骨痂逐渐明显，可继续增加负重力量。在12周多数患者可以完全负重，但患者仍需要拐杖辅助。如内固定不稳定，则需支具或外固定保护，一定要在X线片上有明显的愈合征象后才进行负重。

内固定物的取出：股骨远端骨折的内固定物取出现在还没有一个固定的标准。内固定物的取出最常见的指征是患者年轻，在进行体力活动时内固定物的突出部位感到不适。由于多数远端骨折涉及两侧髁和骨干下端，骨折塑形慢，内固定物的取出应延迟至术后18～24个月以避免再骨折。

第六节　髌骨骨折

一、概述

髌骨是人体内最大的籽骨,位于股四头肌腱内。髌骨的功能是增加了股四头肌腱的力学优势,有助于股骨远端前方关节面的营养供给,保护股骨髁免受外伤,并将四头肌的拉伸应力传导至髌腱。还通过增加伸膝装置至膝关节旋转轴线的距离,改善了股四头肌效能,加长了股四头肌的力臂。

髌骨骨折是膝部常见的骨折,约占所有骨骼损伤的 3%,并可见于所有的年龄组,主要发生于 20～50 岁之间的年龄组。男性大约是女性的 2 倍。并没有发现在左、右侧上有什么区别,但双侧髌骨骨折罕见。

二、损伤机制

髌骨骨折可为直接或间接暴力所致。直接暴力的主要原因是:直接跪倒在地;交通事故伤直接暴力作用于髌骨。髌骨位于皮下,增加了直接受伤的机会,受伤区域也常存在皮肤挫伤或有开放伤口。

当附着于髌骨的肌肉肌腱和韧带所产生的拉力超过了髌骨内在的强度之后,可产生间接暴力所致的骨折。主要典型表现是跌伤或绊倒伤。发生髌骨骨折以后,股四头肌继续作用。将内侧或外侧的股四头肌扩张部撕裂。支持带损伤的程度比直接损伤者要重。典型表现是横断骨折,某些髌骨下极呈粉碎状,支持带中度撕裂。多数患者不能主动伸膝。直接和间接暴力混合损伤的特征是皮肤有直接创伤所致的证据,骨折块有相当大的分离。

三、骨折分类

髌骨骨折按骨折形态一般分为 6 种类型:横断骨折、星状骨折、粉碎骨折、纵形或边缘骨折、近端或下极骨折和骨软骨骨折。

横断骨折最多见,占所有髌骨骨折的 50%～80%,大约 80% 的横断骨折位于髌骨中部或下 1/3。星状和粉碎骨折占 30%～35%。纵形或边缘骨折占 12%～17%。边缘骨折常为直接暴力所致,累及了髌骨的侧方关节面;极少是间接暴力所致,其损伤机制是:在股四头肌紧张的情况下,快速屈膝,髌骨的侧方运动遭到了股骨外髁的撞击所致。骨软骨骨折第一次由 Kroner 提出,常见于年龄在 15～20 岁患者,多见于发生髌骨半脱位或脱位后,髌骨的内侧关节面或股骨外髁出现骨软骨损伤,在原始的 X 线片上常不能确诊,需行诊断性的关节造影,CT 扫描或关节镜检查,以便对隐匿性软骨或骨软骨骨折做出准确诊断。下极骨折可见于年轻运动员损伤,常与急性髌骨脱位同时出现,故应对这些患者同时评估髌骨骨折和髌骨不稳定的情况。

四、临床表现与诊断

通过病史、体检及 X 线检查,一般可做出诊断。直接损伤的病史,譬如膝部直撞击在汽车挡泥板上,后出现疼痛、肿胀及力弱,常提示发生了骨折。另一种损伤的表现是间接损伤,膝部出现凹陷,伴有疼痛和肿胀。直接损伤者常合并同侧肢体的其他部位损伤。

髌骨位于皮下,易于进行直接触诊检查。通过触诊可发现压痛范围,骨折块分离或缺损的情况。无移位骨折仅出现中度肿胀,解剖关系正常,但骨折端压痛是最重要的临床表现。

多数髌骨骨折有关节内积血,而且关节积血可进入邻近的皮下组织层,使组织张力增加。关节内积血时浮髌试验阳性。膝关节内张力性渗出可使疼痛加剧,必要时进行抽吸或紧急外科减压。

应常规拍摄斜位、侧位及轴位 X 线相。CT 扫描或 MRI 检查有助于诊断边缘骨折或游离的骨软骨骨折。因正位上髌骨与股骨远端髁部相重叠,很难进行分析,因此多采用斜位,以便于显示髌骨。侧位 X 线相很有帮助,它能够提供髌骨的全貌以及骨折块移位和关节面出现"台阶"的程度。行轴位 X 线检查有利于除外边缘纵形骨折,因为它常常被漏诊,而且多无移位。

五、治疗方法

治疗髌骨骨折的目的是保证恢复伸膝装置的连续性,保护髌骨的功能,减少与关节骨折有关的并发症。治疗原则是尽可能保留髌骨,充分恢复后关节面的平整,修复股四头肌扩张部的横形撕裂,早期练习膝关节活动和股四头肌肌力。即使存在很大的分离或移位,也不要选择部分或全髌骨切除术。患者的一般情况、年龄、骨骼质量以及手术危险性决定了是否手术以及内固定方式。

(一)非手术治疗

对于无移位的髌骨骨折,患者可以抗重力伸膝,说明伸膝装置完整性良好,可以采取保守治疗。早期可用弹性绷带及冰袋加压包扎,以减少肿胀;亦可对关节内积血进行抽吸,以减轻肿胀和疼痛以及关节内压力,但应注意无菌操作,以防造成关节内感染。前后长腿石膏托是一种可靠的治疗方法,其长度应自腹股沟至踝关节,膝关节可固定于伸直位或轻度屈曲位,但不能有过伸。应早期行直腿抬高训练,并且贯穿于石膏制动的全过程,并可带石膏部分负重。根据骨折的范围和严重程度,一般用石膏制动 3~6 周,然后改用弹性绷带加压包扎。内侧或外侧面的纵形或无移位的边缘骨折,一般可不必石膏制动,但仍应采取加压包扎治疗,3~6 周内减少体力活动,可进行主动和被动的功能锻炼。

(二)手术治疗

髌骨骨折是关节内骨折,且近端有强大的股四头肌牵拉,一旦骨折后应用积极进行手术内固定治疗。髌骨骨折的传统手术治疗是采用经过髌骨中部的横切口,此切口暴露充分,能够对内侧或外侧扩张部进行修补。髌骨正中直切口或髌骨侧方直切口在近年应用增多,可以获得更充分的外科暴露和解剖恢复,若有必要的话,也允许对膝关节进行进一步探查和修复。

对于年轻患者,特别是横断形骨折者,松质骨比较坚硬,常能够获得稳定的内固定。对于严重粉碎骨折,若同时存在骨质疏松,则很难获得稳定的内固定,需要进行其他的附加固定或延长制动时间,以期获得良好的骨愈合。

手术主要包括以下 3 种方式。

(1)解剖复位,稳定的内固定。

(2)髌骨部分切除,即切除粉碎折块,同时修补韧带。

(3)全髌骨切除,准确地修复伸膝装置。

髌骨重建的技术常常是采用钢丝环绕结合克氏针或拉力螺丝钉固定。最常应用的钢丝环扎技术由 AO/ASIF 所推荐，它结合了改良的前方张力带技术，适用于横断骨折和粉碎骨折。生物力学研究表明，当钢丝放置于髌骨的张力侧（前方皮质表面）时，与其简单地行周围钢丝环扎相比，极大地增加了固定强度。

这种改良的张力带技术与钢丝环扎技术，即钢丝通过股四头肌腱的入点和髌腱，然后在髌骨前面打结拧紧相比有所不同。用 2 枚克氏针或 2 枚 4.0mm 的松质骨螺丝钉以控制骨折块的旋转和移位，有利于钢丝环的打结固定，也增加了骨折固定的稳定性。克氏针为张力带钢丝提供了安全"锚地"，并且中和了骨折块承受的旋转应力。拉力螺丝钉除此之外，还能对骨折端产生加压作用，但对于年轻患者，将来取出内固定物时可能发生困难。

治疗开放髌骨骨折时，可在进行彻底清创和灌洗之后，进行内固定。但必须对伤口的严重程度、污染情况及患者全身状况进行全面的评估。去除所有无血供组织。若伤口污染较重，在进行最后的骨折修复之前，可能需要多次清创和冲洗，但不能将关节敞开时间太长，以防软骨的破坏和关节功能的恶化。对开放伤口可放入较粗的引流管，并结合重复清创和关节镜下灌洗，全身静脉应用抗生素，在这种情况下可考虑闭合伤口。应注意任何内固定物均必须达到牢固稳定的目的，并且对软组织血供影响较小。若同时合并股骨或胫骨骨折，亦应按照原则进行积极的治疗。

随着现在内固定技术发展，对粉碎的髌骨骨折大多数都能够进行一期手术固定，应尽量避免进行髌骨部分切除和髌骨切除手术。

六、并发症

髌骨骨折术后骨折块分离和再移位少见，常因内固定不牢固或某些病例术后指导功能锻炼不足所致。若不考虑治疗方式，延长制动时间将影响了最终疗效，石膏制动时间不超过 4 周，83％初期疗效优良；而超过 8 周者，仅有 15％疗效优良。

髌骨骨折的晚期并发症常表现为髌股关节疼痛或骨性关节炎症状。

术后伤口感染的处理包括采取清创术和评估固定的稳定性。若固定牢靠，骨块血供良好，可采取清创、灌洗，放置引流，闭合伤口，静脉使用抗生素。

髌骨骨折后的不愈合率是 2.4％，不一定需再行手术内固定以获得骨愈合。有时患者对不愈合所致的功能下降或受限能够很好地耐受。对体力活动多的年轻患者，可能需要再次行骨连接术。对疼痛性不愈合并发无菌性髌骨坏死者，可考虑行髌骨部分切除。

保留内固定物所致的疼痛比较常见，与肌腱或关节囊受到内固定物金属尖端的刺激有关。将内固定物取出，常常能减缓这些症状。但 4.0mm 或 3.5mm 松质骨螺钉若保留在年轻人坚硬骨质内几年以上，常常很难取出。

七、术后处理与康复

若用张力带对髌骨骨折进行了稳定的固定，术后可进行早期膝关节功能训练。采用改良的 AO/ASIF 张力带固定，在主动屈膝时可对骨折端产生动力加压，并允许患者尽早恢复膝关节活动。

内固定稳定者，使用 CPM 也可以改善活动范围。采用多枚拉力螺钉或张力带钢丝或应用间接复位技术治疗的严重粉碎骨折，需要石膏制动 3～6 周，在术后早期活动时，若多个小骨折块缺乏稳定性,将增加内固定失效的危险。故在用内固定治疗粉碎骨折后,术后应保护一段时间,以便在进行功能锻炼之前,骨折和伸膝装置获得早期愈合。但股四头肌可进行等长训练,以防止粘连和保持股四头肌弹性。患者常需在超过 6 周后再行大强度的功能锻炼,待 X 线相上出现骨折愈合的征象后才完全负重。

髌骨部分切除并行肌腱修补,肌腱与骨的愈合需要制动至少 3～4 周。全髌骨切除术后,至少应保护 4 周,此后再进行功能康复,并且在锻炼间隔期间,仍用外固定保护。一般需要几个月的时间,以便最大限度地恢复运动范围和肌力。

总的看来,髌骨骨折经手术内固定后预后良好。关节骨折可导致关节软骨破坏和软骨软化,出现创伤后骨关节炎,伴骨刺和硬化骨形成。严重的髌骨骨折更易发生退行性关节炎。

第七节　胫骨平台骨折

一、概述

按照 Hohl 的统计,胫骨平台骨折占所有骨折的 4%,老年人骨折的 8%,可导致不同程度的关节面压缩和移位。

已发表的资料表明,外侧平台受累最为多见(55%～70%),单纯内侧平台损伤占 10%～23%,而双髁受累的有 10%～30%。因损伤程度不同,故单用一种方法治疗不可能获得满意疗效。对低能量损伤所致的胫骨平台骨折,特别是在老年人中,采用保守和手术治疗均取得了满意疗效,但对中等以上能量损伤所致的年轻人骨折,一般不宜采用保守治疗。

二、损伤机制

胫骨平台骨折是强大外翻应力合并轴向载荷的结果。有文献统计表明,55%～70%的胫骨平台骨折是胫骨外髁骨折。此时,股骨髁对下面的胫骨平台施加了剪切和压缩应力,可导致劈裂骨折,塌陷骨折,或两者并存。

而内翻应力是否造成胫骨内髁骨折文献中有不同的意见,一种意见认为仍然是外翻应力时股骨外髁对胫骨内髁产生剪切应力而发生胫骨内髁骨折,另一种意见则认为存在内翻应力所致之胫骨内髁骨折。

目前,随着 MRI 检查应用的增多,发现胫骨平台骨折患者合并的韧带损伤发生率比以前认为的要高,并常常合并半月板及软组织损伤。胫骨平台骨折中半月板合并损伤约占 67%。受伤原因中以交通事故汽车撞击、高处坠落或运动损伤为多见,老年人骨质疏松,外力虽轻微也可发生胫骨平台骨折。

三、骨折分类

AO/ASIF 对胫骨平台骨折的早期分类是将其分为楔形变、塌陷、楔变和塌陷、Y 形骨折、T 形骨折以及粉碎骨折。1990 年,AO 又提出了一种新的胫骨近端骨折的分类,将其分为 A、B、C 3 种,每一种骨折又分 3 个亚型,代表了不同程度的损伤。

现在,临床上应用也最广泛的一种分类是 Schatzker 分类,它归纳总结了以前的分类方法,将其分为 6 种骨折类型。

Ⅰ型:外侧平台劈裂骨折,无关节面塌陷。总是发生在松质骨致密,可以抵抗塌陷的年轻人。若骨折有移位,外侧半月板常发生撕裂或边缘游离,并移位至骨折断端。

Ⅱ型:外侧平台的劈裂塌陷,是外侧屈曲应力合并轴向载荷所致。常发生在 40 岁左右或年龄更大的年龄组。在这些人群中,软骨下骨骨质薄弱,使软骨面塌陷和外髁劈裂。

Ⅲ型:单纯的外侧平台塌陷。关节面的任何部分均可发生,但常常是中心区域的塌陷。根据塌陷发生的部位、大小及程度,外侧半月板覆盖的范围,可分为稳定型和不稳定型。后外侧塌陷所致的不稳定比中心性塌陷为重。临床中并不常见。

Ⅳ型:内侧平台骨折,因内翻和轴向载荷所致,比外侧平台骨折少见得多。常由中等或高能量创伤所致,常合并交叉韧带、外侧副韧带、腓神经或血管损伤,类似于 Moore 分类的骨折脱位型。因易合并动脉损伤,应仔细检查患者,包括必要时采用动脉造影术。

Ⅴ型:双髁骨折,伴不同程度的关节面塌陷和移位。常见类型是内髁骨折合并外髁劈裂或劈裂塌陷。在高能量损伤患者,一定要仔细评估血管神经状况。

Ⅵ型:双髁骨折合并干骺端骨折。常见于高能量损伤或高处坠落伤。X 线相检查常呈"爆裂"样骨折以及关节面破坏、粉碎、塌陷和移位,常合并软组织的严重损伤,包括出现筋膜间室综合征和血管神经损伤。

遗憾的是,根据骨折的解剖进行分类并不能完全说明损伤程度,还有其他因素在呈动态变化,决定了骨折的"个性",这些因素包括如下。

(1)骨折移位情况。

(2)粉碎程度。

(3)软组织损伤范围。

(4)神经血管损伤情况。

(5)关节受损的程度。

(6)骨质疏松的程度。

(7)是否属多发损伤。

(8)是否属同侧复杂损伤等。

四、临床表现与诊断

患者膝部疼痛、肿胀,不能负重。有些患者可准确叙述受伤机制。仔细询问病史可使医师了解是属高能量损伤还是低能量损伤,这一点非常重要,因为几乎所有高能量损伤都存在合并损伤,如局部水疱、筋膜间室综合征、韧带损伤、血管神经损伤等。应特别注意内髁和双髁骨折出现的合并损伤,因为它们在早期的表现并不特别明显。

体检可发现主动活动受限,被动活动时膝部疼痛,胫骨近端和膝部有压痛。应注意检查软组织情况、筋膜室张力、末梢脉搏和下肢神经功能状态。若有开放伤口,应查清其与骨折端和膝关节的关系。必要时测定筋膜室压力。特别要强调的是不能忽视血管神经的检查。

除了一些轻微的关节损伤之外,膝关节正位和侧位 X 线相常可以清楚地显示平台骨折。当无法确定关节面粉碎程度或塌陷的范围时,或考虑采用手术治疗时,可行 CT 或 MRI 检查。

当末梢脉搏搏动有变化或高度怀疑有动脉损伤时,可考虑行血管造影术。对于非侵入性方法,譬如超声波检查,对于确定是否有动脉内膜撕裂并不可靠,一般不能作为肯定的检查。

五、治疗方法

治疗胫骨平台骨折的目的是获得一个稳定的、对线和运动良好以及无痛的膝关节,并且最大限度地减少创伤后骨关节炎发生的危险。要想获得合理的治疗,一定要掌握这种损伤的个体特点,仔细地进行体检和相关的影像学研究,并且熟悉治疗这种复杂骨折的各种技术。一个很具挑战性的问题是具体到每一个患者,是采取保守治疗好,还是采取手术治疗好。已经认识到,理想的膝关节功能取决于关节稳定,对合关系良好,关节面正常,以允许均衡地传导通过膝关节的载荷。

关节轴向对线不良或不稳定时,可以加速膝关节退行性过程。进行骨折复位时,首先要复位膝关节的力线,避免出现膝关节的内外翻畸形;同时要尽可能的复位好关节面,尽量达到解剖复位,使关节面平整。

治疗方法的选择取决于患者的伤情,骨折类型和医师的临床经验。对骨折移位小的老年患者可采取保守治疗。手术治疗常常是比较复杂和困难,需要具备一定的经验和内固定技术,可使用大、小接骨板和螺丝钉以及混合型外固定架。熟练的护理和理疗有助于术后的早期康复。

胫骨平台骨折是一种常见损伤,手术和非手术的优点常存在争议。有的学者报告,保守或手术治疗并未获得关节的解剖复位,但膝关节功能良好。

有几个研究结果都认为,损伤后不稳定是决定治疗方案的唯一重要因素。残存的不稳定和对线不良常常导致远期疗效不佳。手术治疗的主要适应证是膝关节的不稳定,而不是骨折块移位的程度。

(一)非手术治疗

保守治疗包括闭合复位,骨牵引或石膏制动。尽管避免了手术治疗的危险,但却易造成膝关节僵硬和对线不良。长期制动所带来的某些问题可通过采用牵引使膝关节早期活动来克服之。主要适用于低能量损伤所致的外侧平台骨折。相对适应证包括如下。

(1)无移位的或不全的平台骨折。

(2)轻度移位的外侧平台稳定骨折。

(3)某些老年人骨质疏松患者的不稳定外侧平台骨折。

(4)合并严重的内科疾病患者。

(5)医师对手术技术不熟悉或无经验。

(6)有严重的、进行性的骨质疏松患者。

(7)脊髓损伤合并骨折患者。

(8)某些枪伤患者。

(9)严重污染的开放骨折(Gustilo Ⅲ B 型)。

(10)感染性骨折患者。

保守治疗可使用可控制活动的膝关节支具。对粉碎骨折或不稳定骨折可采取骨牵引治疗,可在胫骨远端踝上部位穿入骨圆针,把肢体放在 Bohler-Braun 架或 Thomas 架和 Pearson 副架上,牵引重量 10～15 磅(4.5～6.8kg)左右,通过韧带的整复作用可使胫骨髁骨折复位。

但是,对于受嵌压的关节内骨折块单纯通过牵引或手法不能将其复位,因为它们没有软组织附丽将它们向上拉起。保守治疗的目的不是使骨折获得解剖复位,而是恢复轴线和关节活动。因为膝关节的力线异常和不稳定可以对膝关节负重的不利影响,故只有额状面上不超过7°的对线异常才可以接受。当考虑保守治疗时,应与健侧比较。

患者为无移位或轻度移位的外侧平台骨折时,治疗上应包括抽吸关节内血肿,并注入局麻药物,常同时配合静脉给予镇静剂,然后对膝关节进行稳定性检查。用支具制动膝关节1~2周间,调整支具,使其活动范围逐渐增加。3~4周时,屈膝应达90°。支具共用8~12周时间,骨折愈合后去除。

正如所有的关节内骨折一样,负重时间对于轻度移位的骨折应延迟4~6周。采用骨牵引治疗粉碎骨折时,在牵引下早期进行膝关节屈曲活动是有益的。根据临床体征、症状和骨折愈合的放射学表现,伤后可用骨折支具或膝关节铰链支具治疗3~6周,但8~12周内仍勿负重,直到骨折获得牢固的愈合为止。

(二)手术治疗

尽管影像学技术和非侵入性手术方法得到了很大发展,但对于胫骨平台骨折的治疗仍有争论。平台出现塌陷或"台阶"时,采取保守治疗好,还是采取手术治疗好,仍无统一的意见,亦未达成共识。某些学者认为,超过3mm或4mm的塌陷,必须进行恢复关节面的解剖形态和牢固内固定的手术治疗。

对于有移位的,出现"台阶"的不稳定和对合不良的胫骨平台骨折,可选择切开复位内固定(ORIF)或外固定架治疗。手术指征和获得稳定的方法取决于骨折类型、部位、粉碎和移位程度,以及合并的软组织损伤的情况。深刻分析X线片和CT或MRI图像,以便制订严格的术前计划。

应依据损伤的"个性"制订手术步骤,以便选择和决定手术切口的位置、内固定的类型和部位,是否需要植骨,术后的前期治疗计划等。

手术治疗的绝对指征包括:①开放胫骨平台骨折;②胫骨平台骨折合并筋膜间室综合征;③合并急性血管损伤。相对指征包括:①可导致关节不稳定的外侧平台骨折;②多数移位的内髁平台骨折;③多数移位的胫骨平台双髁骨折。

1.手术时机

开放骨折或合并筋膜间室综合征或血管损伤,需要紧急手术治疗。若属多发创伤的一部分,应待患者全身状况允许后尽早手术。在许多病例,可在进行胸腹手术的同时,处理膝部创伤。在危重患者,或软组织损伤重的患者,可采用经皮或局限切口对关节面进行固定,并结合临时使用关节桥接外固定架,使这些严重损伤得以稳定。

对于高能量损伤所致的平台骨折,若患者情况危重,不可能获得早期的稳定,在这种情况下,可采用简单的关节桥接外固定架,或在胫骨远端横穿骨圆针进行牵引,以替代石膏固定。

外固定架或牵引能比较有效地恢复长度和对线,减少骨折端的后倾和移位,比较方便地观察软组织情况和评估筋膜室内压力。若属单纯的闭合骨折,手术时间主要取决于软组织状况,其次是能否获得适当的放射学检查,以及手术小组的经验和适当的内固定物。若无禁忌证,尽早进行手术是可取的,但必须明确软组织损伤的情况。在高能量损伤所致骨折的患者,肢体广泛肿胀,直接暴力作用于胫骨近端的前方,可致胫前软组织损伤。

此种情况下,必须慎重考虑用接骨板螺丝钉内固定,手术可延期至肿胀减轻和皮肤情况改善后进行。在某些患者,手术可延迟几天或几周后进行,但应将患者放在 Bohler-Braun 架上或行胫骨远端骨牵引术,以便较好地维持长度和改善淋巴、静脉回流,过早进行手术可增加伤口的并发症。

2. 术前计划

对比较复杂的骨折应制订术前计划。可拍摄对侧膝关节 X 线相作为模板。牵引下的 X 线片可减少折块间重叠,更易于观察骨折形态。术前的绘图,可以推断出解决问题的最好方法,将减少术中软组织剥离,缩短手术时间,明确是否需要植骨并选择合适的内固定物,以最大限度地改善手术效果。

3. 手术切口

除外有其他特殊情况,一般应把整个患肢和同侧髂嵴都进行消毒、铺单,并使用消毒的止血带。手术应在可透 X 线的手术床上进行,以便术中用 C 形臂机影像增强器进行监测。手术床最好可以折叠,以便于术中屈膝,有利于显露和直视关节内情况。根据骨折累及内髁或外髁的情况,可采用内侧或外侧的纵切口。应避免使用 S 形或 L 形以及三向辐射状切口("人")。对于双髁骨折,可以用膝前正中纵切口。

在特殊复杂的病例,采用 2 个切口:第一个在正前方,第二个在后内或后外方。前正中纵切口的优点是暴露充分,对皮瓣的血供损伤小,而且若需晚期重建,亦可重复使用此切口。

4. 手术固定原则

胫骨平台骨折的手术内固定的目的首先要恢复膝关节的力线,其次要尽量解剖复位胫骨平台关节面。胫骨平台骨折手术复位固定后,不允许存在膝关节内外翻畸形;要根据胫骨平台骨折的粉碎程度,尽量恢复关节面的平整。对于没有塌陷,单纯劈裂的骨折块,一定要做到解剖复位坚强内固定。对纵向劈裂的骨折块,除用拉力螺钉加压固定外,一般需要附加支撑接骨板固定。

对于粉碎塌陷的胫骨平台骨折,如严重的 Schatzker Ⅴ、Ⅵ型骨折,即使关节面不能完全解剖复位,膝关节对位也不允许出现内外翻畸形。胫骨平台骨折多的固定多需要应用接骨板螺丝钉系统。锁定接骨板对减少手术创伤,维持关节复位后的关节力线有其特有的技术优势。胫骨平台后方的塌陷骨折一定要有良好的复位,并用支撑接骨板固定;此时通常须在胫骨后缘附加切口进行单独操作固定。混合型外固定架对于开放骨折的固定有其独特优势。对粉碎的胫骨近端骨折,应用混合型外固定架进行功能复位,维持膝关节力线也是一个良好的选择。对于胫骨平台塌陷骨折复位后出现的骨缺损,应该应用人工骨、自体骨或异体骨进行填充植骨。

5. 术中合并损伤的处理原则

(1)血管损伤:高能量损伤,特别是 Schatzker Ⅳ、Ⅴ、Ⅵ型损伤则有可能并发腘动脉或腘动脉分支处的断裂。

最基本的临床检查是评估末梢脉搏情况。若对血管的完整性存在怀疑,明智的做法是进行血管造影术,以除外隐匿性血管损伤。

血管损伤的治疗取决于缺血的严重程度和骨折后的时间。若末梢脉搏搏动良好,应首先固定骨折。若动脉损伤诊断明确后,应立即重建血液循环,进行临时性的动脉血流转路或行血管修补术,常需静脉移植或人工血管移植来进行动脉修补。

无论何时,均应同时修补受损的静脉。对缺血时间超过 6 小时,再灌注后筋膜间室内张力增加或有广泛软组织损伤者,应积极行筋膜切开减张术,监测筋膜间室压力也是有益的。

(2)韧带损伤:胫骨平台骨折合并膝关节韧带损伤比较多见,但对其发生率和严重性常常估计不足。

临床研究表明,多达 1/3 的平台骨折合并有韧带损伤。遗憾的是,哪些韧带损伤可导致创伤后膝关节不稳定仍不十分明确。随着 MRI 检查和关节镜的普遍应用,发现高达 1/3~2/3 的病例合并有软组织损伤,主要包括:内侧副韧带损伤、半月板撕裂、前交叉韧带(ACL)损伤。

此外,若存在有腓骨头骨折或髁间棘骨折,亦应高度怀疑有韧带撕裂。

对膝关节韧带损伤伴有较大的撕脱骨折块应行一期手术修补已达成共识。对交叉韧带实质部断裂进行一期修补目前认为临床效果并不可靠。

六、并发症

胫骨平台骨折术后并发症分为两类,一类是早期并发症,包括复位丧失、深静脉血栓形成、感染;另一类是晚期并发症,包括骨不愈合、内植物失效、创伤后骨关节炎等。

(一)感染

感染是最常见也是最严重的并发症之一。常常因对软组织损伤的程度估计不足,通过挫伤的皮肤进行不合时宜的手术切口,并做广泛的软组织剥离来放置内固定物,导致伤口早期裂开和深部感染。

谨慎地选择手术时机,骨膜外操作,对粉碎折块行有限剥离,可减少感染的发生率。采用股骨牵开器行间接复位,或通过韧带复位法经皮夹持固定置入较小的内固定物或中空拉力螺钉,也可减少软组织血供进一步的丧失,降低伤口裂开和深部感染的发生率。

对伤口裂开或渗出应行积极的外科治疗,将坏死的骨质和软组织进行彻底清创和冲洗。有时感染可累及膝关节,为防止软骨破坏,应对膝关节进行全面评估和灌洗。深部感染伴有脓肿形成时,应保持伤口开放,二期闭合。若有窦道形成,但无明显的脓液流出,可彻底清创和冲洗,放置引流管,闭合伤口。应进行细菌培养,静脉给予有效的抗生素。若有软组织缺损,可应用皮瓣或肌瓣转移手术覆盖伤口。少数病例可能需要游离组织移植。感染症状消退后,若骨折迟延愈合,可行植骨术或开放植骨术。在发生感染后对内固定行翻修手术,则需要慎重地考虑。

(二)骨折不愈合

低能量损伤所致的平台骨折极少发生不愈合,这归因于松质骨有丰富的血液供应。常见的不愈合发生在 Schatzker Ⅵ型损伤的骨干与干骺端交界区域,常因骨折严重粉碎、内固定不稳定、植骨失败、内固定力学失效、感染以及其他一些因素所致。

(三)创伤后关节炎

在已发表的文献中,远期研究不多,故平台骨折后创伤性关节炎的发生率仍不十分清楚。但已有多位学者证实,关节面不平滑和关节不稳定可导致创伤后关节炎。若关节炎局限于内侧室或外侧室,可用截骨矫形来纠正;若是 2 个室或 3 个室的严重关节炎,则需行关节融合或人工关节置换术。在决定是否手术治疗时,年龄、膝关节活动范围及是否有感染等因素起着重要作用。

(四)膝关节僵硬

胫骨平台骨折后膝关节活动受限比较常见,但严重程度较股骨远端骨折为轻。这种难治的并发症是由于伸膝装置受损、原始创伤致关节面受损以及为内固定而行的外科软组织暴露所致。而骨折术后的制动使上述因素进一步恶化,一般制动时间超过3~4周,常可造成某种程度的关节永久僵硬。

对多数胫骨平台骨折来讲,早期行稳定的内固定,仔细地处理软组织,术后立刻行膝关节活动,可望最大限度地恢复活动范围。一般在术后4周,屈膝应达90°以上。

七、术后处理与康复

闭合骨折内固定术后应静脉使用头孢菌素24小时;开放骨折术后应再加用氨基苷类抗生素。常规放置引流管1~2天。

下肢关节内骨折的治疗特点是早期活动和迟延负重。若固定较稳定,建议使用CPM,可增加关节活动、减轻肢体肿胀,改善关节软骨的营养。对Schatzker Ⅰ、Ⅱ、Ⅲ型骨折,一般4~6周可以部分负重,3个月时允许完全负重。对高能量损伤者,软组织包被的情况可影响膝关节活动恢复的时间和范围。

无论何时,即使活动范围不大,也应尽可能使用CPM。一般患者完全负重应在术后3个月左右,此时X线相上应出现骨折牢固愈合的证据。对采用韧带复位法和混合型外固定架固定的患者,何时去除外固定架,必须具体病例具体分析,在这些病例中,骨折愈合慢,特别是在骨干与干骺端交界区域,过早地去除外固定架可导致成角和短缩畸形,可行早期植骨,以缩短骨愈合时间。

何时取出内固定物,并没有一个统一的标准,其手术指征是在体力活动时有局部不适。若手术时将内固定物置于皮下常会造成局部症状,特别是6.5mm或7.0mm的空心拉力螺钉,无论是放置在内侧或外侧,其螺帽常常凸出。对多数低能量损伤者,骨折愈合快,一般伤后1年可将内固定物取出。

高能量损伤所致骨折,其愈合相对较慢,若未植骨,则不出现或仅出现极少量的外骨痂,应谨慎地推迟至术后18~24个月再取出内固定物,以避免发生再骨折。

应注意并不是所有的患者都需要取出内固定物。对多数老年患者来讲,麻醉和手术的危险或许超过了常规取出内固定物带来的益处,

但是,若有持续性局部疼痛,而且骨折愈合良好,亦无内科禁忌证,则可将其内置物取出。对生理年龄年轻者,若无或仅有轻微的与内置物有关的症状,亦没有必要常规取出内固定物。取出内置物后,应常规用拐杖保护4~6周,何时恢复剧烈的体力活动应因人而异,一般需延迟至4~6个月。

第八节　股骨头缺血性坏死

股骨头缺血性坏死是由于不同病因破坏了股骨头的血液供应,所造成的最终结果,是临床常见的疾病之一。由于股骨头塌陷造成髋关节的病残较重,治疗上也较困难,因此,越来越引起医生们对这一疾病的关注。

一、病因

股骨头缺血性坏死可分为两类:一是创伤性股骨头缺血性坏死,是由于供应股骨头的血运突然中断而造成的结果;另一种是非创伤性的股骨头缺血性坏死,其发病机制是渐进的慢性过程。许多疾病的共同特点是损害了股骨头的血运。因此,许多国内外学者对股骨头血循环进行了研究。其中最有意义的是 Trueta 对成人正常股骨头血管解剖的研究。

成人股骨头的血运主要是来自股深动脉的旋股动脉。外侧和内侧旋股动脉通过股骨的前后方在粗隆的水平相互吻合,从这些动脉特别是旋股内侧动脉,发出许多小的分支,在髋关节囊的下面走行,沿支持带动脉的股骨颈被滑膜所覆盖,其终末支在股骨头的软骨的边缘进入骨内。旋股内动脉发出上(A)和下(B)支持带血管,上支持带血管又分出上干骺血管(E)和外侧骨骺血管,下支持带血管发出下干骺血管(F)。闭孔动脉通过髋臼支供应圆韧带动脉,其终端为骨骺内动脉(D),股骨颈的髓内血管自股骨干和大粗隆处向上走行于骨皮质下,终止于股骨颈近侧部。这些血管虽相互交通,但各自具有一定有独立性。外侧骨骺血管供给股骨头骨骺区的外上 2/3 的血运。骨骺内血管供给股骨头的其余 1/3。在股骨颈部,下干骺血管是最重要的血管。

已经证明:上(外)支持带血管是股骨头的最重要的血运来源,而下支持带血管则只是营养股骨头和颈的一小部分。股骨颈骨折如果穿过上支持带血管的进入骨骺点,则可导致血液供给的严重损害,并可造成骨坏死。

在圆韧带内的血管其管径变化较大,而且它对于股骨头血运的供应的作用尚不能确定。有些学者认为圆韧带血管的存在可以和骨骺外血管相吻合,然而,其他学者则认为是其血运供应作用非常小。大多数报告认为经圆韧带进入股骨头球凹的这些血管,在其他营养血管受到破坏后可提供一个再血管化的源泉。

(1)成人或儿童股骨颈骨折后可以伴发股骨头的骨坏死。

(2)没有骨折的髋关节创伤所致的股骨头缺血性坏死。创伤性髋关节脱位有可能造成圆韧带血管和支持带血管的损伤。儿童的创伤性髋关节脱位后股骨头缺血性坏死的发生率为4%～10%,儿童较成年人的股骨头缺血性坏死发病率低。创伤性髋关节脱位造成缺血坏死与受伤时的年龄、有效复位的时间(不超过 24h)、髋关节损伤的严重程度、合并有髋臼骨折、延误了诊断、或过早持重等因素有关。

股骨头骨骺滑移之后损伤骺外侧血管,在移位较为严重或是经过激烈的按摩者其坏死率可高达 40%。而移位较小者股骨头坏死的发生率仅为 5%。在骨骺滑移的患者中核素扫描可以用作检查是否有骨的缺血性坏死。

股骨头的无菌性坏死在先天性髋关节脱位中发生率可高达68%。这种并发症可受治疗方法和治疗中所固定的位置的影响。极度外展位固定可导致血管结构的梗死和对股骨头的过度压力。在一侧髋关节脱位在治疗时，而将两侧髋关节同时做固定之后，在正常侧也可发现有股骨头缺血性坏死，而在正常侧未行固定者则很少发生股骨头的缺血性坏死。做髋关节滑膜切除时，如果将股骨头脱出，并切除关节囊、圆韧带等结构也可造成股骨头缺血性坏死。

（3）Legg Calve Perthes病。

（4）血红蛋白病。血红蛋白病是一组由于血红蛋白（Hb）分子遗传缺陷引起的Hb分子结构异常或肽链合成障碍的疾患。虽然总的发病率不高，但与股骨头缺血性坏死关系密切，应予注意。异常血红蛋白的种类很多，股骨头缺血性坏死至少可见于以下几种疾患：镰状细胞贫血、镰状细胞血红蛋白C病、地中海贫血、镰状细胞特质等。股骨头缺血性坏死在镰状细胞血红蛋白C病中，发病率可达20%～68%，而在镰状细胞贫血中，发病率为0～12%。镰状细胞贫血及镰状细胞血红蛋白C病，在黑人中发病率高，在我国还没有这种病例的报告。但地中海贫血不仅见于意大利、塞浦路斯、希腊、马耳他等地中海区，在我国南方许多省（区），以及贵州、宁夏、西藏、内蒙古、台湾等省（区）也均有报告，其中以广东、福建及海外侨民发病率较高。目前国外尚无报告说明地中海贫血合并股骨头缺血性坏死的发病率。但在诊断股骨头缺血性坏死时，应考虑到这一可能的病因。

各种血红蛋白病所造成的股骨头缺血性坏死的表现是类似的。可呈现弥散性或局限性骨质疏松、股骨头软骨剥脱样改变，或表现为典型的股骨头缺血坏死、股骨头塌陷等。血红蛋白病造成股骨头缺血、坏死，是由于全身的因素使血液黏稠度增加，血液在小血管内滞留、栓塞，阻断了骨的血液供给所致。

（5）减压病。减压病是由于所在环境的气压骤然减低而造成的症候群，股骨头缺血坏死为减压病的症状之一。减压病可发生在一些从事特殊工作的人群中，如在沉箱工作人员、深海潜水员，当他们在高气压的环境中迅速地进入高空，如无特殊装备则有产生减压病的可能。

有减压环境工作历史的患者中，骨坏死的发生率与其在工作环境中停留时间的长短、次数、严重程度、是否是间隔进入等因素有关。在压缩气体环境中工作的工人骨坏死的发病率变化较大，从0%到75%，但是大多数报告中估计为10%～20%。从暴露于减压环境中至X线片上有异常的表现通常要经过4～12个月（间隔时间的长短则要看坏死存在的时间和坏死的范围、组织重叠的厚度、X线片的技术质量和再血管化的程度）。进入减压区后间隔时间过短，做X线检查则骨的异常改变发现率低。

气体在体液内的溶解度与所受的压力成正比，高气压下溶解度大，反之则小。空气的主要成分为氮、氧、二氧化碳等。在高压环境中氧和二氧化碳容易为血液吸收，由于其弥散作用较强，易于从呼吸道排出。氮气溶于组织及体液量较多，但弥散作用差，如减压过快，可使血液中释放出的氮气在血管中形成栓塞。同时由于氮气于相同的气压下，在脂肪组织中的溶解度比水中大5倍，所以氮气又易于聚集于在脂肪丰富的组织中。当减压过速时，所释放的气泡产生严重气泡栓塞。由于栓塞部位不同，临床表现各异。骨内的黄骨髓富有脂肪组织，而且骨皮质坚硬，释放的氮气被限制在其中，不仅可造成动脉气栓，而且可对髓内血管产生足够的外压，阻断其血液循环，造成骨局部梗阻。

减压病所造成的股骨头缺血性坏死的诊断,应该是患者在出现症状之前,有进入高压环境或从事高空飞行的历史;可以无临床症状,也可出现髋关节疼痛或功能障碍;X 线片上可见股骨头密度增高,也可以持重的关节面塌陷,但 X 线表现常出现在发病后数月至数年。

(6)服用激素引起的股骨头缺血坏死。

(7)乙醇中毒。乙醇中毒在居民中发病率有多少,国内尚未见统计数字。什么是过量饮酒,也难定一确切标准。为什么在乙醇中毒的患者中能造成骨缺血坏死,这种病理机制还不清楚。有人认为是由于胰酶释放,造成脂肪坏死,继而钙化,X 线片上所见骨硬化病变,即代表了脂肪坏死后的钙化区,另一种解释是过量饮酒可导致一过性高血脂症,并使血液凝固性发生改变,因而可使血管堵塞、出血或脂肪栓塞,造成肌缺血性坏死。

(8)其他疾患。某些疾患,如痛风、高雪病、动脉硬化、盆腔放射治疗后、烧伤等,偶然也会造成股骨头坏死。不过每种病例数量很小,难以讨论其发病机制。这些病变多损害了血管壁,由血凝块或脂肪将血管堵塞造成骨坏死。

二、病理

前述各种病因都是破坏了股骨头血液循环而造成股骨头缺血坏死。所以病理改变也都是相类似的。

(一)早期

许多学者对新鲜股骨颈骨折伤后几天至几周的标本进行了研究,认为对股骨头所造成损害的程度,决定于血液循环阻断范围的大小及时间,以及血运阻断的完全与否。

Woodhouse 实验中采用暂时阻断血液供应 12h,可造成股骨头缺血坏死,骨坏死在组织学上的表现是骨陷窝变空,对于缺血后骨陷窝中骨细胞逐渐消失的过程有不同认识,有人认为在骨细胞消失之前骨仍然是活的。有人则认为伤后 15d 内,骨的血液供给如能恢复,则不产生骨坏死。

Catto 在研究了股骨颈骨折伤后 15d 内取下的 59 个标本后认为:红骨髓的改变是缺血的最早且最敏感的指征,伤后 2d 之内没有细胞坏死表现;伤后 4d 细胞死亡,核消失,呈嗜酸染色。骨小梁死亡的指征是陷窝中骨细胞消失,但这一过程在血液循环被破坏 2 周后开始,至 3~4 周后才完成。疾病的早期,由于滑液能提供营养,关节软骨没有改变。伤后几周之内,可见修复现象,从血液循环未受破坏区,即圆韧带血管供应区和下干骺动脉供应的一小部分处,向坏死区长入血管纤维组织。坏死的骨髓碎片被移除,新生骨附着在坏死的骨小梁上,之后坏死骨被逐渐吸收。

有的学者认为:实际上所有股骨颈骨折最初均有一定程度的缺血性坏死,常常涉及股骨头的很大一部分,但是这些股骨头只有很小一部分能在临床及 X 线片上表现有缺血性坏死。可以设想这是由于大多数病例获得了修复。

(二)发展期

有一些病例中,股骨头缺血坏死未能愈合,则发展为典型的缺血坏死表现。

1.肉眼观察

髋关节滑膜肥厚水肿、充血,关节内常有不等量关节液。股骨头软骨常较完整,但随着病变严重程度的加重,可出现软骨表面有压痕,关节软骨下沉,触之有乒乓样浮动感,甚至软骨破裂、撕脱，使骨质外露，表明股骨头已塌陷。更严重者股骨头变形，头颈交界处明显骨质增生，星罩状。髋臼软骨表面早期多无改变，晚期常出现软骨面不平整，髋臼边缘骨质增生，呈退行性骨关节炎改变。个别病例有关节内游离体。沿冠状面将股骨头切开，观察其断面，可见到股骨头坏死部分分界清楚，各层呈不同颜色，软骨呈白色，其深面常附着层骨质。这层骨质之深面常有一裂隙。再深面为白色坚实的骨质，周围有一层粉红色的组织将其包绕，股骨颈骨质呈黄色。

2. 显微镜检查

沿股骨头的冠状面做一整体大切片，经染色后可观察股骨头全貌。然后按部位做局部切片，观察详细病变。经观察，股骨头缺血坏死的病理改变较恒定，可分为以下五层。

A 层：为关节软骨。股骨头各部位软骨改变不一。有些部分基本正常，有些部分软骨表面粗糙不平，细胞呈灶状坏死。软骨基质变为嗜酸性。有的软骨呈瓣状游离，但软骨并未死亡。可能滑液仍能供其营养。

软骨之下附着的一层薄骨质，称之为软骨下骨。如软骨下骨很薄，则细胞仍存活，较厚的软骨下骨细胞常无活力。

B 层：为坏死的骨组织。镜下可见这部骨质已坏死。陷窝中骨细胞消失。髓细胞被一些无细胞结构的坏死碎片所代替。坏死区内常见散在的钙化灶。

C 层：为肉芽组织。包绕在坏死骨组织周围，其边缘不规则。镜下可见炎性肉芽组织，有泡沫样细胞及异物巨噬细胞。某些部分可见纤维组织致密，缺少血管。有的部分纤维组织疏松，有血管。靠近坏死骨部分，有大量破骨细胞侵蚀坏死骨表面，并可见新形成的软骨。

D 层：为反应性新生骨。镜下可见坏死骨的积极修复及重建，在坏死骨小梁的支架上有新骨沉积，大量新生骨形成，骨小梁增粗。

E 层：为正常组织。股骨颈上的正常骨组织，这一层的骨小梁与 D 层相比较细。含有丰富的髓细胞。

三、临床表现及检查诊断

近年来临床所见股骨头缺血性坏死有逐渐增多的趋势，成为诊治中的重要问题之一。股骨头缺血性坏死的标志是骨细胞在陷窝中消失，而不是骨结构的折断。当其重新获得血液供应后。则新生骨可沿骨小梁逐渐长入，使坏死的股骨头愈合。但这一过程持续时间较长。在此期间如未能明确诊断，处理不当，继续持重，可发生股骨头塌陷，造成髋关节严重残废。因此，在诊断中强调早期诊断，及时防止股骨头塌陷，是十分重要的。

(一)临床表现

股骨头缺血性坏死早期可以没有临床症状，而是在拍摄 X 线片时发现的，而最先出现和症状为髋关节或膝关节疼痛。在髋部又以骨收肌痛出现较早。疼痛可呈持续性或间歇性。如果是双侧病变可呈交替性疼痛。疼痛性质在早期多不严重，但逐渐加剧。也可在受到轻微外伤后骤然疼痛。

经过保守治疗症状可以暂时缓解，但过一段时间疼痛会再度发作。可有跛行，行走困难，甚至扶拐行走。原发疾患距临床出现症状的时间相差很大，在诊断中应予注意。例如，减压病常在异常减压后几分钟至几小时出现关节疼痛，但 X 线片上表现可出现于数月及至数年之后。长期服用激素常于服药后 3～18 个月之间发病。乙醇中毒的时限难以确定,一般有数年至数十年饮酒史。股骨颈高位骨折并脱位,诊断股骨头缺血性坏死者,伤后第 1 年 25%、第 2 年 38%第 3～7 年为 56%。询问病史应把时间记录清楚。

早期髋关节活动可无明显受限。随疾病发展,体格检查可有内收肌压痛,髋关节活动受限,其中以内旋及外展活动受限最为明显。

(二)股骨头缺血性坏死的诊断技术

1.X 线片诊断技术

近年来虽然影像学有了长足的进步;但是对于股骨头缺血性坏死的诊断仍以普通的 X 线片作为主要的手段,有时甚至不需要其他的影像学手段即可做出明确的诊断。股骨头血液供应中断后 12h 骨细胞即坏死,但在 X 线片上看到股骨头密度改变,至少需 2 个月或更长时间。骨密度增高是骨坏死后新骨形成的表现,而不是骨坏死的本身。

患者就诊时 X 线片出现的可见的表现如下。

(1)股骨头外形完整,关节间隙正常,但在股骨头持重区软骨下骨质密度增高,周围可见点状、斑片状密度减低区阴影及囊性改变。病变周围常见一密度增高的硬化带包绕着上述病变区。

(2)X 线片表现为股骨头外形完整,但在股骨头持重区关节软骨下骨的骨质中,可见 1～2cm 宽的弧形透明带,构成"新月征"。这一征象在诊断股骨头缺血坏死中有重要价值。易于忽视,读片时应仔细观察。

(3)股骨头持重区的软骨下骨质呈不同程度的变平、碎裂、塌陷,股骨头失去了圆而光滑的外形,软骨下骨质密度增高。很重要的一点是关节间隙仍保持正常的宽度。Shenton 线基本上是连续的。

(4)股骨头持重区(内上方)严重塌陷,股骨头变扁平,而股骨头内下方骨质一般均无塌陷。股骨头外上方,即未被髋臼所遮盖处,因未承受压力,而成为一较高的残存突起。股骨头向外上方移位,Shenton 线不连续。关节间隙可以变窄,髋臼外上缘常有骨刺形成。

(5)应用普通 X 线片论断股骨头缺血性坏死时,采用下肢牵引拍摄 X 线片,可对诊断有所帮助。牵引下可使软骨下骨分离的部分形成负压,使氮气集中于此,使"新月征"显示更加清楚。

(6)股骨头的 X 线断层检查对发现早期病变,特别是对"新月征"的检查有重要价值,因此对疑有早期股骨头缺血坏死者,可做 X 线断层检查。

2.股骨头缺血性坏死塌陷的预测

如何预测股骨头坏死后塌陷,是临床中的重要问题。有学者根据 103 例股骨颈骨折后股骨头坏死塌陷的长期随诊,提出了早期预测股骨头塌陷的指征。

(1)塌陷发生的时间:平均发生在骨折后 34 个月,最短 12 个月;发生在骨折后 1～5 年者占 93.2%。有学者认为,认识这个时间因素是早期发现股骨头塌陷的前提,在骨折愈合后至少需每半年摄 X 线片复查一次,直至 5 年,以便及早发现股骨头塌陷。

(2)"钉痕"出现:内因定钉早期移动常为骨折不愈合的征象,但当骨折愈合后再发现钉移动则可视为塌陷的早期征象。紧贴钉缘的松质骨常形成一条硬化线,诊断当钉移动时此硬化线离开钉缘,在 X 线片上清晰可见,称为"钉痕",这一特征较临床诊断塌陷,平均提前17 个月。

（3）疼痛:骨折愈合后再次出现疼痛者,应及时摄 X 线片检查。约86.4％的患者塌陷前有疼痛记载,平均提前 13 个月。

（4）股骨头高度递减:股骨头塌陷是一个细微塌陷的积累过程,因此股骨头高度的动态变化能更准确的显示这一过程,有可能在 X 线显示肉眼形态改变前做出预测。

（5）硬化透明带:股骨头塌陷前呈现对比明显的硬化透明带。硬化透明带的出现说明由活骨区向死骨区扩展的修复过程缓慢或停止,致使新生骨在边缘堆积,形成一个明显的硬化透明带,预示股骨头即将塌陷。硬化透明带的出现距临床诊断塌陷平均提前 10.7 个月。

3.计算机断层扫描（CT）

CT 在股骨头缺血性坏死诊断方面的应用可达到两个目的。即早期发现微小的病灶和鉴别是否有骨的塌陷存在及其延伸的范围,从而为手术或治疗方案的选择提供信息。股骨头的轴位 CT 扫描可以显示主要的骨小梁组,这些骨小梁以相互交叉约成90°排列成拱形。

初级压力骨小梁是由股骨颈近端内侧皮质到股骨头的上关节面,呈扇形放射状排列,通过股骨头的上部的轴位影像上呈内织型网状结构。在下部,这些骨小梁连接在内侧骨皮质。初级张力骨小梁起自大粗隆的下方的外侧骨皮质向上弯曲并且横过股骨颈,止于股骨头的内下面,它与次级压力、张力、大粗隆骨小梁共同形成一种内织型的网状结构,这些骨小梁不像初级压力组的骨小梁那样厚和紧密。

初级的和次级的压力骨小梁和初级的张力骨小梁共同围成一个骨小梁相对较少的区域,即股骨颈内的 ward 三角。这一三角区在轴位 CT 扫描上比较明显,呈现为一个薄而腔隙宽松的区域,其内侧边缘为初级压力骨小梁组,而外侧则为初级张力骨小梁组所组成。在股骨头内,初级压力骨小梁和初级张力骨小梁的内侧部分相结合形成一个明显的骨密度增强区,在轴位像上呈现为放射状的影像,称之为"星状征"。这种征象的改变可作为是早期骨缺血坏死的诊断依据。

股骨头缺血性坏死较晚期,轴位 CT 扫描中可见中间或边缘的局限的环形的密度减低区。在这个阶段,CT 的矢状面和冠状面的资料的重建更为有用,它可以显示出软骨下骨折、轻微的塌陷及整个关节面的塌陷。

骨塌陷的断定在治疗方面是非常重要的,即使是很轻的塌陷表明疾病已进入了晚期,并限制了很多有效的手术措施不能在这类患者身上施行。CT 扫描所显示的三维图像,可为评价股骨头缺血性坏死的程度提供较准确的资料。这种图像是将病变附近的部位都做成薄的图像,然后再重新组合而成。完成三维图像需要较长的检查时间,接受较多的放射线,并要求患者能很好地配合,在检查过程中不能随意活动。

诊断股骨头缺血性坏死,CT 较普通 X 线片可较准确的发现一些微小的变化,但是在早期诊断股骨头缺血性坏死,则核素扫描和 MRI 比 CT 更为敏感。

4.磁共振成像（MRI）

近年来,应用磁共振诊断早期的股骨头缺血性坏死已受到了人们的重视,实践证明 MRI是一种有效的非创伤性的早期诊断方法。正常条件下,骨髓内的脂肪或造血细胞的短 T_1 和

长 T_2,形成为磁共振的强信号。

虽然在股骨头内阻断血液供给后 6~12h 可导致造血细胞的死亡,但是这些细胞数量少于脂肪细胞,因此 MRI 还反映不出来骨内的病变。MRI 最早可以出现有确定性意义的骨坏死的信号是在脂肪细胞死亡之后(12~48h)。由于反应性的纤维组织代替了脂肪和造血细胞,其结果使信号的强度降低。信号强度的改变是骨坏死的早期并且敏感的征象,在一些病例中当核素扫描结果尚未发现异常时,磁共振已出现阳性结果。

应该指出这些检查的发现不是特异性的,同样可见于骨髓内其他病变,如骨肿瘤等,所引起的改变。另外 MRI 检查也可发现关节内的病变,如股骨头缺血性坏死的患者中关节的滑液较正常人增加。如果股骨头缺血性坏死已造成髋关节的结构改变,其他检查方法能够判断,因 MRI 较昂贵,故不必再做重复的检查。

5.骨的血液动力学检查

Ficat 认为,对于 X 线片表现正常或仅有轻度骨质疏松,临床无症状或有轻度疼痛、髋关节活动受限者,做骨的血液动力学检查可以帮助确诊有无早期股骨头缺血性坏死,其准确率达 99%。

方法:将一直径 3mm 的套管针自外侧骨皮质钻进粗隆区,并将进针点的骨皮质密封,使之不漏水。将套管与压力传感器及记录仪相连。套管内注入肝素盐水。骨血液动力学检查有下列结果可考虑股骨缺血坏死:基础骨内压>4.0kPa(3.0mmHg);压力试验>1.3kPa(10mmHg);有一条以上骨外静脉充盈不良;造影剂反流到股骨干;造影剂在干骺端滞留。

上述检查仅适合用于早期诊断,即对股骨头缺血坏死Ⅰ、Ⅱ期,及 X 线片尚无表现的病例。对于Ⅲ、Ⅳ期患者,由于关节软骨常已碎裂、骨与关节间隙相通,骨内压力常下降,故不准确。

6.动脉造影

股骨上端的动脉走行位置及分布均较规则,行经较直,可有曲度自然的弧形弯曲,连续性好。目前股骨头缺血性坏死的病因,多数学者认为是供应股骨头的血液循环受到损害所致。动脉造影中所发现动脉的异常改变,可为早期诊断股骨头缺血性坏死提供依据。

方法:会阴部备皮并做碘剂过敏试验。采用局部麻醉或硬膜外麻醉。经皮肤行股脉穿刺。在透视下经套管针将聚乙烯动脉导管插至髂外动脉或股深动脉,大腿中段用气囊止血带加压阻断股动脉血流,用 50%泛影葡胺 20mL,快速注入,并于注射后即刻、2s 各拍 X 线片。拍片满意后,在动脉内注入 1%普鲁卡因 10~20mL,拔出导管,局部压迫 5min。

Mussbicher 对 21 例股骨头缺血性坏死的患者做动脉造影,发现所有上支持带动脉均不显影,髋臼和圆韧带动脉充盈增加,下支持带动脉增宽。有学者认为股骨头缺血性坏死与无股骨头缺血坏死的髋关节相比,动脉造影的结果差别明显,故认为发现上支持动脉不显影具有早期诊断意义。

7.放射性核素扫描及 γ 闪烁照相

放射性核素扫描及 γ 闪烁照相是一种安全、简便、灵敏度高、无痛苦、无创伤的检查方法,患者易于接受。

对于股骨头缺血性坏死的早期诊断具有很大价值。特别是当 X 线检查尚无异常所见,而临床又高度怀疑有骨坏死之可能者作用更大。放射性核素扫描及 γ 闪烁照相与 X 线片检查相比,常可提前 3～6 个月预报股骨头缺血性坏死,其准确率可达 91％～95％。

8. 股骨头缺血性坏死的分期

Ficat 将股骨头缺血性坏死分为 6 期。

0 期:有骨坏死,但无临床所见,X 线及骨扫描均正常。

1 期:有临床症状和体征,但 X 线及骨扫描均正常。

2 期:X 线片已有骨密度减低、囊性变、骨硬化等表现。

3 期:X 线片可见"新月征"、软骨下骨塌陷,但股骨头没有变平。

4 期:X 线片可见股骨头变平,但关节间隙仍保持正常。

5 期:X 线片可见关节间隙狭窄,髋臼有异常改变。

股骨头缺血性坏死的正确分期,对正确的诊断及确定治疗措施是十分重要的。

四、治疗

股骨头缺血性坏死的治疗方法很多,但是目前面临的困难是对该病如何正确,分期和选择合适的治疗措施。实践中常见以下几个方面的问题。

(1)正确诊断股骨头缺血性坏死。确立股骨头缺血性坏死的诊断,特别是在早期,有时是很困难的。因此,在早期如果要除外股骨头缺血性坏死,应该在 MRI 和核素扫描两项检查均为阴性方能确定。

另外,应该明确股骨头缺血性坏死的诊断标准,不能将非股骨头缺血性坏死疾病误诊为该病,这在当前并非少见。

(2)股骨头缺血性坏死的分期尚不统一,因此,对不同治疗方法所取得的效果可比性差。对软骨下骨的"新月征"的存在及其在诊治中的意义认识不足,因此造成分期的混乱或选择治疗方法不当。

(3)治疗方法多样,同一期的股骨头缺血性坏死可有不同的治疗,由于条件和设备的限制,即使同一治疗方法,所达到的技术要求也难于统一。

(4)股骨头缺血性坏死患者大多数是青年或壮年,治疗目的和职业要求差距较大,常使医生在选择治疗方案时遇到一定的困难。

综上所述,在股骨头缺血性坏死的治疗中首先应明确诊断、分期、病因等因素,同时也要考虑患者的年龄、身体一般状况、单髋或是双髋受损,以便选择最佳的手术方案。

常用的治疗方法有以下几种。

(一)非手术疗法

该方法适用于青少年患者,因其有较好的潜在的自身修复能力,随着青少年的生长发育股骨头常可得到改建,获得满意结果。对成年人病变属 Ⅰ、Ⅱ 期,范围较小者也可采用非手术疗法。一般病变范围越小,越易修复。

对单侧髋关节病变,病变侧应严格避免持重,可扶拐、带坐骨支架、用助行器行走;如双髋同时受累,应卧床或坐轮椅;如髋部疼痛严重,可卧床同时行下肢牵引常可缓解症状。中药和理疗治疗,均能缓解症状,但持续时间较长,一般需 6～24 个月或更长时间。治疗中应定期拍摄 X 线片检查,至病变完全愈合后才能持重。

(二)股骨头钻孔及植骨术

股骨头缺血坏死的早期,头的外形完整,且无半月征时可做股骨头孔及植骨术,如果手术适应证选择合适,可以帮助股骨头重建血运。

前已述及在坏死的股骨头剖面上可见到病理性分层改变,与正常骨质交界处有一层反应性新生骨,较厚,质地硬。实际上形成了正常骨与病变区的一层板障。妨碍坏死区血液循环的重建。采用股骨头钻孔及植骨术可以使股骨头坏死区得到减压,并利于坏死骨区的修复。鉴于股骨头缺血性坏死常发生在两侧(非创伤性),因而对尚无临床症状,但核素扫描证实为股骨头坏死者也是该手术的指征。

1.手术方法

患者仰卧位,在大粗隆处做切口。在手术 X 线机透视下,于大粗隆顶点下 2cm 向股骨头中心钻入一导针,使之位于股骨头颈中心,其尖端达股骨头软骨下 3～4cm。用直径 1cm 钻头沿导针钻破骨皮质,改用直径 1cm 环钻沿导针徐徐钻入。当钻到反应性新生骨区时,可感到骨质坚硬,不易钻透。通过该层后较省力,但应密切监视钻头位置,切勿钻破股骨头软骨面。至软骨面下 3～4mm 时,轻轻摇晃环钻及导针并退出环钻内嵌有一柱状骨芯,将其取出送病理检查。取出骨芯后经隧道用长柄刮匙将股骨软骨下骨深面病变组织刮除。经透视病变清除满意后,可在同侧髂骨取骨,并将骨块剪成小条及碎块。用一带栓的套管,经股骨颈之隧道将骨块送至股骨头,充填坚实,并用细锤骨棒将骨质锤入,冲洗并缝合切口。

2.手术后处理

这一手术创伤小,失血少,术后当天或次日患者即感到髋关节疼痛较术前减轻或消失。术后患者尽早开始用下肢持续被动练习器练习髋关节活动。患者离床活动应扶双拐。术侧避免持重至少 1 年。

(三)多条血管束及骨松质植入术

国内学者报告采用股骨头缺血坏死区病灶清除,用自体髂骨骨松质充填坏死区,使塌陷的股骨头复形,并用旋股外侧动静脉的三个分支组成的多条血管束,经"V"形或单骨隧道植入股骨头的方法,治疗成人股骨头缺血性坏死。经 3 年以上随诊者,其优良率为 83%。有学者认为这一手术措施可达到三个目的。

(1)重建或增加股骨头血供。

(2)降低骨内压。

(3)改善静脉回流,从而实现其疗效。

(四)经粗隆旋转截骨术

由于一些保留髋关节的手术在股骨头缺血坏死的治疗中,疗效不够满意。近年来逐渐引起人们注意。股骨头缺血性坏死的病变,常位于股骨头的前上部,而股骨头的后部常常仍保留有完整的外形、正常的软骨面及带有血液供给的软骨下骨。经粗隆旋转截骨术是在粗隆间嵴稍远侧,垂直于股骨纵轴做截骨,并使股骨头沿股骨颈纵轴向前旋转,从而使股骨头的坏死区离开持重区,股骨头后方正常软骨转到持重区并承受关节持重力。

反之,如果坏死病灶集中于股骨头后方,则股骨头向后方旋转。截骨断端用长螺钉或加压钢板固定牢靠。经粗隆旋转截骨术,可用于治疗持发性或可的松引起的股骨头缺血坏死、股骨头骨骺滑移及骨关节炎等,这一手术对于股骨头缺血性坏死可以起到减轻疼痛、增加关节间隙、防止进一步塌陷及脱位等作用,但其只适用于不太严重的病例。经改进虽然简化了手术操作,但是仍有术中及术后的并发症,一些患者在以后仍需改做其他手术。因此,在开展这一手术应根据所具备的条件慎重考虑。

(五)髋关节融合术

选用髋关节融合术治疗股骨头缺血性坏死应非常慎重。因为融合术后发生不愈合或延迟愈合机会较多,常需要再次手术,非创伤性股骨头缺血性坏死常是双髋均有病变,全身疾患所致股骨头缺血性坏死双侧者可达 60%。对于双侧髋关节病变者,至少要保留一侧髋关节的活动。

在病变发展过程中,难以决定哪侧融合更适合。现代生活中由于交通工具的发达,人们很少需要走很长的路,特别是对身高 175cm 以上的患者,做髋关节融合术后乘坐轿车非常不方便,故经常拒绝这种手术。如髋关节融合手术成功,则可解除髋关节疼痛,髋关节稳定,适于长时间站立或经常走动的工作。因此,对于不宜做其他手术的患者可选用髋关节融合术。

(六)人工关节置换术

1.人工股骨头置换术

人工股骨头置换术适用于病期较短、股骨头已有塌陷,但髋臼尚未发生继发性骨关节炎者。术后效果满意者多,但真正属"优"者少。部分患者术后由于病情发展,或出现人工关节并发症(如松动)而改做其他手术。

2.全髋关节置换术

多数Ⅲ、Ⅳ期患者由于髋关节疼痛严重,活动明显受限,股骨头严重塌陷、脱位,继发髋关节骨关节炎,不适宜做截骨术者,可采用全髋关节置换术。由于全髋关节置换后髋关节疼痛立即消失,髋关节可获得 90°左右屈曲、30°左右外展,因而近期疗效满意。同时也适于治疗双髋均有病变者。

近年来,由于全髋关节的进展,出现了骨水泥固定与无骨水泥固定的人工关节,对于股骨头缺血性坏死患者采用何种类型人工关节,加以选择。然而,全髋关节置换术后有许多重要并发症,长期疗效尚待进一步观察。

3.双杯全髋关节置换

双杯关节置换是一种表面型人工关节。理论上具有切除骨质少,保留了股骨头颈,更符合髋关节生理状态等优点。但实践证明:手术中对股骨头的血液供给干扰大,术中常发现整个股骨头没有血运。将头杯放置在没有血液供应的股骨头上,成为术后出现某些并发症的根源。临床常见在术后 2 年左右出现头杯松动,股骨头、颈折断等并发症导致失败。对股骨头缺血性坏死选用双杯全髋关节置换术,应慎之又慎。

草莓 2、巧克力 4、甜淡 3、咖啡 1

第九节　髋关节脱位

髋关节脱位和骨折脱位是一种高能量创伤,常见致伤原因为车祸伤,好发于青壮年。在以往常被认为是较为少见的损伤。近十年来随着我国百姓家庭轿车使用的日益增多,髋关节骨折脱位也逐渐成为一种常见的严重创伤。该类创伤应严格按急诊处理,否则将诱发创伤性休克或增加股骨头缺血坏死等并发症。

髋关节脱位常合并股骨头、髋臼后壁或股骨颈骨折,以及其他部位骨骼和重要脏器损伤。骨盆、脊柱及膝部的合并损伤,可改变脱位后的典型体征,容易漏诊。髋关节复位后,关节内残留的碎骨片容易漏诊,并可导致创伤性关节炎甚至髋关节活动受限等严重并发症。髋关节常分为后脱位、前脱位及中央型脱位。

一、髋关节前脱位

髋关节前脱位较少见,仅约占髋脱位的10%。

(一)损伤机制

当股骨暴力下外展外旋时,大转子或股骨颈以髋臼上缘为支点,迫使股骨头穿破前关节囊而脱位。此时若髋关节屈曲较大,则常脱位于闭孔或会阴处,若髋关节屈曲度小,则易脱于耻骨横支处。

(二)骨折分类

1973年Epstein将髋关节前脱位分为2型。

1. Ⅰ型:高位型(耻骨型)

(1)ⅠA型:单纯前脱位于耻骨横支。

(2)ⅠB型:前脱位伴有股骨头骨折。

(3)ⅠC型:前脱位伴有髋臼骨折。

2. Ⅱ型:低位型(闭孔型)

(1)ⅡA:单纯前脱位于闭孔或会阴部。

(2)ⅡB:前脱位伴有股骨头骨折。

(3)ⅡC:前脱位伴有髋臼骨折。

(三)临床表现与诊断

明确外伤史。患肢剧烈疼痛,髋活动受限。患肢常处于外旋、外展及轻度屈曲位,有时较健肢稍长。

应强调复位后再次拍片,以明确是否合并骨折,CT检查可以发现关节内接近2mm的碎骨块,MRI则可帮助判断关节唇的完整性及股骨头的血供情况。

(四)治疗

早期诊断和急诊复位是十分重要的,全麻或腰麻可放松髋部强大的肌肉,避免暴力下复位时对股骨头关节软骨的进一步损伤。试行闭合复位次数应限定在3次以内,否则会加重软组织损伤而影响愈后。

闭和复位方法与髋关节后脱位大致相似,主要有以下 3 种。

1. Stimson 法

令患者上半身俯卧于检查床一端,患髋及膝各屈曲 90°,一助手通过下压骶骨或抬伸健肢而固定骨盆。术者一手握持患者足踝部,并轻度旋转股骨,一手用力下压小腿近端后部而复位。此法不适用于患髋处于伸展位的耻骨前脱位。

2. Allis 法

患者仰卧于低床或地上,一助手面向患者足侧蹲位,用一手和前臂向下按牢患者骨盆,另一手于患肢股骨近端向外侧持续牵拉股骨。术者面对患者头侧,使患侧髋和膝屈曲接近 90°,将患者足踝抵于术者会阴部,用双手或前臂合抱患肢小腿近端,利用腰背肌伸直力量向上提拉患髋,再适度内、外旋股骨复位。

3. Bigelow 法

患者仰卧,术者面对患者头侧,适度屈曲患者髋和膝关节,双手合抱患肢小腿近端。先沿大腿纵轴方向持续牵引,同时将患髋依次内收、内旋和屈曲,然后再外展、外旋并伸直。此复位轨迹类似于一个问号,在复位过程中,如感到或听到弹响,患肢伸直后畸形消失,则已复位。此法应注意极度内收、内旋时应循序渐进,应持续牵引并适度用力,否则易造成股骨颈或股骨头骨折。复位前、后均应拍 X 线片,必要时行 CT 检查,以利发现复位前的无位移骨折或复位后关节内较小的骨折块。

如在麻醉下 2 次以上闭合复位失败,应急诊行切开复位。可选择 Watson-Jones 等手术入路。若合并有移位的股骨颈骨折,可直接行切开复位内固定。若合并股骨头骨折,骨块较小及不在负重区时,可选择闭合复位后观察,或切开复位时切除骨折块;若骨块大于股骨头的 1/3 或处于负重面,应行切开复位内固定。

闭合复位成功后应行 3~4 周的皮牵引,对合并股骨颈或股骨头骨折的病例可在手术后牵引 4~8 周。

(五)并发症

1. 早期并发症

主要为合并神经血管损伤及闭合复位失败。前者主要为 I 型前脱位或开放损伤时股骨动静脉或股神经损伤,此时最有效的治疗方法为立即复位髋关节脱位。造成后者的原因为闭孔处的骨性阻挡,或为股直肌、髂肌和髋关节前关节囊的阻挡,对此切开复位是必要的。

2. 晚期并发症

大多数髋关节前脱位病例的最终治疗结果是满意的,但最新研究表明有约 1/3 的病例因发生创伤性关节炎而疗效欠佳,这主要集中在合并股骨头颈骨折、髋臼骨折或发生股骨头缺血坏死的病例。对创伤性关节炎的治疗仍应以预防为主,即解剖复位和对髋关节内较小骨折块的切除术等。

单纯性髋关节前脱位病例的股骨头无菌性坏死率稍低于后脱位者,约为 8%。其发生主要是由原始损伤的程度所决定的,且与延迟复位和反复多次闭合复位密切相关,可在脱位后 2~5 年内发生。早期负重未增加其坏死率,但因股骨头塌陷等原因加重症状,所以在复位后的 2~6 个月中行 MRI 检查,可早期诊断并及时对症治疗。

二、髋关节后脱位

髋关节后脱位占急性髋关节脱位的绝大多数,且随着车祸等高能量损伤的增多而变的较为常见。

(一)损伤机制

最常见的创伤机制为髋及膝关节均处于屈曲位时,外力由前向后作用于膝部,再经股骨干而达髋部。如高速行驶的汽车突然刹车,乘客膝部暴力撞击仪表板而脱位,此时屈曲的股骨干若处于内收位或中立位,常发生单纯后脱位,若处于轻度外展位,则易发生合并髋臼后上缘骨折的后脱位。另一种创伤机制为外力由后向前作用于骨盆,使股骨头相对后移而脱位。如弯腰劳动时被塌方的重物砸击骨盆。

(二)骨折分类

临床上多采用 Thompson 和 Epstein 分型,共分 5 型。

Ⅰ:单纯后脱位或合并裂纹骨折。

Ⅱ:髋关节后脱位,合并髋臼后缘较大的单一骨折块。

Ⅲ:髋关节后脱位,合并髋臼后唇粉碎骨折,有或无一个主要骨折块。

Ⅳ:髋关节后脱位,合并髋臼唇和顶部骨折。

Ⅴ:髋关节后脱位,合并股骨头骨折。

经上述分型,判断髋关节复位后的稳定性无疑是十分重要的。通常Ⅲ型以上骨折脱位可发生不稳定,判定的方法除根据复位前 X 线片显示骨折块大小和复位后头臼的位置关系外,还应依据复位中及复位后术者的手感而定。

(三)临床表现与诊断

典型患者有明确创伤史,患肢呈现屈曲、内收、内旋和短缩畸形。可触及大转子上移和臀后部隆起的股骨头,髋关节主动活动丧失,被动活动时常出现剧痛。但有报道当合并股骨头骨折时,股骨头嵌顿于髋臼后缘,未出现患肢的短缩、内收和内旋畸形。特别是合并同侧股骨干骨折时,常因症状不典型而容易漏诊。

髋关节后脱位中合并坐骨神经损伤的病例约占 10%～14%,同时合并股骨头、股骨干骨折及膝关节韧带损伤的病例也不少见,所以在急诊检查时应除外上述合并伤的可能。

患者除拍摄患髋正位及侧位外,还应常规拍摄骨盆轻度前倾的侧位,其方法为拍摄患侧卧位,身体前倾 15°的侧位片。此法可除外健侧髋臼的干扰,较为清楚地观察患髋的髋臼及坐骨切迹。方法为骨盆前倾 15°侧位。患侧紧贴 X 线片盒,患者向前倾斜 15°,管球垂直片盒投照。

即使患者因疼痛难以拍侧位片,也应在麻醉后及复位前拍片,详细观察是否存在股骨头及髋臼骨折,以及可能在复位时移位的股骨颈无位移骨折。

复位后应立即拍摄双髋正位及患髋侧位,以便了解复位的程度,关节内是否残留骨折块及髋臼及股骨头骨折是否需要进一步手术。有多位作者认为当髋关节间隙较健侧可疑增宽时,应行 CT 检查,其原因在于此类患者多数存在能被 CT 发现的髋臼及股骨头骨折。

(四)治疗

1.Ⅰ型骨折脱位

以急诊闭合复位为主,近年文献强调:①麻醉下复位以减少进一步的损伤;②12 小时内复位并发症发生率低。其闭合复位方法仍以 Stimson 法、Bigelow 法和 Allis 法为主。

(1)Stimson 法:患者上半身俯卧于检查床一端,患髋及膝各屈曲 90°,一助手通过下压骶骨或抬伸健肢而固定骨盆。术者一手握持患者足踝部,并轻度旋转股骨,一手用力下压小腿近端后部而复位。

(2)Allis 法:患者仰卧于低床或地上,一助手面向患者足侧蹲位,用双手向下按压患者骨盆。术者面对患者头侧,使患侧髋和膝屈曲接近 90°,将患者足踝抵于术者会阴部,用双手或前臂合抱患肢小腿近端,利用腰背肌伸直力量向上提拉患髋,再适度内、外旋股骨复位。

(3)Bigelow 法:患者仰卧,助手面向患者足侧蹲位,用双手向下按压患者双侧髂前上棘。术者面对患者头侧,使患侧髋和膝屈曲接近 90°,适度屈曲患者髋和膝关节,双手合抱患肢小腿近端。先沿大腿纵轴方向持续牵引,同时将患髋依次内收、内旋和屈曲,然后再外展、外旋并伸直。此复位轨迹类似于一个问号,在复位过程中,如感到或听到弹响,患肢伸直后畸形消失,则已复位。此法应注意极度内收、内旋时应循序渐进,应持续牵引并适度用力,否则易造成股骨颈或股骨头骨折。复位前、后均应拍 X 线片,必要时行 CT 检查,以利发现复位前的无位移骨折或复位后关节内较小的骨折块。

复位后应行影像学检查,并行 3 周左右皮牵引,以利关节囊恢复并避免再脱位的发生。开始负重的时间虽有争议,且延长非负重时间至半年以上并不减少缺血坏死,但一般应在复位 4 周后,疼痛及痉挛消失,关节活动大致正常时开始,必要时可延长至 12 周再完全负重。

2.Ⅱ～Ⅳ型骨折脱位的治疗

在Ⅱ～Ⅳ型骨折脱位的治疗上争议较大,大多数作者同意闭合整复是多数病例的首选,但强调只能在麻醉下试行 1 次,以避免多次整复造成股骨头的进一步损伤。

Epstein 认为一期切开复位内固定(open reduction and internal fixation,ORIF)的疗效明显好于闭合复位者、先闭合复位再 ORIF 者及延期复位者,且先闭合复位再 ORIF 者又优于单用闭合复位者。因此他建议对Ⅱ～Ⅳ型病例采取急诊切开复位内固定术。其理由主要有:①91% 以上的Ⅱ～Ⅳ型病例存在关节镜下的关节腔内碎骨片或经软骨骨折,切开复位可去除碎骨;②对有髋臼后壁较大骨块的病例可重建关节稳定性;③可确保精确复位,降低创伤性关节炎的发生率。

多数作者认可的 ORIF 的指征主要包括:髋臼后壁骨折块较大等原因引起的髋关节不稳定;CT 等证实复位的关节腔内有碎骨块残留;髋臼或股骨头骨块可能阻挡闭合复位者。

临床上如何判断复位后关节的稳定性十分重要。除依据主治医师经验及复位时的手感外,复位后的髋关节一般应满足内收位屈髋 90° 而不脱位。

手术中应强调彻底清除髋关节腔内的骨折块,准确复位股骨头及髋臼骨折块,尽可能保护周围软组织。对Ⅱ型骨折可采用直径 4mm 的半螺纹松钉或皮质骨钉固定并辅以支撑接骨板固定;皮牵引 3 周后练习髋、膝活动,术后 6 周逐渐负重。对内固定欠牢固或保守治疗的患者应牵引 6～8 周,再开始练习髋关节活动及逐渐负重。Ⅲ型骨折 ORIF 牢固者治疗与Ⅱ型骨折基本相同,较大面积的粉碎骨折除部分可应用克氏针、重建接骨板及弹性接骨板固定外,对无法有效固定者可取整块髂骨重建髋臼后壁。总之,获得一个稳定的髋关节对Ⅲ骨折的最终疗效往往是至关重要的。

Ⅳ型骨折一般可试行闭合复位1次,复位后行X线或CT检查以了解髋臼骨折情况,必要时,采用ORIF治疗,由于骨折位于髋臼顶部,通常需要行大转子截骨才能充分显露骨折并固定。该型骨折愈后较差。

三、髋关节后脱位合并股骨头骨折(Ⅴ型)

髋关节后脱位合并股骨头骨折是一种少见的损伤。在1869年Birkett通过尸体解剖首次报告了此种损伤,此后由于病例数量少,分类不统一,及容易漏诊及误诊,在1980年以前的英文文献中仅报告了150个病例。

近年来,随着高速交通的发展,此类患者明显增多,但其治疗对大多数骨科医生而言仍是一个颇为棘手的问题。

(一)损伤机制

髋关节后脱位合并股骨头骨折是一种高能量损伤,多与车祸有关;尤其在撞车时未使用安全带、屈髋屈膝撞击引起。其次为摔伤,也有报告说对大转子的直接暴力也能引起此种损伤。

创伤作用机制为暴力沿股骨干长轴传导,股骨头向后上移位,此时:屈髋90°,造成髋关节后脱位;屈髋60°,坚硬的髋臼后缘对股骨头产生剪式应力,造成骨折。PipkinⅠ型为内收型骨折,PipkinⅡ型为外展位损伤;当股骨头骨折后,与颈相连的部分成锐性边缘,在暴力继续作用下,向近端从骨膜下剥离,有时甚至达髂嵴,此时股骨头在骨膜下固定,持续的脱位暴力造成股骨颈骨折为PipkinⅢ型损伤。

当屈髋>60°时,发生锤站作用,使髋臼易骨折,且髋臼及股骨头的关节软骨破坏,Ⅱ期形成变性,愈后差。

(二)分类

Thompson分型的第Ⅴ型为髋后脱位合并股骨头、颈的骨折,之后Pipkin又将第Ⅴ型分为4个亚型。

Ⅰ型:髋关节后脱位伴股骨头陷凹中心远侧的骨折。

Ⅱ型:髋关节后脱位伴股骨头陷凹中心近侧的骨折。

Ⅲ型:Ⅰ或Ⅱ型伴股骨颈骨折。

Ⅳ型:Ⅰ或Ⅱ型伴有髋臼骨折。

从上述分类方法,基本能判断出损伤的严重程度和预后;该分类体系得到了大多数医生的认同。

临床近十年来发现多例Ⅰ型合并Ⅱ型的骨折病例。

(三)临床表现

病因多为交通伤。临床表现典型特征为患肢的缩短、内旋、内收、屈曲畸形,有时伴有同侧肢体的损伤,如股骨干、膝、小腿等,有时因为搬运等原因,会使脱位复位,而失去上述体征,且常因高能量损伤致全身大脏器损伤或伴有休克等病情,容易漏诊。

放射学:对创伤患者一定要有骨盆正侧位平片,必要时辅以CT等检查。

(四)治疗

对髋关节后脱位合并股骨头骨折的治疗,包括手法整复及手术治疗,然而采取哪种方法仍有很大分歧。

1.手法复位

不适当的手法复位能造成进一步的损伤,如 Bigelow 环绕复位施加太大应力于股骨颈,使股骨颈与髂骨翼发生杠杆作用,能造成Ⅰ型及Ⅱ型骨折加重为Ⅲ型骨折。积水潭医院近十年间曾收治多例闭合复位造成的Ⅲ型骨折患者。另外,环绕时加大旋转,还能造成坐骨神经损伤,因此整复前后一定要详查下肢神经的功能。Stimson 法因需患者俯卧位,而较少应用。临床上我们常在麻醉下应用 Allis 法复位。复位后应达到:①髋关节解剖复位;②股骨头解剖复位。

手法复位后摄双髋正位片,确定复位及作双侧对比,如与对侧 X 线片比较,关节间隙增大超过 2mm 则提示:①关节内游离碎骨块;②复位不完全;③软组织嵌入。此时应作 CT 等检查并考虑切开复位内固定。随后应评估髋关节稳定性,在屈髋 0°～30°内轻微活动髋关节,如能保持稳定,并经影像学确认解剖复位则可行牵引治疗 6 周,之后再经 6 周免负重活动。

2.手术治疗

由于存在关节内碎骨块及软组织嵌入等因素影响复位,故多需手术治疗。

(1)手术适应证:①手法复位失败或髋关节在复位后的 X 线片及 CT 片上未及解剖复位;②复位后髋关节不稳定;③明显的髋关节粉碎骨折或复位后骨折块移位>2mm;④手法复位后出现坐骨神经症状;⑤合并股骨颈骨折;⑥股骨头承重区大块骨折。

(2)手术入路的选择:较大折块(>1/3)时内固定是必要的,股骨头中心凹陷远侧折块通常较小,且属于非负重区,可行切除,不影响功能;有作者认为没有必要切除,因为股骨头部分缺损,会影响与髋臼的适合性,但研究中未发现明显差异。不论手术切除或内固定,术后仍需要牵引 6 周。

切开复位时应注意保护股骨头的血供,约有超过 1/3 的病例其残留于关节内的较大骨块仍有关节囊等软组织与髋臼相连,原则上应尽量保留,但不能因此而过分延长手术时间或影响复位质量。部分作者对圆韧带提供血供的重要性持怀疑态度。

对股骨头骨折块多采用可吸收钉或直径 4mm 的半螺纹钉埋头后固定。可吸收钉的最大优点在于股骨头晚期坏死塌陷时,其本身不会对髋臼软骨造成进一步的损害。

Ⅰ型骨折位于股骨头前内下部,采用髋后侧入路时,需极度内旋股骨,股骨头脱位时骨折面正对着髋臼方向,不便于骨折块复位及内固定。通常采用髋关节前入路显露髋关节,与髋关节外展外旋位下很方便骨折的复位和固定。

Ⅱ型骨折块常常被髋臼所遮盖,目前流行的方法是行大转子截骨,显露髋关节前方关节囊,切开前方的关节囊来显露骨折并固定。

Ⅲ型骨折通常是在Ⅰ型和Ⅱ型骨折脱位的基础上,股骨颈嵌卡在髋臼缘上造成股骨颈的骨折。由于骨折本身固有的特点,很难对这个骨折进行有效的固定。所以,就是患者很年轻,通常也只能行人工关节置换术。

Ⅳ型骨折的髋臼骨折块多因较小而可以切除,较大髋臼后壁骨折块通常选用髋关节后侧入路进行复位固定。其疗效与Ⅰ、Ⅱ型骨折大致相当,明显好于Ⅲ型骨折。

(五)并发症

早期并发症主要有坐骨神经损伤、无法闭合复位及漏诊膝关节损伤,后者包括股骨远端、胫骨平台或髌骨骨折,其发生率可高达 25％左右。而前两者的发生率与其他髋关节骨折脱位大致相仿,并也多需手术治疗。

晚期并发症主要有以下 3 种。

(1)股骨头缺血坏死:Ⅰ、Ⅱ、Ⅳ型坏死率为 6％～40％,Ⅲ型坏死率高达 90％以上。多数作者强调应在受伤后 6～12 小时内复位髋关节,并应在 3～6 个月避免负重。其早期诊断及治疗请参阅股骨颈骨折篇。

(2)创伤性关节炎:其发病率在 30％以上。早期行 ORIF 可通过清除关节内碎骨头,准确复位及确保髋关节的稳定性而减少关节炎的发生。

(3)髋关节周围骨化。

第十节　股骨头骨骺滑脱症

股骨头骨骺滑脱症又名青春期髋内翻,骨骺性髋内翻,或称骺滑脱症。此病较为少见,患者以

12～16 岁男孩居多,男:女之比为(2～4):1。左髋多见,左侧与右侧比例为 2:1,约 25％～40％是双侧受累。于青少年迅速生长期发生在骺板或恰好在骺板下方,造成股骨头骺向下后方移位。早期严重后果是股骨头缺血性坏死以及股骨头与髋臼的软骨溶解而导致剧痛及髋关节僵硬。晚期后果是骨关节病。

一、病因病理与分类

(一)病因病理

发病原因尚不清,常和以下几种因素有关。

1.局部创伤

多有外伤史,剪式应力和扭转应力所致,体重的压力及肌肉收缩加于脆弱的骺板足以引起移位,极少见到严重外伤而致之急性骺分离。

2.内分泌因素

实验发现正常骺板的骨膜被切除后,轻加压力,即可将骨骺从骨干分离。分离线往往经过骺板的正成熟的肥大性软骨细胞层。此区的细胞间基质的强度较弱。前垂体生长素可增加软骨细胞的增生率,因而可增加肥大细胞的面积。性激素,尤其是雌激素,抑制生长素的分泌,减少骺板的厚度及骨骺生长率。很明显,内分泌也刺激软骨内化骨,因而新形成的骨小梁肥厚而且坚强。生长时骺板的结构取决于生长素及性激素的水平。脂肪—生殖器综合征提示性激素的水平低,生长素的比值高。在瘦长而快速生长的儿童,虽然性激素正常,而生长素却过量,这可以解释此种内分泌型易致骺滑脱。

3.骨膜变薄学说

童年时跨过骺板的骨膜肥厚有力,青春期骨膜逐渐变薄,股骨上骺是承受剪应力的,变薄的骨膜不能耐受剪力的牵拉而致骺滑脱。

4.遗传因素

家族因素及种族因素,西方国家患此病的多见,美国尤其多见于黑人女性。中国很少见到此病。

股骨头骺滑脱症的病理改变为,骨骺逐渐向后下方移位,股骨颈上移并且向前旋到前倾位,引起髋内翻及股内收外旋畸形。通过邻近钙化软骨层的肥大成熟软骨细胞层而移位。移位所产生的间隙中充满纤维组织、胎生软骨、骨痂,在后下角更加明显。在这期间,股骨头一直纤维组织增多且无弹性。几个月后,裸露的股骨颈上方及前方为纤维软骨覆盖。股骨头后方紧紧地由这一新纤维软骨及肥厚的滑膜相嵌。在生长终止时,骺软骨闭合。移位持续数年后可发生骨关节病。

(二)临床分型

1.根据症状持续时间和滑脱的严重程度进行分类

(1)急性滑脱:急性滑脱见于少数患者,通常出现严重的症状,持续时间多不足2周。骨骺完全滑向后方,类似股骨颈的病理性骨折,又称为股骨上骺急性外伤性脱位或上骺分离骨折。多有明显的外伤史,暴力不一定很大,可在髋关节脱位的同时或在整复过程中发生。X线片显示整个骨骺滑脱,骨骺已与干骺端上端分离,股骨头与颈不再连续。极少带有骨片,无骨愈合和塑性征象。股骨颈向上移位并外旋,股骨头的创面与颈后下方接触。如不复位,股骨头将在此异常位置畸形愈合,造成髋关节内翻、外旋畸形。

(2)慢性滑脱:多伴有内分泌疾病或佝偻病,也可无任何原因而发生。发病率较急性为高。症状隐匿,多持续2周以上,病程进展缓慢,往往在1~3年左右。X线片可见股骨颈后内侧有骨架和塑性等特征性改变,股骨头向下滑脱的过程中,骺板及下方的干骺端逐渐蠕变为新的畸形位,形成髋内翻伴以股骨颈外旋及过伸,但没有骨断裂,这可能是经骺板的基质及干骺端的反复小量应力性骨折,股骨颈不断的保护性增宽。此型患者除有髋内翻、外旋畸形外,还有股骨颈变宽现象。股骨头因负重不平衡和缺血,可发生坏死和变形。

2.根据X线片按滑脱的程度分期

正常沿股骨颈上外缘皮质画一直线(KLINE线),股骨颈骺的一小段位于此线之上。正常股骨头—股骨干的角度,在正侧位X线片上测量分别为145°和170°或>170。Ⅰ度(轻度滑脱):股骨颈移位小于股骨头直径的1/3,骺移向干骺端后方,而无向下移位,骺缘与颈外上缘平齐或仅有一点在KLINE线以上,或移到此线的内下方,SHENTON线中断。在正侧位X线片上股骨头,股骨干角均减少不足30°。Ⅱ度(中度滑脱):股骨颈移位介于股骨头直径的1/2和1/3之间,在正侧位X线片上股骨头一股骨干角均减少介于30°~60°之间。Ⅲ度(重度滑脱):股骨颈移位超过股骨头直径的1/2,在正侧位X线片上股骨头一股骨干角减少超过60°。临床上,大多数急性滑脱属于此类。

3.根据骺板的是否稳定LORD提出以下分类法

(1)不稳定性滑脱:不管症状持续多长时间,如疼痛严重以致不能行走,甚至借助拐杖也不能行走者。

(2)稳定性滑脱:可独立行走或借助拐杖能够行走者。

二、临床表现与诊断

此病往往发病隐渐,病情进展缓慢,骺移位的程度不等,可轻可重。当已有少量甚或没有移位发生时,即出现早期症状,可从一些体征及 X 线所见判定,此时,称为滑脱前期。此期开始在腹股沟处稍感不适,往往在活动以后出现,休息时消失。此时可稍有僵硬感,偶显跛行。这种不适感可沿大腿前内侧放射到膝内侧。症状不定,客观无异常所见。

(一)急性滑脱

有髋部外伤史,实际上,这是一种应力骨折,外伤力量并不大或微不足道。偶尔患者描述没有任何外伤,只是突然有滑脱感而跌倒或绊倒,发病急骤。此时,患者不能用患肢负重。患侧髋部压痛,运动受限,尤其是外展及内旋,肢体轻度短缩,并呈内翻及有 40°～80°外旋畸形。

(二)慢性滑脱

发病隐渐,许多患者一开始即呈现这种滑脱。髋部慢性疼痛,患者间歇性跛行持续加重,髋部活动受限,尤其以内旋受限最明显,伴有下肢短缩,甚或短缩达到 5cm。真正短缩是由于股骨头上移,外表短缩是由于髋内收畸形。滑脱严重时,臀肌肌力不足。TRENDDENBURG征阳性,双侧严重滑脱呈现鸭步虽然畸形严重而表现症状并不严重,许多患者仅感到不适致痛,疼痛可牵涉到髋上区,或放射至大腿和膝部,因而可被误诊。X 线往往提示微小骨折。骺滑脱时,拉紧了联接于环绕骺边缘的骨膜袖,股骨颈内侧的骨膜从下方的皮质骨被剥脱,继以血肿堆集。骨膜下的新骨形成鹦鹉嘴状骨赘可引起进一步的并发症。

(三)慢性滑脱的急性发作

这是上股骨骨骺分离最常见的表现。这种青春期伴有酸痛及跛行加重的患者突感急性疼痛发作伴有丧失功能及难以负重。有的患者并不明显,但是在症状发作时,表现为患侧下肢短缩、内收、外旋及过伸,因为剧痛而难以活动。正、侧位 X 线片往往见到在急性滑脱之前已有的慢性变形,可见到骨骺中断伴有干骺端的碎裂,鹦鹉嘴状骨刺,干骺端增宽及变形。慢性滑脱程度可由侧位 X 线片测定干骺端的鹦鹉嘴情况。

(四)融合的滑脱骨骺

有的患者由于发病缓慢或中度滑脱,没有明显的疼痛或跛行,因此骨骺自然融合而且疼痛消失。但是,由于患肢短缩,屈髋而且外展受限而求医。

(五)痊愈期或后遗症期

少数患者经过治疗可呈现干骺端再钙化,骺线恢复正常宽度或完全骨化而痊愈但是,多数患者进入后遗症期。此期滑脱过程停止,骺板闭合伴有轻度及重度滑脱位的错位愈合。骨关节病、缺血性坏死及软骨溶解为此阶段的 X 线突出表现。

X 线检查时一定要投照双髋正位及蛙式位(90°屈髋,45°外展髋)侧位 X 线片对比。蛙式位可分析股骨头颈的侧位。

超声诊断是近几年才开展的诊断方法。KALLIO PE 应用超声诊断股骨头骺滑脱并判断其严重程度,发现在急性滑脱的骨骺前方的轮廓外形出现台阶状,其高度平均为 6.4mm。另有人提出,凡台阶<7mm 为轻度滑脱,7～11mm 为中度滑脱,>11mm 为重度滑脱。此法用于少量移位及移位分期颇准确。

三、治疗

股骨头骺滑脱理想治疗应该是防止继续滑脱和促进骺板早期愈合，并避免发生缺血性坏死、关节软骨溶解和骨性关节炎等并发症。

治疗上应根据滑脱的严重程度（轻、中、重度）和滑脱持续的过程（急性或慢性）采用不同的方法。

（一）非手术治疗

采取卧床、用拐、兜带、石膏或夹板等避免负重及防止进一步滑脱。

1.牵引

卧床纵向牵引可以拮抗肌肉痉挛，有时联合内旋可使急性滑脱复位，继以内固定术。牵引时不许暴力外旋，以免引起缺血坏死。一般牵引6周以内可使疼痛缓解，髋关节活动改善。如果牵引一段时间后反而疼痛持续，运动进一步受限，有可能有严重的并发症软骨溶解症（CHONDROLYSIS）。

2.手法复位

对于急性滑脱，如果诊断及时，可立即进行轻度纵向牵引及手法复位，往往可复位成功但是对于慢性滑脱绝对禁用手法复位，以免伤及骨骺的血液供应而引起缺血坏死。牵引虽可缓解肌肉痉挛，却不能使骺复位，即使卧床休息，滑脱仍可持续进展。因此，一旦确诊应及早手术。

复位手法：患者仰卧，助手按住两髂嵴，术者站立在病侧。以右侧为例，术者左前臂套住患肢腘窝部，右手握住患者右踝，使患侧膝关节和髋关节都屈曲到90°，并向上牵引患肢，使骨折远端被拉下，当股骨头骨骺在外展位时，向上牵引患肢也应中立；当股骨头骨骺在内收位时，牵引方向也应适当内收。当骨折远端已被牵下后，使患髋伸到135°，再回旋患肢，纠正骨折的向前成角，使股骨头骨骺与股骨颈近端扣住。

最后，使患肢完全伸直，并适当外展，利用内收肌群的张力，加强骨折面间的挤压，从而使骨折面牢固地扣压在一起复位后，可用皮牵引固定，重量为4～6KG。也可用外展夹板或石膏固定。固定期间，应行股四头肌、膝、踝功能锻炼，直至骨骺部稳定愈合，才可扶拐下地行走，半年后可负重行走。

（二）手术治疗

外科手术治疗的目的：①制动以防止股骨颈上端骨骺进一步滑脱；也可使急性脱位复位。手术固定时对骺板的加压有助于骺板及早闭合。②改变头颈畸形的方向而克服后遗的畸形。③有的患者可间接减轻股骨头的极度滑脱，必要时可切除影响关节滑动的任何骨性隆块。虽不可能使患者完全达到正常，但却有可能使关节功能良好，而不致于提前发生骨关节病。

1.股骨头固定术

经皮原位穿针固定是目前治疗轻、中度滑脱和某些严重的急性或慢性滑脱最常用的方法。

轻度滑脱时需要内固定手术，以防止骺板未闭的进一步滑脱，多数患者可从大转子经颈穿针入股骨头。无论急性、慢性或者最常见的慢性转急性滑脱均可应用这一方法。慢性滑脱的碎裂干骺端需要在原位置固定，因为已没有复位的可能性。急性滑脱可以在滑脱的最短期内（不超过3周），用轻柔手法复位。复位前畸形越久，由于过度牵伸后方支持带血管，而影响血液供应的机会越大。

对于慢性滑脱急性发作患者,在内固定以前有可能使急性滑脱的部分复位。因此将重度畸形转变为中度畸形。复位越早,损伤股骨头的机会越少,复位时一定要非常细心进行,不要勉强过度复位。

内固定通常插入 3 根细针在股骨颈呈三角形排列,而不是平行排列,这样可防止进一步的内收位塌陷,并且阻止头与颈间纵轴旋转,但是,由于滑脱时股骨头窄,而致插入 3 根针成为不可能;插入 2 根针时可防止颈上旋转,但有可能使头偏向一侧。针要足够长,但不得穿过关节软骨。从钉端到穿过骺板的距离>2.5mm 时才安全。中央单螺纹钉固定时,在正位及蛙式侧位 X 线片所见到螺纹中轴位于股骨头中线或者螺纹横径的一半位于中线时最好。钉尖最好为圆锥形以便拔除。

2.股骨截骨术

截骨术矫正股骨头及颈畸形可经颈进行,也可在转子间或转子下方进行,前者可能引起股骨头缺血坏死,仅在个别情况切开复位时应用。

(1)股骨颈楔形截骨:某些患者做股骨颈截骨效果不好,所以此手术只适用于骨骺严重滑脱伴骺板开放者。手术取前外侧切口,依次显露至股骨头,仔细辨认股骨头骨骺,进行骺板定位,根据骨骺滑脱的程度和骨骺的位置,确定将要截除楔形骨块的大小。然后,用骨刀或刮匙将其成为碎骨片后取出,将肢体屈曲、外展和内旋,使骨骺复位。复位后以 3~4 根钢针将股骨头骨骺固定在股骨颈上,但不能穿透骨骺的软骨。检查固定牢固,冲洗切口,逐层缝合。术后患者卧床制动,待 X 线片显示截骨完全愈合后,才可完全负重行走。通常需要 5 个月时间。

(2)关节囊外股骨颈基底部截骨:术前在侧位 X 线片上测量患侧股骨头骨骺线与股骨干轴线形成的头一干角,并与正常侧对照,在蛙式位上测量股骨头一干角,确定其后倾角度,也与正常侧比较。两者之差,可作为确定术中楔形截骨块的大小。手术取前外侧切口,依次显露至关节囊前方和转子间线,在股骨颈前面画出表示两平面的楔形截骨的三角,确定近端截骨线。远端截骨线从小转子开始,止于大转子骨骺板。截骨后取出楔形截骨块,持续牵引内旋、外展下肢,直至截骨间隙闭合。截骨两端用 3~4 枚带套管的螺钉固定。X 线片检查示固定牢固,位置良好,冲洗切口,逐层缝合。术后可扶拐部分负重 6~8 周,然后允许完全负重。

(3)转子间或转子下截骨:在股骨干及关节囊以外进行。不仅间接矫正颈之畸形,而且不影响股骨头的血液供应。通过手术将股骨头同心性地位于髋臼内,恢复股骨头对骨干轴线的功能位置。中度及重度滑脱时,股骨头在臼内后倾及向内倾斜,引起内收、外旋及过伸畸形。为同时矫正 3 种成分的畸形,可用三维截骨术,即远段外展、内收及屈曲,通常需要切除楔形小骨块,构成三维截骨的两个角性成分,再矫正旋转的角度,矫正后用钉板固定。切除的骨块咬成碎块充填于截骨区周围有助于新骨形成。

3.切开复位

从理论上讲,切开复位是一种理想的治疗方法,骺未闭合前可准确复位及内固定。实际上,股骨头在臼内切开复位引起缺血坏死的可能高达 35%。

但是,经股骨颈行头下楔形切除截骨术可以达到准确复位。只要细心观察,避免伤及骨的血液供应,轻柔地处理骨骺,用横径小的针固定,缺血坏死的发病可能明显减少。

对于急性滑脱，如果骨骺游离且后移，可用骨撬撬起而行穿针内固定。如果骺固定于畸形位，变宽的白色骺线及股骨颈近段的隆起即呈现于前方邻近骺板处。从股骨颈切除一块楔形骨块，基底向前向上，尖端向下向后。

截骨不应贯穿后方完整的骨膜。在头颈间开口的深处刮除并清除少量依然连接于后方支持带的骨软骨组织。经骺板钻几个孔道，然后不过分用力地将骨骺向前弯曲而对准股骨颈，同时将大腿内旋，从大转子向骨骺内牢牢地插入几根针。术后立即主动运动，几个月内避免负重，或者直到能排除缺血坏死为止。骺板通常在 4～5 个月闭合。此后拔针并允许负重。由于股骨头缺血坏死可经数月而不显示，因此，应较长时间内限制负重，直到正常骨结构恢复为止，一般宜在 2～3 年后获得结论。

四、并发症

（一）髋关节软骨溶解症

此病又称急性骺软骨坏死，为股骨头骺滑脱症的急性并发症，特征为髋关节迅速丧失关节软骨。临床表现为迅速发现的持续疼痛及严重丧失髋关节运动。

1.病因病理

病因不明，大都继发于股骨头骺滑脱症，发病率高达 28%，可能与暴力手法或石膏制动及切开复位的囊内手术有关，钢针穿入软骨被引证为软骨溶骨的最常见原因，但是也有特发性而无外伤史者。

股骨头骺滑脱症确诊 1～3 年后取病理组织，所见为双侧股骨头及白软骨骨关节炎性改变，软骨广泛被腐蚀，裸露软骨下骨，血管从软骨下骨贯穿软骨。失软骨区为纤维或纤维软骨样组织覆盖。关节囊肥厚、纤维化、挛缩并与股骨头颈粘连。滑膜高度充血，绒毛状，弥散浸润圆形细胞，并且粘连于股骨头颈。纤维性粘连呈桥状连于关节间隙。病理提示为滑液缺乏而致营养不良，或者制动位压迫关节软骨而中断营养弥散，引起软骨死亡。

2.临床表现

发病多在股骨头骺滑脱症的治疗期，首次体征为迅速活动受限，持续卧床及牵引也不缓解。疼痛为酸痛、持续，活动髋及负重时加重，髋关节各方向活动均受限，最后疼痛消失。髋关节完全丧失运动，往往僵直在屈髋位，恢复活动的可能性少。软骨溶骨的诊断标准包括关节间隙<3mm(正常 4～6mm)和髋关节活动范围减小。

X 线表现分 3 期：初期：臼缘及髂骨密度减低，关节周围骨质疏松，继之以臼及有的软骨下骨不规则。中期：数年后，关节间隙可稍增宽，但是不规则及硬化区持续并导致骨关节病。后期：最后往往导致髋屈曲挛缩及纤维性僵直。少见有自发性骨融合。关节腔狭窄永久存在，几年后发展为骨关节病。

3.治疗

以非手术疗法为主，包括牵引及卧床、理疗、扶拐、药物等等，一般说，保守疗法效果不良。若严重、持续性关节间隙狭窄和关节活动受限，可考虑手术治疗。手术治疗最好选关节固定术。

（二）缺血性坏死及骨性关节病

据文献报道，股骨头骺滑脱的缺血坏死率为 10%～15%。迄今不能证明股骨头骺滑脱症未经手术而发生缺血性坏死。此病似乎为医源性的。股骨头缺血坏死可因原发性损伤造成逆行性血供障碍，或反复用暴力手法整复、切开复位或股骨颈截骨造成。如果坏死区不在股骨头颈负重区不会引起进一步破坏及功能不良。如果在负重区，可引起股骨头变扁且塌陷。髋臼可引起继发的代偿性变形。晚期导致骨关节病。

急性软骨坏死也可继发股骨头缺血性坏死，晚期导致骨关节病。为求缓解疼痛及恢复功能，单侧者可行关节固定术或关节成形术。双侧轻度及中度骨关节病可行双侧转子下截骨术。可推迟人工关节手术的年龄直到成人晚期再进行。

第四章 躯干部损伤

第一节 上颈椎损伤

一、概述

上颈椎包括寰椎和枢椎,并涉及寰枕和寰枢关节。上颈椎损伤后不但会造成寰枢椎脱位,同时也可能伴有脊椎其他部位的骨折。诊断时要注意有无合并头面部的外伤。另外,在诊断时还要与齿突发育不全,先天性寰枢椎半脱位相鉴别。

二、病因病理

大约 80% 的上颈椎损伤都是由于头部和身体加速撞击到某个静止的物体上造成的,因此头面部的挫伤、裂伤或骨折,都应联想到上颈椎损伤的可能。屈曲暴力常作用在寰枢关节,造成齿突的骨折,严重时还会造成横韧带的断裂,引起寰枢关节脱位。过伸的暴力不常见,但也会使齿突发生骨折,并向后移位。垂直作用力由颅骨传导至寰椎,可以造成其侧块的骨折(如 Jefferson 骨折),若开口位寰椎左右侧块移位之和超过 7mm,则提示存在横韧带的撕裂。

(一)寰枕脱位

下腭部受到过伸、牵引等复合作用力,会使关节周围的软组织断裂(包括翼状韧带、盖膜等)。这类的骨折多见于高能量的车祸伤或全身多发创伤。受伤机制被认为是由于寰枕关节受到了过伸、牵张和旋转的组合暴力所致。

(二)寰椎骨折

1.寰椎粉碎骨折

头部受到轴向的压缩力而造成损伤,按照作用力是否对称地通过双侧枕骨髁到达寰椎,可以将骨折分成不同的类型,包括前弓、后弓以及侧块的骨折。如果同时伴有过伸的暴力,也会改变受伤的机制。

2.后弓骨折

过伸压缩力造成后弓骨折。

3.外侧块骨折

侧屈压缩力会造成外侧块骨折。

(三)枢椎骨折

1.齿突骨折

按骨折部位分型(Anderson-D'Alonzo):Ⅰ型(齿突上部骨折);Ⅱ型(齿突基底部骨折);Ⅲ型(枢椎椎体上部骨折)。Ⅰ型较少见,Ⅱ型最多见,生物力学实验证实此类骨折的发生主要是由于齿突受到了侧方或斜向的暴力所致。

2.枢椎峡部骨折(Hangman 骨折)

过伸和屈曲的作用力会造成枢椎双侧椎弓根的骨折,外伤性的枢椎峡部骨折以前常见于绞刑。按照 Levine 分型:Ⅰ型骨折是指骨折端无成角,并且移位不超过 3mm;Ⅱ型是指骨折移位超过 3mm;ⅡA 型是指骨折不但发生了移位,而且 $C_{2/3}$ 间盘损伤严重,发生了明显的成角畸形,仅有前纵韧带保持完整;Ⅲ型是指峡部发生了骨折脱位,出现 $C_{2/3}$ 小关节的交锁,Levine 认为它属于一种原发性的屈曲-压缩性损伤。

3.枢椎椎体骨折

枢椎椎体骨折多为轴向压缩力所致,椎体的斜型骨折和泪滴骨折较常见,而横形骨折少见。

(四)寰枢椎脱位

1.前脱位

前脱位最多见。寰椎横韧带断裂及齿突骨折会造成寰枢椎的脱位。寰椎齿突间距离(atlas-dens interval,ADI)超过 3mm 时,就应怀疑有脱位的存在。

2.后脱位

牵张过伸型作用力会造成后脱位。

3.寰枢椎旋转固定

寰枢椎旋转固定好发于 10 岁以下小儿。外伤以及炎症是主要的病因。急性或亚急性的炎症后,会出现斜颈和颈椎的侧屈。

三、临床表现

严重上颈椎损伤的患者可以出现昏迷、意识障碍、四肢瘫痪以及神经源性休克。触诊可以发现患者枕后部有明显压痛,局部肿胀一般不明显。如果为完全性的脊髓损伤,则胸式和腹式呼吸均消失,患者会出现明显的发绀,并感觉呼吸困难;而如果为不完全性损伤,膈神经支配的膈肌还会进行腹式呼吸,患者就不会出现严重的缺氧。

寰椎骨折经常与颈椎的其他骨折合并出现,它本身很少造成神经损伤,患者常出现上颈部的疼痛,并有"不稳定"感。寰椎横韧带的完整性是决定上述骨折稳定性的重要依据。一共有 4 种方法可以用来评估横韧带的损伤与否。

(1)最简单的方法是做寰椎的 CT 平扫,如果发现横韧带附着点的骨块发生了骨折移位,则可证明横韧带已失去了功能。

(2)Spence 提出可以拍颈椎的开口位片,如果 C_1 的侧块相对于 C_2 发生了移位,并且两侧加起来超过 6.9mm,即提示横韧带已断裂。

(3)在颈椎侧位片上,观察 C_1 前弓的后缘与 C_2 齿突前缘的距离(ADI),如果在成年人超过 3mm,或儿童超过 4mm,则提示横韧带已断裂。

(4)如果上述 3 种方法都无法明确,可以做 MRI 来直接评估韧带的完整性。

四、治疗方法

(1)寰枕脱位:一般保守治疗无效,通常需行后路切开寰枕融合内固定术。

(2)寰椎骨折:如果侧块移位<7mm,则横韧带完整,属于稳定性骨折,保守治疗如佩戴硬支具或 halo 架即可,而如移位超过 7mm,横韧带已断裂,则为不稳定骨折,需要后路融合内固

定治疗。

（3）枢椎骨折：Hangman 骨折通常行后路 $C_{2\sim3}$ 椎体融合内固定术。

（4）齿突骨折后会造成寰椎向后脱位，进而压迫脊髓，从而需要手术治疗。新鲜的Ⅱ型齿突骨折可采用前路，打入 1 枚或 2 枚空心螺钉来固定。而陈旧的齿突骨折，如果能复位，可以行后路 Magerl＋Brooks 手术；如果已无法复位，也可以行寰椎后弓切除，单独 Magerl 螺钉固定。Ⅲ型骨折的骨折线主要经过松质骨，故一般均会自行愈合。

（5）寰枢椎脱位：以前脱位最常见。一旦诊断成立，均需行后路融合内固定术。

五、预后与康复

上颈椎损伤的预后直接与脊髓损伤的严重程度有关。如果脊髓损伤为完全性，特别是胸式及腹式呼吸完全丧失的患者，尽管可以采用呼吸机辅助持续通气，但患者的病死率很高。如果脊髓损伤为不完全性，膈肌还有功能，则患者术后仍有可能依靠自主呼吸生活，同时进行肢体和二便功能的康复锻炼。而如果患者没有出现脊髓损伤，如一些齿突骨折，则患者在术后佩戴 3 个月左右的颈托后，即可适应一般的日常生活。

第二节　下颈椎损伤

一、概述

C_3 椎体以下各个椎体的解剖形态大同小异，它们通过自身的关节相互连接，限制颈椎的过度屈、伸以及旋转。

在 1984 年，Denis 提出了胸腰段骨折的三柱理论后，后人也把它应用到颈椎骨折上：前柱主要包括前纵韧带、间盘及椎体的前 1/2；中柱包括后纵韧带、间盘及椎体的后 1/2；后柱则包括椎弓根、小关节、椎板和棘上、棘间韧带等结构。前、中柱中主要抵抗压缩负荷的是椎体和间盘，而抵抗牵张的主要是前、后纵韧带和位于前、后侧的纤维环。而在后柱中，侧块和小关节抵抗压缩负荷，关节囊和后方的韧带抵抗牵张。骨折类型主要为压缩骨折、泪滴骨折、骨折脱位、独立的棘突骨折等。同时也要注意是否存在椎板和后方韧带复合物等的损伤。

二、病因和病理

下颈椎的骨或韧带结构由于受到超过生理载荷的应力而发生骨折或脱位，从而造成不稳定。Panjabi 通过力学试验将这种不稳定定义为：相邻的椎体间移位超过 3.5mm，或成角超过 11°。骨折造成的急性不稳定来自于两方面：前方椎体的严重压缩或者后方小关节的损伤，这些都会造成颈椎发生脱位以及异常的成角。下颈椎的损伤多继发于以下的作用力，如屈曲、过伸、侧旋、轴向负荷等，它们一般多单独致伤，有时也会组合在一起。

三、临床表现

多数下颈椎损伤的患者都会出现明显的颈部疼痛，持续不缓解，并自觉颈部出现"不稳定感"，颈部后方的压痛。神经系统的查体结果与脊髓损伤的程度相关，可以包括正常（压缩骨折）、不全瘫和严重的四肢瘫等。

(一)压缩骨折

屈曲压缩作用力会使椎体发生楔形变,以前柱高度丢失为主,椎体后柱保持完整,CT 显示无椎管内占位,而椎体后方的椎间关节、椎弓和棘突、后方韧带复合物未受损伤。

(二)泪滴骨折

颈椎在屈曲位时受到压缩力而造成泪滴骨折,会产生椎体前下方的三角形骨片。X 线片可以显示椎体发生了楔形变,前柱高度丢失,并且下方出现三角形骨折块。此骨折单独发生也会造成严重的脊髓损伤。

(三)爆裂骨折

已发生泪滴骨折的椎体在冠状面发生垂直压缩骨折,即产生了爆裂骨折,它累及了椎体的前柱和中柱,有时还会损伤后柱,如发生椎弓根的骨折等。爆裂骨折主要表现以脊髓前索的症状为主,表现为受伤平面以下肢体浅感觉、运动和二便功能的障碍,而脊髓后索保持完整,患者会保留一定的深感觉(如位置觉)。X 线片可以显示椎体发生了楔形变,后凸畸形,CT 显示会有碎骨折块突入椎管内,造成严重的脊髓损伤。

(四)骨折脱位

此类患者多表现为完全性的脊髓损伤,表现为损伤平面以下的感觉、运动以及大、小便功能完全丧失,胸式呼吸消失,仅存腹式呼吸,并由于交感神经张力下降,迷走神经兴奋性相对增高而出现神经源性休克,表现为血压下降的同时,心率也随之减慢。而若发生颈椎较高节段的脱位,膈肌的功能也会丧失,患者会出现严重的呼吸障碍,如抢救不及时会迅速死亡。

1.屈曲脱位

此类脱位的作用机制主要是屈曲的作用力使得椎体的下关节突越过下位椎体的上关节突,进而固定在脱位的位置上,这种脱位会造成上位椎体相对于下位椎体明显向前方移位,CT 平扫会显示脱位的下位椎体上关节突裸露地朝向背侧,形成"裸关节征",这种脱位会造成严重的脊髓损伤。

2.过伸压缩性损伤

旋转过伸型的作用力会造成下关节突基底或椎弓根的骨折,从而造成椎体向前脱位。

(五)棘突骨折

屈曲作用力会造成单独棘突的骨折,也可以认为是肌肉附着点处的棘突发生了撕脱骨折。这种损伤很少会累及神经组织,通常保守治疗即可。

(六)挥鞭伤

车祸的追尾事故会造成脊柱的过伸,进而在反作用力的作用下发生屈曲,同时会造成颈部软组织的损伤。受伤后常会出现颈部疼痛,头痛以及恶心、呕吐,同时也会出现脊髓损伤的症状。

这类患者在伤前通常会有一些颈椎增生退变的临床表现,如颈部的不适、手指感觉麻木等。挥鞭伤又称为无影像学异常的脊髓损伤(spinal cord injury without radiological abnormality,SCIWORA),临床表现主要以中央髓损伤的症状为主,根据颈髓灰质内皮质脊髓束的分布,患者的上肢肌力障碍多明显重于下肢,尤以手内在肌的小肌肉为主,它们有些会在受伤以后很快出现萎缩,造成永久的功能障碍。

四、治疗方法

下颈椎损伤的治疗方法包括采用非手术治疗复位如颈围或 Halo-vest 架固定等，或前路或后路减压融合加内固定。大多数患者应早期稳定脊柱，如果有必要则先行牵引复位，进行了体检和放射学检查之后，即可计划治疗方案。应该注意，有些病例损伤早期不好确定其稳定性，一定时期后才能确定并进行治疗，这样，可预防不必要的过极治疗。

(一)外固定矫形支具治疗

1.颈围领

颈围领不能严格限制颈部的运动，但舒适，对节段受力的稳定作用较小，适用于稳定性损伤尤其是老年患者。只要硬围领选择和应用适当，可治疗许多类型的损伤。包括 Philadephia 围领和 Miami 围领，适用于稳定型骨折术后固定。后者还有内垫可透气吸汗、易于调节。

2.外固定支具

外固定支具包括颈胸固定支架和 Halo-vest 支架。

(二)不同类型骨折的治疗

1.轻度骨折

轻度骨折包括不伴有半脱位及椎体压缩性骨折的棘突骨折、椎板骨折、侧块骨折及单纯前纵韧带的撕脱骨折。这些轻度损伤的治疗包括使用硬质颈围领或颈胸支架固定 6～8 周，在佩戴支具后，出院前一定要戴支具直立行侧位 X 线片以确定损伤已稳定。

2.过屈损伤

不同的损伤类型其治疗方法不同。

(1)韧带损伤：韧带损伤可分为轻度损伤和严重损伤。轻度损伤指 White 评分标准在 5 分以下，没有椎体半脱位或间盘破裂，这类损伤可经前面所述外固定而治愈。严重过屈韧带损伤为不稳定性损伤，愈合的可能性很小，而且闭合复位后脱位常复发，因此，治疗应选择后路 Bohlman 三联钢丝固定融合术，如果棘突或椎板骨折则用侧块接骨板或前路接骨板固定。如果对严重损伤的诊断不能肯定，我们主张先用保守治疗，定时随访。

(2)单侧椎间关节脱位：目前单侧椎间关节脱位的治疗上有争议。治疗原则如下。

1)如果患者为单纯脱位和复位过程困难，用 Halo-vest 支架固定 8～12 周或卧床 4～6 周，再佩戴颈胸支具 6～8 周。随访期间，注意监测颈椎序列，如果出现再脱位，则行颈椎后路融合手术。

2)如果合并关节突骨折或复位过程很容易，说明颈椎失去了对旋转的控制，很不稳定，应早期行后路单节段融合及侧块接骨板固定术。

3)如果术前 CT 或 MRI 检查存在椎间盘突出或关节突骨折移位，使神经根管狭窄，则应该行前路椎间盘切除，椎间植骨融合术，也可根据患者的情况行神经根管扩大术。

4)如果闭合复位失败，则行开放复位，融合固定术，术后用硬质颈围领固定 6～8 周。

(3)双侧椎间关节脱位：双侧椎间关节脱位又称颈椎跳跃性脱位。这种损伤很不稳定，最好的治疗方案为闭合复位和外科手术固定。如果企图用 Halo-vest 治疗则脱位复发率超过 50%。

国内学者曾对颈椎脱位复位后继发或加重了脊髓损伤的 30 例患者进行了报道，分析其损伤后神经功能恶化的主要因素有如下。

1)手法复位不当,其中 2 例在手术复位后立即瘫痪,另 2 例分别在复位后 1h 和 7h 发生瘫痪。因而,认为掌握适当的复位重量、方向及旋转角度很重要。

2)牵引过重、时间过长及方向不正确,均可因脊髓过度牵拉或脊髓水肿而损伤。

3)复位中,椎间盘突出、已突出的椎间盘及硬膜前血肿进一步压迫脊髓造成机械性损伤。因而,如果患者无神经损伤或不全损伤,在复位前应行 MRI 检查,如果存在椎间盘突出,在复位前应先行椎间盘切除手术,切除间盘后,在配合颅骨牵引下复位,并行椎间融合。如果复位困难则不可勉强,可行椎体次全切除及融合固定。如果患者为完全瘫痪或严重的不完全瘫痪,则最好在 48h 之内尽快闭合性复位,以迅速直接或间接地使神经组织减压。复位后在进一步检查,复查 MRI,如果有继发椎间盘突出压迫存在,则应行前路椎间盘切除、植骨融合内固定术;如没有椎间盘压迫,则亦可行后路融合内固定术。

3.轴向压缩损伤

轴向压缩损伤的特点为椎体粉碎及骨块向椎管内移位,包括压缩性骨折和爆裂性骨折。

(1)压缩性骨折:压缩骨折如果不合并其他骨性损伤或脊髓损伤时,枕颌带牵引 4～6 周,佩戴颈围领 6～8 周。如合并其他病理变化,则应根据具体情况,制订治疗方案。

(2)爆裂骨折:爆裂骨折,又称粉碎性骨折。稳定型常不伴后柱的损伤,通常发生于 C_6 或 C_7 水平,骨折很容易通过牵引而复位,可用颈椎固定支具外固定。如伴有脊髓损伤则应行颈椎前路椎体切除减压,自体髂骨块植骨及接骨板固定术。

4.轴向压缩屈曲损伤

如果轴向负载爆力再加上屈曲爆力,则使后柱韧带结构损伤。滴泪骨折不稳定,可通过牵引复位,最好而且确切的治疗是前路椎体部分切除,自体髂骨块植骨及接骨板固定。如果合并椎间关节脱位,则需要前后路固定术相结合。

5.过伸性损伤

伴有脊髓损伤的过伸性损伤急性期应给予牵引治疗,牵引的目的是稳定脊柱,间接使半脱位复位;拉长脊柱,将突出的间盘和折叠入椎管的黄韧带拉出椎管而使脊髓减压。

对所伴有脊髓损伤综合征的治疗是有争议的。许多患者经 3～5 周牵引和相继颈围固定而成功治愈。

如果神经功能无恢复,则复查 MRI,如有脊髓压迫存在,应行减压手术。是前路手术还是后路手术取决于损伤累及的节段数、压迫部位和整体颈椎排列情况,大多数病例有 1～3 个椎间盘病变,可采用前路减压融合术。如果患者伴有 3 个节段以上病变,如伴有颈椎椎管狭窄或颈椎病,则行后路椎管扩大成形或椎板减压手术。如果有条件,应该选用颈椎管扩大成形术,而不是椎板减压术。

近年来,对创伤患者常辅以后路融合加侧块接骨板固定术。偶尔对脊髓前后部均有受压的病例分两步分别前、后入路减压。创伤性后脱位是一种罕见的过伸性损伤,椎体后移 50%或以上,很难复位,最好行前路椎体切除减压,融合固定术。

(三)下颈椎脱位的复位技术

下颈椎脱位有两种情况,一种是单侧关节突脱位;另一种是双侧关节突脱位。单侧关节突脱位患者因其椎管管径减少轻微,因而并发脊髓损伤者较少见;而且脱位加重的危险性较小,以至于有些学者认为没有必要复位和外科稳定性的处理。然而,双侧关节突脱位则应该尽早复位,这种脱位危及颈椎的序列,常伴有严重脊髓损伤。

颅骨牵引是治疗颈椎脱位的常规措施。一般可将复位方法分为以下三类。

(1)在非麻醉下轴向牵引逐渐增加牵引重量。

(2)在牵引的基础上根据不同脱位类型进行特定的手法复位。

(3)手术开放复位,多采用后入路,也有少数采用前入路。

一旦复位成功,应早期行椎间融合尤其是双侧关节脱位者,因为椎间盘和韧带损伤所致的慢性不稳有继发再脱位的危险,Bohlman 等报道继发脱位发生率为 30%。

复位方法的选择尚存在争议。国内学者通过对 400 例颈椎损伤患者复位的体会认为,对颈椎脱位的病例采用分步骤复位技术较为妥当,一种失败后再用下一种。

首先,患者在镇静药物下,局部麻醉,颅骨牵引复位。

颅骨牵引钳主要有两种,一种是 Grutckfield 牵引弓及其改进装置,目前在我国仍广泛应用,该牵引弓的缺点是钳孔可发生骨质吸收,继而可松动脱落;另一种是 Gardner-Wells 钳,在欧美广泛使用,优点是不需要手术切开钻孔,可立即应用,而且不易脱落。

牵引重量差异很大,Breig 等证明用 5kg 的重量,对一个三柱断裂的脊髓来讲,就可能被拉长 10mm,可引起神经损伤的的加重。Cotler 等证明,过度屈伸都对脊髓很危险,在此状态下,脊髓受到椎体后部的压迫。

患者用安定药物后肌肉相对松弛下来,牵引重量不宜过大。可用下列公式确定最大牵引重量:

P＝4kg(头颅重量)＋2kg(每远离颅骨一个椎体)。

例如,$C_7 \sim T_1$ 脱位的复位牵引重量应为:P＝4＋2×7＝4＋14＝18kg。

从 4kg 开始,每次增加 2～3kg,每 10～20 分钟增加 1 次牵引重量,每 30 分钟拍颈椎侧位 X 线片一次,头下加垫使颈椎微呈屈曲位 10°～20°,一旦上下关节突呈尖对状态,就可以将颈部放直。在此期间应监护神经功能,心率、血压等体征。这样复位一般不超过两小时。

如果牵引复位不成功,则第二步,在局麻下行手法牵引复位。复位在 X 线机下监视进行,对双侧关节突脱位用侧位透视,单侧关节突脱位用斜位透视。手法复位争取一次成功最好不超过两次,以免刺激或压迫脊髓使神经症状加重。

单侧关节突脱位复位比较复杂,开始时将头偏离脱位侧,当透视下见脱位的上下关节突尖对尖时,将头倾斜向脱位侧,然后将颈部放置呈中立位,在这一过程中,影像监视很重要。

双侧关节突脱位在透视下颈椎微屈,手法牵引至上下关节突尖对尖时,将颈部变直呈中立位即可复位。

一旦颅骨牵引取除,操作就得特别小心,避免颈部活动,尤其在气管插管时要避免颈部过伸,最好用纤维管经鼻插入。

第三步,就是当手法复位失败时,继续维持颅骨牵引的同时,准备手术复位。近年来一些学者采用前入路手术复位,其理由是:①前路一次复位融合固定,没有必要让患者更多地经受痛苦。②前路椎间盘切除后,使手术复位更简单有效。③复位后,随即融合固定立即获得了可靠的机械稳定性。

手术时患者呈仰卧位维持牵引，手术床调为头高足低位以对抗牵引，并用 C 形臂机侧位监测，前入路，先行相应节段椎间盘切除，然后手术复位。对双侧脱位，台下配合者在牵引状态下将颈部呈微屈状态，术者将撑开钳置入椎间隙尽量深的部位，其尖端达椎体矢径的后 1/3 部撑开，在透视下见上下关节突尖对尖状态时，令台下配合者将头放为全水平位，同时，术者压迫近头侧椎体并松开撑开钳，使其复位。对单侧关节突脱位者，则撑开脱位侧并向对侧倾斜头部使关节突尖对尖时，使头部变为中立位即可复位。然后用自体髂骨椎间植骨并用接骨板固定。

对于伤后两周以上的患者，由于损伤处瘢痕，前脱位椎体后血肿机化等原因，使闭合复位面临两个问题：一是复位非常困难，二是复位后可因前移位椎体后的机化血肿被推入椎管压迫脊髓而使其功能恶化。

因此，最好做 MRI 检查，以确定椎管内情况及是否手术复位，如无 MRI 检查条件，或 MRI 提示硬膜前方血肿或脱出的间盘，则行前路手术减压植骨融合及接骨板内固定手术治疗。

五、预后与康复

下颈椎损伤的预后直接与脊髓损伤的严重程度有关。患者的膈神经一般很少累及，故膈肌还有功能，所以患者术后仍有可能依靠自主呼吸生活，同时进行肢体和大、小便功能的康复锻炼。脊髓为不完全损伤的患者，术后可能会有一定程度的功能恢复，特别是术前损伤越轻的患者，术后恢复的可能性越大，预后越佳。术后康复的功能锻炼也很重要，它可以帮助患者借助剩余的神经功能去完成和适应日常的生活。

第三节　颈椎病

一、概述

颈椎病又称颈椎综合征，是颈椎骨关节炎、增生性颈椎炎、颈神经根综合征、颈椎间盘脱出症的总称，是一种以退行性病理改变为基础的疾患。主要由于颈椎长期劳损、骨质增生，或椎间盘脱出、韧带增厚，致使颈椎脊髓、神经根或椎动脉受压，出现一系列功能障碍的临床综合征。表现为椎节失稳、松动；髓核突出或脱出；骨刺形成；韧带肥厚和继发的椎管狭窄等，刺激或压迫了邻近的神经根、脊髓、椎动脉及颈部交感神经等组织，引起一系列症状和体征。

二、病因

颈椎病的病因及发病机制是多种因素共同作用的结果。颈椎间盘的退行性改变及其继发性椎间关节的退变是颈椎病的发病基础。由于颈椎的活动度比胸椎和腰椎大，因而更容易发生劳损，继而出现退行性改变，最早发生退行性改变的是椎间盘组织，一般以颈$_{5\sim6}$、颈$_{6\sim7}$ 及颈$_{4\sim5}$ 的顺序出现病变。目前存在以下理论和学说。

（一）机械性压迫

1.静态性压迫

一般而言，人类自 30 岁开始出现颈椎间盘退行性改变。由于椎间隙的高度降低导致椎间关节周围韧带松弛、椎体间活动度增加,继而导致纤维环和前纵韧带、后纵韧带在椎体的附着点处受到持续应力而发生微小创伤,随后出现韧带和骨组织的自身修复,最终在椎体上、下缘韧带附着部出现牵拉性骨刺以及韧带肥厚等变化。椎间盘的膨出或突出、椎体后缘的骨刺突入椎管、韧带的肥厚,导致脊髓或神经根受到压迫。

2. 动态性压迫

人体颈椎屈曲或仰伸位时,突入椎管的椎间盘以及椎体后缘的骨赘就可以压迫脊髓腹侧。退变的黄韧带也可以形成皱褶并突入椎管,压迫脊髓。这种颈椎处于中立位时脊髓没有受到压迫,但是颈椎处于屈曲或者仰伸位时脊髓就受到压迫,称为动态性压迫。动态 MRI 检查可以看出当颈椎处于中立位时椎间盘轻度突出,但是在仰伸位时椎间盘突出幅度增加、黄韧带肥厚形成皱褶突入椎管。

(二)节段性不稳定

颈椎的节段性不稳定(cervical segmental instability)是颈椎病发病的重要因素之一。当颈椎屈伸活动在某些节段出现异常时,脊髓和神经根在椎体后缘的骨赘上反复摩擦,可引起脊髓及神经根的微小创伤而出现病理损害。

另外不稳定造成的椎间关节活动幅度增加,可刺激小关节的关节囊、纤维环及其周围韧带、前纵韧带和后纵韧带内的交感神经末梢,通过窦椎神经的反射引起脊髓及神经根周围营养血管的痉挛,导致脊髓和神经根局部缺血。脊髓压迫、不稳定节段的异常活动导致颈脊髓反复发生一过性缺血,如果频繁出现、持续时间长,可逐渐发生脊髓病。

(三)血运障碍

椎间盘突出和骨赘增生可以直接压迫、扭曲前中央动脉及其分支导致血供减少造成脊髓缺血性损害。由于脊髓周围白质(传导束)的血运主要来自根动脉形成的冠状动脉环,因此椎间盘侧方突出、钩椎关节增生等在引发神经根症状的同时还可以引发脊髓症状。

实验研究发现,当颈部屈曲时脊髓张力增加,脊髓腹侧受到椎体后缘骨赘的挤压而使脊髓前后径减小,同时脊髓侧方受到间接应力导致横径增加,继而使脊髓前中央动脉的横向分支受到牵拉而变长、变细,加上椎管狭窄导致的累积性脊髓缺血性损害,使脊髓前 2/3 缺血,包括灰质的大部分。由于应力集中在中央灰质区,使其内的小静脉受压,更进一步加重局部灌注不足。当同时存在黄韧带肥厚使脊髓腹背同时受压,由于"钳夹机制"作用使脊髓内部的微循环进一步受到损害。

三、颈椎病的分类、临床表现

随着对颈椎病发病机制的深入认识,对颈椎病的分类也不断改进,分类方法主要依据于症状学和病理学两个方面。目前临床上较实用的还是根据患者所表现的临床特点进行的分类。该分类方法对医生和患者均具有指导作用。

(一)神经根型颈椎病

神经根型颈椎病多为单侧、单根发病,但是也有双侧、多根发病者。多见于 30~50 岁者,一般起病缓慢,但是也有急性发病者。多数患者无明显外伤史。男性多于女性 1 倍。

1. 临床症状

(1)根性痛:是最常见的症状,疼痛范围与受累椎节的脊神经分布区相一致。与根性痛相伴随的是该神经分布区的其他感觉障碍,其中以麻木、过敏及皮肤感觉减退等为多见。

(2)根性肌力障碍:早期肌张力增高,但很快即减弱并出现肌无力和肌萎缩征。其受累范围也仅局限于该脊神经所支配的肌组。在手部以大小鱼际肌及骨间肌为明显。

(3)腱反射异常:早期呈现腱反射活跃,而中、后期反射逐渐减退或消失,检查时应与对侧相比较。单纯根性受累不应有病理反射,如伴有病理反射则表示脊髓同时受累。

(4)颈部症状:明显的颈部疼痛,颈旁可有压痛。压迫头顶时可有疼痛,棘突也可有压痛。

(5)特殊试验:当有颈椎间盘突出时,可出现压颈试验阳性,脊神经牵拉试验阳性,尤以急性期及后根受压为主者。检查方法是令患者坐好,检查者一手扶住患者颈部,另一手握住患者腕部,两手呈反方向牵拉,若患者感到手疼痛或麻木则为阳性。这是由于臂丛受牵拉、神经根被刺激所致。

(6)X线检查:一般表现为椎节不稳(梯形变),颈椎生理曲度减少、变直或成"反曲线",椎间隙变窄,病变椎节有退变,椎体前后缘有骨刺形成。

(7)CT和MRI检查:CT检查可发现病变节段椎间盘侧方突出,或后方骨质增生,并可以判断椎管矢状径。MRI检查可发现椎间盘变性、髓核后突,椎体及椎间隙后方对硬膜囊和神经根有无压迫。

2.颈神经根病的定位诊断

典型表现为受累神经根的感觉、运动和反射功能的改变,临床常常以此变化作为神经根病变定位的依据。因臂丛神经分支的变异所致,判断颈肩痛患者的受累神经根有时比较困难。

(1)颈$_3$神经根病:该神经根的皮节支配区位于颈后上部至枕骨和耳部水平。无单独支配的肌群。头痛可与颈$_3$神经根病相混淆。

(2)颈$_4$神经根病:颈$_4$神经根痛涉及颈根部、向外至肩部内缘、向下至肩胛骨水平的区域。颈部过伸可诱发疼痛发作。该神经根无明确的单独支配的肌群。

(3)颈$_5$神经根病:颈$_5$神经根支配颈根部至肩峰、并延续至上臂外侧的皮肤区域。三角肌主要由颈$_5$神经根支配。该神经根病表现为肩关节外展肌力减弱。其表现与急性肩袖损伤相似,但是后者伴有明确的肩部压痛。

其他体征包括肩关节外旋肌力(冈上肌和冈下肌)、肱二头肌肌力降低,肱二头肌腱反射减弱也可因颈$_5$神经根支配的部分受损而出现。

(4)颈$_6$神经根病:C$_{5\sim6}$椎间盘是颈椎退行性变疾患中累及率最高的节段。颈$_6$神经根痛从颈根部沿肱二头肌、前臂的桡侧,放射至手的背侧以及拇指。肱二头肌力减弱常不明显,但是却常伴有伸腕肌力下降。还可能有冈下肌、前锯肌、旋后肌和伸拇肌力减弱。肱二头肌反射以颈$_6$神经根支配为主,因此该反射减弱具有颈$_6$神经根损害的定位意义。患者常主诉上臂外侧疼痛伴手部桡侧二指的麻木。

(5)颈$_7$神经根病:典型临床表现为沿肩后部、三角肌和前臂的外侧、至示指、中指的放射痛或麻木。肱三头肌反射减弱是颈$_7$神经根损害的定位体征。颈$_7$神经根还支配部分胸大肌的运动,患者可出现肱臂内收肌力减弱。另外,旋前肌、伸指总肌、背阔肌以及屈腕肌,主要是桡侧腕屈肌的肌力减弱。

(6)颈$_8$神经根病:颈$_8$神经根支配手的尺侧,主要是环指和小指以及前臂的尺侧,疼痛和麻木沿此路径放射。颈₈神经根主要支配手部的小肌群。完成屈指动作的屈指深肌和浅肌由颈₈神经根支配。另外,它还和胸₁神经根一同支配手的内在肌。颈₈神经根损害可出现握力减弱,尤以尺侧为著。

3.颈神经根激惹的特殊临床体征

(1)椎间孔挤压试验(Spurling's test):又称"压颈试验""压头试验"。患者端坐,头偏向患侧并稍后伸,检查者站在患者身后,双手重叠置于患者头顶部,均匀、缓慢地向下按压,如果患者感到颈部疼痛,而且沿着某一个或几个神经根的分布区放射,即为椎间孔挤压试验阳性,是因椎间孔受到挤压刺激神经根的结果。

(2)臂丛神经牵拉试验(Eaton's test):患者端坐,检查者站在患者一侧的后方,一手掌扶贴在患者颈外侧部,另一手握住患者腕部,将上肢均匀、缓慢地用力向下、向后、向外牵拉,如果患者感到来自颈根部的麻木或疼痛,而且沿着某一个或几个神经根的分布区放射,即为臂丛神经牵拉试验阳性,是因由于臂丛神经受到牵拉、神经根受到刺激所致。

(二)脊髓型颈椎病

脊髓型颈椎病的发病率为$12\%\sim30\%$,由于可造成四肢瘫痪,因而致残率高。通常起病缓慢,以$40\sim60$岁的中年人为多。合并发育性颈椎管狭窄时,患者的平均发病年龄比无椎管狭窄者小。多数患者无颈部外伤史。有些患者可同时合并神经根型颈椎病。

1.临床表现

(1)多数患者首先出现一侧或双侧下肢麻木、沉重感,随后逐渐出现行走困难,下肢各组肌肉发紧、抬步慢,不能快走。有些患者出现下楼梯时感觉一侧或者双侧下肢有发软或者不稳的情况,好像踏不准台阶。继而出现上下楼梯时需要借助上肢扶着拉手才能登上台阶。严重者步态不稳、更不能跑。患者双脚有踩在棉花垛上的感觉。有些患者走路时常出现不能保持直线行走。有些患者起病隐匿,往往是自己想追赶汽车,却突然发现双腿不能快走。

(2)接着出现一侧或双侧上肢麻木、疼痛,双手无力、不灵活,写字、系扣、持筷、敲打键盘等精细动作难以完成,持物易落。严重者甚至不能自己进食。

(3)躯干部出现感觉异常,患者常感觉在胸部、腹部、或双下肢有如皮带样的捆绑感,称为"束带感"。同时躯干或者下肢可有烧灼感、冰凉感、蚁走感。

(4)部分患者出现膀胱和直肠功能障碍。如排尿踌躇、尿频、尿急、尿不尽、尿失禁或尿潴留等排尿障碍,大便秘结。性功能减退。

病情进一步发展,患者须拄拐或借助他人搀扶才能行走,直至最后双下肢呈痉挛性瘫痪,卧床不起,双手失去抓持功能,双上肢不能充分屈伸和上举,导致生活不能自理。

2.体征

颈部多无体征。四肢肌张力增高,腱反射活跃或亢进:包括肱二头肌、肱三头肌、桡骨膜、膝腱、跟腱反射;髌阵挛和踝阵挛阳性。病理反射阳性:如上肢 Hoffmann 征(Hoffmann sign)、Rossolimo 征(Rossolimo sign)、下肢 Babinski 征(Babinski sign)、Chacdack 征(Chacdack sign)。浅反射如腹壁反射、提睾反射减弱或消失。上肢或躯干部出现节段性分布的浅感觉障碍区,深感觉多正常。

上肢的肌腱反射具有一定的定位诊断意义,如果肱二头肌腱反射减弱或者消失而肱三头肌腱反射活跃,则提示脊髓损害的最高平面很可能就在 $C_{5\sim6}$ 髓节,如果肱二头肌和肱三头肌的腱反射均活跃,则提示脊髓损害的最高平面很可能在 $C_{4\sim5}$ 髓节或者更高髓节。

也有一部分患者仅仅表现为部分肢体肌肉无力和萎缩,没有明显的感觉障碍。肌肉萎缩可以在肩带肌群、也可以在手的内在肌。

(三)交感型颈椎病

交感型颈椎病症状繁多,多数表现为交感神经兴奋症状,少数为交感神经抑制症状。常见症状如下。

(1)头部症状:如头晕、头痛或偏头痛、头沉、枕部痛,记忆力减退、注意力不易集中等。偶有因头晕而跌倒者。

(2)眼部症状:眼胀、干涩、视力变化、视物不清、眼前好像有雾等。

(3)耳部症状:耳鸣、耳堵、听力下降。

(4)胃肠道症状:恶心甚至呕吐、腹胀、腹泻、消化不良、嗳气以及咽部异物感等。

(5)心血管症状:心悸、心率变化、心律失常、血压变化等。

(6)面部或某一肢体多汗、无汗、畏寒,有时感觉疼痛、麻木但是又不按神经节段或走行分布。以上症状往往与体位或活动有明显关系,坐位或站立时加重,卧位时减轻或消失。颈部活动多或劳累时明显,休息后好转。

(7)临床检查:颈部活动多正常、颈椎棘突间或椎旁小关节周围的软组织压痛。有时还可伴有心率、心律、血压等的变化。

(四)椎动脉型颈椎病

正常人当头向一侧歪曲或扭动时,其同侧的椎动脉受挤压、使椎动脉的血流减少,但是对侧的椎动脉可以代偿,从而保证椎－基底动脉血流不受太大的影响。当颈椎出现节段性不稳定和椎间隙狭窄时,可以造成椎动脉扭曲并受到挤压;椎体边缘以及钩椎关节等处的骨赘可以直接压迫椎动脉、或刺激其周围的交感神经使椎动脉痉挛,出现椎动脉血流瞬间变化,导致椎－基底供血不全而出现相应症状。

(1)发作性眩晕,复视伴有眼震。有时伴随恶心、呕吐、耳鸣或听力下降。这些症状与颈部位置改变有关。

(2)下肢突然无力猝倒,但是意识清醒,多在头颈处于某一位置时发生。

(3)偶有肢体麻木、感觉异常。可出现一过性瘫痪,发作性昏迷。

(五)其他类型颈椎病

1.食管型颈椎病

专指由于颈椎前缘巨大的骨赘挤压食管并且对食管的蠕动运动造成明显影响,以患者出现吞咽困难为临床特征的颈椎病。以一个椎间隙前缘出现巨大局限性骨赘多见。导致出现吞咽困难症状的关键病理因素是骨赘的位置和形状。

临床上较多见的是骨赘位于 $C_{4\sim5}$ 和 $C_{5\sim6}$ 椎间隙,向前凸起的骨赘可以影响喉部的上下滑移运动,阻碍吞咽动作的顺畅完成,使患者产生难以咽下东西的感觉。导致症状的骨赘一般为山丘样隆起,骨赘向前方凸起的高度一般不超过 1cm。发生在 $C_{3\sim4}$ 或者 $C_{6\sim7}$ 椎间隙的骨赘一般不会引起症状,但是如果骨赘巨大,向前方隆起的高度超过 1.5cm,也可以引发吞咽困难的而症状。

2.颈型颈椎病

本型实际上是各型颈椎病的早期阶段,大多处于颈椎椎节退行性变开始,通过窦-椎神经反射而引起颈部症状。但如处理不当,易发展成其他更为严重的类型。以青壮年者为多,几乎所有的患者都有长期低头作业的情况。

颈部酸、痛、胀等不适以颈后部为主,部分患者颈部活动受限或被迫体位,也有患者可出现一过性上肢麻木,但无下肢行走障碍。X线片上除颈椎生理曲度变直或消失外,在侧位伸屈位X线片上可观察到约1/3的病例椎间隙显示松动及梯形变。MR成像显示髓核可有早期变性征,少数病例可发现髓核后突征。

四、治疗

(一)颈椎病非手术治疗

对于神经根型颈椎病患者,适当卧床休息可以减轻颈椎间盘内的压力,减少因为颈部活动过度而造成的节段性不稳定,从而减轻或者消除对神经根的刺激和压迫。牵引可以采取卧位或坐位,颈部微屈,重量一般为 $3\sim5$ kg,最大牵引重量不宜超过体重的 $1/10$,重量过大常使症状加重。牵拉头部时出现症状加重者不适合牵引治疗。有的患者单以围领保护就可以使症状好转。

对于疼痛明显者,可以采用物理治疗及脱水、激素、服用非甾体的解热镇痛药物、神经营养药物,也可以配合使用肌肉松弛药物,可以达到减轻或者缓解急性疼痛的效果。交感型和椎动脉型颈椎病患者也可以试用卧床休息和牵引的方法,主要目的是减轻椎旁肌的痉挛,减轻椎间盘内的压力,从而减少不稳定对交感神经末梢的刺激,达到缓解症状的目的。

物理治疗的主要作用是扩张血管、改善局部血液循环,解除肌肉和血管的痉挛,消除神经根、脊髓及其周围软组织的炎症、水肿,减轻粘连,调节自主神经功能,促进神经和肌肉功能恢复。常用治疗方法:直流电离子导入疗法、低频调制的中频电疗法、超短波疗法、超声波疗法、超声电导靶向透皮给药治疗、高电位疗法、光疗等。对于各型颈椎病都有一定的治疗作用。

中药治疗效果肯定,以痛为主,偏瘀阻寒凝,宜祛瘀通络;如偏湿热,宜清热利湿;如伴有麻木,加止痉散。以麻木为主,伴有肌肉萎缩,取益气化瘀通络法。中成药具有服用简单、携带方便等优点。

(二)颈椎病的微创治疗

颈椎病的微创治疗指利用经皮穿刺技术进行椎间盘内减压的治疗方法。通过减少髓核体积,降低椎间盘内压力,从而减轻突出的椎间盘对神经根和脊髓的压迫和刺激,达到减轻症状的目的。

常用的方法有:激光汽化、化学溶核、臭氧注入、射频消融等。具有操作简单、创伤小、术后恢复迅速、费用低廉等优点,适合基层医疗单位开展。

颈椎病的微创治疗必须注意严格控制适应证。上述微创疗法的最佳适应证是轻度或者早期颈椎病患者,MRI显示椎间盘轻度突出,纤维环完整,同时X线片显示没有明显节段性不稳定、CT扫描显示没有明显骨性压迫。对于椎间盘突出明显,特别是已经有游离的髓核或者软骨板碎片突破后纵韧带进入椎管者,不适合微创治疗。

采用内镜辅助进行颈前路椎间盘切除、植骨融合术也是微创治疗在颈椎外科应用的成功术式,国内外均有开展并获得良好效果。

(三)颈椎病手术治疗

1.颈椎病手术治疗的目的和指征

手术治疗的主要目的是解除由于椎间盘突出、骨赘形成或韧带骨化对脊髓、神经根的压迫;消除椎间盘突出和节段性不稳定对脊髓、神经根、交感神经、椎动脉的刺激;恢复和重建颈椎的稳定性。

对于脊髓型颈椎病一旦确诊应当积极手术,而其他各型颈椎病应当积极采取保守疗法,只有个别患者出现如下。

(1)保守治疗无效或疗效不巩固、反复发作。

(2)症状明显并严重影响患者生活和工作。

(3)出现严重的神经根损害——受累神经根所支配的肌肉运动障碍时才需要手术。

2.颈椎病手术治疗的术式选择与适应证

目前颈椎病的手术根据入路分为前路和后路。前路手术的目的是彻底解除来自前方的对于脊髓和神经根的压迫、稳定颈椎。后路手术的目的是扩大椎管、同时解除来自后方和前方的对于脊髓的压迫。

3.前路手术的术式以及适应证

(1)椎间盘切除+椎体间植骨融合术(discectomy and intervertebral fusion):这是颈椎病的经典术式,包括切除病变节段的椎间盘组织和上、下软骨板、突入椎管的髓核组织和后骨刺、椎体间植骨重建椎体间稳定性。后纵韧带不要求常规切除,应当仔细分析术前 MRI 影像学资料,如果判断有后纵韧带肥厚或者有游离的髓核组织突破后纵韧带进入椎管,则应当切除肥厚的后纵韧带或者切开后纵韧带取出游离的髓核组织,做到彻底减压。使用钛板内固定具有维持和恢复椎间隙高度、维持植骨块位置、提高融合率等优点。

椎间融合器(Cage)具有提高植骨融合率、维持和恢复椎间隙高度等优点。一般来讲,单节段或双节段融合不需要同时使用钛板,但是如果同时合并使用钛板固定,则固定更加牢固,理论上术后不需要任何外固定。如果实施三个或三个以上节段的融合,尤其是进行后凸矫正时,则必须加以钛板固定。

椎间盘切除+椎体间植骨融合术的适应证如下。

1)由于椎间盘突出、后骨赘等压迫神经根或脊髓导致的神经根型颈椎病和脊髓型颈椎病。

2)由于椎间盘退变造成节段性不稳定导致的交感型颈椎病和椎动脉型颈椎病。

3)由于椎间盘退变造成的颈椎退变性后凸畸形,导致脊髓腹侧受压的脊髓型颈椎病,需要矫正后凸畸形者。

4)由于巨大的骨赘压迫食管而导致吞咽困难的食管型颈椎病,因为骨赘和椎间盘的切除而导致节段性不稳定,因此切除骨赘后还需要进行椎体间融合术。

(2)椎间盘切除+椎体次全切除术+椎体间大块植骨融合术;此术式为前一种式式的扩展,切除范围包括上、下节段的椎间盘、后骨赘以及中间的椎体,再行椎体间植骨重建稳定性,最后实施钛板内固定。植骨可以选用自体髂骨(三面皮质骨)、自体腓骨。近年来多数学者采用钛网(笼)内填自体松质骨(一般是切除的椎体)或者同种异体骨,来代替自体髂骨,也取得了很好的融合效果。

手术适应证如下。

1)由于严重的后骨赘造成节段性退变性椎管狭窄,压迫脊髓导致的脊髓型颈椎病。

2)孤立型后纵韧带骨化导致脊髓局部受压。

3)严重的节段性退变性椎管狭窄合并退变性后凸,要减压同时校正后凸畸形者。

椎体次全切除术的手术节段可以包括一个椎体或者两个椎体,但是如果切除更多的椎体,虽然从减压的角度来讲,可以较好地解除脊髓腹侧的压迫,但是颈椎运动功能却可以因此而受到严重损害,所以必须慎重。

(3)椎间盘切除＋人工椎间盘置换术:这是近年来开始应用的一种新型手术。其目的是切除病变的椎间盘后,植入可以活动的人工椎间盘来代替传统的椎体间植骨融合术,实现保留运动节段、减少相邻节段椎间盘的退变的目的。

目前在我国可以使用的人工椎间盘系统有很多种,例如 Bryan disc、Prodisc-C、Discover、Mobi-C、Prestige-LP 等等。

椎间盘切除＋人工椎间盘置换术的适应证为:由于椎间盘突出造成神经根或脊髓受压而导致的神经根型颈椎病和脊髓型颈椎病,不伴有明显的椎间隙狭窄、局部后凸畸形、节段性不稳定。

手术禁忌证如下。

1)椎间盘退变严重造成椎间隙明显狭窄、该节段屈伸活动范围明显减小。

2)严重骨质疏松症。

3)严重节段性不稳定,尤其是过屈过伸侧位 X 线片显示椎体间前后滑移≥3mm。

4)创伤、肿瘤、感染等。

4.后路手术的术式以及适应证

(1)后路椎板成形术(单开门、双开门):椎板成形术(laminoplasty)为颈椎后路减压的经典术式。通过扩大椎管空间,使脊髓后移,从而达到脊髓减压的目的。虽然开门后椎板固定的方式有很多种,但是基本原理相同,即防止再关门。

此术式的优点是:减压充分、可以较好地保留颈椎的活动。由于单开门术相对于双开门术在操作上更为简单,因此应用更为普遍。

常用的单开门术后椎板固定的方法包括:小关节的关节囊韧带悬吊方法、锚定法、人工椎板固定法、微型钛板固定法,保留肌肉韧带复合体(棘突重建)法,等等。

小关节的关节囊韧带悬吊法应用最为普遍,将粗丝线穿过在棘突根部的预穿孔再穿过同节段小关节的关节囊和周围韧带组织,打结后将椎板固定于开门状态。此法简单、经济,但是由于固定点是在软组织上,因此门轴处于轻度"弹性"固定状态,如果缝合欠佳,存在一定再关门风险。有人认为由于关节囊受到累及,可能出现术后早期颈肩部疼痛等症状。

锚定法是另一种保持"开门"的固定技术,先将颈椎侧块螺钉固定在同节段的颈椎侧块上,再将系在螺,钉根部的粗丝线穿过在棘突基底部的预穿孔,打结后将椎板固定于开门状态。由于门轴固定是在侧块螺钉上,所提供的"刚性"固定更为牢靠。在显露侧块关节时不宜对小关节囊进行过多剥离,以免由此引起术后颈部疼痛。

人工椎板固定法通过在椎板开门处安放入人工椎板,填充椎板开门后的空隙,从而保持椎板处于开门状态,人工椎板的材料可以是自体骨、同种异体骨或者人工骨。

微型钛板固定法则是通过微型超薄钛板连接开门后的椎板和侧块,保持椎板处于开门状态。这种方法均可以有效避免再关门现象发生,术后轴性症状的发生率也明显降低。

保留一侧肌肉韧带复合体的单开门术:显露左侧椎板,在棘突根部切断 $C_{3\sim7}$ 棘突,将 $C_{3\sim7}$ 棘突连同附着的椎旁肌一同翻向右侧,显露右侧椎板。开门后,用钛缆将棘突与开门后的椎板连接固定。这样右侧的肌肉韧带复合体得以保留。将左侧分离的椎旁肌与右侧相应节段椎旁肌点对点缝合,在中线缝合项韧带,重建颈后肌肉韧带复合体。术后轴性症状发生率显著减少。

后路椎板成形术的适应证如下。

1)脊髓型颈椎病伴有发育性颈椎管狭窄。

2)多节段退变性颈椎管狭窄导致脊髓腹背受压。

3)连续型或混合型颈椎后纵韧带骨化。

(2)后路椎板成形术＋侧块(椎弓根)钛板螺钉内固定、椎板间植骨融合术:此术式为前一种术式的扩展,即在进行椎管扩大的同时,应用颈椎侧块螺钉固定技术或经椎弓根螺钉固定技术进行后路固定和植骨融合。目前国内外可以使用的颈椎后路内固定器械分为钉—板系统和钉—棒系统二类。由于钉—棒系统占据的空间比钉—板系统少,因此更有利于植骨。

后路椎板成形术＋侧块(椎弓根)钛板螺钉内固定、椎板间植骨融合术的手术适应证:具有前一种术式的适应证同时伴有①明显的节段性不稳定。②轻度后凸畸形,术前过屈过伸 X 线片显示后凸畸形在后伸位时可以自行矫正。

(3)后路椎板成形术(单开门、双开门)＋神经根管扩大术:此种术式为颈椎后路椎板成形术的扩展。

即在进行椎管扩大的同时有选择性地切除某些节段的部分或全部小关节,扩大神经根管,解除神经根的压迫。一般切除小关节的内侧 1/3 或 1/2,即可显露 5～8mm 长度的神经根。达到脊髓和神经根的同时减压。一般不需要同时进行内固定,但是如果切除范围达到或超过小关节的 1/2,就会对颈椎的稳定性造成影响,需要同时进行后路内固定和植骨融合。

后路椎板成形术(单开门、双开门)＋神经根管扩大术的手术适应证:具有第一种术式的适应证同时伴有①比较明确的神经根损害的症状和体征。②椎管狭窄特别严重,例如严重的退变性颈椎管狭窄、严重的 OPLL 造成椎管有效容积明显减少,特别是神经根管入口也明显狭窄时,为了防止开门后脊髓后移造成神经根过度牵拉而出现神经根损害的症状,例如颈₅神经根麻痹,可以选择性地进行神经根管减压。

5.后路、前路联合手术以及适应证

指在一次或分次麻醉下完成颈椎后路、前路的减压＋融合术。手术方式原则上可以是上述前路、后路术式的组合。适应证为如下。

(1)存在发育性或退变性颈椎管狭窄同时合并巨大椎间盘突出、骨刺形成、孤立型 OPLL导致脊髓腹背受压同时脊髓前方局部压迫特别明显的脊髓型颈椎病。

（2）存在发育性或退变性颈椎管狭窄需要后路减压，同时伴有明显的颈椎后凸畸形，术前颈椎过屈过伸位 X 线片显示颈椎后凸在过伸位不能自行矫正而要前路手术矫正者。

手术可以在一次麻醉下先行后路减压，然后再实施前路手术。也可以分次手术，即先行后路减压，根据患者病情恢复情况在 3～6 个月后再实施前路手术。

由于存在颈椎管狭窄，先进行颈后路椎板成形术，可以扩大椎管的储备间隙，使脊髓向后方退移，然后再完成前路减压、融合、固定，可以大大减少术中对脊髓的刺激、降低损伤脊髓的机会。如果先行前路手术，由于存在椎管狭窄，脊髓受压严重，储备间隙极其狭小，如有操作不慎，极易损伤脊髓。

实践证明，一次麻醉下前后路手术与单纯后路或前路减压手术相比，可以获得更快、更充分的脊髓功能的恢复，降低再手术的可能。而且治疗周期短、总体费用将比分期手术降低许多，更有意义的是为患者争取到了宝贵的时间，使脊髓功能的恢复更快、更好。

由于近年来医疗科技的迅猛发展，医疗服务的进步和手术技巧的熟练与提高，使医疗安全性大大提高，手术并发症并没有因此而增加。但是对于老年患者（70 岁以上）、心、肺功能下降以及合并糖尿病的患者，应避免前后路一期手术。

五、颈椎病的康复

（一）颈椎病的围术期管理

1. 颈椎病术前准备

（1）戒烟：尼古丁不仅直接损害神经细胞，还可以影响脊髓的血液供应，直接影响手术效果。同时，吸烟还可以刺激呼吸道产生很多分泌物，容易诱发术后呼吸道感染甚至肺炎。严重吸烟者（20 支/天以上）必须提前 1～2 周戒烟，使呼吸道经过自洁，咳痰明显减少以后，才能接受手术。

（2）练习侧身起卧动作：正常情况下颈椎在左右方向上自身稳定性和抵抗外力的能力最强，在前后方向上最薄弱，手术以后将更加薄弱。因此手术后侧身起卧，可以使颈椎受到保护。必须避免在仰卧位姿势下直接起卧。手术前 1～2 天经过多次练习侧身起卧动作，可以明显减少术后的不适应造成的痛苦。

（3）气管推拉练习：适用于颈椎前路手术前进行。术前 3～4 天进行气管推拉练习，可以增加颈部的韧带、血管、神经等结构的伸缩性，从而明显减轻手术后颈部和咽喉部位因为术中的牵拉造成的疼痛与不适感。

2. 颈椎病术后管理

（1）体位：全麻术后需要平卧 4 小时，颈后可以垫上数层软毛巾，给予颈部一定的柔软支撑，注意颈后不能悬空，否则可以引发强烈的不适感甚至疼痛。如果没有特殊情况，手术后 4 小时就可以自由翻身。

颈椎前路手术 4 小时后，就可以使用正常的枕头。

颈椎后路手术后必须注意侧卧位，这样可以避免以及已经开门的椎板受到压迫出现再关门或者切口引流管被压住导致硬膜外血肿。侧卧位时应当保持枕头与肩同高，枕头过高或者过低都可以因为颈部扭曲引发强烈不适感甚至疼痛。

（2）引流：颈椎病的术后引流推荐采用负压持续吸引引流装置，可以最大限度地减少伤口内血肿形成的所引发的并发症。一般前路手术负压引流放置 24～48 小时,后路手术负压引流需要放置 48～72 小时。

当引流量小于 50mL/24h 就可以拔除引流管。然后患者就可以离床活动。

(3)围领保护:颈椎手术后,卧床期间不需要佩戴围领。只要内固定坚强,开始离床活动以后也不需要全天围领保护。一般情况下颈部可以自由活动。术后 6 周之内出门、乘车时需要佩戴围领,保护颈椎,以防万一。

(二)颈椎病的术后康复

1.颈部开始活动

一般情况下,去除围领后就可以开始颈部活动的锻炼。练习颈部活动时应该遵循循序渐进的原则,练习颈部前屈、后伸、左右旋转活动。动作要缓慢、到位,即尽可能做到最大幅度,一般每天锻炼 2～4 组,每组 5～10 次即可,不宜过多。

2.项背肌锻炼

手术后及早开始颈部肌肉的锻炼,不仅可以加快术后康复的速度和质量,还有助于预防其他颈椎节段以后发生颈椎病。颈部肌肉中,项背肌是最重要的肌群,因此项背肌锻炼最为重要。

3.神经功能锻炼

颈椎病手术后的神经功能锻炼对于四肢力量和灵活性的恢复非常重要,必须认真对待。

第四节　颈椎间盘突出症

一、概述

颈椎间盘突出症(Cervical Intervertebral Disc Herniation)是由颈部创伤、退行性变等因素导致。颈椎间盘变性、压缩、纤维环破裂及髓核脱出,刺激或压迫颈椎动脉、脊神经、脊髓等,引起头痛、眩晕;心悸、胸闷;颈部酸胀、活动受限;肩背部疼痛、上肢麻木胀痛;步态失稳、四肢无力等症状和体征,严重时发生高位截瘫危及生命。一般将颈椎间盘突出症按发病的缓急分为两类:急性颈椎间盘突出症与慢性颈椎间盘突出症。急性颈椎间盘突出症致伤原因主要是加速暴力使头部快速摆动导致椎间盘组织的损伤,多见于交通事故或体育运动,可由任意方向的撞击或挤压致伤。其中有退变基础的患者可在较轻的暴力下就出现椎间盘突出。

慢性颈椎间盘突出症见于长期的不良姿势或高负荷的运动,导致颈椎间盘髓核、纤维环、软骨板,尤其是髓核发生不同程度的退行性病变后,在很长一段时期(数年到数十年)内表现为逐渐加重的颈部疼痛、四肢麻木无力等症状。本病在临床上并不少见,其明确诊断主要依赖磁共振(MRI)检查上观察到突出间盘和脊髓受压,并有相应临床症状。

二、病因

(一)椎间盘退变

椎间盘退变是椎间盘突出的最基本病因,生物力学的改变、椎间盘组织的营养供应减少、椎间盘细胞的过度凋亡、自身免疫、炎症及细胞因子、基质酶活性改变等因素促成椎间盘退变，进而导致突出。

(二)慢性劳损

如不良的睡眠、枕头的高度不当或垫的部位不妥，反复落枕者患病率也较高。另外，工作姿势不当，尤其是长期伏案工作者发病率较高。再者，有些不适当的体育锻炼也会增加发病率，如不得法的倒立、翻筋斗等。

(三)外伤

在颈椎退变、失稳的基础上，头颈部的外伤更易诱发颈椎间盘突出的产生与复发。

三、发病机制

颈椎间盘在解剖结构方面有以下特点。

(1)颈部椎间盘的总高度为颈部脊柱高度的 $20\%\sim24\%$。颈椎间盘的髓核体积较小，且位于椎间隙的前部，颈椎间盘间隙呈前高后低，髓核趋向于停留在椎间隙的前部。

(2)颈椎间盘的后部纤维环较厚且较坚韧，整个纤维环后部都被坚韧而双层的后纵韧带所加强，正常情况下使髓核不易穿破后方纤维环及后纵韧带突入椎管。

(3)髓核富含水分(含水量在 80% 左右，随年龄增长而递减，老年人可低于 70%)和类似粘蛋白组织。髓核具有较高的膨胀性，受到压力时，含水量减少；解除压力时又吸收水分，体积增大，使髓核能较好地调节椎间盘内压力。

(4)椎间盘的血液供应随年龄增长而逐年减少，血管口径变细，一般在 13 岁以后已无血管再穿入深层。所以，在劳损和退变后，椎间盘的修复能力相对较弱。

(5)颈椎椎体后外缘有骨性隆起形成钩椎关节，部分加强了后外侧纤维环的牢固性，使髓核不易向后外侧突入椎间孔压迫神经根。

(6)颈神经根向外侧横行，在椎管内行程短，一般不与下位椎间盘接触。因此，颈椎间盘向后方突出时颈神经很少受累，只在颈椎间盘向后外侧突出侵入椎间孔时才易使颈神经受累。

在椎间盘发生退行性改变的基础上，头颈部受到一定的外力作用后使纤维环破裂，髓核突出而引起颈髓或神经根受压。慢性颈椎间盘突出症以颈$_{5/6}$颈$_{6/7}$间隙发病率最高，占 $85\%\sim90\%$，多见于 30 岁以上中壮年，男性多于女性，其次为颈$_{4/5}$。较大的暴力，常见如车祸造成的颈椎过伸性损伤，可造成急性颈椎间盘突出症。局部椎间盘切应力加大，致使损伤部位一过性前后移位、椎间盘突出，而无骨折脱位；颈髓出现不同程度损伤，病理上表现有出血、水肿、横断和变性等变化。急性颈椎间盘突出对脊髓的损伤包括两部分，外伤当时的急性暴力损伤及钝性压迫导致脊髓血运障碍和组织水肿的继发损伤。无论急性或慢性颈椎间盘突出症，均可出现多个间隙受累。

四、临床表现

本病青壮年发病多，男性多于女性，对于颈椎管矢状径较宽者，发病年龄亦可偏大。绝大部分患者发生在颈$_{5\sim6}$及颈$_{6\sim7}$部位。急性发病患者多有外伤史，在出现脊髓神经症状的同时，多伴有颈部的疼痛，颈椎不负重情况下可有部分缓解，但活动后症状多可加重。根据临床病理解剖上，椎间盘压迫部位的不同，受压组织也不尽相同，所表现出的临床表现也不一致，因此临床上将其分为中央型、侧方型和旁中央型三种类型，现分述如下。

临床骨科常见病诊疗学

（一）中央型颈椎间盘突出症

本型颈椎间盘突出症主要是颈椎后纵韧带和纤维环中部破裂，髓核由椎间隙后缘正中部位向椎管内突出，向后压迫颈部脊髓，而出现压迫节段以上运动神经元受累为主的症状。

1.颈部症状

中央型颈椎间盘突出症不伴有或者很少伴有颈部疼痛和颈部僵硬等症状。

2.运动功能

主要表现为以四肢肌力降低为主的临床症状。产生机制主要是突出的颈椎间盘对颈髓的锥体束（皮质脊髓束）直接压迫或者压迫而致的局部缺血造成。锥体束内神经纤维由脊髓内部向外依次为颈、上肢、胸部、腰部、下肢和骶部，按照锥体束受累部位的不同，可将其分为中央型，周围型和前中央血管型。

（1）中央型：主要表现为锥体束深部纤维束最先受累，由于该纤维束较其他纤维束更靠近脊髓中央，故称为中央型。最先表现出的为上肢症状，而下肢症状出现则较晚。其主要原因为突出的颈椎间盘组织压迫刺激单侧或双侧的沟动脉引起锥体束内部纤维缺血改变所引起。

（2）周围型：指突出的颈椎间盘组织直接压迫锥体束表面，使位于锥体束最前侧分布至下肢的神经纤维最先受累。临床症状一般先出现于下肢，当致压因素持续和病变情况持续加重时，症状可蔓延至上肢，从而出现四肢的锥体束受压症状，一般以下肢为重。

（3）前中央血管型：本型患者通常上、下肢同时发病，主要由于脊髓前中央动脉受压使局部颈脊髓缺血造成该段锥体束整体功能障碍。

根据压迫程度的不同，亦可出现不同程度的四肢运动功能障碍。上肢症状主要表现为患者自觉上肢乏力，握力下降，手持物不牢或者不稳。手部精细活动功能障碍及不同程度的精细活动困难。下肢症状主要表现为患者主诉下肢力量下降，双下肢沉重，跛行甚至跌倒，行走时足尖拖地、走路"踩棉花感"等症状。且双下肢随意运动及精细活动功能障碍，出现步态笨拙或者步态不稳。由于患者为上运动神经元功能障碍，则其肌张力通常增高，而四肢肌力下降，严重者甚至可引起不完全性或者完全性四肢瘫痪。

3.感觉功能

主要表现为四肢尤其是手部痛、温觉障碍，本体感觉障碍，而触觉大多数受累较轻或者不受累，即分离性感觉障碍（dissociated sensory disorder）。其产生机制主要是突出的颈椎间盘压迫痛温觉的脊髓丘脑束所致，而触觉的薄束、楔束走行于脊髓后索。早期表现为前臂、肘部、腕部或手指的隐痛或针刺感，可同时伴有手部的麻木，病情进展后可出现双上肢甚至四肢皮肤的感觉障碍。许多患者主诉为所有手指均发生感觉障碍，而不是按神经根支配范围发生，主要就是脊髓压迫造成的。

4.反射障碍

中央型颈椎间盘突出症根据病变波及的脊髓节段不同，可发生不同程度的反射亢进，并可出现相应的病理反射。多数患者可出现上肢的肱二头肌反射、肱三头肌反射和桡骨膜反射以及下肢的跟腱反射、膝腱反射的活跃或者亢进，且下肢的反射亢进较上肢多见。同时由于锥体束受压可造成腹壁反射、肛门反射以及男性患者的提睾反射减弱或者消失。大部分患者可出现 Hoffmann 征以及掌颌反射阳性，严重者或者病程较长者下肢可出现髌阵挛、踝阵挛，

· 204 ·

Babinski 征、Chaddock 征、Oppenheim 征等锥体束受损的病理反射。

5.大小便及性功能障碍

如果中央型颈椎间盘突出症长期压迫颈脊髓,进行性加重,可造成括约肌功能障碍,临床表现为不同程度的大小便功能障碍,如便秘以及膀胱排空障碍等,严重者可出现尿潴留或者大小便失禁,当出现膀胱功能障碍时可伴有尿频、尿急等尿路刺激症状。同时部分患者还可出现不同程度的性功能障碍,严重影响患者生活质量。

6.屈颈试验(neck flexion sign)

部分患者尤其是压迫较重患者在突然屈颈、伸展或者是加轴向压力的情况下,可出现双上肢、双下肢、胸部或者四肢的"触电"的轴向震颤样感觉("电击征",Lhermitte 征)。主要由于突然屈颈过程中,椎管容积缩小,且突出的颈椎间盘突然挤压脊髓或者血管,以及硬膜囊后壁张力增高造成脊髓压迫加重所致。但是本检查存在一定风险,若上述临床症状较为典型,可不做此项检查。

7.自主神经症状

部分患者有自主神经系统功能紊乱。可涉及全身各个系统,其中以胃肠系统、心血管系统及泌尿系统最为多见。多数患者发病时并不考虑为颈椎间盘突出症所致,待减压术后症状缓解或消失时,才考虑到是否为此原因。

(二)侧方型颈椎间盘突出症

本型主要特点是颈椎后外侧后纵韧带较为薄弱,由于颈部神经根在椎间盘平面呈横向走行穿过椎间孔,当颈椎侧后方后纵韧带和纤维环破裂,髓核向侧后方突出,极易压迫到颈神经根而引起相应节段皮肤疼痛、麻木,电击感等症状,往往上肢疼痛症状明显,疼痛症状可因咳嗽、屈颈的因素加重。按照颈椎间盘突出节段以及神经根压迫的严重程度的不同,症状也不尽相同。在发作间歇期,通常症状较轻或者无明显症状。

1.颈部症状

主要表现为颈部僵硬、疼痛,严重者可出现痛性斜颈、肌肉痉挛及活动受限,疼痛可放射至肩部和枕部,椎旁肌肉有压痛,颈椎棘突和棘突间压痛及叩击痛阳性,以急性发病者最为明显。主要由于向侧后方突出的颈椎间盘压迫颈神经根及窦椎神经所致。

2.根性痛

在侧方型颈椎间盘突出症中最为常见的症状。在部分患者中,可表现为典型的单根神经根支配区域的疼痛以及麻木症状。一般多为单侧发病,很少出现双侧同时发生。根据压迫神经根节段的不同,表现出症状的区域也不相同,症状主要表现在受累颈神经根的分布区域。在发生根性痛的受累神经节段分布区域内,还常伴随其他感觉功能障碍,最为常见的为麻木、痛觉过敏以及皮肤感觉减退等。

3.运动障碍

以颈神经前根受压者症状较为明显。疾病早期为受压神经根节段肌肉肌张力增高,病情持续发展肌,张力很快降低并出现相应节段区域支配肌肉群萎缩。在手部以大鱼际肌、小鱼际肌及骨间肌萎缩最为明显。

同时应注意与神经干性和神经丛性的肌肉萎缩相区别,也应注意与脊髓压迫或病变所引起的肌力降低相鉴别。在必要时可进行肌电图或者诱发电位的相关检查。另外,由于上肢外展动作有时可能是颈椎间盘突出患者神经根压迫和疼痛等症状减轻,因此患者经常将上肢外展举过头顶以减轻痛苦。

4.腱反射

受压神经根节段区域内肌群反射异常,即受压神经所参与的反射弧异常。疾病早期多表现为活跃或者亢进,随着疾病的发展则逐渐减退甚至消失,病变一般为单侧,在进行临床检查时应注意与对侧反射进行鉴别,如果双侧都存在腱反射异常,则应考虑存在脊髓受压的情况。

5.特殊检查

对于侧方型颈椎间盘突出症患者,在头部旋转、侧屈或过伸时症状可加重。颈部的主动活动或者过伸可诱发受累神经根相应节段区域症状,尤其能够增加颈神经根张力的牵张性实验和增加神经根压迫状况的试验,特别是在急性发病期和后根感觉神经纤维压迫患者,检查症状尤其明显。

(1)椎间孔挤压试验(spurling sign):患者头转向患侧并屈曲,检查者左手掌置于患者头顶,右手轻叩击掌背。如患肢出现放射性疼痛或麻木感,即为阳性。提示有神经根性压迫症状甚至损害。

(2)臂丛神经牵拉实验(eaton sign):患者取坐位,头偏向健侧,检查者一手抵住患侧头部,一手握住患侧手腕,向相反方向牵拉。因臂丛神经被牵张,刺激被向侧方突出的颈椎间盘压迫的神经根而出现放射痛或麻木等感觉。

(3)颈椎牵引试验:患者取坐位,检查者以双手托患者头部两侧,沿脊柱纵轴方向向,上牵引,如果根性疼痛能够缓解则为阳性。

(4)Valsalva试验(Valsalva test):令患者深吸气后屏气,再用力做呼气动作,呼气时对抗紧闭的会厌,通过增加胸、腹腔压力,从而诱发颈神经根症状。

各节段颈神经根受压后产生的临床症状与神经根型颈椎病相同。

理论上突出的颈椎间盘组织仅仅压迫单个节段的颈神经根,症状也应出现在该神经支配范围,但是在很多相邻节段的特定神经根支配区域都有不同程度的重叠,所以严格意义上的仅出现单一神经支配区域症状和阳性体征的情况较少。同样的道理,由于上肢各肌肉通常属于多条不同神经共同支配,因此运动障碍、肌肉萎缩情况及反射改变有时定位并不是很清晰。

(三)旁中央型颈椎间盘突出症

本型的主要特点是突出的颈椎间盘位于颈脊髓的前方且偏向一侧,压迫患侧的全部或部分脊髓及神经根而引起相应的临床症状。由于受压组织既有单侧脊髓,同时还有同侧的神经根,因此表现出的症状同时具有颈脊髓压迫症状和同侧神经根压迫症状,由于神经根压迫主要以剧烈疼痛为主要的临床表现,在早期容易掩盖脊髓压迫症状,一旦发现脊髓压迫症状时,病情多已较重。根据突出椎间盘组织压迫脊髓和神经根部位和严重程度不同,大致可以分为以下三种情况。

(1)脊髓压迫较重而神经根基本不受压,比较常见的有 Brown-Sequard 综合征(脊髓半切综合征),即向后突出的颈椎间盘压迫单侧脊髓的脊髓丘脑束及皮质脊髓束而基本不压迫神经根,损伤平面以下同侧肢体主要表现为上运动神经元损伤症状,深感觉消失,精细触觉障碍,运动功能部分或全部丧失,部分患者同时伴有血管舒缩功能障碍,而对侧则是肢体痛、温觉障碍或消失,但是双侧触觉仍可保留。

(2)神经根受累重于脊髓受累,如果突出的颈椎间盘同时压迫单侧脊髓和神经根,且压迫神经根较重而压迫脊髓较轻,则由于神经根压迫所引起的疼痛症状较为明显,而脊髓压迫所引起的运动功能障碍的症状较轻,往往被神经根性症状所掩盖。

(3)脊髓受累重于神经根受累,如果突出的颈椎间盘压迫脊髓较重而压迫神经根较轻,则脊髓压迫症状表现较为明显,早期腱反射及病理反射以脊髓压迫症状为主,运动障碍丧失重于感觉功能障碍,痛觉的缺失较麻木症状更为多见,同时伴有轻到中度的根性痛、皮肤感觉过敏等症状。

突出的颈椎间盘组织同时压迫脊髓和神经根的情况下,其主要临床表现如下。

1.颈部症状

由于突出的颈椎间盘组织同时压迫了颈脊髓和颈神经根,所以二者所产生的颈部症状基本都可出现。早期常表现为颈部疼痛、僵硬、肌肉痉挛和活动受限等神经根受压症状,疼痛一般有放射,椎旁及棘突和棘突间压痛、叩击痛均可为阳性。

2.运动功能

本型患者主要表现为脊髓压迫和神经根压迫所致运动功能障碍同时出现,且脊髓压迫所致的运动功能障碍往往较重。早期上肢主要表现为患侧压迫节段平面以下单侧上肢肌力减弱,伴随疾病发展,压迫节段神经根所支配区域肌力减弱进展较快,但此神经根压迫症状所致运动功能障碍往往不易察觉。手部功能障碍较为明显,握力下降,持物不稳,合并 C_8 神经根压迫时尤为明显。上肢肌肉萎缩存在去神经性和失用性两种因素,其中去神经性占主导地位。对侧运动功能基本不受累。患侧下肢肌力降低,肌肉主要表现为失用性萎缩,较上肢为轻。

3.感觉障碍

由于神经根受压早期以感觉障碍为主,即早期患侧上肢主要出现疼痛、皮肤过敏的症状,患侧下肢无明显痛、温觉障碍,而对侧主要表现为痛、温觉的减退,随着疾病的发展,可出现患侧上肢典型神经根压迫性症状与脊髓半切综合征症状合并出现。

4.反射障碍

早期神经反射也主要以亢进为主,而脊髓受压早期即可表现出锥体束受累的体征,因此在体格检查时患侧上肢的肱二头肌反射、肱三头肌反射和桡骨膜反射以及下肢的跟腱反射、膝腱反射活跃或者亢进,Hoffmann 征及掌颌反射阳性,下肢的髌阵挛、踝阵挛及各项病理反射均可引出。

5.大小便功能

本型一般情况下较少累及大小便功能,当病变严重或椎间盘组织突出较为严重时,也可发生部分大小便功能障碍。

6.特殊检查

本型由于脊髓和神经根均有压迫症状,因此大部分患者神经根增加颈神经根张力的牵张性实验和增加神经根压迫状况的试验均可为阳性。锥体束压迫所致病理征则主要出现在患侧下肢。

五、诊断依据

尽管感觉和运动的神经支配具有节段性分布的特点,临床实际神经系统检查中,多数病例并无清楚的感觉障碍平面或典型的运动障碍。其原因可能为脊髓和神经根同时受压,以及脊髓前中央动脉供血受到影响所致;感觉神经的交叉支配特点导致感觉平面对应的损伤平面难以明确到具体某个节段。诊断本病主要通过临床表现结合 MRI 检查作为诊断的主要依据,X线和 CT 作为辅助检查,诊断多无困难,诊断依据主要为:①有不典型外伤史或有长期职业姿势。②起病后出现颈髓或神经根受压表现。③MRI 或 CT(或 CTM)证实有椎间盘突出,压迫颈髓或神经根,且压迫部位与临床体征相符合。

(一)病史及临床表现

患者既往可无症状或有颈背痛,在一定诱因下,压迫神经根时患者突然出现颈肩痛、上肢痛及颈部强迫体位或僵硬,范围与受累神经根支配区范围吻合;如突出椎间盘为中央型,则出现类似脊髓型颈椎病特点,即四肢不同程度感觉、运动障碍,括约肌功能障碍;若突出为旁中央型,则出现混合症状,表现为以一侧根性症状为主并脊髓半切症状,即 Brown-Sequard 综合征;急性颈椎间盘突出往往有特征性表现,肩部外展,前臂放在头上,转头或向症状侧弯曲颈部臂痛症状会加重。

动态霍夫曼征(Dynamic Hoffmann sign,DHS)在颈椎间盘突出症的诊断过程中,上肢病理反射被用以检查是否锥体束受损,是判断颈脊髓受损的重要依据,其中临床常用的主要是霍夫曼征。霍夫曼征检查时头颈处于中立位,而在临床上部分颈肩痛患者行常规霍夫曼征检查为阴性,动态霍夫曼征却可出现阳性结果。所谓动态霍夫曼征即在做霍夫曼征检查时,令其重复进行头颈部伸屈运动,在颈椎伸屈运动过程中,前方突出的椎间盘与后方褶皱的黄韧带嵌入可能对脊髓构成动态卡压,DHS 在一定程度上反映了这种早期损害,故该体征在颈椎间盘突出症的早期诊断中具有重要意义。

(二)影像学检查

1.X 线检查

椎间盘无法在 X 线上直接显影,但因髓核组织后突,椎间盘直径拉大,椎间盘高度降低,椎间隙变窄,同时由于代偿性保护作用,躯干重心偏移,以缓解神经根受压,表现为颈椎生理曲度变化,影像学常表现为脊柱前凸增大、曲度变直、反屈、侧弯及椎间隙前窄后宽等。

2.CT 检查

由于 MRI 显示软组织具有优越性,目前怀疑颈椎间盘突出症优先考虑 MRI 检查。无条件进行 MRI 检查或患者有检查禁忌证(如安装心脏起搏器),仍可进行 CT 检查明确诊断。CT 可显示椎间盘突出的位置、大小及形态,同时可以观察到硬膜囊、神经根受压情况,椎管、椎间孔形态及径线变化特点,为决定治疗方案提供根据。

3.MRI 检查

对于颈椎损伤伴有神经损害表现时,应行 MRI 检查,MRI 直接显示脊髓、椎间盘、韧带和肌肉等"软性"组织损伤类型及程度,在矢状位或轴位 MRI 图像上可清楚显示椎间盘突出,故可指导制订治疗方案,并可判断预后。

（三）电生理检查

肌电图（electromyogram，EMG）：在临床上常用来检查周围神经损害情况，同时可定位损害部位。如 EMG 检查没有阳性发现，说明神经功能尚好。在颈椎间盘突出的诊断中 EMG 也具有很重要的意义，其能探索神经病变的位置，判断神经肌肉的病变程度和预后，又可鉴别上、下运动神经元疾患。

文献报道 EMG 对腰椎间盘突出具有明确诊断价值，对颈椎病变的作用报道不多。

六、颈椎间盘突出症的鉴别诊断

颈椎间盘突出的表现是十分多变的，主要取决于受累的节段水平。一般来讲，本病应与颈椎病、肩周炎、椎管内肿瘤、胸廓出口综合征、颈部扭伤及尺神经炎等相鉴别。

（一）颈椎椎管内或髓外肿瘤

颈椎原发或继发性肿瘤侵入椎管可压迫颈髓和神经根，出现颈部和上肢疼痛，疼痛性质取决于肿瘤特点和损害部位。肿瘤患者无外伤史，起病慢，可同时出现进行性加重的运动、感觉障碍，局部疼痛症状突出，夜间痛明显。MRI 表现为长 T_1、T_2，对肿瘤侵犯部位及脊髓变化情况能非常清楚的显示，故可鉴别。

（二）颈椎病

严格区分二者是困难的，都可造成神经根和脊髓的压迫，鉴别要点。

1.病理特点

一旦颈椎病出现临床症状和体征，病情多逐渐加重，缓解期不明显；早期/轻度颈椎间盘突出可引起颈部不适或疼痛，少有脊髓压迫，即便有脊髓压迫也尚可缓解。

2.发病年龄

颈椎病多见于中老年，平均＞50 岁，而椎间盘突出年龄偏低。

3.起病特点

颈椎间盘突出起病急、发展快；外伤或头颈持久非生理姿势可诱发。

（三）颈椎后纵韧带骨化症（OPLL）

因后纵韧带发生皮质骨化，骨化不断增长并占据椎管容积，随着时间推移，脊髓容易受压，颈脊髓损伤可能随之发生。这类患者颈部僵硬，脊髓损害症状可逐渐发生或在外伤后出现。CT 检查可以比 MRI 更清楚的显示骨化灶的存在。

（四）肩周炎（periarthritis of shoulder）

肩周炎多于 50 岁左右发病，与颈椎病相似，且多伴有颈部受牵拉症状，二者易混淆。鉴别要点如下。

1.运动障碍

肩周炎有明显关节运动障碍，表现为患肢不能上举和外展，被动活动范围亦受限；颈椎间盘突出一般不影响肩关节活动，部分患者可因疼痛不愿或不能主动活动，但无被动活动受限。

2.疼痛部位

肩周炎部位在肩关节周围，颈椎间盘突出多以棘突为中心。

3.影像特点

肩周炎普通 X 线提示退变，椎间盘突出通常颈椎生理曲度消失，且伴有颈椎不稳。

4.治疗反应

肩周炎对局部封闭效果好,颈椎间盘突出则封闭无效。

(五)胸廓出口综合征(Thoracic Outlet Syndrome,TOS)

胸廓出口综合征是由于多种原因导致胸腔出口处狭窄,压迫邻近神经和血管引起的临床综合征,主要压迫 $C_8 \sim T_1$ 神经根或臂丛内侧束,表现为尺神经分布区感觉、运动障碍及前臂血循环障碍。锁骨上窝前斜角肌有压痛并放射至手部。胸廓出口综合征试验(患者过度外展,监测桡动脉音,出现减弱或消失为阳性)阳性可用以判断该症的存在。导致压迫的因素有骨性,如颈肋、第一肋、锁骨等,或者肌源性,如前斜角肌和胸小肌;X 线可发现颈肋或 C 横突过大。SEP 检查有助于诊断,典型 SEP 变化有 N_{13} 显著减低或消失,或 N_9 降低,潜伏期延长, $N_{9\sim13}$ 潜伏期延迟而 N_{13} 变化小。

(六)颈部扭伤

颈部扭伤俗称落枕,发病与颈型颈椎病类似,多系睡眠姿势不良所致。主要鉴别点在于如下。

(1)扭伤在颈肩背部有固定压痛点。

(2)颈部肌紧张。

(3)上肢牵拉试验阴性。

(4)痛点封闭后症状消失。

(七)神经源性疾病

肌萎缩性侧索硬化症主要特征是以上肢为主的四肢瘫,易于与脊髓型颈椎病和颈椎间盘突出相混淆。其发病年龄较脊髓型颈椎病早 10 年左右,少有感觉障碍,进展快,少有伴随自主神经症状;本病肌萎缩累计范围广泛,患者一般先出现双手肌萎缩,逐渐发展至肘、肩部,但无感觉障碍,EMG 提示神经传导速度正常。本病发展速度较快,如颈椎病患者并发该病时,不可贸然手术治疗。

特发性臂部神经炎目前认为是运动神经的病毒感染所致,突然起病,表现为上肢疼痛,运动后加重。2 周之内疼痛减轻,随后出现上肢明显无力,肢体并无感觉异常。通常功能可以自己恢复,恢复一般是不完全的。通过肢体没有感觉变化并波及多个神经根可以很容易鉴别。EMG 可显示神经源性损害。

七、治疗

(一)非手术治疗

非手术治疗主要有物理治疗、颈部肌肉锻炼、止痛药物、硬膜外激素注射、神经根阻滞、小关节封闭、小关节去神经及颈托制动等方法。其最终目标是缓解颈部不适及神经症状,使患者恢复正常的生活状态,以提高患者的生活质量。

1.适应证

非手术治疗主要适应于以下几点。

(1)颈椎间盘突出早期,以颈痛为主要临床表现,不伴有明显的神经症状。

(2)颈椎间盘突出仅表现为神经根性症状或轻度的脊髓压迫症状。

(3)有明显的神经根性症状或脊髓压迫症状,但无法耐受手术者。

2.常用方法

(1)纠正不良体位:合理的体位可以保持头颈段正常生理曲线或纠正异常的生理曲线。对于颈椎间盘突出患者,建议根据病情降低枕头的高度,维持颈椎正常曲度,降低椎间盘后方压力,利于突出椎间盘的还纳。

不良的工作体位亦是加重颈椎间盘突出的主要原因之一。及时纠正工作中的不良体位可获得较好的预防和治疗效果。对于需长时间处于同一体位的职业,应让患者在其头部向某个方向停顿过久后,向相反方向转动,并在数秒内重复数次,间隔时间不超过1小时。而对于长期伏案工作的患者,需适当调整工作台的高度,使头、颈、胸保持正常的生理曲线。此方法既有利于颈椎的保健,又可消除疲劳,且易于掌握。

(2)牵引:借助于颈椎牵引可使被牵引部位处于相对固定状态,恢复其正常序列,避免椎体间关节的扭曲、松动及移位,是椎间关节制动与固定的有效措施之一。

牵引时可采取坐位或卧位 Glisson 带牵引。一般起始牵引重量为 1.5～2kg,然后逐渐增至 4～5kg,每次牵引 1～2 小时,每日 2 次,2 周为一个疗程。对症状严重者则宜选用轻重量卧位持续性牵引,牵引重量为 1.5～2kg,3～4 周为一个疗程。在牵引过程中如有不良或不适反应,应暂停牵引。在牵引过程中,可根据病情,酌情配合药物、理疗、针刺、按摩等疗法。切忌使头颈过度前屈,以免引起后突髓核对脊髓前中央动脉压迫而使病情恶化。

(3)颈部固定与制动:局部稳定是颈椎间盘突出症康复的首要条件。采用简易颈围或石膏围领保护即可限制颈椎的过度活动,增加颈部的支撑作用,减轻椎间隙内压力,逐渐恢复颈椎的内外平衡,避免症状进一步的加剧。对于椎间盘突出较轻的患者,持续佩戴颈围后有效的缓解肌肉的紧张,减少突出椎间盘对脊髓及神经根的刺激,获得较好的临床效果。

(4)药物治疗:适当的药物治疗可以部分缓解症状。非甾体类抗炎药、肌松剂、麻醉性镇痛剂及抗抑郁药物可以用来治疗椎间盘突出引起的急性期神经根性症状,缓解患者因疼痛引起的紧张情绪。对于有神经症状的患者亦可使用神经营养药,如维生素 B_1、甲钴胺等。

(5)物理治疗:物理治疗如同颈椎牵引治疗一样都是临床上应用最多的一种治疗颈椎病的非损伤性治疗法。治疗时无痛苦,患者易于接受,对颈椎病有较好的治疗效果。常用的有按摩、电疗、光疗、超声治疗及磁疗等。通过物理治疗,能改善局部血液循环,放松痉挛的肌肉,消除炎症水肿,达到缓解症状的目的。

(二)手术治疗

1.适应证

(1)临床表现以脊髓或神经根受压症状为主,且持续发作,经非手术治疗无效者。

(2)脊髓受压症状明显,且呈进行性加重无法缓解者。

(3)影像学表现有明确的椎间盘突出,与临床表现一致者。

(4)颈椎间盘突出患者,出现颈椎某一节段明显不稳,颈痛明显,经正规非手术治疗无效,即使无四肢的感觉运动障碍,亦应考虑手术治疗以中止可以预见的病情进展。

2.颈椎手术的术前准备

颈椎手术具有其特殊性及危险性,充分的术前准备是手术成功的关键。术前应详细耐心地向患者解释围术期患者可能遇到的不适,争取其密切配合,减轻其心理负担。

有吸烟习惯的患者应在术前的一段时间戒烟,有咳嗽者应行呼吸道检查,必要时术前可给予药物治疗。前路手术应预备前部包括胡须在内的皮肤。若术中需取髂骨植骨融合,还需准备一侧髂部的皮肤。

气管及食管推移训练是颈椎手术术前训练的关键,有效的气管及食管推移训练可减少术中软组织损伤,避免对气管及食管的过度牵拉,预防喉头痉挛及术后咽喉疼痛。具体方法如下。

患者本人或他人左手2～4指在皮外插入切口一侧的内脏与血管神经鞘间隙处持续性向非手术侧推移,也可由他人以右手拇指进行训练。

气管推移训练应逐步施行,开始时每次10～20分钟,幅度可略小,此后逐渐增加至30～40分钟,且必须将气管牵过中线,如此训练3～5天。推移手法应深入持续,避免在皮肤表面反复推拉,造成皮下水肿,反而影响手术。

3.颈椎前路手术

(1)颈前路椎间盘切除减压术:颈椎间盘突出症的脊髓压迫主要由髓核和破碎纤维环组织所致,即软性压迫,故处理时较颈椎病的硬性骨赘容易。对于颈椎间盘突出症的治疗多采用前路椎间盘切除植骨融合术或椎体次全切除减压植骨融合术。前路手术可有效的摘除致压的椎间盘组织、恢复椎间隙高度及植骨融合。

1)体位:患者仰卧于透视床上,双臂下方垫以软枕,头颈自然向后仰伸,于后枕部垫以软圈,头部两侧各放置一小沙袋起固定作用。

2)切口选择:颈前路手术常用横形切口或斜形切口,根据减压节段和范围酌情选择。

3)显露椎体前方:沿胸锁乳突肌内缘分离,由内脏鞘与血管鞘之间的间隙进入。当颈深筋膜被充分松解后,术中以示指沿已分开的间隙作钝性松解,再轻轻向深部分离抵达椎体和椎间盘前部。将气管及食管轻轻推向对侧,纵行分离椎前筋膜,向上、下逐渐扩大暴露椎体和椎间隙。两侧分离以不超过颈长肌内侧缘为宜,侧方分离过远则有可能损伤横突孔中穿行的椎动脉及交感神经丛。

4)定位:以金属物标记椎间盘或椎体,C形臂机透视定位。

5)摘除椎间盘:撑开椎间隙。切开纤维环前部,以髓核钳由浅入深摘除髓核。若椎间隙狭窄,髓核钳不易伸入,可用椎体撑开器适当扩张椎间隙。后方纤维环及脱出髓核组织可根据个人习惯和所受训练,采用刮匙、薄型枪钳等器械去除。术前应根据MRI对致压物体积、位置进行估计、以便术中估计是否减压彻底;术中应注意避免把髓核由椎间隙推向椎体后缘、无法取出,减压完成后以神经剥离子进行探查、确保减压彻底。减压完成后应刮除相邻椎体终板,为融合准备植骨床。

6)重建:既往通常称这一步骤为"植骨融合",人工椎间盘非融合技术的出现使得这一称谓不完善,故称谓"重建"即重建颈椎正常曲度、高度、力学结构。重建可采用结构性自体或异体骨植骨,或采用内固定器械加松质骨进行融合,符合条件的病例亦可采用人工椎间盘假体植入。

7)缝合切口:用生理盐水反复冲洗创口,缝合颈前筋膜,放置引流管,逐层缝合关闭切口。应注意缝合伤口时彻底检查止血、引流通畅,以避免术后颈部血肿。

8)术后处理:①术后 24～48 小时后拔除引流条。②术中如对硬膜扰动较多,术后应用地塞米松 20mg、呋塞米 20mg,5～7 天停药。适当应用抗生素预防感染。③对于使用内固定者颈托保护 4～6 周。无内固定者,则以颌颈石膏外固定 3 个月,至植骨愈合。

(2)颈椎前路椎体次全切除减压融合术

1)切口、显露及定位:同前。

2)减压:切除目标椎体相邻椎间盘。用三关节咬骨钳咬除骨折椎体的前皮质骨和大部分松质骨。接近椎体后缘时暂停,先用刮匙将椎间盘和终板全部刮除,用神经剥离子分离出椎体后缘与后纵韧带间的间隙,伸入薄型冲击式咬骨钳逐步将椎体后皮质骨咬除,此时形成一个长方形的减压槽,可见后纵韧带膨起。小心地用冲击式咬骨钳或刮匙将减压槽底边扩大,将致压物彻底切除。如后纵韧带有瘢痕形成,可在直视下用神经剥离子或后纵韧带钩钩住后纵韧带,用尖刀将后纵韧带逐步进行切除,完成减压。

3)植骨:可采用结构性植骨或钛网填充切除椎体碎骨植骨。钢板固定可使颈椎取得即刻稳定性,便于术后护理和尽早恢复工作。同时内固定的使用有利于植骨块的愈合,并在愈合的过程中维持椎体的高度,避免植骨块在愈合的爬行替代过程中塌陷,从而造成颈椎弧度消失。

4)术后处理同前。

4.颈椎后路椎板切除术

绝大多数颈椎间盘突出症可以采用前路直接减压得到很好的治疗,因此颈椎后路手术很少应用于颈椎间盘突出症的治疗。当颈椎间盘突出伴有严重的颈椎椎管狭窄、合并椎板骨折、多节段颈椎间盘突出且致压物较大、以及合并颈椎过伸性损伤时,可酌情加以使用椎板切除减压术(laminectomy)。从生物力学角度来看,椎板切除对前柱致压物无减压效果;而且行椎板切除术后,对颈椎稳定性有影响,原则上应行关节突钢丝、侧块螺钉固定植骨融合等手术。椎板切除减压术包括:颈椎半椎板切除减压术、颈椎全椎板切除减压术、颈椎椎板扩大减压术。

5.颈后路髓核摘除术

侧方型颈椎间盘突出也可以从后路施术,摘除髓核。颈后路髓核摘除术类似腰椎间盘突出的髓核摘除技术,但由于两者解剖结构不同,其具体技术也有许多差别。不同于腰椎硬膜囊内走行马尾神经,颈椎硬膜囊内为脊髓,极易损伤,因而后路手术不能骚扰脊髓,需从侧方绕开脊髓摘除髓核。

这一方法目前应用很少,多用于拟行后路手术又存在侧方颈椎间盘突出,采用这一方法避免前后联合手术。术者必须熟悉颈椎的基本解剖以及脊髓、神经根走行,术前应根据患者的症状、体征以及影像学资料进行仔细分析、综合判断,以做到准确定位。另外,必须指出,脊髓型颈椎病和脊髓—神经根型颈椎病不能应用本术式。

(三)手术入路的选择

1.压迫部位

前路手术对于脊髓腹侧的压迫视野较好,效果也最直接。而对于伴有黄韧带骨化及颈椎曲度增大造成椎板层叠等因素致压者,选择后路更为合理。椎间盘突出合并轻度的黄韧带皱褶,有时通过前路椎间隙撑开、恢复椎间高度,能使皱褶的黄韧带再次绷紧拉伸,获得良好减压作用。除了考虑压迫的部位之外,还应结合致压物的性质和严重程度。如通过术前的影像学证实,致压物主要是椎间盘组织,即所谓的"软性"压迫,既使占位率超过50%的压迫也可以从前路取出脱出的髓核,直接解除压迫。如颈椎间盘突出合并后纵韧带骨化或椎体后缘增生骨赘,当椎管狭窄率>50%时,前路手术风险增加。必要时可以先后路再前路手术。

2.病变范围

对单节段或二节段的颈椎间盘突出,前路手术在减压、融合率及恢复椎节高度等方面,都取得了良好临床效果。而对于病变范围在3个节段以上者,如何选择手术方法尚有争议。多数学者认为对三节段及以下的病例采用前路减压,而四节段及以上病变最好采用后路手术治疗。但我们采用分节段减压技术,四节段的前路手术也取得较好的临床疗效。

3.椎管大小

椎管大小是决定颈椎间盘突出症患者手术入路的一个重要因素。累及整个颈椎的严重椎管狭窄、多节段颈椎间盘突出、椎管矢状径<11mm时,宜采用后路手术。而有人认为,只要能去除突出的椎间盘,即使合并先天性椎管狭窄的患者,多节段前路椎间隙减压植骨融合术(AC-DF)也能获得良好减压效果,原因在于引起脊髓压迫的主要因是突出的椎间盘而不是狭窄的椎管。

4.颈椎曲度

后路手术对颈椎生理曲度的恢复效果不如前路。颈椎曲度变直和反曲时,脊髓也无法向后有效漂移离开致压物,因而其不适用于颈椎曲度变直或反曲者。有人认为,行椎板成形术后,颈椎曲度正常的患者脊髓漂移峰值更大,神经功能恢复更好;也有人认为颈椎曲度与神经功能改善无关。Chiba等人推测椎间隙塌陷、颈椎高度下降后,脊髓松弛,使得在反曲的患者中也可有较好的神经恢复。

5.术前轴性疼痛

颈椎轴性痛亦应作为颈椎手术入路选择参考因素之一。由于后路手术对肌肉结构的干扰可能加重颈部疼痛,因而术前有颈部疼痛是椎板成形术的相对禁忌。颈后路手术引起颈部疼痛的发生率为6%~60%,实际发生率可能更高。前路则较少出现轴性疼痛,因而在其他条件类似的情况下,轴性痛者尽可能避免后路手术。

6.二次手术

翻修手术应尽量避开前次手术的入路,以避开瘢痕和变化了的解剖结构。瘢痕可能造成气管、食管、喉部神经血管结构的固定,后者易出现误伤。在决定再次手术的入路时,还应考虑前次手术距本次手术的时间、瘢痕的成熟程度和手术操作是否简便易行。如对手术操作影响不大可循前次手术入路。如拟由对侧入路手术,应行气管镜检查排除原手术侧声带麻痹。

第五节　颈椎管狭窄症

一、概述

颈椎管狭窄症是指颈椎间盘退行性改变及继发椎间关节退行性改变所致脊髓、神经、血管损害而表现的相应症状和体征。发育性颈椎管狭窄不作为临床诊断,只是作为影像学诊断,一般发病还是因为伴发退变增生或是间盘突出,只是比椎管宽的患者容易出现症状。

另外,我们亚洲人种普遍比白人、黑人椎管狭窄很多,也是先天因素,但是不能作为病态。

颈椎退行性疾病的诊断过去没有统一完整的诊断分类,只有颈椎病的描述和分类在临床广泛使用。但是随着诊断水平提高,颈椎间盘突出症和后纵韧带骨化症已明确诊断,颈椎管狭窄症也被经常在临床使用,临床医生在诊断上出现了比较混乱的情况。如何和过去的诊断区分没有明确的定义,经常各自随意使用,使得同样的疾病在不同的医生处会出现不同的名称。所以,一个较为统一的分类显得非常必要。

北京积水潭医院田伟教授提出了新的颈椎退行性疾病积水潭分类方法(JSTClassification of Cervical Spine Degenerative Disease),并于 2009 年开始在北京骨科年会(BOA)上推广交流,为该疾病的规范诊断奠定了基础。在该分类方法中,不再使用颈椎病这一名词,而是根据患者临床症状、病理基础,结合影像学表现,将退行性颈椎疾病分为颈椎间盘突出症、颈椎韧带骨化症、颈椎黄韧带钙化症、颈椎管狭窄症、退行性颈痛症、退行性颈椎不稳定、退行性颈椎后凸症 7 大类。

二、病因病理

颈椎管狭窄症好发节段依次为 $C_{5/6}$、$C_{6/7}$、$C_{4/5}$,严重者可延及颈椎多节段。颈椎是脊柱中活动度最大的节段,运动负荷引起椎间盘退变、椎间隙变窄、椎体边缘产生骨赘(尤其后缘及后侧方钩椎关节增生的骨赘意义更大),退变过程还包括前后纵韧带、黄韧带变性松弛,引起椎体排列不良,最终产生颈椎管狭窄或椎间孔狭窄,压迫相应节段脊髓或神经根产生症状。

另外颈椎退变也可能造成对椎动脉或交感神经的压迫和刺激。急慢性损伤可使已退变的颈椎损害加重而提前出现症状。发育性颈椎管狭窄(椎管矢状径<12mm)的患者脊髓症状出现得早,病情较重。

三、临床表现

根据颈椎退行性疾病积水潭分类方法,将颈椎管狭窄症分为脊髓型、神经根型、混合型、运动神经型、交感神经型、外伤性脊髓损伤型 6 个亚型。其中脊髓型和神经根型的诊断已明确达成共识,在本节中着重讨论。颈椎管狭窄症产生的颈部、神经根、脊髓症状与体征与颈椎间盘突出症类似,后者发病更急,发病年龄更年轻。

(一)神经根型颈椎管狭窄症

神经根型颈椎管狭窄症系指颈椎椎间盘退行性改变及其继发性病理改变所导致神经根受压引起相应神经分布区疼痛为主临床表现的总称。欧美发病率较高。

颈椎间盘的退行性改变是颈椎病发生发展病理过程中最为重要的原因,在此基础上引起一系列继发性病理改变,如相邻椎体后缘及外侧缘的骨赘形成、关节突关节及钩椎关节的增生肥大、黄韧带的增厚及向椎管内形成皱褶,以上这些因素与椎间盘突出一起均可对颈神经根形成压迫。而颈椎椎管的发育性狭窄以及在椎间盘退变基础上发生的颈椎不稳也是造成颈神经根压迫的因素。

该病好发年龄为 40～50 岁,以男性居多,与长期伏案等生活方式有关。症状可为一侧或两侧,通常为单根神经根受累,也可由多节段病变致两根或多根神经根受压。

神经根型颈椎管狭窄症临床上症状发作过程可为急性或慢性。急性发作者年龄多在30～40岁,常发生于颈部外伤之后数日或以往有颈部外伤史。症状以疼痛为主,多先有颈肩痛,短期内加重并向上肢放射,其范围与受累神经根支配的皮节相一致,有神经定位价值。皮肤可有感觉麻木、过敏等表现,个别疼痛严重者呈强迫体位,如肩关节上举等。

早期可有对应肌肉的痉挛疼痛,严重者出现肌无力,病程长的可出现肌萎缩。而病程表现为慢性者多系由急性发展而来,相当一部分患者为多根神经根受累。年龄多高于急性发作患者,表现为颈部钝痛及上肢放射痛,并可有肩胛部麻木感。

颈痛是颈椎间盘疾患最为常见的临床症状,但并非神经根型颈椎管狭窄症所特有。疼痛可向肩部及肩胛骨内侧放射,也可伴有颈椎活动受限、椎旁肌肉痉挛以及椎旁压痛等,同时伴有头痛症状者也并非少见。疼痛的原因目前尚不明确,可能与颈椎间盘纤维环及韧带中非特异性感觉神经受到刺激有关。也可能与椎旁肌肉痉挛有关或与继发于小关节的骨性关节炎有关。根性痛是神经根型颈椎管狭窄症最重要的临床表现,有时甚至是唯一的临床表现。由于多为单根神经根受累,疼痛常局限于颈、胸或上肢某一特定区域。颈椎旋转、侧屈或后伸可诱发根性痛或使其加剧。

查体中可发现颈肌痉挛,颈椎活动度下降,Jackson征、Spurling征阳性。相应神经根支配的部位皮肤感觉下降,肌肉无力萎缩,腱反射低下。

测量肌力最好让患者采取卧位。

0级:无肌肉收缩。

1级:有肌肉收缩,无关节运动。

2级:可有关节运动,但是不能抵抗重力。

3级:可抗重力,不能克服抵抗力。

4级:可以克服一定的抵抗力。

5级:足够克服抵抗力。

肌力减退程度较轻时对上肢运动影响轻微,而病程进展缓慢时受损肌肉的功能尚可被其他肌肉代偿,患者常不易察觉,因此系统详细的体检对于诊断具有重要意义。腱反射有时可减弱,体检时应注意与对侧相比较。

在影像学上,X线片显示颈椎生理曲度消失,椎间高度下降,关节突关节、钩椎关节骨质增生,椎间孔变窄等征象。根据颈椎过屈过伸侧位片可对颈椎稳定程度进行判断。其判断依据主要有两椎体水平移位＞3.5mm及相邻两椎间隙成角相差＞11°。

CT扫描可见突出的椎间盘组织呈密度增高影,而CT显示椎间孔的骨性结构尤其出色。遗憾之处是神经根与椎间盘及黄韧带等在密度上差别不如腰椎明显,CTM可弥补这一不足。

MRI颈椎间盘的信号一般要强于腰椎,其中央的髓核信号明显强于周围纤维环。脊髓组织信号为中等强度,其周围的脑脊液及硬膜囊信号较低。在T_2加权图像上,椎间盘的信号较T_1加权像明显增强,退变后的椎间盘信号则明显降低。MRI可较为准确地显示突出的颈椎椎间盘组织对神经根的压迫,其中以轴位像更具诊断价值。但在钩椎关节增生肥大时与突出的椎间盘在T_1加权像上较难区分。

(二)脊髓型颈椎管狭窄症

脊髓型颈椎管狭窄症的基本原因是颈椎退行性变。其发病始于脊髓的外在因素,累及脊髓周围的骨与软组织,引起脊髓功能障碍。

早期病变为退行性变,反应性骨质增生加大椎体在椎间盘水平的矢状径线。所形成的软骨骨赘向后突入椎管,减少脊髓的有效空间和血供。椎间隙狭窄又导致钩椎关节重叠,椎间关节骨关节病。来自钩椎关节和椎间关节的骨赘进一步减小椎管和神经孔的径线。黄韧带失去弹性、增厚、突入椎管是脊髓侧后方的重要压迫因素。

这些机械因素对脊髓型颈椎管狭窄症病理生理学起到重要作用,可分为静态和动态两种因素。最重要的静态因素为椎管大小。发育性椎管狭窄被认为降低了各种结构压迫脊髓的累及效应引起症状和体征的阈值。其他静态因素为椎间盘突出、黄韧带增厚、钩椎关节及椎间关节骨赘等。动态因素主要为退变、炎症或创伤,这些因素引起韧带松弛、半脱位和对脊髓的"钳压"作用。

即使无运动异常,椎体后缘骨赘及椎板或黄韧带的前突也会产生类似的"钳压"机制。脊髓型颈椎管狭窄症的发作也与外伤有关,并且亚洲人发病率较高。

多数患者上肢症状初发,指尖麻木,手笨拙感,继而出现行走不稳,痉挛步态,甚至大小便障碍等。查体表现为髓节障碍和白质障碍两大部分。髓节障碍为上颈髓灰质髓节分布区的感觉减退,肌力下降、肌肉萎缩、腱反射障碍。白质障碍为病变以下平面出现肌张力增高,腱反射亢进,病理征阳性。一些相应特殊检查方法如下。

1. 闭目难立征(Romberg 征)

直立,双足并拢,双臂前平举 15 秒,不稳为阳性。

2. 直线连足征

双足交替,足跟贴足尖行走,不稳为阳性。

3. Lhermitte 征

检查方法为让患者屈曲或后伸颈部,出现沿着颈背部放电样疼痛的状态为阳性。Lhermitte 是神经内科医生,他发现脊髓侧索硬化等脊髓白质处于炎症状态时,做屈颈动作可以诱发患者出现沿着颈背部向下方的过电样疼痛。颈椎屈曲和伸展可以使颈髓移动,而脊髓又是被齿状韧带固定于硬膜,因此会出现微小的牵动。正常时这样的牵动不会有异样的感觉,但是脊髓白质炎症状态时,兴奋域值很低,会出现放电样的感觉。

4. 10 秒手指屈伸试验

10 秒手指屈伸试验可判断脊髓内部髓节间的联络功能。检查方法为让患者用最快的速度屈伸手指,每一次必须完全伸直和屈曲,如果 10 秒钟 20 次以下为异常。伸直手指时需要屈曲的拮抗肌的同时松弛,反之亦然。这需要脊髓灰质的邻近髓节之间的迅速信息交换。如果脊髓受压导致髓节之间的联系不畅,手指屈伸的灵巧运动就会受限。

5. 小指逃避征(FES-finger escape sign)

让患者伸直双手手指,并手指并拢,小指不能合并为阳性。此征反映了手内在肌肌力下降,小指表现最明显。

6. Hoffmann 反射

Hoffmann 反射可了解是否出现上运动神经元的功能障碍。检查方法为将患者的中指掌指关节背伸，余指放松。迅速向掌侧弹拨中指末节，如果出现拇指内收动作为阳性。一般认为这是上肢的病理征的表现。有人认为其实只不过是上肢肌腱反射亢进的一种表现。因此阳性不一定有临床意义，但是如果强阳性或是单侧阳性就有重要的临床意义。

7. Wartenberg 征

Wartenberg 征可了解是否出现上位运动神经元的功能障碍。检查方法为将检者的拇指放在患者的 2～5 指的末节掌侧，用检查锤敲击，如果出现患者拇指屈曲动作为阳性。Wartenberg 征比 Hoffmann 征反射更容易出现。因此不够准确。一般认为这是上肢的病理征的表现。有人认为其实只不过是上肢肌腱反射亢进的一种表现。因此阳性不一定有临床意义，但是如果强阳性或是单侧阳性就有重要的临床意义。

8. Barre 征

(1)臂征：双臂前平举，前臂旋前，一段时间后肩及腕下垂为阳性。

(2)腿征：俯卧，屈膝 45°，一段时间后膝及踝下垂为阳性。

9. Babinski 征

沿小趾侧刺划足底并转向大趾侧，大趾背伸，其余四趾扇形张开为阳性。

10. Chaddock 征

沿小趾侧刺划足背并转向大趾侧，大趾背伸，其余四趾扇形张开为阳性。

11. 髌阵挛

股四头肌放松，突然下推髌骨并固定，四头肌不自主收缩带动髌骨跳动为阳性。

12. 踝阵挛

小腿三头肌放松，突然背屈踝关节，三头肌不自主收缩带动踝关节跳动为阳性。

在影像学上，X 线片表现与神经根型相似。脊髓造影可动态观察脊髓受压情况。CTM 可以在横断面观察脊髓受压情况。MRI 可显示脊髓的整体观，髓内的信号改变有利于病变性质的判断和神经定位。

脊髓功能的量化评价：我们多采用 JOA 颈髓功能评分表，集中评价上下肢运动障碍(8 分)、上下肢及躯干感觉障碍(6 分)、括约肌功能障碍(3 分)。此评价系统共计 17 分，不仅可对脊髓功能障碍进行整体评价，还可于治疗前后对比进行疗效观察。临床多用 JOA 评分，JOA 评分改善率，其计算公式：改善率＝(术后 JOA 分－术前 JOA 分)/(17－术前 JOA 分)×100%。

四、鉴别诊断

中年以上的患者，根据病史、体检以及影像学检查，不难做出诊断。但不能忽视与脊髓、神经根本身的病变进行鉴别诊断。

(一)诊断神经根型颈椎管狭窄症时应注意排除以下疾患

1.脊髓型颈椎管狭窄症

当脊髓型颈椎管狭窄症表现为一侧上肢症状时容易混淆，此时查体白质障碍表现及 MRI 检查所提供信息常具有重要价值。神经根型颈椎管狭窄症还可与脊髓型颈椎管狭窄症同时存在。

2.胸廓出口综合征

主要病因包括颈肋、前斜角肌肥厚以及锁骨、肩胛骨喙突或第 1 肋骨畸形愈合或不愈合等。最常见的症状为上肢的疼痛、麻木或疲劳感,其次为肩部和肩胛部的疼痛,再次为颈部的疼痛。根据受压成分的不同可以神经、动脉或静脉受压症状为主,其中多数主要表现为神经受压症状,以臂丛下干受累机会为多,故常表现为尺神经支配区的损害症状。

常用体检方法包括 Morley 试验、Adison 试验、Wright 试验、Eden 试验及 Roos 试验等。Wright 试验:坐位,挺胸,头后仰转向对侧,肩过度外展外旋,前臂旋后,桡动脉减弱或消失。本症的诊断应根据临床症状及上述试验结果综合判断,常规摄 X 线片,必要时可行血管或臂丛造影及神经电生理检查。

3.肩部疾患

如肩关节周围炎、肩袖损伤等。以肩部疼痛、活动障碍为突出症状,二者可合并存在,肩关节造影及 MRI 检查有助于明确诊断。

(二)诊断脊髓型颈椎管狭窄症需从髓节障碍和白质障碍两大方面进行鉴别

1.有髓节障碍

有髓节障碍可考虑中下位颈髓同部位的其他疾病;枕骨大孔部的肿瘤,可出现类似下位颈髓的定位症状,但是有面部的洋葱皮样和颈后部的感觉障碍。

2.只有白质障碍

只有白质障碍可考虑颅内病变,多发脑梗死,高位颈椎畸形,肿瘤,颈胸椎后纵韧带骨化,胸椎黄韧带骨化等。

五、治疗

(一)一般治疗

休息,制动,临床多用颈托限制颈椎的过度活动。牵引治疗适用于脊髓型以外的颈椎管狭窄症,可松弛肌肉,减轻对神经根的刺激,加速炎性水肿的消退。颈牵引征阳性患者适于此项治疗。药物治疗多用非甾体消炎药、肌肉松弛剂及镇静剂进行对症治疗。神经根型还可行神经根封闭或颈硬膜外注射皮质类固醇,但有一定的危险性。

(二)手术治疗

诊断明确,非手术治疗无效,或反复发作,或脊髓型颈椎管狭窄症症状进行性加重者适于手术治疗。按手术入路分为前路和后路手术。

1.前路手术

前路手术适于压迫节段不多于两个间隙的脊髓型颈椎管狭窄症。首先要充分减压,然后要进行有效的融合,最传统的方法是植入三皮质自体髂骨,选择使用微型磨钻进行前路的矩形减压,要求切除骨性终板,两侧钩椎关节后缘的骨赘。我们一直使用珊瑚人工骨加钛合金板进行融合手术。近年又进行人工间盘置换术,获得了较好的手术效果。

(1)矩形减压,珊瑚人工骨植骨,钛板固定术手术方法:手术为了安全和无痛,原则上选择全麻的方法。手术前没有必要进行推拉喉结的练习。为了手术部位的美观,我们均采用颈前横切口。体位采取仰卧位。头部轻度后伸,向手术入路侧的对侧旋转30°。头部要固定。两肩使用宽胶带向尾侧牵拉并绑缚在手术床缘。入路应该分层次清楚切开颈阔肌,在胸锁乳突肌前缘钝性分离至颈椎前缘。

使用曲形针头插入手术间隙透视或拍 X 线片确认间隙的正确性,这一过程非常重要,即使凭照经验找到手术间隙也不能省略此过程。在两侧的颈长肌内缘分离后,使用自动颈椎前路拉钩暴露切口。使用 CASPAR 自动拉钩,可以防止损伤颈部重要组织和节省助手的劳动。使用 15 号刀片自双侧钩椎关节内缘切除颈椎间盘,并用刮勺清除残余软骨终板。用专用椎体撑开器,适当撑开椎体,用微型磨钻切除上下骨性终板,特别注意切除后缘骨赘。也可采用超声磨钻进行骨赘的磨削,特别是钩椎关节后缘骨赘,使用超声磨钻能减少神经根损伤几率。剩余骨片用 2mm 的椎板咬骨钳和髓核钳切除。选择适当的珊瑚人工骨块植入间隙,放松撑开器,使上下椎体夹紧植骨块。选择合适的钛合金板进行固定,放置引流后缝合伤口。手术后颈托固定 3 周。手术第 2 天下地开始功能锻炼。

(2)颈椎人工间盘置换术:手术适应证基本是过去的短节段前路融合手术适合的病例,但是原来单节段邻近间隙不好的病例融合选择比较困难,人工间盘反而容易决定。具体适应证如下。

1)颈椎间盘突出症。

2)单节段或双节段的颈椎管狭窄症压迫脊髓或神经根,或明确造成顽固的交感神经型颈椎管狭窄症的节段。

不应选择的条件:①明显的广泛颈椎管狭窄;②外伤性脱位骨折;③明显的颈椎不稳定;④准备手术的间隙活动已经消失;⑤颈椎后纵韧带骨化症。此外一个明确的颈椎间盘假体置换手术的禁忌证就是骨质疏松,因为椎间盘假体上、下两侧的金属终板有陷入邻近椎体的可能。

颈椎人工间盘置换术手术方法:术前根据 CT 扫描图像,确定准备植入的假体的直径。手术在全麻下进行,患者取仰卧位,头部中立位,用宽胶布固定头部和双肩,牵引下颌。C_6、C_7 节段取颈前左侧横弧形切口,其余节段取颈前右侧横弧形切口。逐层分离,显露椎体后,于病变间隙插入标记针,C 形臂机透视确定位置后放置 Bryan 间盘操作系统,切除病变椎间盘。用椎间撑开器撑开,安放双通道打磨导向器,确定磨削深度后,用盘状磨头精确打磨出人工椎间盘植入面的外形,使之与植入物能够严密配合。用磨钻磨除骨赘,取出后突的间盘组织并切开后纵韧带充分减压。在人工椎间盘假体中灌注无菌生理盐水并密封后,植入假体,C 形臂机透视确认位置满意后,按常规关闭切口。手术后颈托固定两周。手术第 2 天下地开始功能锻炼。

2.颈后路椎板成形手术

颈后路椎板成形手术基本目的是通过椎板减压间接解除对脊髓的压迫。适于发育性颈椎管狭窄症、压迫节段超过两节的脊髓型颈椎管狭窄症和后纵韧带骨化症。常见的术式包括平林法及黑川法。

(1)平林方法:切除棘突,将一侧椎板根部切开,对侧椎板根部用咬骨钳咬薄形成合叶,将椎板向一侧翻开并用线悬吊。方法简单,但是椎板开大的多少不好掌握。容易出现神经根减压综合征,轴性痛比较常见。

(2)黑川方法:保留棘突,使用细钻头将棘突从中线劈开,再椎板两侧的根部用微型磨钻制作纵沟,形成合叶。将椎板向两侧分开棘突间植入髂骨块用钢丝绑缚固定。

(3)SLAC:首先使用特殊线锯一次性将 5 个棘突全部切开,使用微型磨钻或超声磨钻制作两侧合叶,制作楔形珊瑚人工骨块置入棘突之间用 10 号丝线绑缚固定。为了减少轴性头痛,我们采用 SLACⅡ型方法:C_3 椎板单纯切除以保障颈半棘肌不被破坏;C_7 棘突很重要予以保留,只进行椎板拱形潜行切除。效果很好。术后颈托固定 2 周,第二天起床锻炼。

第六节　胸椎间盘突出症

一、概述

胸椎间盘突出症(Thoracic disc herniation,TDH)在临床上并不多见,尤其是症状性胸椎间盘突出症,其发病率占整个脊柱所有椎间盘突出症的 0.25%～0.75%。虽然其发病率低于颈椎病和腰椎间盘突出症等疾病,但该病多进行性发展,致残率较高,手术难度和风险大;此外,其临床表现较为复杂且缺乏特异性,容易造成延误诊断或漏诊。

二、病因

胸椎退变、外伤、脊柱畸形等是导致胸椎间盘突出的直接原因或诱因,一般认为胸椎间盘突出症是在胸椎间盘退变的基础上发生的,而创伤可能与发病密切相关。但其确切的病因目前尚不明确,多数学者主张胸椎间突出症的发生和发展是多种因素共同作用的结果。

(一)积累性力学损伤

理论上,胸椎间盘突出症可以发生在胸椎的任一节段,但研究发现椎间盘突出以下胸椎为多,T_4 水平以下约占 75%,而 T_1 水平以上则相对较少。这主要与下胸椎为应力集中部位,容易遭受损害有关。胸椎上 10 节胸椎与肋骨和胸骨一起组成了笼状结构,笼状结构增加了胸椎的稳定性,同时也限制了椎间活动。

而笼状结构外的下胸椎因肋骨限制减少,活动度较大,且笼状结构内的脊柱作为一个整体运动,容易使位于胸腰段结合区的下胸椎处于应力集中,使其容易遭受较强的应力作用,进而产生急性或慢性的椎间盘损伤。

此外,在上中胸椎区域的胸椎间盘突出症发病率男性与女性类似,而在下胸椎区域的胸椎间盘突出症发病率男性明显高于女性,这可能与男性在工作和生活中常常承受重体力劳动引起的力学损伤有关。

(二)慢性退行性变

临床研究表明,胸椎间盘突出症好发于中老年,90%患者的发病年龄在 30～70 岁之间,平均年龄为 51.4 岁,一般病史较长,逐渐加重,部分患者合并颈椎、腰椎间盘突出,尤其是下胸段椎间盘突出症患者更为常见。该病通常合并胸椎椎体后缘骨赘、小关节增生和脊柱韧带肥厚等脊柱退变因素,这些特点与慢性退行性变一致。病理学研究发现,胸椎间盘突出与颈椎间盘突出一样,也是在椎间盘退变的基础上发生的。一般椎间盘内钙化的胸椎盘突出常常有临床症状,但这很难解释为何上胸椎椎间盘突出极为少见。

(三)创伤

研究发现 50% 的胸椎间盘突出症与创伤密切相关。当纤维环急性损伤时,脊柱屈曲和扭转负荷的结合力可致后部髓核突出。

而在临床工作中,真正能追问出有创伤史的病例极少,因此对于创伤是否真正参与了胸椎间盘突出症的发病尚存在着争议。临床上对于创伤往往只注意到椎体的骨折,而容易忽视椎间盘髓核和终板的损伤情况。终板发生损伤后,从椎体到椎间盘的营养通路受阻,椎间盘的营养障碍进一步加剧了椎间盘退变的过程,加上原有椎间盘纤维环部分损伤或后纵韧带断裂,容易导致椎间盘突出。

(四)脊柱后凸

脊柱后凸可引起胸椎间盘突出,尤其是后凸畸形的顶点部位容易出现髓核脱出压迫神经的现象。近期的研究结果表明,胸椎间盘突出症与休门病(Scheuermann)及不典型休门病之间存在明显的相关性,而休门病即为青年性脊柱后凸。

该研究发现,胸腰段椎间盘突出相应及邻近节段的脊柱后凸角度显著大于正常人群,这可能导致局部应力增加,加速椎间盘的损伤。脊柱后凸时,脊髓通常移向前方,此时若合并椎间盘突出,则更容易产生或加重对脊髓的压迫。此外还有研究发现,椎体发育欠佳、椎体楔形改变、骺环破坏、后缘离断,很可能导致脊柱后凸并加速椎间盘的退变,但脊柱后凸与椎间盘突出发生的先后关系尚不能确定。

三、病理

由于胸椎椎管相对较小,脊髓在椎管内的缓冲间隙也小,胸椎生理后凸使脊髓前间隙相对较小,因此程度较轻的椎间盘突出即可产生压迫。胸椎间盘突出后,椎间盘本身及其邻近的组织结构均可发生各种继发性病理变化。

正常椎间盘没有血管组织,其营养供应主要通过两个被动途径扩散而获取:一是终板途径,即椎体内血管的营养物质通过骨髓腔-血管-软骨终板面扩散到椎间盘,营养髓核与纤维环内层;二是纤维环途径,即纤维环表面血管营养纤维环外层。软骨终板既具有屏障功能,又有营养中介作用。椎体骨-软骨终板-椎间盘界面的通透性决定于软骨终板与椎体之间血管的多少。

软骨终板硬化、钙化、增厚后导致椎间盘血供减少,同时妨碍废物的排除,使乳酸浓度升高,pH 值降低,加速细胞凋亡或死亡,并形成恶性循环,导致基质降解。终板内软骨细胞可以合成髓核基质,产生黏多糖,软骨终板钙化减少了终板为髓核产生的黏多糖,使髓核含水量降低,导致椎间盘进一步退行性变。

同时,基质降解酶在椎间盘变性中发挥着重要作用,影响着基质的合成和破坏平衡,这一调控基质代谢的酶系统包括:金属蛋白酶、蛋白多糖酶、弹性蛋白酶、金属蛋白酶组织抑制因子等。在发生变性的椎间盘中蛋白多糖含量逐渐下降,水含量明显降低,胶原类型发生转换。

此外,炎症物质、细胞因子既是椎间盘发生变性的病理产物,又是进一步促进其退行性变、参与椎间盘发生突出并产生临床症状。

胸椎间盘突出可通过对脊髓的直接压迫以及影响脊髓的血供和静脉回流而产生一系列症状,由于胸段椎管间隙小,胸脊髓血供差,胸椎间盘突出所造成的脊髓损害往往较为严重,其病理改变可由间盘组织或后方皱起的黄韧带直接压迫而造成。而胸椎间盘侧方突出可直接压迫神经根,中心型突出亦可向后压迫推移硬膜囊牵拉神经根,神经根受椎间盘组织的直接压迫或神经根受牵拉导致炎症反应,出现根性疼痛。

四、症状

胸椎间盘突出症发病隐袭,多数慢性起病,少数患者有外伤史,可能出现急性发病,引起神经症状甚至瘫痪。该病的临床表现复杂多样,缺乏明确的症状不适,症状比较模糊,容易造成误诊。慢性起病者早期多缺乏典型的疼痛或神经功能损害症状,许多患者被误诊为心血管、消化道、泌尿生殖系统或精神病等疾患,甚至还采取了不必要的胸部或腹部手术治疗。

临床上根据突出的解剖位置不同,将胸椎间盘突出症分为中央型、旁中央型、外侧型和硬膜内型。其中,中央型和旁中央型突出约占整个胸椎间盘突出症的70%,硬膜内型突出罕见。高位中央型突出,主要表现为脊髓压迫综合征、脊髓病变;低位中央型突出,主要表现为圆锥或马尾受压的表现,出现马尾综合征,表现为背部、下肢痛合并括约肌松弛、大小便功能障碍;外侧型突出压迫神经根,主要表现为根性痛症状,伴或不伴脊髓压迫症状,出现放射痛、肋间神经痛、感觉障碍等。然而,这些症状早期并不典型,可以单独或合并存在,没有截然的界线,外侧型突出有时也可压迫脊髓而出现锥体束征,中央型突出又可间接牵拉神经根而导致神经根痛,这就给临床上进一步判断和诊断提供了挑战。

(一)疼痛

疼痛为常见的首发症状。其特点可为持续性、间歇性、钝性、锐性或放射性。根据突出的部位和节段不同,疼痛可呈轴性、单侧或双侧分布。少部分患者主诉为一侧下肢疼痛,易与腰椎间盘突出症相混淆;沿胸壁的放射性疼痛亦为常见的主诉。咳嗽、打喷嚏或活动增加均可加剧疼痛症状,而休息后上述症状可减轻。

有时也会发生不典型的放射性疼痛,如 $T_{11\sim12}$ 的胸椎间盘突出症可表现为腹股沟及睾丸疼痛,易与髋部和肾疾患相混淆。发生在中胸段的胸椎间盘突出症可表现为胸痛和腹痛。而颈痛、上肢痛及 Horner 综合征并非都由颈椎病所致,也应考虑到 $T_{1\sim2}$ 椎间盘突出症造成的可能。

(二)感觉障碍

感觉改变是仅次于疼痛的常见症状,尤其是麻木,也可表现为感觉异常及感觉迟钝。在没有疼痛症状的情况下,这些感觉障碍表现也许就是诊断胸椎间盘突出症的唯一线索。

(三)下肢运动障碍

部分患者早期仅表现为脊髓源性间歇性跛行、下肢无力、僵硬发沉感,可有或无疼痛、麻木,休息片刻症状减轻,严重者可出现瘫痪。这种瘫痪多为痉挛性,踝阵挛和髌阵挛阳性,深反射亢进,Babinski 等病理征阳性。值得注意的是,下胸椎胸椎间盘突出也可表现为迟缓性瘫痪,如足下垂。

(四)括约肌功能障碍

大小便功能障碍一般是脊髓功能损害的后期表现,少数有性功能障碍。有报道患者就诊时,60%患者主诉有运动和感觉障碍,30%患者主诉有膀胱功能障碍,其中18%二便功能都出现障碍。

五、体征

胸椎管与颈椎和腰椎相比要小很多,胸椎管内的脊髓容易受压,但由于患者间的椎间盘突出程度和椎管容积大小存在差异,不同患者的临床体征也有很大的差异。

发病早期往往缺乏阳性体征,可仅表现为轻微的皮肤感觉障碍,但感觉丧失的范围不定,多数患者感觉丧失的范围位于压迫的平面以下。随着病情的发展,一且出现脊髓压迫,则表现为典型的上运动神经元损害体征。

(1)肌力减退:肌力减退除发生在腿部外,还可以出现下腹部的肌力减退,而且这种减退多为双侧性,近侧肌群和远侧肌群的肌力减弱程度通常是一致的。

(2)多数患者可出现深反射亢进和病理反射阳性,也可出现踝阵挛或髌阵挛。

(3)针刺痛觉或触觉减退,由于脊髓被挤压的部位位于脊髓前方,一般脊髓后方传导的神经功能如位置觉和振动觉通常可以很好的保留。

(4)还可出现肌张力增高、肌肉痉挛和异常步态等。当病变位于 $T_{11\sim12}$,$T_{12}\sim L_1$ 时可以出现广泛肌肉萎缩、肌腱反射亢进或减弱、病理征阳性或阴性等上运动神经元和下运动神经元混合性损害的体征。当旁中央型突出较大时还可导致脊髓半切综合征(Brown-Sequard syndrome),表现为病变节段以下用侧上运动神经元性瘫痪及触觉深感觉的减退,对侧病变平面 2~3 个节段以下的痛温觉丧失。此外在体格检查时,还可发现部分患者存在脊柱畸形,但局限性的脊柱后凸比较少见。

六、影像学表现

影像学检查是确诊胸椎间盘突出症的主要方法之一,常见的影像学检查方法对胸椎间盘突出症诊断的正确率差距较大。常规的胸椎 X 线片对该病的诊断缺乏特异性,而脊髓造影、CT 扫描及磁共振成像(MRI)则相对较高。

(一)X 线片

X 线片若显示有椎体后缘离断、显著骨赘、椎间盘钙化、脊柱后凸或休门病样改变,对诊断胸椎间盘突出症有提示意义。相对于颈椎和腰椎间盘突出症,胸椎间盘突出症合并椎间盘钙化的几率要多一些,约占胸椎间盘突出症的 50%,这是其影像学的一个特点。

(二)脊髓造影(myelography)

脊髓造影的准确性要比胸椎 X 线片高得多,但其敏感性仍较低,不足 70%。目前采用水溶性非离子碘造影剂经腰穿逆行造影,小的椎间盘突出可表现为轻至中度造影剂充盈缺损,大的椎间盘突出表现为造影剂中断。但对于有些外侧型椎间盘突出,脊髓造影不能发现明显异常,易于漏诊,文献报道脊髓造影的漏诊率超过 30%。

(三)CT 扫描

由于胸椎管内脂肪组织较少,极少量的脂肪组织仅限于椎管背侧和椎间孔内,胸椎单纯的 CT 扫描对硬膜囊前方显影不满意,不易发现突出的椎间盘。结合 CT 脊髓造影(CTM)则可清晰地显示脊髓受压程度和椎间盘突出的类型,普通脊髓造影不能发现的外侧型突出也能清晰显示。CTM 的敏感性及特异性可与 MRI 相媲美,但缺点在于该检查为有创性操作,尤其是需要医生划定较为明确的检查部位、进行多节段的横断扫描,否则容易漏检。

(四)磁共振成像(MRI)

MRI 的优势在于该检查本身无创,结合矢状面和横断面图像可更加精确地评价突出的椎间盘及对脊髓压迫的程度,同时可以了解有无脊髓变性,还有助于发现脊柱较大范围内多发的椎间盘突出,并与其他一些神经源性肿瘤相鉴别。

七、诊断

由于胸椎间盘突出症的发生率较低以及临床表现的多样性和不典型性,容易发生误诊或漏诊,该病的临床诊断往往富有挑战。近年来随着诊断技术的发展,尤其是 MRI 在脊柱外科的应用,本病的诊断准确率有了很大改观。

临床医生应提高对该病的认识,仔细询问病史和体格检查最为重要。对于 40 岁以上的患者出现背痛或下肢痛、下肢进行性运动或感觉障碍、大小便障碍等,一旦确定有胸脊髓损害的症状或体征即应考虑到本病的可能,通过进一步的影像学检查以明确有无胸椎间盘突出的存在,多可得出诊断。

八、鉴别诊断

患者就诊时主诉较为杂乱且缺乏特异性,故应系统地从脊柱源性和非脊柱源性疾患的角度进行全面的评估。易与该病症状相混淆的非脊柱源性疾患包括有胆囊炎、动脉瘤、腹膜后肿瘤以及其他一些腹腔内和胸腔内疾病,而与该病有类似首发症状的脊柱源性疾病包括肌萎缩侧索硬化、脊髓多发性硬化、横贯性脊髓炎、脊髓肿瘤及动静脉畸形等。

当确定患者下肢有上运动神经元损害时要除外有无颈椎病可能;当下肢症状显著重于上肢时,除了考虑有颈脊髓损害,同时要考虑胸脊髓压迫的可能;当患者表现为广泛下运动神经元或混合性神经损害时,要考虑胸腰段脊髓压迫;当表现有脊髓损害但是并无显著压迫时,要除外脊髓血管畸形和其他脊髓疾病。

九、非手术治疗

对于发病早期、症状较轻、无严重神经损害或锥体束征的患者,可以采用非手术治疗。具体措施包括卧床休息、避免过度负重和剧烈活动、避免外伤、减少脊柱的轴向载荷、限制脊柱的反复屈伸活动、佩戴胸腰骶支具等;同时配合应用非甾体类抗炎药物(NSAIDs)控制疼痛症状,还可进行热敷等。

对于青少年胸椎间盘突出症,椎间盘钙化后部分可以吸收,而中老年一般钙化不容易吸收,可根据病变的严重程度选择非手术治疗。轻微疼痛且药物治疗有效的患者可进行定期随访,如果症状继续发展或加重,则应建议手术治疗。

十、手术治疗

(一)手术适应证

对于以下情况可采取手术治疗。

(1)经非手术治疗 3 个月症状无缓解或加重。

(2)症状发展迅速。

(3)肌力减退、肌肉萎缩。

(4)括约肌功能障碍。

(5)影像学证实椎间盘突出巨大,脊髓压迫明显,虽然症状轻微,也可考虑手术治疗。凡出现脊髓压迫症状患者原则上应尽早手术治疗,在手术切除突出胸椎间盘的同时,应刮除椎体后缘的增生骨赘达到充分减压。

鉴于胸段脊髓特有的解剖学特点,该节段的手术风险相对较大。因此选择最佳的手术途径,尽可能减少对脊髓和神经根造成的牵拉刺激,显得格外重要。具体而言,手术途径的选择主要取决于以下几个方面内容:椎间盘突出的节段、突出的病理类型、与脊髓的相对关系以及术者对手术方式的熟悉程度等。总的来说,手术途径可分为前路和后路两大类。前路包括侧前方经胸腔途径、经胸腔镜途径、经胸骨途径以及经内侧锁骨途径;后路包括侧后方经胸膜外途径、经肋横突关节途径、后正中经椎板途径及经椎弓根途径。

(二)侧前方入路胸椎间盘切除术

该手术入路包括经胸膜腔和经胸膜外两种方式,两种术式大体相同,均为目前临床上最常被采用的术式。前者具有术野开阔清晰、操作方便、对脊髓无牵拉、相对安全等优点,而后者较前者创伤干扰小且术后无须放置胸腔闭式引流管。

1.适应证

广泛地适用于 $T_{11\sim12}$ 的胸椎间盘突出症,尤其是在切除中央型椎间盘突出及伴有钙化、骨化时,优点更为突出。

2.相对禁忌证

对于位置比较靠上的胸椎间盘突出者无能为力,对于椎间盘进入椎管或嵌入脊髓的患者手术摘除困难。由于开胸手术对患者的生理功能干扰较大,因此年龄小、全身状况比较差、心肺功能不好的患者不宜使用该术式。

3.麻醉

气管内双腔插管全身麻醉。

4.体位

患者取侧卧位,为避免对下腔静脉和肝脏的干扰,建议从左侧行切口进入。

5.操作步骤

(1)切口:通常沿比拟切除椎间盘高两个节段的肋骨作切口进入。

(2)显露:按常规胸椎和胸腰段的显露方法进行显露,切开胸膜壁层并向前推开,电凝烧结拟切除椎间盘相邻两椎体节段血管,剥离椎前筋膜至椎体前缘,并填塞纱条止血,同时将椎前大血管推开予以保护。

(3)手术要点有以下几种。

手术定位:确定正确的手术节段至关重要,直接影响到手术的成败。确定方法包括参照所切除的肋骨和对应的椎节来确定正确的手术节段,还可进行术中透视或拍片,根据 $L_5\sim S_1$、T_{12} 或 $C_{1\sim2}$ 影像标志来进行手术定位。通常需将上述方法结合起来进行推断,有时尚需根据局部的解剖学特点,如某一椎节的特殊形态,骨赘大小或局部曲度情况等,结合术中所见进行多次反复推断。尤其是存在移行椎的情况下,更应提高警惕。

节段血管的处理:于胸椎椎体侧方,颜色发白的隆起处为椎间盘,凹陷处为椎体,可见节段血管从椎体中部横行经过。用长柄15号圆刀纵向切开覆盖于其上的壁层胸膜,以小"花生米"样纱布球将其向两侧推开。用直角血管钳分离结扎切断节断血管,或直接以尖镊夹持电灼处理。

切除椎间盘组织：先切除椎间盘及软骨板大部，然后使用长柄窄骨刀楔形切除相邻的椎体后角，即上位椎体的后下缘和下位椎体的后上缘，深达椎管对侧壁，然后逐层由前向后切削至接近椎体后缘。用神经剥离子探及椎体后壁及椎间盘后缘，以引导用骨刀切骨的方向和进刀深度。于椎间盘纤维环在椎体上、下附着点以远切断椎体后壁，用窄骨刀或配合应用长柄刮匙，将部分椎体后壁连同椎间盘组织由后向前撬拨切除或刮除，用刮匙刮除残存椎管内的椎间盘或骨赘，直至胸脊髓前部硬脊膜囊完全清晰地显露出来。也可以先咬除椎弓根，显露出硬脊膜囊和椎体后壁，再用刮匙由后向前逐步将椎间盘刮除。

植骨融合和内固定：椎间盘切除和胸脊髓减压后，是否需要同时行椎间植骨融合和内固定尚存争议。考虑到为了早期进行康复功能锻炼、提高植骨融合率及避免椎间隙狭窄带来的远期问题，建议同时行椎间融合和内固定。

（4）切口闭合及引流：经胸膜途径或经胸膜外途径但胸膜已破者，均须放置胸腔闭式引流，常规方法逐层缝合伤口。

6. 术后处理

术后常规使用预防剂量抗生素；密切观察胸腔引流量和性状，若 24 小时内引流总量少于60mL 时，拍摄胸片核实无误后可去除胸腔闭式引流管。术后 7 天复查胸椎 X 线片了解椎间植骨和内固定情况，并开始下床活动。

7. 并发症及处理

（1）术中出血：若为节段血管出血，需立即重新予以结扎或电灼止血；若为椎管内静脉丛出血，可填以明胶海绵压迫止血；若为骨壁渗血，则可用骨蜡涂抹进行止血。

（2）术中硬脊膜破裂、脑脊液漏：若裂口较小，可填以明胶海绵；若破损较大，则应尽可能地进行缝合修补（6−0 尼龙缝线），有时需扩大骨性结构的切除，以便有足够的空间修补硬脊膜。

（3）术中脊髓或神经根损伤：术中应仔细辨认和松解神经粘连以减少神经损伤。一旦发生神经损伤，可予以脱水、激素和神经营养药物，术后积极进行有关康复功能练习。

（4）肺部并发症：诸如术后气胸、胸腔积液或乳糜胸等，可行相应的处理。

（三）经胸腔镜胸椎间盘切除术

该术式是使用电视辅助胸腔镜技术（VATS）经胸腔达到病变椎间盘，进行椎间盘切除的微创手术方法，适用于 $T_{4\sim12}$ 的软性胸椎间盘突出，而对于椎体后缘骨赘增生明显的患者不宜采用。

该术式术野清晰、创伤小、并发症少且术后恢复快，同时又避免了因开胸带来的一些生理功能的紊乱和术后胸腔感染。但其对手术技术要求苛刻，在剥离胸膜尤其是左侧前胸壁胸膜时容易导致胸膜破裂、术后可能导致胸膜外积液等，故一定要积累了较丰富的切开手术和腔镜下操作的经验方可应用。

（四）前路经胸骨或内侧锁骨胸椎间盘切除术

对于 $T_{1\sim4}$ 胸椎间盘突出，经后方或经后外侧入路损伤脊髓的风险极大，只有经前方入路切除椎间盘。对于颈部细长患者，采用低位颈前右侧切口有可能显露出 $T_{1\sim2}$ 椎间盘并切除；对于消瘦患者，有可能采用经胸腔经椎体前外侧入路显露 $T_{3\sim4}$ 胸椎间盘并切除；其他术式难

以显露的 $T_{1\sim4}$ 胸椎间盘突出只有采用经胸骨或内侧锁骨途径切除。但因该术式显露复杂、创伤大、术野深在,只应在专门的脊柱中心开展。

(五)后路椎板切除减压胸椎间盘切除术

经椎板切除途径是脊柱外科领域非常经典的一种术式,遗憾的是若试图从后方行胸椎间盘的切除,则术中势必通过对脊髓的牵拉才能使椎间盘切除得以实施和完成,当遇到中央型或钙化的椎间盘突出,此操作常常造成脊髓损害的进一步加重。以此术式来治疗胸椎间盘突出症,术后患者的神经损害加重比例高达 50% 以上。因此,目前认为选择该术式治疗胸椎间盘突出症具有高度的危险性,临床上已渐被淘汰。

(六)侧后方入路经肋横突关节椎间盘切除术

该术式为侧后方入路经胸膜外的一种显露方法,其优点是不受部位的限制,手术过程中影响胸腔的机会很小,而且对心肺等组织的影响很小,可广泛地适用于 $T_{1\sim12}$ 的外侧型胸椎间盘突出症。但对于中央型和旁中央型的胸椎间盘突出症,由于术野和视野角度的限制,不如经胸腔途径宽敞和直接,若要彻底切除椎间盘则很难避免不对脊髓造成牵拉和干扰,即存在着损伤神经的风险,而且手术有胸膜破裂的可能,故不建议选用此术式。

1.麻醉

气管内插管全身麻醉。

2.体位

患者取侧卧位,患侧朝上,对侧胸部垫枕。

3.操作步骤

(1)切口:根据胸椎间盘突出症的突出节段不同,所取皮肤切口略有变化。通常为脊后正中线旁开 2~3cm 的纵切口;若突出节段在 T_1 以上,其切口远端应拐向肩胛骨的下缘顶点并向前上。

(2)显露:使用电刀切开上方的斜方肌和菱形肌,切开下方的斜方肌外侧缘及背阔肌内侧缘,此时便可见到清晰的肋骨。将椎旁肌牵向背侧进而显露肋横突关节和横突。切开肋骨骨膜,并沿其走向行骨膜下剥离接近肋横突关节处。切断肋横突间的前、后韧带,然后将该段肋骨和横突分别予以切除。

上述操作始终在胸膜外进行。通常需在椎体水平结扎肋间血管,并可借助肋间神经的走行来确定椎间孔的位置。撑开器撑开肋骨,用"花生米"或骨膜起子将胸膜壁层及椎前筋膜推开,使用拉钩将胸膜和肺牵向前侧,显露出椎体的侧方。将椎旁肌向背侧进一步剥开,显露出同侧的椎板。将同一侧椎板、关节突切除后,即可显露出突向外侧或极外侧的椎间盘,小心剥离硬脊膜与突出椎间盘之间的粘连,切除突出的椎间盘组织。冲洗伤口后,用明胶海绵覆盖硬脊膜囊。

(3)切口闭合及引流:留置伤口负压引流管,常规方法逐层关闭伤口。

(七)经后方极外侧入路胸椎间盘切除术

尽管侧前方经胸膜腔或经胸膜外入路已成为胸椎及胸腰段椎间盘突出症手术治疗的"金标准"术式,但该术式在手术创伤、对胸腔及肺功能的干扰影响以及手术相关并发症等方面仍面临着挑战。在既往临床实践的基础上,有学者探讨尝试采用经后方极外侧入路治疗胸椎及胸腰段椎间盘突出症。

1. 麻醉

气管内插管全身麻醉。

2. 体位

患者取俯卧位,胸部及双侧髂部垫软枕,腰部稍后弓,腹部悬空。

3. 操作步骤

(1)手术切口和显露:依体表解剖标志结合影像学定位或体表放置金属标志行透视定位,来确定手术节段平面之所在;以此为中心行皮肤纵行切口,切口长度以分别包括头、尾侧的1~3节椎骨为宜。骨膜下剥离显露棘突、双侧椎板、关节突关节或肋横突关节和横突。

(2)椎弓根钉道准备和螺钉植入:于椎间盘突出的相邻椎节,常规方法置入固定用的椎弓根螺钉,并经术中透视核实其固定节段无误且位置良好。

(3)椎管后壁切除及后方椎间盘切除:于双侧关节突关节的中线处纵向开槽,使用高速磨钻逐步向前磨透骨性结构,将椎管后壁以"揭盖式"整块切下。若同时还合并有黄韧带骨化,则一并予以切除。然后,以神经拉钩轻轻将硬膜牵向对侧,常规方法行突出椎间盘的后外侧纤维环切开、髓核摘除。此时,切记不要勉强行突出于硬膜腹侧正中部分的椎间盘切除,以免在切除过程中造成硬膜和神经的损伤。

(4)极外侧入路:行残余的关节突关节切除后,充分显露突出椎间盘椎间隙的外侧缘,保护好椎间孔内穿行的神经根。在"安全三角区"内,尽可能以与脊柱矢状面相垂直的方向经突出椎间盘的正侧方行椎间隙内残余的椎间盘组织切除。此时,尤其是合并"硬性突出"的椎间盘已呈一中空的"硬壳",使用窄的快骨刀切断"硬壳"的基底部(即与椎体相连处),再以神经剥离子仔细分离其与硬膜间的粘连,将该游离"硬壳"轻轻压陷至已被掏空的椎间隙内,用髓核钳将其取出。如果对侧尚有残留的"硬壳",同法处理对侧,完成彻底减压。

(5)椎体间融合及椎弓根固定:将减压过程中切下的骨质经修理后植于椎体间,同时放置充填好碎骨的肾形椎间融合器(TLIF Cage)一枚。再次术中透视核实 Cage 位置无误后,遂经椎弓根螺钉行脊柱后方加压,一方面夹紧椎间融合器,同时也纠正了脊柱局部的后凸角度,进而达到椎管内神经结构的二次减压功效。

(6)术中神经功能监测:手术中,建议采用术中神经监护系统进行神经功能监测,以提高手术的安全性。重点监测患者双下肢的体感诱发电位(SEP)和运动诱发电位(MEP)变化情况。

(7)术后处理:伤口负压引流保留 2~3d,引流管拔除后即嘱患者佩戴普通腰围下地活动。

4. 新术式特点

(1)采用广大脊柱外科医师相对熟悉的后方入路,缩短学习曲线,便于学习和掌握。

(2)首先使用高速电动磨钻行椎管后壁切除,手术横向减压范围超过经典的椎板切除范围,达双侧关节突关节的内侧 1/2,可确保获得脊髓后方的彻底减压;同时双侧开槽处对应于脊髓的侧方,可有效避免传统后方椎板切除入路术中发生的脊髓损伤。

(3)术中可显露至椎间盘纤维环的外侧缘,实现直视下切除椎间盘、手术切除操作不在椎间盘致压脊髓的顶点处进行,而在其头侧或尾端的"安全三角区"内实施,使得对脊髓造成损伤的风险大为降低。

(4)在对脊髓腹侧致压物(尤其是硬性、骨性致压物)进行切除减压的同时,必要时配合进行椎体的楔形截骨有助于脊柱局部后凸畸形的矫正。

(5)规避了"金标准"的侧前方入路固有的一些手术相关并发症,如胸腔、肺部并发症及血管损伤、脊髓血运障碍等。

总之,该术式与其他术式相比的突出优点在于术野直视、清晰,操作简便、安全,切除减压彻底、有效,可作为其他术式的一种补充替代术式。

第七节　胸腰椎损伤

胸椎损伤根据解剖部位分为:①上胸椎损伤:$T_1 \sim T_3$。②中胸椎损伤:$T_4 \sim T_{10}$。③下胸椎损伤:$T_{11} \sim T_{12}$。由于下胸椎损伤将在胸腰段脊柱中探讨,本节只讨论中上胸椎的损伤情况。

一、胸椎脊柱脊髓损伤的分类

(一)胸椎损伤的特点及发生机制

中,上胸椎由于整个胸廓参与其稳定作用,其稳定性明显强于脊椎的胸腰段及腰椎,骨折发生率也相对较低。一旦骨折,损伤暴力往往较大。在各种致伤因素中,交通伤占55%,其他有高处坠落伤,重物砸伤等。多合并多发创伤如并发肋骨骨折、血气胸、肺挫伤等损伤范围及累及结构较广泛。由于胸椎在解剖学及生物力学方面的特殊性,其损伤主要有以下特点。

(1)外力强大。

(2)损伤部位多发生在 $T_4 \sim T_7$ 节段。

(3)损伤类型以压缩骨折和前脱位多见。

(4)脊髓损伤严重:由于胸椎管相对狭窄,骨折多较严重,易造成椎管内侵占,挫伤甚至横断脊髓。中上胸椎脊髓血供相对薄弱,伤后易导致脊髓缺血,进一步加重脊髓损伤。因此中上胸椎骨折具有脊髓损伤严重、功能恢复预后差的特点。

(5)合并伤发生率高伤势严重,以胸头部多见。损伤机制多为前屈暴力及轴向压缩载荷所致,常累及多个椎体,有时甚至呈"跳跃"骨折。

(二)胸椎脊柱脊髓损伤的分类

1. 中上胸椎脊柱损伤的分类

根据 Hanley Eskay 胸椎骨折可分为以下类型。

(1)压缩骨折:由轴向压缩载荷与前屈暴力引起,以椎体前部塌陷和前柱破坏为特征。而胸椎的生理后凸又使得其旋转轴位于椎体前部,故损伤不易累及中、后两柱。当椎体高度丢失小于50%、成角小于30°时一般为稳定骨折,反之如椎体高度丢失大于50%、成角大于30°时则为不稳定骨折。在后者常同时合并有后部结构的损伤(如椎板骨折、关节突骨折或脱位)、多发肋骨骨折以及棘突间距离增宽等。

(2)骨折脱位:一般为向前方脱位,因同时累及三柱,为不稳定骨折。

(3)爆裂骨折:为轴向压缩载荷引起的前、中柱损伤,以椎体后高丢失、椎体后缘骨折块凸入椎管及椎弓根间距增大为特征,为不稳定骨折。由于胸椎的生理后凸中柱承受轴向压缩载荷比例较小,故此类骨折少见。

(4)爆裂脱位:由轴向压缩载荷及向前的暴力引起,表现为上一椎体的前脱位和下一椎体的爆裂骨折,亦属不稳定损伤。其与骨折脱位的区别在于:骨折脱位时相对于向前移位的上一椎体下方椎体较为固定,容易对脊髓造成牵拉损伤;而在爆裂脱位时下一椎体的骨折呈爆裂性且多有后部结构的破坏,可能会在损伤瞬间对脊髓产生减压作用,脊髓损伤程度相对较轻。

2.中上胸段脊髓损伤分类

中上胸椎脊髓损伤常见分类有以下几种。

(1)中上胸段脊髓损伤分类:与颈段脊髓损伤的分类相同,包括:①脊髓震荡:损伤平面以下感觉、运动、括约肌功能可不完全丧失。弛缓性瘫痪可在数日内自行恢复。球海绵体反射或腱反射的出现是脊髓休克终止的标志。②脊髓损伤:脊髓受压脊髓挫裂、脊髓裂伤(包括完全性和不完全性横断)。后期可出现囊性变或萎缩。损伤平面以下感觉、运动和反射完全或部分丧失。可尿潴留或失禁。

(2)美国脊髓损伤学会脊髓神经功能分级(ASIA 标准):ASIA 残损指数反应脊髓损伤后功能障碍的程度。

A:完全损伤,$S_{4\sim5}$ 无任何运动、感觉功能保留。

B:不完全损伤,脊髓功能损伤平面以下至骶段 $S_{4\sim5}$,无运动功能而有感觉的残留。

C:不完全损伤,脊髓损伤平面以下,有运动功能保留,但一半以下关键肌的肌力在 3 级以下。

D:不完全损伤,脊髓损伤平面以下有运动功能保留,且一半以上关键肌的肌力均大于或等于 3 级。

E:正常,运动、感觉功能正常。

(三)胸椎脊柱脊髓损伤的表现

1.临床表现

临床表现包括如下。

(1)受伤史。

(2)局部肿胀,畸形。

(3)局部有压痛,叩击痛;不能活动,深呼吸时疼加剧。

(4)神经系统损伤的表现。感觉、肌力、反射、大小便等功能障碍。

2.中上胸椎骨折,脱位的影像学表现

目前临床上影像学检查包括以下几种。

(1)传统 X 线片为诊断脊椎骨折的主要手段。X 线片可以显示椎体前部楔形变、椎弓根间距的变化、单或双侧附件骨折、椎管狭窄等,胸椎侧位平片因有肋骨重叠椎体后上方骨折碎骨块显示不清,故易误诊为单纯压缩骨折。

(2)随着普通 CT 及螺旋 CT 的应用,漏诊率大大降低。CT 在诊断胸椎骨折、椎管结构、软组织损伤等方面有非常好的影像学表现。研究证明 X 线片诊断单纯性楔形压缩骨折,结果

CT证实为爆裂性骨折。其误诊率为20%。所以X线片诊断单纯性楔形压缩骨折时,均应做CT进一步检查。

(3)MRI是唯一能直接显示脊髓、椎间盘及韧带的影像学手段。由于MRI能在矢、冠状位等多方位成像,对于脊髓外伤的患者能够准确、有效、无创伤做出韧带撕裂、外伤性椎间盘突出、脊髓受压及脊髓挫伤的诊断。尤其对于无骨折脱位型脊髓损伤,MRI是唯一可以确断的方法。

(四)胸椎脊柱脊髓损伤的治疗

1.治疗原则

不同类型的损伤治疗原则不同。

(1)稳定性骨折:稳定性骨折一般可以采用非手术治疗。一般需卧硬板床6~8周。压缩性骨折者可采用垫枕疗法,枕头的适宜高度为8~10cm左右。这类骨折配合练功疗法效果较好。因为正确、适当的练功不但能使压缩的椎体复原,保持脊柱的稳定性,而且由于早期活动可增加腰背肌的力量,不致产生或加重骨质疏松现象,亦可避免或减轻后遗的慢性腰痛。

(2)不稳定性骨折:如果临床没有脊髓神经损伤的症状,也可以考虑上述保守治疗,卧床时间应稍长。对于有脊髓神经损伤征象的,应考虑手术治疗。

(3)脊髓完全性损伤:尽早手术(最好争取在8h以内)行切开复位、彻底减压及内固定手术。在伤后1h内就开始用足够量的糖皮质激素(甲基强的松龙),并维持1~3d,以使脊髓损伤减小到最低程度。

(4)脊髓不完全性损伤:除药物治疗、制动等外,应密切观察临床症状和体征,若有加重或无明显好转者,或CT、MRI检查椎管内有较大骨片突入,脊髓和神经根受压明显者应尽早手术。

2.手术治疗

手术治疗主要是重建脊柱稳定性,解除神经压迫。

(1)手术目的及适应证:其手术目的和适应证如下所示。

手术的目的:①尽早充分地解除脊髓及神经根的压迫。②矫正畸形,恢复脊柱的解剖结构和生物力学传导。③重建并且维持脊柱的稳定性。④促进脊髓功能恢复。

手术适应证:应充分考虑脊柱的稳定性、脊髓损伤的程度以及是否同时合并其他损伤。①对于单纯性胸椎压缩性骨折,椎体压缩程度小于1/2,没有压迫脊髓,可以采取非手术治疗。②对于椎体压缩程度大于1/2,成角超过30°,非手术治疗将可能发生进行性胸椎后凸畸形,造成椎体的不稳定,产生临床症状,应采取手术治疗。这种无脊髓损伤的胸椎压缩骨折是否手术的判定标准已广为接受。③中上胸椎骨折常导致脊髓完全性损伤,需再建脊柱的稳定,恢复部分神经根功能,减少长期卧床所致的并发症,增加患者恢复的信心。

(2)手术时机:对于中上胸椎骨折合并脊髓不完全性损伤,各国学者普遍认为应尽早手术,解除压迫,为脊髓恢复创造条件。

由于中上胸椎骨折常合并多发损伤,如过早期手术治疗有较大的危险,应避开脊髓水肿高峰期,2周后进行,防止加重脊髓损伤,同时减少术中出血量,有利于患者全身情况的恢复。

而一旦超过3周将很难复位骨折,造成手术方式更加复杂。

(3)手术入路:对于手术入路的选择,需结合骨折类型、椎管侵占情况、骨折新鲜或陈旧等具体条件决定。

一般认为,脊髓受压程度及游离骨块的位置是判断手术入路的重要因素。如椎体前方损伤严重,骨折块突入椎管大于40%,后柱损伤不重,应行前路手术。陈旧性骨折为减压充分,宜行前路手术。减压充分和重建前柱稳定是前路手术的优点。

当然,前路对手术技巧和设备及医院综合实力要求高,手术费用也高。特别在胸椎骨折手术中需经胸腔进入,创伤大,当患者有合并伤时难于接受。

后路手术和前路手术相比,有以下明显优点。

1)手术操作简单易行,创伤小,术中出血少,可直视脊髓情况,费用较低,便于急诊开展。

2)通过椎弓根内侧对前方可进行减压。

3)通过内固定物的作用,撑开伸展,利用后纵韧带可牵动椎管前方的骨块复位,达到间接减压的目的。因此,后路手术在中上胸椎骨折脱位中开始逐渐得到应用和推广。

选择后路手术还由于:一方面,中上胸椎损伤以骨折脱位多见,脱位病例常导致小关节交锁和骨折,且胸廓的固定作用,产生的脱位畸形比较稳定,从后路比较容易完成脱位的复位;另一方面,骨折常常是多椎体受累,从前路很难达到复位的要求。Schweighofer等通过前后路手术比较,认为中上胸椎骨折脱位采取后方入路是比较合理的选择。

近几年来,随着手术技能的不断提高和椎弓根置钉技术的成熟,中上胸椎椎弓根三柱固定已逐渐应用于临床,同时后路减压也同样能达到椎管充分减压的目的。Hamilton等认为后路减压只要选择适当的减压方式,如全环减压或次全环减压,可以做到尽量不减少对脊柱的稳定性的破坏,同时达到椎管充分减压的目的,还可以通过器械进行撑开或加压,以利于复位融合,对于部分伤后时间较长,复位困难的病例,可以采用椎体截骨以矫正畸形,恢复脊柱序列。目前从后路采用椎弓根置钉技术治疗中上胸椎骨折的脱位是国际上发展的方向。尽管目前后路手术占主流,但不能完全否定前路,从低位下颈椎前入路及经胸骨柄入路治疗不伴有脱位的$T_{1\sim3}$骨折有优势。

上胸椎由于处于颈胸交界部位和胸段脊柱后凸的起始,前路手术治疗与颈椎前路手术有相似的一面,可以采用颈前路显露颈椎的方法显露上胸椎。采用改良的Sundaresan方法,可以显露T_1、T_2椎体,因此对于T_1、T_2单纯椎体压缩或爆裂骨折,可以选择前路手术,次全切除骨折的椎体及突入椎管的碎骨块,解除脊髓的压迫,并完成椎间植骨和内固定,内固定器材选用颈前路接骨板。在预弯接骨板时,根据颈胸段的生理后凸程度决定。

(4)手术方式的选择:以简单有效为原则,尽量缩小手术范围,减少手术创伤,勿强求彻底减压而加大手术创伤。首选后路椎弓根固定,椎弓根钉技术已经成熟,能够提供良好的三维固定,新鲜骨折一般以后方减压复位植骨及椎弓根螺钉固定为主。因中上胸椎骨折受伤外力大,累计节段较多,内固定范围常比胸腰段骨折广泛。

如脊髓压迫明显来自前方而后路手术又无法使骨折复位可考虑行前路手术,对于陈旧性骨折由于复位困难,大多需要行前路减压或前后联合入路手术来达到减压及固定的目的。

(5)中上胸椎椎弓根螺钉内固定技术特点:椎弓根螺钉在固定强度、把持力及在临床应用当中的可靠性方面都远远超过椎板钩和椎弓根钩。上胸段椎弓根较细,植入难度大,如植入不当反而会出现神经、血管或内脏损伤并发症,有潜在的高危险性。随着对胸椎弓根解剖的深入研究及影像技术的发展,徒手胸椎弓根螺钉固定技术逐步得到了应用,虽然胸椎弓根螺钉穿透骨壁的发生率仍较高(1.5%～82%),但神经系统并发症并不高,为0～0.9%。熟悉胸椎弓根的解剖,根据术前脊柱正.侧位X线片和CT片,确定胸椎弓根螺钉的直径、长度、深度及进钉方向,在C形臂机监视下操作,多数学者认为胸椎弓根螺钉在中上胸椎骨折中应用是安全的。

脊柱手术导航系统可以让医生很清晰地知道目前的操作状态,避免出现操作和定位错误,显著提高日趋复杂的脊柱外科手术和植入物的成功率。在中上胸椎手术中应该使用导航技术,尤其在 $T_{1\sim4}$ 节段应以导航技术辅助为宜,这样可以显著提高安全性和准确性,使得手术更加客观、精确,在复杂脊柱手术中有着无可比拟的优势。

3.脊髓功能的恢复

(1)药物治疗:目前临床常用的药物主要包括以下几种。

甲泼尼龙(甲基强的松龙):主要作用是抑制细胞膜的脂质过氧化反应,可以稳定溶酶体膜,提高神经元及其轴突对继发损伤的耐受,减轻水肿,以防止继发性脊髓损害。但大剂量激素的应用必须密切注意应激性溃疡等并发症的发生。

甘露醇、呋塞米(速尿)等脱水药物可减轻脊髓水肿,宜早期使用。

神经节苷脂(GM-1):为神经节苷脂类(Ganglioside,Gg),Gg是组织细胞膜上含糖鞘脂的唾液酸。神经节苷脂(GM-1)在哺乳类中枢神经系统的细胞膜上含量很高,特别是髓鞘、突触、突触间隙,能为受损脊髓(特别是轴突)提供修复的原料。联合运用小剂量甲泼尼龙和神经节苷脂(GM-1)效果比单用好。

其他:尚有众多的药物诸如兴奋性氨基酸拮抗药、阿片肽受体拮抗药、自由基清除剂等仍处于动物实验阶段,并被认为具有一定的应用前景。

(2)高压氧和局部低温疗法:高压氧疗法可以提高血氧分压,改善脊髓缺血状况。局部低温可降低损伤部位的代谢,减少耗氧,可采用开放或闭合式,硬膜外或硬膜下冷却液灌洗,温度5℃～15℃。

(3)手术治疗:手术治疗的目的是为保全患者的生命、改善神经功能的障碍。手术通常作减压、清除异物及血肿,应防止感染及脑脊液漏。对于脊髓损伤后瘫痪的治疗有肋间神经移植.大网膜移植、脊髓组织,移植等,但这些还处于研究中,尚未应用于临床。

有脊髓中央出血性坏死的患者,应予以手术。通过脊髓背面正中部切开,清除出血及排除儿茶酚胺类物质,并同时用低温盐水反复冲洗。

4.早期康复治疗

脊髓损伤早期康复的重要性和必要性已逐渐被人们所认识和接受。国际多中心的临床研究证实,在正确的急救处理、合理药物及外科干预的基础上,及时的早期康复治疗能明显减少脊髓损伤并发症,降低病死率,促进神经功能恢复及功能代偿,可提高患者的生活自理能力并早日重返社会。

康复治疗是促进功能恢复的主要手段。临床早期康复需骨科、康复科、泌尿科等多学科的合作完成,进行早期康复评定,制订康复目标和康复计划。康复包括物理治疗(PT)、作业治疗(OT)、理疗、高压氧、针灸、心理治疗、社会康复指导等综合内容。

二、胸腰段损伤

(一)胸腰椎脊柱脊髓损伤的概念

1.胸腰段解剖特点

胸腰段脊柱一般指 T_{11}～T_{12} 至 $L_{1～2}$ 脊柱节段,该段脊柱由于其相对特殊性而被称为胸腰段脊柱,其特点如下。

(1)胸腰段脊柱系较固定的胸椎向较活动的腰椎的转折区域,是胸椎后凸向腰椎前凸的转折点,是脊柱纵向应力集中点,同时也是胸椎冠状位小关节面向腰椎矢状位小关节转化的区域,易遭受旋转负荷的破坏,因此胸腰段损伤发病率最高。

(2)此节段椎管壁与脊髓或马尾神经之间的有效间隙相对较小,损伤后容易造成脊髓或马尾神经压迫。

(3)胸腰段是脊髓与马尾神经的混合部位,即使脊髓完全损伤无法恢复,但是神经根的损伤仍可能有一定程度的恢复。

2.胸腰段脊柱脊髓损伤的致伤原因

胸腰段常见的损伤原因有以下几种。

(1)间接暴力:绝大多数由间接暴力所致,如高处坠落,足部、臀部着地,致躯干屈曲型损伤,弯腰工作时,重物打击肩背部,同样致屈曲型损伤。此外,高处坠下时腰背部被阻挡致脊柱过伸,可致伸直型损伤,较少见。

(2)直接暴力:工伤或交通事故时直接撞伤或枪弹损伤。

(3)肌肉突然收缩引起的损伤:如横突骨折或棘突撕脱性骨折等。

(4)其他:如脊柱肿瘤或其他骨病,导致脊椎骨强度差,造成病理性骨折。

(二)胸腰椎脊柱脊髓损伤的表现

1.症状和体征

此类患者均有严重的外伤史,如从高处落下、重物砸于肩背部、塌方砸伤或被掩埋于泥土砂石中,以及坠楼等。胸腰段脊柱损伤后,患者有伤区疼痛、腰背部肌肉痉挛、不能起立、翻身困难等症状。伴有腹膜后血肿者,由于自主神经的刺激引起肠蠕动减慢,常出现腹胀、腹痛、便秘等症状。故在检查伤员时应有重点,要注意以下事项。

(1)脊柱损伤常为严重复合伤的一部分。检查前应详细询问外伤史、受伤原因受伤当时的姿势、直接受到暴力的部位、伤后有无感觉和运动障碍、现场抢救情况等。

(2)根据病史提供的资料,分析直接暴力和间接暴力可能引起损伤的部位,有目的地进行检查。复合伤患者常合并颅脑损伤、胸腔内的和腹腔内的脏器损伤及休克的可能,首先应抢救生命,同时也应查清脊柱和肢体伤情。

(3)在检查脊柱时,应沿脊柱中线用手指自上而上逐个按压棘突,可发现伤区的局部肿胀和压痛,胸腰椎损伤者常可触及后突成角的畸形。

(4)脊髓损伤的体征是否有,均应进行系统的神经检查,包括对运动功能、感觉功能、反射功能、括约肌功能以及自主神经功能的检查。

2.影像学表现

影像学检查对胸腰椎脊柱脊髓损伤的诊断非常重要。

(1)X线检查:X线检查所见对确定脊柱损伤部位、类型和骨折脱位现状,以及在指导治疗方面有极为重要价值。

(2)X线断层片:脊柱矢状面断层片可显示爆裂性骨折以及碎骨片进入椎管内情况。

(3)CT检查:CT检查比普通X线检查具有优越性,它是现代检查脊椎损伤的理想方法。其优点为:CT可测量椎管横截面和矢状径。通过CT测量,很容易测定并能标明其椎管的狭窄程度。除此之外,CT还能显示骨折的特征。

(4)体感诱发电位检查:对胸腰段脊柱损伤合并脊髓损伤的伤员进行此项检查,将有利于决定是否需要进行紧急手术探查,以及预测能否恢复等方面能提供比较客观的依据。体感诱发电位检查,已作为直接反映脊髓活性的一个电生理指标,并已用于脊柱创伤外科手术中以及脊柱畸形矫正术中的脊髓监护;还广泛用于早期判断脊髓损伤后的脊髓功能状态,及其预后、手术疗效的预测以及各种脊髓病的辅助诊断方面。

(5)磁共振检查:MRI与CT有相似之处,不但能清楚显示脊椎骨折,而且能显示脊髓损伤的程度,如脊髓软化,创伤后囊肿等,有助于脊髓损伤预后的评估;尽管如此,MRI不能代替CT,对骨性结构的显示CT更好。

(6)脊髓造影:该项检查适用于晚期合并脊髓压迫症状者,可以显示脊髓外在性的压迫。

(7)同位素骨扫描:用以鉴别是病理性骨折,或一般性骨折,如原发性或继发性脊柱肿瘤继发的骨折,以此明确诊断。

(三)胸腰段骨折的分类

脊柱骨折分类一直是脊柱外科领域的焦点,不仅便于同行间的交流,更能指导治疗方案的制订。目前,国际上已经提出了很多分类系统,但还没有一种被普遍采用。

1.Magerl分型

Magerl等提出的综合分类方法较为详细。Magerl分类法包含了对骨折解剖结构的综合描述,意在使用分层等级体系中的连续分级来表示骨折严重程度的增加,骨折不稳定性的加重以及由此导致的神经损伤风险的增加。但是Magerl分类法过于复杂,并且未将神经损伤及其他有利于指导临床医生做出治疗决定的因素纳入评估,而受到临床医生批评。此外,Magerl分类法并未经过临床验证,后期也没进行修改来提高其可靠性和临床适用性。

2.胸腰椎损伤分类系统(TLICS)

该方法为描述性的分类,对每一位患者的神经功能状态,后方韧带复合体(PLC)的完整性以及损伤的形态学特性按特定计分标准进行评分以指导临床治疗。虽然TLICS包含了对神经功能状态的评估,增加了临床相关性,但还是受到了一些批评,如MRI评估PLC的完整性的可重复性及可靠性较差。其他诸如特殊文化或宗教等对评分系统的影响等均未被考虑在内。

3.AO分型改进型

2013年AO组织对原有AO分型系统进行了改进,强调了CT重建和MRI检查在分型中的必要性。判定标准包括:骨折的形态学分型;神经损伤;临床修正参数。骨折的形态学分型包括A、B、C三型骨折。

A型无后纵韧带复合体损伤:A_0型(微小,无结构性骨折:横突,棘突骨折);A_1型楔形骨折(后壁完整);A$_2$型(劈裂骨折,累及上下终板);A$_3$型(不完全性爆裂性骨折,累及单个终板);A$_4$型(全性爆裂性骨折,累及上、下终板);B$_2$型存在前方或后方结构的损伤(前纵韧带,后纵韧带复合体);B$_1$型(Chance 骨折);B$_2$型(A 型骨折合并后方骨性或韧带性张力带结构的损伤);B$_3$型(过伸型损伤,前方椎体或椎间盘损伤尤其是前纵韧带损伤)。神经损伤分为 N$_0$(无神经损伤),N$_1$(一过性神经损伤),N$_2$(根性症状),N$_4$(不完全性脊髓损伤,或马尾神经损伤),N$_4$(完全性脊髓损伤),N$_X$(因镇静药物,颅脑损伤无法查体者)。修正参数包括 M$_1$ 和 M$_2$ 两项,M$_1$ 用来评估椎体骨折但是无法明确张力带存在损伤者。M$_2$ 用来评估一些特殊的,可能为手术相对适应证的并发症。研究表明评估者间的一致性为 0.72,可靠性为 0.77。目前,该分型的有效性检验尚缺乏大样本量,多中心研究。

(四)胸腰椎脊柱脊髓损伤的治疗

1. 稳定性骨折的治疗

一般可采用保守治疗的方法。

(1)卧床休息:稳定性骨折的处理比较简单,以卧床休息镇痛为主,辅以腰背肌锻炼,一般不需手术治疗。6~8 周后在穿戴支具的保护下即可起床活动,轻度畸形不影响今后的功能。

(2)一次性过伸位复位:适应于屈曲型压缩骨折,其后柱、中柱完整,属于稳定性损伤,但可有一定程度的脊椎畸形,以后有可能引起慢性腰背痛。其方法是:取仰卧位,胸腰椎呈过伸位,使前纵韧带紧张,达到压缩骨折复位的目的,一般只适合椎体压缩较轻者。复位前 1 小时服用适量的镇静剂与镇痛剂(吗啡等药),必要时可在骨折周围组织(棘突、椎板周围的肌肉组织)内注射 0.5% 普鲁卡因适量作浸润麻醉、以减轻患者疼痛,以及减轻肌肉痉挛。

2. 无神经损伤的不稳定性骨折的治疗

不稳定性骨折是指该节段的稳定因素造成严重破坏,如不经过完善固定,即有移位倾向,有可能加重脊柱畸形或造成继发性脊髓和马尾神经损害。因此,治疗的重点是恢复脊柱的稳定性。

(1)保守方法:采用体位复位,用支架或石膏背心固定。优点是可以避免手术风险,复位不一定满意,固定欠确切,治疗时间较长,仍可能残留脊柱畸形,而且治疗过程可能致脊髓、马尾神经损害。目前已较少采用。

(2)手术治疗:目前多数学者主张早期采用坚强内固定,保证脊柱具有足够的稳定性,预防脊髓继发性损伤,并能满足早起床活动要求,减少并发症。Denis 主张对无神经损伤的爆裂骨折作预防性内固定和融合手术,以预防"晚期不稳定"所致继发性脊髓和马尾神经损伤以及脊柱畸形带来一系列并发症,认为手术有明显的优越性。

3. 并发脊髓和马尾神经损伤的治疗

胸腰段脊柱骨折脱位合并脊髓和马尾神经损伤的患者其神经功能能否恢复除与原发性受伤程度有关外,还与受累的脊髓和马尾神经被移位骨片和脱出的椎间盘所致的持续压迫有关,如若其压迫不解除也同样影响神经功能恢复。因此,应早期复位、减压与固定,以免脊髓继发损伤。

(1)非手术疗法:一般来说脊柱外伤所致的脊髓和马尾神经损伤多因脊柱骨折脱位,需手术治疗。但也有少部分脊髓损伤患者 X 线片见不到骨折和脱位的征象,称之为无骨折脱位型脊髓损伤,或脊柱骨折属稳定型且影像学检查脊髓神经无受压的病例,对此类脊髓损伤可给予保守治疗,避免手术损伤脊柱的稳定性和脊髓功能。保守疗法包括卧硬板软垫床,大剂量甲基强的松龙冲击疗法,脱水、高压氧治疗等,防止或减轻脊髓的继发性损伤。

(2)手术治疗:特别是近20余年来随着脊柱外科治疗技术的提高,急性胸腰段脊柱脊髓损伤的外科手术治疗再次引起重视,早期选择正确的外科手术治疗可以达到解剖复位,恢复椎管的正常容积和脊髓的彻底减压,重建脊柱的生理解剖结构和稳定性,并促进脊髓功能的恢复。

1)手术治疗目的:①清除压迫脊髓、圆锥与马尾神经的骨折片、脱出的椎间盘或血块,以减轻或阻止脊髓和马尾神经的继发性损害。②清除局部坏死组织和毒性代谢产物。③探查脊髓,了解神经损伤程度。④重建脊柱的稳定性。⑤预防各种并发症。

2)手术治疗指征:①急性胸腰段脊柱损伤伴有脊髓损伤者。②保守治疗过程中,脊髓损伤症状未缓解,反而逐渐加重者。③CT或MRI显示椎体骨折片、椎间盘突出物或凹陷性椎板骨折压迫脊髓者。④小关节突交锁者。⑤开放性脊柱脊髓损伤。⑥各型不稳定性新鲜或陈旧性脊柱骨折。

3)手术入路的选择:胸腰段脊柱损伤合并脊髓损伤的治疗是目前尚未完全解决的难题,有效的外科措施包括脊柱骨折有效复位、脊髓神经的充分减压以及重建和维持脊柱的稳定性。对于手术入路的选择各学者观点不一致。多数学者认为,对手术入路的选择,应根据胸腰段脊柱损伤的类型、节段、致压物的方向以及手术者对不同入路应用能力而定。前路、后路、侧前入路均各有其可取与不足之处,难以用一种径路解决各项病变。近年来随着脊柱外科手术技术的提高和脊柱内固定器材的改进,经后入路脊柱手术能解决大多数胸腰段脊柱脊髓损伤损问题,被越来越多的人采用。

三、腰椎损伤

腰椎位于脊柱的下部,上接胸椎,下接骶椎,具有运动、负荷和稳定的功能。正常人体腰椎由5节脊椎骨及相应的椎间盘及韧带结构构成,与胸椎的生理性后凸相比,5节腰椎构成了生理性腰前凸。

(一)腰椎损伤的机制

腰椎损伤是常见的脊柱损伤,依据损伤暴力的作用方式和受暴力作用时的体位的不同,所致的腰椎损伤也不相同。常见的暴力类型及其损伤机制有下列几种。

1.压缩型暴力

损伤的暴力与脊柱纵轴方向一致,垂直重压椎骨,使椎体压缩,暴力达到一定程度则出现爆裂性骨折。

2.屈曲型暴力

此种类型的损伤最为常见。在受伤害时,暴力使患者的身体猛烈屈曲,椎体相互挤压,使脊柱前部承受压应力,而脊柱后部承受牵张应力。屈曲暴力通常造成椎体前方压缩性骨折,在较大暴力作用下,可同时伴有棘上韧带断裂而分离。如果这种暴力的水平分力较大,则发生脊柱脱位,上一椎体前移,并使关节突脱位,或者出现骨折。

3.屈曲旋转性暴力

这种类型的暴力是屈曲和扭转两种力量同时作用于脊柱,不仅使脊柱前屈,导致椎体前方压缩,同时又使脊柱向一侧旋转,损伤后方韧带及关节突的关节囊,严重者可造成关节突关节脱位或骨折,引起脊柱不稳。这种暴力多引致胸腰椎损伤。

4.屈曲分离型暴力

这种暴力损伤常见于车祸,高速行驶的汽车发生车祸时,由于安全带的作用,下肢和躯干下部保持不动,上半身高速前移,作轴向屈曲运动,结果造成安全带附近脊柱后部承受过大的牵张力而撕裂,故又称为安全带损伤。这种撕裂可以是韧带、椎间盘软组织的撕裂,也可以是骨组织的撕裂。

5.平移型暴力

平移型暴力亦即剪切暴力,这种暴力容易导致相邻两椎体间的所有稳定结构遭受到严重破坏,从而引起脊柱骨折、脱位,稳定性极差。这种暴力对脊髓和马尾神经的损伤严重,预后较差。

6.伸屈型暴力

此种类型的暴力损伤多发生在高空仰面坠落者,坠落的中途背部被物阻挡,使脊柱过伸,引起前纵韧带断裂,椎间盘或椎体横行撕裂,棘突、椎板互相挤压而断裂。

(二)腰椎损伤的特征

腰椎骨折最好发于 L_1 和 L_2 节段,发生于下腰段者较少。L_1 和 L_2 属于脊柱胸腰段(包括 T_{10} 至 L_2 节段),处于胸椎和腰椎两个生理弧度的交汇处,从胸椎至腰椎经过胸腰段的转接,脊柱屈伸活动度明显增大而轴向旋转度明显减小,椎体活动逐渐失去肋骨的限制,椎间盘的大小及形状也存在很大的改变,这种活动方式的改变及解剖结构的特殊性,使胸腰段处于应力集中之处,因此该处骨折十分常见。发生于下腰段者多由高能量暴力所致,创伤大,脊柱稳定结构破坏严重,后柱损伤发生率高。

腰椎与脊髓圆锥、马尾神经的解剖关系在很大程度上决定了腰椎骨折时合并的神经功能损害的特点。在大多数男性,脊髓圆锥终止于 $L_{1\sim2}$ 椎间盘水平,在女性,脊髓圆锥止点更趋于头端,远端的椎管内为马尾神经。因而,严重的 L_1 骨折,往往造成脊髓圆锥损伤,神经损害严重,且预后不佳。而发生于 L_2 及以下的腰椎骨折,只会导致马尾损伤,由于椎管容积较大,所造成的神经损害并不像胸腰段那么严重。

(三)腰椎损伤的诊断

腰椎损伤的诊断应根据病史、临床表现、体格检查、影像学检查和其他辅助检查来综合判定。

1.病史

患者有明确的外伤史,如高处坠落伤,重物砸伤,车祸等,应详细询问受伤时间,受伤过程,伤后肢体运动、感觉、大小便情况,急救、搬运经过等。

2.临床表现

主要包括损伤区域局部情况和神经功能障碍。

(1)局部情况:伤区疼痛,活动受限,皮下淤血,局部压痛,轴向叩击痛,脊柱生理曲度异常,可有后凸、侧弯畸形等。

(2)神经功能障碍:伴有脊髓或马尾神经损伤的患者,由于的损伤部位和损伤的程度不同,可出现不同程度神经功能障碍。表现为肢体运动、感觉功能障碍、括约肌功能障碍,大小便失禁,尿潴留,男性勃起功能障碍甚至截瘫等圆锥或马尾神经损害表现。

3.体格检查

通个详细的体格检查可以明确损伤的部位,严重程度,和其他脏器合并伤。

(1)一般情况:由于腰椎损伤常由较大暴力产生,应注意对患者一般情况的检查,尤其是生命体征,注意患者有无休克和重要脏器损伤。

(2)脊柱检查:寻找致伤暴力的作用部位:重物打击伤常常引起受伤局部皮肤挫伤;高处坠落伤可能合并跟骨骨折或下肢其他部位骨折。确定损伤部位:根据致伤暴力的类型、作用部位、患者疼痛部位、压痛点及局部畸形情况,定位受伤部位。判断损伤程度:脊柱后凸畸形表明椎体压缩,或者脊椎脱位,棘突周围肿胀表明肌肉韧带断裂或椎板骨折,棘突排列不在一条直线上,表明脊柱有旋转或有椎体侧方移位。

(3)神经系统检查:肢体运动功能,四肢肌力,肌张力,肛门括约肌收缩,躯体及四肢深,浅感觉及感觉平面定位,会阴部感觉,腹壁反射、提睾反射深、肛门反射、腱反射等深浅反射,病理征等。最常见得神经损伤表现为圆锥损伤和马尾神经损伤,表现为损伤平面下感觉、运动、膀胱、肛门括约肌功能障碍,可以是完全或不完全损伤。

4.影像学检查

影像学检查能明确损伤的严重程度和脊髓神经受压程度。

(1)X线片检查:X线片检查对确定腰椎损伤部位、损伤类型和骨折脱位现状,以及指导治疗均有重要价值,是腰椎骨折最基本的影像学检查手段。

(2)CT检查:通过多平面重建、三维重建等图像后期处理技术,可清晰地显示小骨折块移位、小关节突骨折、脱位、交锁等情况。

(3)磁共振检查:磁共振能清楚地显示椎间盘、脊髓、出血等CT不易显示的结构,在观察脊髓损伤的程度和范围等方面明显优于CT。

(4)体感诱发电位检查:包括感觉诱发电位和运动诱发电位。感觉诱发电位可以反映脊髓感觉通道,而运动诱发电位反映脊髓运动通道。诱发电位为正常波形者,表示脊髓传导功能存在,为非完全损伤,其功能可望恢复;凡无诱发电位表现为一直线,表示完全性脊髓损伤,功能恢复的可能性不大。

(四)腰椎损伤的治疗

1.腰椎损伤的手术指征

腰椎损伤的治疗包括手术治疗和非手术治疗。尽管有许多分类系统已应用于腰椎损伤,但是却没有一个可以包含所有的损伤并对其治疗做出指导,因而决定腰椎损伤是否采用手术治疗目前尚无统一的标准,必须综合多种因素进行考虑。概括地说,腰椎损伤手术治疗的指征应包括如下。

(1)骨折的部位存在明显的且非手术治疗不能控制的不稳。

(2)神经功能损害。

(3)伴有严重的轴向或矢状面的脊柱序列异常。

近年来,胸腰椎损伤分型及评分系统为胸腰椎手术的治疗选择提供了较为客观的指导依据。TLICS 从骨折形态、后方韧带复合体的完整性、脊髓神经损伤三个方面综合评估骨折情况,建议评分大于或等于 5 分者应考虑手术治疗,小于或等于 3 分者考虑非手术治疗,4 分者可选择手术或非手术治疗。

2.腰椎前后路手术的选择

腰椎手术的治疗目的是使骨折解剖复位,恢复脊柱正常序列,解除神经压迫,维持脊柱稳定,固定节段最小化,尽量减少并发症发生。手术可以采用前路或后路进行,随着内固定器械的飞速发展,前后路手术的治疗效果均取得了长足的进步。

手术方式的选择取决于脊柱骨折的水平、骨折类型、椎管受累的程度和术者的经验。胸腰段骨折的手术入路主要为侧前方入路及后侧入路。文献报道未证实哪种手术入路更有优势。通常认为,胸腰椎的暴力骨折前路减压直接彻底,可同时重建稳定,但手术创伤大一直是人们关注的重点。相当一部分学者认为,多数的胸腰椎骨折脱位可通过后路手术达到减压、复位和固定,并且创伤小,但存在减压不彻底,后凸畸形矫正丢失等问题。

近年来,胸腰椎损伤分型及评分系统(TLICS)和脊柱载荷评分系统(LSC)的建立为胸腰椎手术的治疗选择提供了较为客观的指导依据。TLICS 评分从骨折形态、神经功能、后部韧带复合体的完整性三方面进行评估,建议 TLICS＞5 分应采取手术治疗;而 LSC 评分对椎体受伤程度、骨折碎片的分散度和外伤性脊柱后凸畸形度进行评估,明确建议总分≤6 分应选择后路复位内固定手术,总分≥7 分应行前路减压内固定手术。对于 AOB_2 型、B_3 型及 C 型骨折,同时 LSC 载荷评分≥7 分的患者可以选择前后联合入路。

Vaccaro 等认为,影响胸腰椎骨折手术入路选择最重要的二个因素是 TLICS 三大因素中的椎体后方韧带复合结构的完整性及神经系统功能状态。其基本原则是:对有不完全神经功能损伤且影像学检查证实压迫来自椎管前方者,通常需要前路减压;对有椎体后方韧带复合结构破坏者,通常需要后路手术;对两种损伤均存在者通常需要前后路联合。

3.各类腰椎损伤的治疗

(1)腰椎压缩性骨折:腰椎压缩性骨折通常预后良好,但是必须注意鉴别是否伴有严重的韧带损伤或是爆裂性骨折。压缩性骨折如椎体高度丢失低于 50%,通常是稳定的,治疗的目的主要是防止椎体前面的进一步压缩及形成后凸畸形。通常选择非手术治疗,选择合适的支具固定,通常固定时间为 3 个月直至骨折愈合。治疗期间应定期拍片了解脊柱是否存在不稳定,如果发现压缩性骨折进一步加重,则考虑改用手术复位恢复脊柱的正常序列。

(2)爆裂性骨折:腰椎爆裂性骨折大多需要手术治疗。爆裂性骨折表现为前柱粉碎性骨折,中柱明显受损,骨折块突入椎管,部分合并神经损伤,多属于不稳定性骨折。发生于 L_1 椎体的爆裂性骨折可出现脊髓圆锥损伤,L_2 及以下的腰椎爆裂骨折神经损害以马尾综合征为主。合并神经损害的腰椎爆裂骨折,手术治疗的目的除骨折复位,恢复腰椎序列外,神经减压具有及其重要的意义。

(3)屈曲—牵张性损伤:屈曲—牵张性损伤中的 Chance 骨折,由于损伤经过棘突、椎板、椎弓根以及椎体,以骨性损伤为主,韧带损伤较轻,骨折愈合后稳定性好,因而可采用非手术治疗,予以后伸位外固定。

但如果损伤通过棘间韧带、关节突间关节囊及后侧纤维环,损伤以韧带为主,尽管大部分此类损伤不伴神经损伤,但损伤后韧带和纤维环以瘢痕组织愈合,晚期常出现疼痛和脊柱不稳,因此此类损伤最好手术治疗。对伴有不全性神经损伤的患者,对可能存在的神经压迫应进行探查、减压。对于完全性神经损伤的患者,Antoine 等建议考虑到神经损伤恢复的可能性较小,仅需复位后维持脊柱稳定即可。

(4)骨折-脱位:此类损伤通常由多种类型的暴力共同作用所致。由于脊柱三柱均有损伤,不仅是前后不稳,同时还有旋转不稳,脊柱稳定性极差,必须行手术治疗。手术可以采用闭合复位结合内固定的方法,或切开复位内固定的方法,甚至于前后联合手术的方法。

第八节　腰椎间盘突出症

在椎间盘突出症中,腰椎间盘突出症最为常见。调查资料表明,胸椎间盘突出症,仅占椎间盘突出症总例数的 $0.2\%\sim4\%$,而腰椎间盘突出症占 90% 左右。

一、概述

腰椎间盘突出症系指因椎间盘变性,纤维环破裂,髓核突出而刺激或压迫神经根、马尾神经所表现出的一种综合病症,也是腰腿痛最常见的原因之一。

腰椎间盘突出多发生在 $L_{4/5}$ 和 L_5/S_1,在此间隙的发生占 $90\%\sim96\%$,多个间隙同时发病者仅占 $5\%\sim22\%$。患病的年龄多在 $20\sim50$ 岁,约占 80%,20 岁以下的发病者仅有 6%,有人统计 500 例的腰腿痛的患者中,腰椎间盘突出症占 18.6%。

二、病因病理

(一)间盘退行性变

椎间盘退行性变是多种因素、多种基因控制的结果。它是构成椎间盘突出症的基本因素随着年龄的增长,髓核和纤维环含水量减少,原纤维变性及胶原纤维沉积增加,髓核失去弹性,纤维环退变。间盘这种退行性变,在外力压力之下,即刻发生破裂,导致间盘突出。

(二)过度负荷

体力劳动者和举重运动员,因过度负荷,容易造成椎间盘过早的退变。当人体负重 100kg时,正常的椎间盘间隙变窄 1.0mm,向侧方膨出 0.5mm;而当椎间盘退变时,负荷同样重量,则椎间盘压缩 $1.5\sim2.0$mm,向侧方膨出 1.0mm。当过度的腰部负荷时,例如弯腰提取重物,椎间盘内压增加,则容易造成纤维环破裂。

(三)急性损伤

积累性损伤是椎间盘变性的主要诱发因素,例如反复弯腰、强力的扭动作,最容易损伤椎间盘。急性损伤,例如腰背扭伤,可造成椎间盘内终板破裂,使髓核突入椎体内。

(四)长期震动

汽车和拖拉机驾驶员在驾驶过程中,长期处于坐位及颠簸状态,腰间盘承受的压力较大。长期反复的椎间盘压力增高,可加速椎间盘的退变或突出。

（五）遗传因素

临床研究发现,小于 20 岁的青少年患者,约 32％有遗传家史;有色人种的患病率较低。

（六）妊娠

妊娠期间盆腔、下腰部各组织结构松弛,而且腰骶部又承受更大的重力,这必然增加椎间盘的压力和损伤的机会。

腰椎间盘突出症主要有以下几种分型方法。

1.病理分型

Mcnab 将椎间盘突出分为 5 种病理类型。

（1）周围性纤维环膨出。

（2）局限性纤维环膨出。

（3）椎间盘突出,移位的髓核限于很少几层的纤维环内,切开纤维自行突出。

（4）椎间盘脱出,移位的髓核穿过纤维环而进入后纵韧带之下。

（5）椎间盘游离,突出的椎间盘髓核物质游离于椎管内,或硬膜内、椎孔间等,压迫神经根和马尾神经。

我国学者依据手术观察及间盘突出情况将突出分为 3 种病理类型。

1）完整型:纤维环外完整,突出球状。

2）骨膜下破裂型:纤维环仍可完整,突出物呈长椭圆形,高低不平,可向上或向下到相邻椎体后面。

3）椎管内破裂型:纤维环已破裂,突出物位于后纵韧带之下,或者游离到椎管中。

2.临床分型

腰椎间盘突出症的临床分类方法较多,临床上较为有用的分型如下。

（1）膨隆型:纤维环有部分破裂,而表面完整。髓核因压力而向椎管局部隆起,表面光滑。这种类型的突出经保守治疗大多有效。

（2）突出型:纤维环完全破坏,髓核突出椎管,仅有后纵韧带或一层纤维膜覆盖,表面呈菜花状。这种类型的突出常需手术治疗。

（3）游离型:椎间盘破裂,间盘碎块脱入椎管内,或者完全游离。这种类型的间盘突出症,首选手术治疗。

（4）Schmorl 结节及经骨突出型:Schmorl 结节是指髓核经上、下软骨板的发育中后天性裂隙,突入椎体松质骨内而形成的结节;而经骨突出型是指髓核沿椎体软骨终板和椎体之间的骨管通道,向前纵韧带方向突出,形成椎体前缘的游离骨块。

这两种形式的间盘突出,在临床上仅可引起腰痛,而不引起神经根症状,往往不需要手术治疗。

三、临床表现

（一）前驱症状

前驱症状指椎间盘突出症发病前的椎间盘退行性改变而引起的症状。腰椎退行性改变一般没有什么明显的症状。有时亦可出现下列症状。

（1）急性腰痛的发生。往往是轻微的动作而诱发,例如弯腰洗脸,腰部剧痛,经卧床休息,或服用止痛药,甚至不经任何治疗而自愈。

(2)腰痛反复发作。这种前驱症状的出现表明椎间盘退变或椎间关节不稳定,疼痛发生持续3天至1周左右。间歇期患者无腰痛。

(3)慢性持续性腰痛。有这种症状的患者,往往有几年反复发生的急性腰痛病史,而是逐渐转变成持续性腰痛。

(二)症状

1.腰痛

腰痛是椎间盘突出症状最先出现的症状,而且是多见的症状,发生率约为91%。腰痛主要发生在下腰背部或腰骶部。发生腰背痛的原因,主要是椎间盘突出时,刺激了外层纤维环及后纵韧带中的窦椎神经纤维。间盘突出较大时,刺激硬膜,可产生硬膜痛。疼痛性质一般为钝痛、放射痛或刺痛。活动时疼痛加重,休息或卧床后疼痛减轻。疼痛持续时间较长,经过一段时间可以缓解。

2.坐骨神经痛

腰椎间盘突出症绝大多数患者发生在 $L_{4/5}$ 和 L_5/S_1 间隙,故容易引起坐骨神经痛,发生率达97%。坐骨神经痛多为逐渐发生,开始时为钝痛,而后逐渐加重。疼痛多呈放射性痛,由臀部、大腿后侧、小腿外侧到跟部或足背。坐骨神经痛多为单侧性疼痛。在某种姿势下,因活动或腹压增加疼痛加重,或突然出现触电般的放射痛,自腰部向下肢放射。

3.腹股沟区或大腿内侧痛

高位的腰椎间盘突出症,突出的椎间盘可压迫 L_1、L_2 和 L_3 神经根,出现相应的神经根支配的腹股沟区疼痛或大腿内侧疼痛。

4.马尾神经综合征

向正后方向突出的髓核、游离的椎间盘组织,可压迫马尾神经,出现大小便障碍,鞍区感觉异常。多表现为急性尿潴留和排便不能自控。马尾综合征发生率为 $0.6\%\sim24.4\%$。

5.尾骨疼痛

腰椎间盘突出症的临床症状可出现尾骨疼痛。原因是突出的椎间盘组织移入骶管,刺激腰骶神经丛。

6.肢体麻木感

有的患者不出现下肢疼痛而表现为肢体麻木感。此乃是椎间盘组织压迫刺激了本体感觉和触觉纤维而引发的麻木。

(三)体征

1.腰椎侧凸

它是一种姿势性代偿性畸形,有辅助诊断价值。例如,髓核突出在神经根外侧,上身向健侧弯曲,腰椎凸向患侧,这可松弛受压迫的神经根。

2.腰部活动受限

腰椎间盘突出症的患者一般有腰部活动受限的表现。

3.压痛及骶棘肌痉挛

89%腰椎间盘突出的患者,在病变间隙的棘突间有压痛。约1/3的患者有腰部骶棘肌痉挛。

4.间歇性跛行

当患者走路时,随着行走距离增多,腰背痛加重,不得不停步。

5.神经系统征象

80％患者出现感觉异常;70％患者出现肌力下降。间盘突出压迫神经根严重时,可出现神经麻痹、肌肉瘫痪。还有的患者出现神经反射异常。

6.直腿抬高试验阳性

令患者抬高下肢,抬高到 70°以内,可出现坐骨神经痛。阳性率约 90％。

四、诊断标准

腰椎间盘突出症的诊断要依据病史、临床症状和体征做出印象诊断;再依靠特殊检查做出初步诊断;最后要做好鉴别诊断,除外其他疾病,才可明确诊断。

(一)依据临床症状和体征

(1)腰痛。

(2)坐骨神经痛。

(3)马尾神经综合征。

(4)腰部活动受限。

(5)病变间隙棘突有压痛。

(6)直腿抬高试验阳性等。

(二)依靠特殊的检查来诊断

1.腰椎 X 线片

腰椎下位片,腰椎可呈侧凸。侧凸多见于 $L_{4/5}$ 椎间盘突出。腰椎侧位片,对诊断腰椎间盘突出症有价值。当侧位片显示椎间隙前窄后宽时,提示腰间盘纤维环不完全破裂,髓核膨出。当椎间隙减小或明显狭窄,表明纤维环破裂,髓核突出。

2.X 线造影

X 线造影可间接显示有无椎间盘突出及突出的程度,准确率达 80％。

3.CT 检查

CT 检查可显示骨性椎管形态,韧带是否增厚,椎间盘突出程度和方向,诊断价值较大。

4.MRI 检查

MRI 检查可全面观察腰椎间盘是否有病变,了解髓核突出程度和位置,并可鉴别椎管内有无其他占位性病变。

5.电生理检查

电生理检查可协助确定神经损伤的范围和程度。

(三)鉴别诊断

腰椎间盘突出是造成腰背痛及腿痛的主要疾病,但许多疾病也有类似症状,因此须做好举例诊断、除外其他疾病,才可诊断为腰椎间盘突出症。需要鉴别的疾病有:腰肌劳损,腰椎横突综合征,棘上、棘间韧带损伤,腰椎滑脱症,腰椎管狭窄症,腰椎结核,椎管内肿瘤,神经根及马尾肿瘤等。

五、治疗方法

腰椎间盘突出症的治疗方法有非手术疗法和手术疗法之分。选择何种治疗方法,取决于此患者不同的病理阶段和患者的临床表现,以及患者的身体状况和心理状态。这两种疗法各有其指征。

(一)非手术疗法

非手术疗法的目的使椎间盘突出的部分和受到刺激的神经根的炎性水肿得以消退,减轻并解除对神经根的刺激和压迫。

1.非手术疗法的适应证

(1)初次发病,病程短者。

(2)病程虽长,但症状及体征较轻的患者。

(3)经特殊检查,突出较小的患者,由于全身性疾病或者局部皮肤疾病,不能施以手术者。

(4)不同意手术的患者。

2.非手术治疗的方法

(1)卧床休息:患者必须卧床休息,直到症状完全缓解。一般需卧床3周。3周后,戴围腰起床活动。3个月内,不做弯腰持物动作。

(2)持续牵引:牵引的目的是减轻椎间盘的压力,促使髓核不同程度的回纳;牵引可解除腰椎后关节的负载,同时可以解除肌肉痉挛。常用的牵引式有手法牵引、骨盆牵引等。

(3)理疗、推拿和按摩:这种方法可以减轻椎间盘的压力,可使痉挛的肌肉松弛。

(4)激素硬膜外注射:皮质激素是一种长效抗炎剂,可以减轻、消除神经根周围的炎症。

(5)痛点封闭疗法:适用于腰部有明确的局限性压痛的腰椎间盘突出症的患者。常用2%普鲁卡因2~5mL,或2%利多卡因2~10mL施行痛点封闭。

(6)髓核化学溶解:将胶原蛋白酶注入椎间盘内,或注入硬脊膜与突出的髓核之间。该酶能选择性溶解髓核和纤维环,但不损伤神经根,使椎间盘内压降低,使突出的髓核缩小,以达到缓解症状的目的。

(二)手术疗法

1.手术的适应证和禁忌证

(1)手术的适应证

1)非手术疗法无效,症状继续加重者。

2)首次剧烈发生,患者因疼痛难以行动及入眠,患者被迫处于屈髋屈膝侧卧位者。

3)患者出现单根神经麻痹或马尾神经麻痹。

4)中年患者病史较长,影响工作和生活者。

5)经脊髓造影、CT、MRI检查。

6)保守疗法有效,但症状反复发生,且疼痛较重者。

7)椎间盘突出合并腰椎管狭窄者。

(2)手术疗法禁忌证

1)腰椎间盘突出症不影响生活工作者。

2)首次发作或多次发作,未经保守治疗。

3)腰椎间盘突出症合并有较广泛的纤维组织炎、风湿症等症状。

4)临床疑诊为腰椎间盘突出症,但 X 线特殊检查未见有特殊征象。

2.常用的手术方法

(1)后路髓核摘除术。

(2)内镜下髓核摘除术。

(3)人工髓核置换术。

(4)侧路经皮髓核摘除术。

(5)前路经腹膜或腹膜外髓核摘除术。

(6)人工椎间盘置换术。

(7)小切口椎间盘切除术等。

六、预后与康复

手术疗效评定标准是对各种手法方法的客观评估,是术者共同遵循的指标。评定标准分为两类:一类是简单评定标准,例如中华骨科学会腰背痛手术评定标准;另一类为量化评定标准,例如日本骨科学会制订的腰背痛手术治疗评分(JOA 评分)和 Macnad 评分。评价效果的期限,一般说来,术后 1～2 年为近期效果,3 年以上为远期效果。

中华医学会骨科分会脊柱外科学组腰背痛手术评定标准如下。

优:术前的症状缓解;腰部的活动度、直腿抬高试验及神经功能均恢复;恢复原来的工作和生活。

良:术前的症状部分缓解:腰部活动度、直腿抬高试验和神经功能部分改善;不能恢复原来的工作和生活。

差:治疗无效,或症状加重;有关体征无改善。

第九节　腰椎管狭窄症

一、概述

各种原因导致腰椎椎管、神经根通道、椎间孔的变形或狭窄而引起马尾神经、腰骶神经根受压而产生临床症状的病症,称为腰椎管狭窄症,又称为腰椎管狭窄综合征。多发生于 50 岁以上的中老年人,男性较女性多见。

二、病因病理

腰椎管狭窄症的病因可分为原发性和继发性椎管狭窄两大类。原发性椎管狭窄指因先天性和发育性因素,导致腰椎骨性椎管发育异常,椎管狭窄,表现为腰椎管的横径和矢状径均匀一致性的狭窄,多见于侏儒症、椎弓根短缩等患者。

此种类型腰椎管狭窄症临床较少见。继发性腰椎管狭窄主要是由于椎间盘退变,腰椎椎体间失稳,关节突关节松动增生、内聚的腰椎退行性变,腰椎骨质增生,椎板继发性增厚,黄韧带松弛、肥厚、内陷等诸多因素共同导致的腰椎椎管、神经根管和椎间孔等内径缩小,椎管容积减少,病变达到一定程度后,可引起硬膜囊、神经根、马尾受压而产生腰腿痛症状。也可能因为椎管容积减少,致椎管内外血循环障碍,静脉充血,血管丛增生等间接压迫硬膜囊或神经根而产生神经压迫症状。临床上以退行性变致继发性椎管狭窄症患者为多见,原发性椎管狭窄症患者少见。

临床上多采用 Nelson 分类法指导腰椎管狭窄症的诊断和分型。

(一)按解剖部位分类

按解剖部位分为中央型(主椎管)狭窄和侧方型(侧隐窝)狭窄。中央型狭窄以硬膜囊及其中的马尾神经受累为主,而侧方型狭窄则以神经根受累为主。

(二)按病因分类

按病因分为原发型椎管狭窄和继发型椎管狭窄。

1.原发型椎管狭窄

原发型椎管狭窄为先天性因素所致,骨性椎管发育障碍,致椎管容积减少,马尾、神经根受压迫而导致。

2.继发型椎管狭窄

继发型椎管狭窄系由于后天退变或其他原因,导致椎管容积继发性减少,按继发性椎管狭窄的主要发生来源,继发性腰椎管狭窄又可分为四个方面。

(1)退行性脊椎骨质增生,黄韧带肥厚,后纵韧带增生钙化,侧隐窝狭窄,椎间盘病变等。

(2)创伤因素所致脊柱骨折脱位遗留的脊柱畸形。

(3)椎弓峡部裂致椎体滑脱。

(4)脊柱侧弯以及其他脊柱骨病如 Pagets 病、氟骨症等。

三、临床表现

(一)症状

本病多见于 40 岁以上的中老年,以男性多见。起病缓慢,常有慢性腰痛史,疼痛常反复发作,一般症状较轻。中央型椎管狭窄主要感觉腰骶部疼痛或臀部疼痛,很少有下肢放射痛。患者常诉直腰行走困难,而弯腰骑自行车无障碍,该型患者最典型的表现是神经性间歇性跛行。侧隐窝狭窄与神经根管狭窄的症状大体相同。表现为相应的神经根受刺激或压迫症状。根性神经痛往往比腰椎间盘突出症严重,可从腰臀部向下放射,常为持续性,活动后加重,体位改变对疼痛影响不如中央型明显,间歇性跛行也不典型。

(二)体征

检查时常可发现患者主诉的症状严重且多,而客观体征少,两者往往不相符。神经未受持续性压迫时,多无明显体征。腰椎无畸形,腰部可无压痛,而后伸或侧屈位时,可诱发症状。前屈时症状消失,直腿抬高试验阴性。发生持续性压迫后,可出现受压的马尾神经或相应神经根支配区的感觉、肌力减退,腱反射减弱或消失。直腿抬高试验可为阳性。

(三)影像学及实验室检查

1.X 线检查

在腰椎正侧位 X 线片上,常表现为腰椎生理弧度的改变,可以是生理前凸的增大或减少。还可显示椎间隙狭窄、关节突增生内聚,椎体边缘骨质增生等退变表现,部分患者表现为腰椎滑脱、不稳或椎间关节半脱位等。

在 X 线片上还可测量椎管的大小,一般认为,椎管横径<20mm,矢状径<12mm,可以认为有腰椎管狭窄的存在。因为 X 线片存在放大倍率的差异,现多在 CT 片上行椎管各径的测量,更为准确。

2.椎管造影

椎管造影是诊断腰椎管狭窄的有效方法,表现为不同程度的充盈缺损,严重者完全梗阻,完全梗阻者呈幕帘状、笔尖状或弹头状,也有呈毛刷状的充盈缺损。腰椎滑脱引起的椎管狭窄,可在滑脱节段显示台阶状或肘拐状的硬囊形态改变。椎管后侧黄韧带增厚者,表现为锯齿状充盈压迹,有时呈藕节状改变。椎管造影可以显示硬膜囊的整体形态,且可通过体位及投照位的变化,显示出神经根袖的形态和位置变化。但对侧隐窝的显示不理想,也不能显示椎管的断面及神经根形态。

3.CT 检查

CT 检查可以清楚显示椎管的形态和椎板厚度,并能进行比较精确的椎管大小及椎板厚度测量。CT 能显示椎间盘突出的程度、范围和方向,对侧隐窝狭窄、黄韧带肥厚等均可以清楚显示。如结合椎管造影检查,则能提供更多信息。椎板厚度超过 8mm,黄韧带厚度超过 5mm,可认为是增厚。CT 片在测量侧隐窝时,侧隐窝前后径应>5mm,侧隐窝前后径< 3mm,可以认为是侧隐窝狭窄。

4.MRI 检查

MRI 检查可以对脊柱进行矢状面、冠状面、横断面多个方向角度的检查扫描。在 MRI 检查中可以显示出硬膜囊压迫的节段、程度的部位,同时可以有效显示黄韧带的肥厚、硬膜外脂肪的消失减少、神经根的压迫与位置等。所以,MRI 是检查腰椎管狭窄的有效方法。

四、诊断与鉴别诊断

(一)诊断要点

1.症状

长期慢性腰臀部疼痛不适,间歇性跛行,腰过伸受限,且逐渐加重。

2.体征

体格检查早期无明显异常,后期可出现坐骨神经受压的体征。

3.影像学检查

腰椎 X 线片、椎管造影、CT 检查、MRI 检查可明确诊断及椎管狭窄的程度。

(二)鉴别诊断

1.腰椎间盘突出症

腰椎间盘突出症大多见于中青年人,病程相对较短,多以腰痛及下肢放射痛为主要症状,下肢症状单侧者多见,直腿抬高试验阳性。不似腰椎管狭窄症以中老年人为多,主要表现是间歇性跛行,直腿抬高试验多阴性,而腰过伸受限则明显。

X 线检查腰椎间盘突出症可见到腰椎疼痛性侧弯,但骨质退变多不如腰椎管狭窄症患者明显,且腰椎管各径的测量在正常范围。

CT 或 MRI 检查是鉴别两者的重要手段,腰间盘突出症主要表现为椎间隙水平间盘的突出与对硬膜囊和神经根的压迫,而黄韧带厚度、侧隐窝前后径、椎板厚度等多在正常范围,关节突增生内聚也不如腰椎管狭窄症者明显。

2.腰椎滑脱症

部分腰椎滑脱症患者也可表现为腰椎管狭窄症的症状。但在间歇性跛行等典型症状出现之前,腰椎滑脱就已存在,一般是到病程中后期,因腰椎滑脱,导致椎管形态发生扭曲变形,或椎间盘变性突出,或继发性腰椎退变,才发生继发性腰椎管狭窄;后期,腰椎滑脱是腰椎管狭窄的原因,而腰椎管狭窄则是表现形式。

3.血管源性腰背痛

动脉疾病或周围血管疾病可引起下肢痛,有时与坐骨神经痛很相似。但血管源性下肢痛不会因活动而疼痛加重,而腰椎管狭窄症患者的下肢痛多在活动后出现。臀上动脉血流不足引起的臀部间歇性疼痛,行走时出现或加重,站立时减轻,但不会因弯腰或下蹲等减轻。小腿后方肌肉的间歇痛可因周围血管疾病引起,并有坐骨神经刺激症状,也有行走加重、站立减轻的特征,但不会因站立而使疼痛症状完全消除,也不会因下蹲、弯腰等动作而全部缓解。

4.腰背肌、筋膜源性腰背痛

腰背肌筋膜炎、棘上韧带损伤、棘间韧带损伤、第三腰椎横突综合征、臀上皮神经卡压综合征、梨状肌综合征等,系腰背部局限性非特异性纤维织炎,常有反射性腰背痛。腰背肌筋膜炎的腰背部疼痛虽然广泛而散在,但以肌、筋膜损伤劳损处为主,所以多表现为肌、筋膜附着点附近的局限性明显疼痛和压痛,多有外伤史,在局限性压痛点附近行痛点封闭可以止痛。此外,腰背肌筋膜炎经过休息或治疗,大多可以逐渐好转或自愈,这种情况在腰椎管狭窄症是很少见的。

5.腰椎不稳引起的腰腿痛

腰椎不稳或腰椎失稳引起的腰背痛或腰腿痛,腰椎不稳的主要原因有椎间盘、椎间关节、椎间韧带的退变,外伤和脊柱手术后的医源性不稳,峡部裂和滑脱。腰椎不稳常见的症状是局限的腰背痛,伴有一侧或双侧臀部、大腿后侧的牵涉痛,严重的患者可伴有坐骨神经的刺激或压迫症状。多数患者主诉易发生腰扭伤,轻微活动或偶然用力不当,即可出现腰痛、活动受限及僵硬感,经过休息,逐步轻微活动腰痛或经过腰椎牵引、推拿按摩后腰痛及活动受限即可解除。

这种腰部轻微活动即可能诱发的腰部突发疼痛及活动受限,有些类似膝关节半月板损伤引起的关节交锁症状,是腰椎不稳的重要临床特征。X线检查可见椎间隙不对称性变窄,脊柱序列排列不良,在腰椎过伸过屈侧位上可能观察到明显的椎体前后滑移,还可见到椎弓根的轴向旋转及棘突正常序列的紊乱中断等。

五、治疗

(一)非手术治疗

1.卧床休息

早中期患者或急性反复发作者,卧床休息可以改善局部静脉回流,有利于炎症反应的消退,有利于缓解椎管狭窄的症状,同时因休息可以缓解腰背肌紧张,也有利于消除肌肉源性疼痛不适。一般休息2~3周可以缓解腰腿痛。这也是其他治疗的基础。

2.腰围保护

腰围保护可以协助缓解肌肉劳累。多在患者下床活动及站立时应用,卧床休息时不用。

3.腰功能锻炼

要注意加强腰背肌、腹部肌肉功能锻炼,以增强脊柱的稳定性。

4.手法推拿按摩

可以通过手法治疗达到舒筋散寒、化瘀止痛、松解粘连、松弛肌肉的作用。一般采用患者俯卧位,行腰痛部按法、揉法、点穴法、擦法等手法,患者平卧主要是行点穴法。同时配合腰部关节活动、牵抖法和双下肢关节活动等手法治疗。因患者大多为中老年人,骨质退变,手法治疗过程中不可使用暴力。

5.抗炎止痛药

在疼痛症状较重时,内服消炎痛、布洛芬等消炎镇痛剂有利于病情的好转,但使用这些药物要注意胃肠道及心、血管安全性,有可能影响患者的凝血功能。

6.封闭治疗

可应用泼尼松龙12.5mg,0.5％～1％普鲁卡因100～200mg混合后行腰部痛点封闭或椎管内封闭治疗,术后配合卧床休息、手法推拿按摩或腰椎牵引,每周1次,2～3次为1疗程,对早中期患者有效。

(二)手术治疗

1.手术指征

对于病程长,疼痛剧烈,影响日常生活;或保守治疗无效,反复发作,间歇期明显缩短;并有神经功能损害尤其是马尾神经压迫出现部分或完全瘫痪的患者;以及腰椎间盘突出合并腰椎管狭窄,腰椎峡部裂或腰椎滑脱合并腰椎管狭窄;腰椎 CT、MRI 或造影检查有明确的椎管狭窄,且狭窄压迫部位与临床症状相符合的患者,均应考虑行手术治疗。

2.手术目的

解除椎管内、神经根管、椎间孔等处的致压物,解除硬膜囊、马尾神经和神经根的压迫症状,同时要尽量保留正常的骨与软组织结构,维持和重建脊柱的稳定性。

3.手术方式

常用的手术方式有椎板成形术、椎板切除减压术,多配合内固定及植骨,以重建脊柱的正常生理序列和稳定性。手术要参照术前检查的神经定位、CT 和 MRI 检查显示的狭窄范围来考虑减压范围。术中减压有效的标志之一是硬膜囊的搏动恢复。

第十节　骶尾椎损伤

一、骶尾椎损伤机制及特征

骶骨骨折常与骨盆骨折伴发,单纯骶骨骨折很少见。骨盆骨折患者中骶骨骨折的发病率为35％(4％～74％)。正常情况下骶骨抗压缩应力很强,而抗剪力和张力较弱;而在骨盆环完整时,除了直接暴力外骶骨只能受到压缩应力作用,所以骶骨骨折常伴发于骨盆骨折。骶骨骨折常常是单侧下肢或者单侧躯体的暴力沿髋骨间接作用于骶骨所致,最常见的应力是张力和剪力。

(一)旋转力

伴发耻骨联合分离或者耻坐骨支骨折的严重暴力。作用于下肢的强大的过伸张力导致髋骨沿骶髂关节的水平轴旋转,如果骶髂关节不旋转(骶髂关节抗这种应力的能力很强),就会发生经 $S_{1\sim2}$ 的骶孔骨折。骨折后髂后上棘上移而髋骨不上移。反方向的髋骨旋转可见耻骨联合端上移,这种损伤相对少见。

(二)杠杆作用

一旦骨盆环的前方被破坏,骨盆的两个半环产生明显分离,常见于碾压伤或者下肢极度外展。低髂关节张开到极限,就会产生经骶骨翼的骨折;骨折常常介于第 1、2 骶孔水平之间。其机制类似于完全张开的合页将固定螺钉拔出。反方向的损伤导致耻骨联合端相互重叠,相对少见。

(三)剪切力

坐位时暴力作用于膝部,使半侧骨盆直接向后移位。这种暴力更容易导致髋关节后脱位;但是如果受伤时髋关节轻度外展,就可能导致半侧骨盆向后向上移位,导致骶椎侧块承受剪切力而骨折。

具体到某一例患者各种应力结合到一起并占不同的比例,因此不可能精确地分析某种应力的作用。例如在坠落伤时,身体的重力和下肢、骨盆传导地面的抵抗力共同作用于骶骨水平,使骨盆沿水平轴旋转同时骶骨则受到来自身体重力的作用而产生垂直向尾侧移位的倾向,从而导致骶骨的横行骨折。

二、骶尾椎损伤诊断

(一)骶尾损伤的分类

目前尚无统一的骶骨骨折分类方法。骶骨骨折分类总体而言可以分为三种。

第一种分类方法是将骶骨骨折作为骨盆环损伤的一部分。Letournel,Tile 等将骨盆骨折按照损伤机制和骨盆的稳定程度分为 3 种类型,在此基础上发展成为 AO-ASIF 分类。

1.A 型骨折

单纯髂骨骨折或骶尾骨骨折,由于骨盆后弓仍保持完整,骨盆稳定性不受影响。

2.B 型骨折

由旋转暴力而致伤,骨盆环的完整性受到不完全破坏,骨折表现为旋转不稳。B_1 型为单侧"翻书样"(openbook)外旋损伤;B_2 型为侧方挤压性内旋损伤,骶骨前方受到撞击而发生压缩骨折,同时合并对侧或双侧的耻骨支骨折;B_3 型则损伤更为严重,表现为双侧的翻书损伤或内旋损伤。

3.C 型骨折

C 型骨折为一侧或双侧骨盆环的完全性断裂,不仅表现为旋转不稳,而且存在后方及垂直不稳。此时骶骨骨折已不应被作为孤立性损伤来对待,而是应将其作为不稳定性骨盆骨折的一部分来处理。

第二种骶骨骨折分类方法针对累及腰低交界的骨折,这类骨折非常不容易诊断。腰骶韧带非常坚强,除非有骨质疏松,这个节段的损伤通常只发生于高能量外伤。Isler 根据主要骨折线相对于 $L_5 \sim S_1$ 椎小关节的位置,以及腰骶交界稳定性将这种损伤分为三型。

Ⅰ型:$L_5 \sim S_1$ 椎小关节外侧的经骶骨翼的骨折,这种骨折不影响腰骶的稳定性,但是可能影响骨盆环稳定性。

Ⅱ型:经 $L_5 \sim S_1$ 椎小关节的骨折,这种骨折可能会影响腰骶稳定性及骨盆的稳定性,可伴有不同程度移位和神经损伤。

Ⅲ型:累及椎管的骨折,这类骨折都不稳定,如果是双侧骨折则可以导致腰骨盆分离,需要予以固定。

最后一种骶骨骨折分型强调骶骨的内在特征。根据 Denis 分区对骶骨骨折进行分类,即 1 区(骶孔外侧)骨折、2 区(累及骶孔但未累及低管)骨折和 3 区(累及低管)骨折。

Roy-Camille、Strange-Vognsen 和 Lebch 将 DenisⅢ区的横行骨折进一步进行分类。Ⅰ型损伤最轻,表现为后凸畸形而没有移位或者轻度移位;Ⅰ型骨折表现为后凸畸形,骶骨不完全向前脱位;Ⅲ型表现为骶骨完全脱位;Ⅳ型骨折包含的范围比较大,包括伴有 S_1 椎体粉碎性骨折的全部上述 3 个类型的骨折,这种类型的骶骨骨折非常少见。Roy-Camille 的骨折分型仅考虑到发生于 $S_{1\sim2}$ 的横行骨折;但是在少数情况下,横行骨折也可以发生于 S_3 以下。根据横行骨折发生的位置,又将发生于 $S_{1\sim2}$ 的骨折称为高位骶骨骨折,发生于 S_3 以下的骨折称为低位骶骨骨折。

而 Gibbons 等则将 DenisⅢ型骨折又分为两型:纵行和横行骨折。纵行常伴有严重的骨盆损伤;横行常见于高处坠落伤和交通伤,常伴有严重的神经损伤,又称为跳跃者骨折,或自杀者骨折。当横行骨折同时伴有纵行骨折时,根据骨折线的形状,可以将骶骨骨折分成 H、U、L 及 T 型骨折。

此外,根据骶骨骨折的原因不同还可分为暴力性骨折和骶骨不全骨折(SIF)。骶骨不全骨折是指非肿瘤因素引起的骶骨强度下降而发生的应力性骨折,好发于 60 岁以上的女性。

(二)物理检查

据报道,有 24%～70% 的骶骨骨折患者在首诊时被漏诊。骶骨骨折的延误诊断可能会对患者的预后;产生不良影响。骶骨骨折的患者常常有多发损伤。对于高能量钝性损伤的患者必须进行全面的物理检查;尤其是对于有骨盆周围疼痛的患者更应该高度警惕骶骨损伤,应全面检查骨盆环的稳定性。

除了检查患者的运动和感觉功能以及下肢的反射,神经系统检查还应当包括肛门指诊,并记录肛门括约肌的自发收缩和最大主动收缩的力量,肛周 $S_{2\sim5}$ 支配区轻触觉和针刺觉的情况,以及肛周刺激收缩反射、球海绵体反射和提睾反射的情况。女性患者怀疑有骶骨骨折时应当考虑进行阴道检查。除了支配膀胱和直肠的神经受损外,外伤和骨折移位也可能会损伤支配生殖系统功能的神经。必要时需要请泌尿外科及妇科医生会诊。

骶骨骨折,尤其是伴有神经系统损伤时需要对双侧下肢的血供进行检查。除了评估远端的动脉搏动情况外,还应当测量踝臂指数。发现异常时应当考虑行下肢血管造影。

骨盆周围有软组织损伤时应当考虑到有骶骨骨折的可能性。如果有皮下积液,提示腰骶筋膜脱套伤,应当特别重视;因为经该区域的手术感染风险很高、切口不易愈合。

骶骨骨折的患者常常伴发胸腰椎骨折,在进行神经损伤评估时,应当全面地检查分析。

（三）影像学检查

常规的骨盆 X 线正侧位片表现为骶孔线、椎间盘线的异常,如模糊、中断、消失、结构紊乱、硬化、左右不对称等征象。

1. 脊髓造影检查

脊髓造影解决了脊神经根不能显影的困难,同时理想的脊髓造影片也可对 S_1、S_2 以上脊神经根袖内的部分神经显影,而对于 S_2 以下骶神经根、硬脊膜外神经根、骶丛神经、坐骨神经均不能显影。

2. CT 检查

CT 检查能很好地显示骨结构,确定骨折部位,显示椎管形态及椎管内有无骨折块。

3. MRI 检查

MR 较其他影像技术对神经、软组织有良好的显像,采用先进的 MRI 技术,使用适当的表面线圈和脉冲序列能够获得较清楚的周围神经影像。

4. 放射性核素扫描（^{99m}Tc）

诊断骶骨不全骨折（SIF）的敏感性很高,表现为单侧或双侧骶骨翼上位于骶髂关节与骶孔之间核素异常浓聚。不过此种检查特异性差,炎症、肿瘤也可有浓聚征。

三、骶尾椎损伤的治疗

处理骶骨骨折患者时,必须首先遵循创伤患者诊治的总体原则。骶骨骨折时常伴有骨盆环的破坏、神经根损伤、马尾神经损伤以及脊柱的损伤,它们之间相互影响。总体而言,应当根据骨盆环和腰骶的稳定性、神经损伤情况以及患者的全身状况来制订治疗方案。

骶骨骨折应当初步分为以下四类。

（1）伴有稳定或不稳定性骨盆环损伤。

（2）伴有腰骶椎小关节损伤。

（3）伴有腰低分离。

（4）伴有神经损伤及马尾神经或脊髓压迫。

（一）伴有骨盆环损伤的骶骨骨折

必须对骨盆环的稳定性进行评估。当存在明显的骨盆环不稳定时,需要对骨盆环进行初步的复位和固定;方法包括骨牵引、外固定架、骨盆固定带、骨盆钳等。这些方法都可以达到复位骨折、减少出血的目的。如果患者的血流动力学不稳定,可以考虑进一步行血管造影栓塞。

对于骨盆环稳定的患者,并且无神经损伤、软组织损伤也较轻,保守治疗效果比较好。

具体方法:对于无移位的稳定骨折采用卧床休息,早期不负重下床活动;对于移位的骶骨骨折可手法复位后行骨牵引,牵引复位时需要准确地设计好牵引的方向和力量。牵引重量一般为患者自身体重的 1/5～1/4,牵引时间应在伤后 24h 内完成且不少于 8 周。

（二）伴有腰骶椎小关节损伤的骶骨骨折

Isler 第一个提出了腰骶交界损伤与不稳定性骶骨骨折的关系。他提出骨折线经过 S_1 上关节突或者位于 S_1 上关节突内侧的垂直型骶骨骨折会影响腰骶交界的稳定性。他还发现腰骶交界损伤与半骨盆脱位有关。这种类型的损伤见于38%的垂直不稳定型骶骨骨折和3.5%的旋转不稳定型骶骨骨折。

但是 Isler 可能低估了伴有腰骶椎小关节损伤的骶骨骨折的发病率,因为限于那个时代的影像学检查条件,很多病例可能漏诊了。对于经骶孔的尤其是伴有移位的骶骨骨折,应当考虑腰骶交界损伤的可能,应当行进一步检查。一旦确诊,应进行手术固定。

(三)腰骶脱位的骶骨骨折

腰骶脱位,也称为创伤性腰骶前脱位,非常少见。临床表现为腰椎滑脱至骶骨前方,可能伴有双侧 $L_5 \sim S_1$ 椎小关节脱位、同侧的椎小关节骨折、或者经骶骨椎体的骨折。可能有多种受伤机制,都属于高能量损伤。

腰骶脱位非常少见、表现通常不典型,而且患者的病情通常都非常重,所以腰骶脱位在首诊时常漏诊。脊柱骨盆分离(也称为 U 型骶骨骨折)的损伤与此类似,治疗相当困难。它们的共同特征是骶骨与腰椎及骨盆分离,都是高能量损伤所致,患者存活的概率很小。这种损伤高度不稳定。

固定方法包括骶髂螺钉、接骨板螺钉及腰椎—骨盆桥接固定等。因为发病率很低,虽然各种方法都有一定的临床应用效果的报道,但是各种固定方法的优缺点及临床适应证目前还无法准确评价。

(四)伴有神经损伤和压迫的骶骨骨折

神经损伤的情况对治疗方法的选择也有指导作用。马尾神经完全横断的患者减压固定手术的重要性比马尾神经不完全断裂患者就差一些。

骶骨骨折手术治疗指征是:有神经损伤的表现同时存在神经压迫的客观证据,伴有软组织裂伤以及广泛的腰骶结构损伤。对于多发伤患者固定骶骨骨折后早期活动,可作为相对手术指征,有利于患者康复。手术的目的是稳定骨折、恢复腰骶对线、改善神经状态、充分的软组织覆盖以及改善全身状况。

(五)减压

骶骨骨折时神经损伤的程度不同;轻者可为单一神经根病变,重者可能马尾神经完全横断。横行骶骨骨折时马尾神经完全断裂的发生率是 35%。根据骶骨骨折的移位和成角情况,骶神经根可能会受压、挫伤或者受牵拉。

因此可以通过骨折复位间接减压,也可以通过椎板切除或骶孔扩大来直接减压。对于马尾神经横断或者骶神经根撕脱的患者,单纯减压是没有意义的。

减压手术没有绝对的适应证,术后的结果也无法预测。然而在伴有神经损伤的骶骨骨折患者,骨折愈合后神经周围纤维化、骶管及骶孔内瘢痕的形成会令骶神经根减压更加困难。因此,神经减压最好在受伤后的 $24 \sim 72h$ 内完成。对于伴有足下垂的患者行保守治疗或者延期手术,75%的患者预后差。

尽管 L_5 神经根在骶骨水平位于椎管外,但是骶骨翼的骨折块向上向后移位可能会导致 L_5 神经根受牵拉、压迫甚至卡压于骨折块与 L_5 横突之间,需要手术减压。

(六)固定

骨折的手术固定通常是与减压同时进行的,因为减压本身就可能会加重不稳定。固定手术指征包括伴有骨盆环或腰骶不稳定以及软组织裂伤的骶骨骨折。固定方法包括前方骨盆固定、骶髂螺钉、骶骨直接固定以及腰骨盆固定等。建议对大多数骶骨骨折患者采用骶髂螺钉固定。

对于需要手术固定的骶骨骨折,应当首先考虑到恢复骨盆前环的稳定性。利用接骨板、外固定架等固定骨盆前环,可以增加骨盆后方结构(包括骶骨)的稳定性。在俯卧位行后路手术时,前方固定还可以起到保护骨盆的作用。但是对伴有垂直不稳定骨盆骨折的骶骨骨折,单独固定骨盆前环并不能为骶骨骨折提供足够的稳定性,还应当手术固定骶骨骨折。

骶骨固定方法的选择不单纯取决于骨折的移位程度和生物力学需要,还应当考虑到局部软组织条件。理想的固定系统应当能够提供足够的生物力学稳定性,同时对软组织刺激小、软组织并发症(如伤口裂开、感染等)少。大多数的骶骨骨折都可以用骶髂螺钉固定。

1.骶髂螺钉

最初设计用于骶髂关节损伤的骶髂螺钉在治疗垂直型骨盆后方损伤及骶骨骨折时非常有用,在 U 型骶骨骨折的治疗中也取得了很好的疗效,但是很少用于横行骶骨骨折。患者仰卧位或俯卧位,可以在透视条件下经皮植入螺钉。螺钉的植入高度依赖于透视成像。这种技术的安全性已经得到广泛验证。相对常见的并发症包括骨折复位的丢失和骨折复位不良,神经损伤或肠道结构损伤非常少见。考虑到骶孔可能会受损,应当避免加压。骶骨翼及骶骨斜坡的解剖存在变异,这种解剖变异可能会导致植入螺钉过程中的神经损伤。此外,经皮骶髂螺钉固定不适用于腰骶严重解剖异常以及无法闭合复位的患者。

2.骶骨棒

后路骶骨棒固定手术简单、安全、创伤小。缺点如下。

(1)过度加压可能致骶骨压缩骨折加重,损伤骶神经。

(2)双侧骶髂关节脱位或骨折不适用。

(3)髂后上棘损伤也不适用。

骶骨棒适用于 Denis Ⅰ型骨折,如用于 Denis Ⅱ型、Denis Ⅱ型骨折,骶骨棒的横向加压作用可能引起或加重骶神经损伤。骶骨棒加外支架治疗也可用于治疗 Tile C 型骨折,能够达到很好的复位固定,也可将骶骨棒穿过髂骨、低骨,然后穿过对侧髂骨固定,用于双侧骶髂关节脱位或骨折、中度分离骨折,甚至产后骨盆带不稳定者。由骶骨棒和 CD 棒组合而成的 π 棒也可用于治疗骶骨骨折,由于有 CD 棒的纵向支撑对抗骶骨的垂直移位,骶骨棒无须加压过紧,对于Ⅱ、Ⅲ型骨折可使用在髂后棘内侧的螺帽防止过度加压,从而避免损伤骶神经。由于骶骨的复杂化和个体变化大,骶骨棒固定方法操作复杂、难度大、技术要求高,术前应仔细设计骶骨棒的通道。

3.三角接骨术

三角接骨术即联合应用椎弓根螺钉系统和骶骨横行固定系统(骶髂螺钉或骶骨接骨板),适用于治疗垂直剪力引起的骶骨骨折,提供了多平面的稳定,术后即可下床,疗效良好。对于垂直不稳定骶骨骨折治疗,三角固定接骨较单独应用骶髂螺钉固定更稳定。三角固定为静力固定,虽然固定牢靠,但可能产生应力遮挡效应而影响骨愈合,且手术创伤大。

4.接骨板

后路或前路接骨板固定骨盆前环骨折合并骶髂关节骨折,可采用后侧小块接骨板局部固定骶髂关节骨折,单纯后侧接骨板固定的抗分离及抗旋转能力与单枚骶髂螺钉固定相近,但比2枚骶髂螺钉固定差。也可采用2块3～4孔重建接骨板前路固定,前路接骨板固定可解剖复位,提高关节的稳定性,其缺点如下。

(1)对骨折仅起连接作用,抗旋转作用差,不能早期下地。

(2)手术创伤大,前路显露困难,操作复杂,出血多。

5.锁定加压接骨板

随着内固定器材的发展,锁定加压接骨板的出现,微创技术的要求及骨质疏松症患者的增多,近来出现了引入内支架治疗骶骨骨折的理念,将 LCP 用于骶骨骨折治疗。LCP 可用于骨质疏松症患者或骨质薄的患者(Denis Ⅰ 型、Denis Ⅱ 型骨折及粉碎性骨折)。LCP 固定创伤小,不足之处在于费用较高。

6.腰椎—骨盆桥接固定

在改良 Galveston 技术基础上发展而来的腰椎—骨盆固定技术包括 L_3～S_2 椎弓根螺钉、髂骨钉、骶髂钉、Jackson 棒、纵向的连接棒以及横联构成,适用于伴腰骶不稳定的骶骨骨折。通过腰椎—骨盆桥接提供腰骶及骶骨骨盆间的稳定性。患者可以不借助支具早期活动。手术过程中可以进行广泛的神经根减压,还可以与骶髂螺钉联合应用。对于腰骶交界部骨折以及 L_5～S_1 椎间盘突出的患者还可以行 L_5～S_1 的椎间融合。

近年来,该方法得到不断改进,应用也越来越多,但是该技术对软组织条件要求高,内固定断裂、深部感染、切口愈合困难等并发症不容忽视。

(七)骶骨不全骨折的治疗

几乎所有学者都认为卧床休息是最好的治疗方法,可有效控制疼痛,一般1个月内疼痛缓解,6～12个月内疼痛消失。同时应针对骨质疏松治疗。

但也有学者主张早期下床活动,因为骶骨不全骨折属于稳定性骨折,不需手术,且患者多为老年人,卧床休息时间过长将导致肌肉、心脏、呼吸、消化、泌尿生殖、血管、内分泌等系统的并发症,严重影响 SIF 患者的治疗效果和生活质量,某些并发症甚至会导致患者死亡。在控制疼痛、严密监控的情况下,让患者借助支撑物早期下床活动将会有效减少上述并发症,并可减少患者的住院时间和费用。

近年来兴起的骶骨成形术为 SIF 的治疗提供了新的选择;这项技术可以达到即刻缓解疼痛的目的,但是目前还没有随机对照的临床研究和长期临床应用结果的报道。

(八)尾骨骨折的治疗

1.非手术疗法

非手术疗法包括急性期和慢性期的治疗。

(1)急性期:卧床休息 3～5d 后逐渐下床活动,坐位时垫以充气物或海绵垫。对有骨折移位者,在局部麻醉下通过肛门指诊行手法复位(采取上下滑动、加压,以使远折端还纳原位),3d后再重复1次。由于肛周肛提肌的牵拉作用,常难以获得理想复位。

(2)慢性期:可行理疗、坐浴等疗法,并注意局部勿多受压。病重者,可行骶管封闭疗法,每周1次,3～4次为一疗程。对症状顽固者,可酌情行尾骨切除术。

2.手术疗法

手术疗法主要为尾骨切除术。

手术病例选择:主要是尾骨损伤后长期疼痛且无法缓解的病例。其具体原因不明确,可能是由于瘢痕组织压迫尾神经所致。

第十一节　骨盆骨折

一、骨盆的生物力学

骨盆为一个纯环形结构。很明显,如果环在一处骨折并且有移位,在环的另一侧肯定存在骨折或脱位。前方骨盆骨折可以是耻骨联合和单侧或双侧耻骨支骨折。

(一)骨盆的稳定

骨盆的稳定可以被定义为在生理条件下的力作用于骨盆上而无明显的移位。很明显,骨盆的稳定不仅依赖于骨结构,而且也依赖于坚强的韧带结构将3块骨盆骨连接在一起,即2块无名骨、1块骶骨。如果切除这些韧带结构,骨盆会分为3部分。

骨盆环的稳定依赖于后骶髂负重复合的完整。后部主要的韧带是骶髂韧带、骶结节韧带和骶棘韧带。

骶结节韧带和骶棘韧带复杂的骶髂后韧带复合是非常巧妙的生物力学结构,它可承受从脊柱到下肢的负重力的传导。韧带在骨盆后部稳定中扮演了重要的角色,因为骶骨在拱形中并不形成拱顶石的形状,它的形状恰恰相反。因此,骶髂后骨间韧带为人体中最坚固的韧带以维持骶骨在骨盆环中的正常位置。同样,髂腰韧带连接 L_5 的横突到髂棘和骶髂骨间韧带的纤维横形交织在一起,进一步加强了悬吊机制。骶髂后复合韧带如同一个吊桥的绳索稳定骶骨。

粗大的骶棘韧带从骶骨的外缘横形止于坐骨棘,控制骨盆环的外旋。骶结节韧带大部分起于骶髂后复合到骶棘韧带和延伸至坐骨结节。这个粗大韧带在垂直面走行,控制作用于半骨盆的垂直剪力。因此,骶棘韧带和骶结节韧带相互成90°,很好地控制了作用于骨盆上的2种主要外力,即外旋外力和垂直外力,并以此种方式加强骶髂后韧带。

骶髂前韧带扁平、粗大,虽然没有骶髂后韧带强大,但可控制骨盆环外旋与剪力。

(二)致伤外力作用在骨盆上的类型

作用在骨盆上的大部分暴力如下。

(1)外旋。

(2)内旋(侧方挤压)。

(3)在垂直水平上的剪力。

外旋暴力常常由于暴力直接作用在髂后上棘致单髋或双髋强力外旋造成,并引起"开书型"损伤,即耻骨联合分离。如外力进一步延伸,骶棘韧带与骶髂关节前韧带可以损伤。

内旋外力或外侧挤压力可由暴力直接作用在髂嵴上而产生,常常造成半骨盆向上旋转或所谓"桶柄"骨折,或外力通过股骨头,产生同侧损伤。

在垂直平面上的剪力通过后骶髂复合骨小梁,而侧方挤压力引起松质骨嵌压,通常韧带结构保持完整,此种情况在侧方挤压型骨折中由于注重耻骨支的骨折,较易使骶骨压缩性骨折漏诊。剪式应力可造成骨的明显移位和广泛软组织结构移位。这个力持续作用于骨盆,超出了软组织的屈服强度,可产生前后移位的骨盆环不稳定。

二、骨盆骨折分类

骨盆骨折可分为 3 种类型:稳定型、不稳定型和其他型。其他型又分为复杂类型骨折、合并髋臼骨折以及前弓完整的骶髂关节脱位。

不稳定的定义为骶髂关节和耻骨联合的活动超出了生理的活动范围,即后骶髂复合由于骨和韧带的移位所造成的不稳定。不稳定损伤有 2 种:其一为外旋外力造成的开书型或前后挤压型损伤;其二为内旋外力造成的侧方挤压型损伤。应牢记外旋外力造成的开书型损伤在外旋位是不稳定的,而侧方挤压型损伤在内旋时是不稳定的。但两者在垂直平面上是稳定的,除非存在剪式应力将后侧韧带结构撕裂。同样,任何超过软组织屈服强度的外力都会造成骨盆的不稳定。

Tile 骨盆骨折分型如下。

(一)骨盆环稳定型骨折

此种骨折多为低能量骨折。例如髂前上棘和坐骨结节撕脱骨折,因骨盆环完整,称为骨盆环稳定型骨折。

(二)骨盆环部分稳定型骨折

1.开书型骨折(前后挤压型骨折)

外旋外力作用于骨盆造成耻骨联合分离,但是前部损伤亦可使耻骨联合附近的撕脱骨折或者通过耻骨支的骨折。它们分为以下 3 个阶段。

第一阶段:耻骨联合分离<2.5cm,可保持骨盆环的稳定。这种情况与妇女生产时不同,骶棘韧带和骶髂前韧带完整。因此,CT 扫描无骶髂关节前侧张开。

第二阶段:外旋外力到达极限,后部髂骨棘顶在骶骨上。在这种特殊情况下,骶棘韧带和骶髂前韧带断裂,骶髂后韧带完整。因此,外旋时此种损伤是不稳定的,但只要外力不持续下去而不超过骶髂后韧带的屈服强度,通过内旋可使稳定性恢复。要充分认识到持续的外旋外力超过骶髂后韧带的屈服强度可导致完全的半骨盆分离。这不再是开书型损伤而是最不稳定的骨折。

第三阶段:耻骨联合分离并波及骨盆内软组织损伤,例如阴道、尿道、膀胱和直肠。

2.侧方挤压骨折

根据损伤位置的前和后,侧方挤压损伤有几种类型。前或后部损伤可以在同侧(Ⅰ型),或者对侧,产生所谓"桶柄"型损伤(Ⅱ型)。"桶柄"型损伤有 2 种类型:①前后相对的损伤或②四柱或骑跨骨折,即双耻坐骨支均骨折。

(1)Ⅰ型:同侧损伤。

1)双支骨折:内旋暴力作用在髂骨或直接外力撞击大转子可造成典型的半骨盆外侧挤压或内旋骨折。上下支均骨折在骶髂关节前可造成挤压,通常骶骨后部韧带结构完整。在暴力的作用下,整个半骨盆可挤压到对侧,造成骨盆内膀胱和血管撕裂。组织的回弹可使检查者误诊,因为在 X 线上骨折无明显移位。

2)耻骨联合交锁:这种少见的损伤是同侧侧方挤压类型的一种形式。当半骨盆内旋时,耻骨联合分离和交锁,使复位极为困难。

3)不典型类型:在年轻妇女中常常可见到不典型的外侧挤压型损伤。当半骨盆向内移动发生耻骨联合分离和耻骨支骨折,常常波及髋臼前柱的近端。暴力继续使半骨盆内旋,耻骨上支可向下内移位进入会阴。此种损伤实际上是骨盆的开放性损伤,临床上极易漏诊。

(2)Ⅱ型:桶柄型损伤。桶柄型损伤通常由直接暴力作用在骨盆上造成。前部骨折后常常伴对侧后部损伤或全部前侧四支骨折,亦可存在耻骨联合分离伴两支骨折。这种损伤有其特殊的特征,患侧半骨盆向前上旋转,如同桶柄一样。因此,即使后部结构相对完整,患者会存在双腿长度的差异。通常后侧结构嵌插,在查体时很易察觉畸形。在复位这种骨折时需要纠正旋转而不是单纯在垂直面上的牵引。

随着持续内旋,后侧结构受损,产生某些不稳定。但前方的骶髂嵌插通常很稳定,使复位极为困难。

3.完全不稳定型骨折

不稳定型骨折意味着骨盆床的断裂,其中包括后侧结构以及骶棘韧带和骶结节韧带。此种损伤可为单侧,波及一侧后骶髂复合或可为双侧都受累。X 线显示 L_5 椎体横突撕脱骨折或骶棘韧带附丽点撕脱骨折。CT 可进一步证实这种损伤。为明确诊断,建议所有病例都应用 CT 检查。

Dennis 按骶骨骨折分布的解剖区域进行如下分类。

Ⅰ区:从骶骨翼外侧到骶骨孔,骨折不波及骶孔或骶骨体。

Ⅱ区:骨折波及骶孔,可从骶骨翼延伸到骶孔。

Ⅲ区:骨折波及骶骨中央体部,可为垂直、斜形、横形等任何类型,全部类型均波及骶骨体及骶管。

此种分类对合并神经损伤的骶骨骨折很有意义。据 Pohleman 报告,Dennis Ⅲ区骶骨骨折与 Tile-C 型骨盆环损伤其神经损伤发病率最高。

三、临床表现

骨盆环损伤的物理检查是非常重要的,无论是在急诊室或手术室,其基本判断是相同的。视诊可了解出血的情况,例如腹股沟和臀部的挫伤及肿胀说明存在非常严重的损伤,其下方有出血。阴囊出血常伴前环的损伤。骨盆的触诊可揭示较大的出血或骨折脱位区域的损伤。骨盆骨折的潜行剥脱,Morel-Lavallee 损伤(大转子部软组织损伤)在损伤初期并不明确,但随时间延长可变明显。骨盆前环损伤要高度怀疑尿道损伤。

在潜在骨盆环损伤患者的初诊,首先要证实潜在的不稳定和畸形。诊断骨性的稳定要用双手按两侧髂棘给予内旋、外旋、向上及向下的应力,任何超量的活动均视为异常。患者清醒时由于疼痛检查时非常困难,最好在麻醉下或镇静剂下检查。一旦检查证实骨盆环存在不稳定,禁忌重复检查,因为反复检查可造成进一步出血。存在半骨盆不稳定而有活动性出血的患者,需尽快手术使其达到稳定,对清醒患者耻骨联合与骶髂关节的触诊可证实其真实损伤。同时还要检查畸形情况,包括肢体的长度差异和双侧髋关节旋转不对称。

不要漏诊开放的骨盆骨折。重视会阴及直肠部的软组织检查以及骨盆后部的软组织缺损。对不稳定型损伤推荐使用肛镜,对妇女有移位的前环损伤有必要使用阴道镜检查。骨盆的开放骨折有很高的致残率和病死率,早期积极治疗,即刻清创,稳定骨盆及开腹探查是治疗的基本原则。

APC－Ⅲ型损伤、垂直剪力、LC－Ⅲ型损伤为高能量损伤,常伴有其他脏器的损伤,75％的患者存在潜在出血,腹部损伤发生率达25％,腰丛损伤达8％～10％,并且60％～80％的患者合并其他骨折。因此对这些骨折要给予充分的重视。

波及骨盆带结构的骨折通常由交通事故或高处坠落伤所致。尽管这些损伤较少见,但其致残率和病死率很高。由于骨盆骨折的临床体征不明显,所以 X 线诊断相当重要。X 线诊断包括平片和CT,其他辅助技术如血管造影、膀胱造影、骨扫描及 MRI 等可用于判断伴随的软组织损伤及骨盆内器官的损伤。

作为全面了解骨盆损伤的正位 X 线片在急诊复苏时常用。然而单独依靠正位 X 线片可造成错误判断,因为骨盆的前后移位不能从正位 X 线片上识别。一个重要的解剖特点是在仰卧位骨盆与身体纵轴成 40°～60°角倾斜。因此骨盆的正位片对骨盆缘来讲实际上是斜位。为了多方位了解骨盆的移位情况 Pennal 建议采用入口位及出口位 X 线片。

骨盆骨折标准的 X 线评估包括:正位、入口位、出口位、Judet 位和轴向CT。

(一)正位

正位的解剖标志为:耻骨联合、耻坐骨支、髂前上、下棘、髂骨嵴、骶骨棘、S_1 关节、骶骨岬、骶前孔及 L_5 横突。前弓主要诊断耻坐骨支骨折,耻骨联合分离或两者并存。后弓则存在骶骨骨折,髂骨骨折及骶髂关节脱位,其骨折移位的程度可作为判断骨折稳定与否的指标。其他骨折不稳定的情况也应注意,如 L_5 横突骨折常伴有骨盆垂直不稳定。如存在移位的坐骨棘撕脱骨折,说明骶棘韧带将其撕脱,骨盆存在旋转不稳定。正位相可评价双侧肢体长度是否一致,这可通过测量骶骨纵轴的垂线至股骨头的距离来判断。除此之外,亦可见骨盆的其他骨性标志,如髂耻线、髂坐线、泪滴、髋臼顶及髋臼前后缘。

(二)出口位

患者仰卧位,X 线球管从足侧指向耻骨联合并与垂线成 40°角。这种投射有助于显示骨盆在水平面的上移,也可观察矢状面的旋转。此位置可判断后半骨盆环无移位时存在前半骨盆环向上移位的情况。出口位是真正的骶骨正位,骶骨孔在此位置为一个完整的圆,如存在骶骨孔骨折则可清楚地看到。通过骶骨的横形骨折,L_5 横突撕脱骨折及骶骨外缘的撕脱骨折亦可在此位置观察到。

球管向头侧倾斜 45°,可很好显示闭孔、骶孔、L_5 横突等骨性结构。

(三)入口位

患者仰卧位,X 线球管从头侧指向骨盆部并与垂直线成 40°角。为了充分了解入口位,认识 S_1 前方的骶骨岬(即隆起)非常重要。在真正的入口位,X 线束与 S_2、S_3 的骶骨体前方在同一条线上。在此条线上 S_2、S_3 的前侧皮质重叠,在骶骨体的前方形成一条单独的线,此线在骶骨岬后方几毫米代表骶髂螺钉的最前限。

入口位显示骨盆的前后移位优于其他投射位置。近来研究表明，后骨盆环的最大移位总是出现在入口位中。外侧挤压型损伤造成的髂骨翼内旋，前后挤压造成的髂骨翼外旋以及剪式损伤都可以在入口位中显示。同时入口位对判断骶骨压缩骨折或骶骨翼骨折也有帮助。沿着骶骨翼交叉线细致观察并与对侧比较，可发现骶骨的挤压伤及坐骨棘撕脱骨折。

球管向足侧倾斜 45°，可很好显示骶髂关节、坐骨棘耻骨支耻骨联合等骨性结构。

(四)骨盆骨折的 CT 检查

CT 可增加诊断价值。例如 CT 诊断后侧骨间韧带结构非常准确，这对于判断骨盆是否稳定非常有意义。CT 对判断旋转畸形和半骨盆的平移也很重要。例如骶骨分离、骶孔骨折及 $L_5 \sim S_1$ 区域损伤等只有在轴位 CT 上才能发现。骶髂关节前后皆分离的损伤可通过平片证实，但对于开书型骨折骶髂关节前方损伤而后方完整的情况，只能通过 CT 来诊断。CT 检查亦可诊断伴随的髋臼骨折，如耻骨支骨折可影响髋臼下面的完整性。最后，CT 检查对于识别骶骨翼骨折及嵌插骨折也有非常重要的意义。

四、骨盆骨折的治疗

对多发创伤患者的总体评估的详细讨论不在本节的讨论范围之内。由于多发创伤合并骨盆骨折患者的病死率大约为 $10\% \sim 25\%$，故而对之的治疗对于骨科医生来说具有很大挑战性的说法是不为过的。

由此，对多发创伤患者制订治疗计划必要性的强调从来不会有过度的时候。患者从损伤初始直到骨折固定的治疗必须始终在适当的监护病房中进行。系统治疗的计划的执行应在复苏抢救的同时而不是序列进行。

在基本内容里涉及气道、出血和中枢神经系统的问题应优先得到处理。迅速的复苏抢救应同时针对保持气道通畅和纠正休克。在骨盆创伤中，休克会因后腹膜动静脉出血而难以纠正。

基本复苏处理之后的进一步处理包括对气道、出血、中枢神经系统、消化系统、内分泌系统以及骨折的进一步检查。

(一)急救

由于后腹膜出血和骨盆后出血是骨盆创伤的主要并发症，我们将把讨论重点放在这个问题上。

伴发此并发症的患者需要大量液体输注。休克的早期处理应包括抗休克充气衣(PSAG)。PSAG 的优点大于缺点，唯一较显著的缺点是无法进行腹部操作。充气衣不能立即放气。在逐步放气的同时应仔细监测血压。收缩压下降 $>10 mmHg$ 以上是进一步放气的禁忌证。其他重要指示包括充气时先充腿部后充腹部而放气时顺序相反。

骨折固定属急诊复苏期处理范畴之内。越来越多的证据表明应用简单的前方外固定架即可实现其他介入性疗法很少达到的减少骨盆后静脉出血及骨质出血的作用。因此应早期进行骨盆骨折的固定。目前有一种可在急诊室应用的，不论是否进行骨盆直接固定的骨盆钳。希望此器械能通过使骨盆恢复正常容积从而发挥骨性骨盆的压塞效应以帮助停止静脉出血来减低病死率。对于骨盆骨折早期固定的详细方法将在下面讨论。

Tile 发现对此类患者的治疗方法中骨盆血管栓塞的价值很小。在他的创伤中心只限于出血主要来源于诸如闭孔动脉或臀上动脉等小口径动脉的患者应用此方法。此方法对于那些存在髂内血管系统中主要血管大量出血的血流动力学不稳定的患者无甚价值,因为血管栓塞并不能控制此种类型的出血并且患者可能在施行过程中死亡。同样,它对静脉性及骨性出血亦无价值。

当患者在应用上述措施如输液,抗休克充气衣和早期骨盆骨折固定后休克得以很好的控制,但当输液量减少时又重新回到休克状态时应考虑小口径动脉出血的可能。在这种情况下,当患者达到血流动力学稳定后将患者转移至血管中心进行动脉造影,若发现小口径动脉存在破裂则用栓塞材料栓塞。

直接手术方法控制出血一般很少应用并且常不成功。手术的主要适应证是开放骨盆骨折合并主要血管损伤而导致低血容量休克的极危重患者。

开放骨盆骨折的病死率很高,但是开放骨盆骨折的类型,是后侧还是外侧对于预后的判断十分重要。由此开放骨盆骨折并不能如此笼统地放在一起讨论。必须看到一些骨盆骨折实际上相当于创伤性半骨盆切除,并且在极少数情况下完成此半骨盆切除可能挽救生命。

若患者处于重度休克状态(即血压低于 60mmHg 并对输液无反应),我们必须采取紧急措施以节省时间。若排除了胸腔、腹腔出血则应怀疑后腹膜出血。腹腔镜探查及镜下主动脉结扎可为进行正确方法的止血和血管修复争取时间。

(二)临时固定

临时固定只用于潜在增加骨盆容积的骨折,即宽开书型损伤或不稳定型骨盆骨折。对于占骨盆骨折总数 60% 的 LC 型损伤则很少需要临时固定。

可在急诊室应用骨盆钳(Ganz 钳)以解决无法立即应用外固定架的问题。否则必须急诊应用前方外固定架以获取临时固定。应用前方外固定架可减少骨盆容积从而减少了静脉性和骨性出血。另一个优点是显著缓解疼痛并能使患者处于直立位而保持良好的肺部通气。鉴于这些患者的一般状况极差,简单的外固定架构型即足够经皮在每侧髂骨内置入 2 根互相成 45°的外固定针,1 根置于髂前上棘另 1 根置于髂结节内,在前方以直角四边形构型连接。

生物力学研究表明应用简单构型外固定架即可对开书型骨折提供可靠的稳定性。但是对于不稳定型骨盆骨折,若要使患者能够行走则不论应用多么复杂的外固定架也不能完全地固定骨盆环。复杂的外固定架需要对髂前下棘做过多的解剖显露,而这与急诊期处理原则相抵触。它们在生物力学上有一些优点,但不足以抵消由于手术操作而带来的风险而不值一用。

(三)最终固定

对肌肉骨骼损伤的最终固定依靠对骨折构型的准确诊断。对于稳定的和无移位或微小移位的骨盆骨折,不论骨折类型如何只需对症治疗。此型损伤患者可短期内恢复行走功能,骨盆骨折的影响可以忽略。但有移位的骨盆骨折则需要仔细检查和考虑,如下述。

1.稳定型骨折

(1)开书型(前后挤压型)骨折。

Ⅰ型:开书型骨折Ⅰ型中耻骨联合增宽<2.5cm 时不需特殊治疗。一般此型损伤患者无后方破坏并且骶棘韧带保持完整。因此这种情况与怀孕时耻骨联合所发生的变化相似。在诸如卧床休息等对症治疗后骨折常能彻底愈合并且极少残留任何症状。

Ⅱ型：当耻骨联合增宽＞2.5cm 时，医生面临以下几种选择。

外固定：如上文所述我们推荐应用简单的前方外固定架固定骨盆。保持外固定针 6～8 周；然后松开外固定架摄骨盆应力相以判断耻骨联合是否愈合及其稳定性。若已完全愈合则在此阶段去除外固定针。若未愈合则再应用外固定架固定 4 周。若不合并垂向移位则患者可很快恢复行走。

可通过在侧卧位或仰卧位时令双下肢充分内旋以达到复位。

内固定：若患者合并内脏损伤而需进行经正中旁或 Pfannenstiel 切口（耻骨上腹部横形半月状切口）行手术时，应用 4.5mm 钢板即可维持稳定性。这一步骤需在结束腹部手术后关腹之前进行。在这种情况下，应用被推荐用于在不稳定骨折中固定耻骨联合的双钢板并非必须，因为开书型损伤存在与生俱来的稳定性。

髋人字石膏或骨盆吊带：开书型损伤患者亦可通过应用双腿内旋状态下的髋人字石膏或骨盆吊带来治疗。这 2 种方法较适用于儿童及青少年，Tile 主张应用外固定架作为最终治疗方法来治疗此型骨折。

（2）外侧挤压型骨折（LC 型骨折）：外侧挤压型骨折一般较为稳定，故一般不需手术切开固定，而只应用于需要纠正复位不佳或纠正下肢不等长的情况。由于此型损伤常导致后方结构的压缩以及一个相对稳定的骨盆，只有在患者的临床情况允许的情况下才能进行去压缩和复位。这会因患者的年龄，总体情况，半骨盆旋转的程度以及下肢长度变化的多少的不同而各不相同。对于年轻患者，下肢长度不等＞2.5cm 可作为外侧挤压型损伤复位的适应证。这尤其适用于桶柄状损伤。但是我们必须再次强调大部分外侧挤压型损伤可通过单纯卧床治疗而不需任何外固定或内固定治疗。

如果由于上述原因而需要复位，则可通过用手或借助置入半骨盆内的外固定针使半骨盆外旋来完成。通过安装在连接杆上的把手施与外旋外力，可使桶柄状骨折通过向外侧和后方的去旋转而使后方结构去压缩，从而使骨折得以复位。在一些情况下无法获得满意复位，医生必须决定是否需要选择切开复位这个唯一可选择的手段。

如果在外固定针的帮助下获得复位，则应该在复位后应用一个简单的直方形前方外固定架来维持半骨盆的外旋位置。

内固定方法极少用于治疗外侧挤压型损伤，但在骨折突入会阴部（尤其见于女性）的非典型类型的情况下除外。在此特殊情况下，应用一个小的 Pfannenstiel 切口即可实现上耻骨支的去旋转，并能通过应用带螺纹针而达到充分的固定。在稳定型损伤中此针可于 6 周后拔除。

注意：外侧挤压型和垂向剪式不稳定损伤是应用骨盆吊带的禁忌证，因为它会导致进一步的骨折移位。

2.不稳定型骨折

应用简单的前方外固定架作为治疗不稳定剪式骨折的最终固定方法是不够的，因为这会在试图使患者行走时导致再次移位。因此有 2 种选择摆在医生面前：一是附加股骨髁上牵引；二是内固定。

（1）骨牵引加外固定：单纯的不稳定型剪式损伤可通过应用前方外固定架固定骨盆并附加股骨髁上牵引的方法而得到安全而充分的治疗。通过临床回顾调查发现，对患者特别是那些存在骶骨骨折,骶髂关节骨折脱位或髂骨骨折的患者应用此方法治疗得到了满意的长期随访结果。即使发生骨折再移位也是很微小并常无临床意义。由于对后方骨盆结构采用内固定的治疗方法会导致很多并发症,所以对于骨科医生处理骨盆创伤特别是单纯骨盆创伤应用此方法要比设计错误的切开复位手术方法安全得多。

牵引必须维持8~12周并应用前后位平片和入口相以及必要时的CT扫描来监测患者骨折情况。过去主要的问题是过早的活动,这类患者需要更长时间的卧床以获得坚固的骨性愈合。

(2)切开复位内固定:实际上在1980年以前没有对骨盆骨折尤其是后方骶髂结构应用内固定方面的报道,并且除了零星的个例报道外几乎没有有关这方面的论著。曾有应用钢板和钢丝固定前耻骨联合的报道,但对后方结构的处理方面的报道几乎没有。过去的十几年中骨盆骨折切开复位内固定的方法风行一时,因此我们必须检查其是否合理。从自然病史来看占病例总数60%~65%的稳定型骨折几乎没有应用内固定治疗的适应证。对于不稳定型骨折,很多患者可通过外固定和牵引的方法得到安全而充分的治疗。

由此可见,骨盆后方内固定的方法不应如此频繁应用,而只在显示出明显适应证的病例中应用。从另一角度看,骨盆骨折多为高能量损伤,除四肢多发伤外往往合并内脏损伤。在急诊病情不稳定的情况下很难完成内固定手术,而病情稳定后因时间过长或腹部造瘘管的污染又很难实施二期手术。因此,骨盆骨折的内固定的前提是必须具备高素质、高水平的急救队伍。

骨盆骨折内固定治疗的优点有:①解剖复位与坚固固定可维持良好的骨盆环稳定性,从而使多发创伤患者的无痛护理更容易进行;②现代内固定技术(尤其是加压技术)应用于骨盆大面积松质骨面上可帮助防止畸形愈合和不愈合。

骨盆骨折内固定治疗的缺点包括:①压塞作用丧失和大出血可能。骨盆创伤常伤及臀上动脉(其也可能在手术探查时再次损伤),但由于动脉内血凝块形成而未被发现。由于此类患者需大量输血,因此术后第5天至第10天时会出现凝血机制缺陷。术中探查骨折时若再次伤及此动脉,到时会导致大出血。②急性创伤期采用后侧切口常导致不能接受的皮肤坏死高发生率。尽管未采取后侧切口,亦在很多严重的垂向剪式不稳定损伤患者中发现皮肤坏死。由于手术中将臀大肌由其附着点上剥离,从而破坏了皮肤下方筋膜等营养皮肤的组织。尽管采取精细的手术操作,供给患者充足的营养以及术前抗生素应用,皮肤坏死的发生率仍很高。③神经损伤:固定骶髂关节的螺钉可能误入骶孔造成神经损伤。因此后方跨越骶髂关节的螺钉的置入一定要十分精确以防止此类并发症的出现。

1)前方内固定适应证

a.耻骨联合分离:如果一个合并耻骨联合损伤的患者先由普外,泌尿科或创伤科医生进行了腹腔镜手术或膀胱探查术,此时应用钢板固定已复位的耻骨联合将大大简化处理过程。对于稳定型的开书型骨折,在耻骨联合上方平面应用短2孔或4孔钢板固定即可获得稳定。如果耻骨联合损伤是不稳定骨盆骨折的一个组成部分,应用双钢板固定以避免垂向与矢状面上移位的方法是可取的。当其与外固定架固定结合则可保持骨折的稳定性。但是在有粪便污染或有耻骨联合上管(suprapubic tube)置入的情况下不宜应用钢板固定,此时采取外固定。

b.会阴区的有移位骨折:对于在外侧挤压型损伤的非典型类型中那些上耻骨支旋转经耻

骨联合进入会阴区的损伤,经一个局限的 Pfannenstiel 切口进入将骨折块去旋转复位并用带螺纹固定针固定骨折直至骨折愈合。也可采用长 3.5mm 系列螺钉从耻骨结节逆行向前柱方向固定,但操作要在透视下进行,以免螺钉进入关节。

c.合并前柱的髋臼骨折:如果合并髋臼前柱骨折或横形骨折合并耻骨联合破坏,骶髂关节脱位或髂骨骨折,则可采取髂腹股沟入路以固定骨折的各个组成部分。

2)后方骨折内固定适应证

a.后骶髂结构复位不良:有时对后方骶髂结构(尤其是单纯骶髂关节脱位的病例)的闭合复位不能达到满意而常会导致后期慢性骶髂关节疼痛。但是其中有些病例是由于骨折特点而无法闭合复位,因此需要切开复位。

b.多发创伤:现代外科治疗要求对多发创伤患者的护理在直立体位进行以便改善肺部通气。如果骨盆骨折的不稳定性使之无法满足此要求,切开复位可作为创伤后处理的辅助治疗手段。由于应用前方外固定架固定骨盆可以在最初的几天满足直立体位护理的要求,此适应证应为相对性而并非绝对性。

c.开放的后方骨盆骨折:对于那些后骶髂结构破坏并且后方皮肤由内向外撕裂的少见损伤类型,适用于其他开放性骨折的处理方法亦在此适用。对于已存在开放伤口的损伤,医生应选择时机按本节后面所描述的方法固定后方结构。有时根据情况可开放伤口等待二期闭合。但是如果伤口位于会阴区,则是所有类型内固定的禁忌证。必须仔细检查直肠和阴道有无皮肤裂伤以排除潜在的开放骨盆骨折。涉及会阴区的开放骨盆骨折是非常危险的损伤并且病死率很高。开放骨盆骨折的治疗应包括彻底仔细的清创以及开放伤口换药。骨折应首先应用外固定架固定。实施结肠造瘘、膀胱造口以进行肠道、膀胱分流亦是基本的治疗方法。

d.骨盆骨折合并后柱的髋臼骨折:切开复位固定骨盆后方结构及髋臼对于一部分骨盆骨折合并横形或后方髋臼骨折的病例来说是适应证。这要求谨慎的决定和周密的术前计划。只有在骨盆骨折复位后才能将髋臼骨折解剖复位。

e.手术时机:一般来讲应等待患者的一般情况改善后,即伤后第 5 天与第 7 天之间予行骨盆切开复位。在这个初始阶段应用外固定架来维持骨盆的相对稳定性。例外的情况是已经进行了腹腔镜或膀胱探查术而显露了耻骨联合;此时应进行一期内固定。另外,在骨盆骨折合并股动脉损伤需要进行修补的少见病例,骨科医生应与血管科医生协作仔细商讨切口的选择使之能在修补血管的同时亦能进行前方耻骨支的固定。正如上文所提及的,后方的开放骨盆骨折可能是切开复位内固定的一个不常见的适应证。

f.抗生素应用:对这些手术患者因手术较大常规术前预防性应用抗生素是必要的。一般在术前静脉注射头孢菌素并持续 48 小时或根据需要持续更长时间。

(3)内固定物的应用

1)钢板:由于普通钢板很难被预弯成满足骨折固定所需的各个方向上的形态,我们推荐 3.5mm 和 4.5mm 的重建钢板进行骨盆骨折固定。这种钢板可在 2 个平面上塑型并且是最常用的。一般对大多数女性和体格较小的男性应用 3.5mm 钢板而对体格较大的男性应用 4.5mm 钢板。对于前柱骨折可应用预定形重建钢板。

2)螺钉:与 2 种型号的标准拉力螺钉(4.0mm 和 6.5mm)一样,3.5mm 和 6.5mm 全螺纹松质骨螺钉亦是骨盆骨折固定系统的基本组成部分。骨折固定过程中还需要超过120mm的特长螺钉。

3)器械:手术中最困难的部分就是骨盆骨折块的复位,因此需要特殊的骨盆固定钳。这些包括骨折复位巾钳和作用于两螺钉间的骨折复位巾钳。还有一些其他特殊类型的骨盆复位巾钳,可弯曲电钻和丝攻以及万向螺丝刀在骨盆骨折切开复位内固定手术中也是必需的。这些器械扩大了操作范围,尤其方便了对肥胖患者的耻骨联合作前方固定时的操作。需要强调的是如果没有骨盆骨折内固定的特殊器械,手术必须慎重。

(4)前方骨盆固定

1)耻骨联合固定:手术入路:如果已进行了经正中线或旁正中线切口的腹部手术,则可简单地通过此切口对耻骨联合进行固定。如果在进行耻骨联合固定手术之前未进行其他手术,采用横形的Pfannenstiel切口可得到良好的显露。在急诊病例中腹直肌常被撕脱而很容易分离。医生必须保持在骨骼平面上进行操作以避免损伤膀胱及输尿管。

复位:急诊病例的耻骨联合复位常较容易。应显露闭孔内侧面而后将复位钳插入闭孔内以达到解剖复位。夹紧复位钳时要小心避免将膀胱或输尿管卡在耻骨联合间。

内固定:对于稳定的开书型骨折,在耻骨联合上方平面应用两孔或四孔3.5mm或4.5mm的重建钢板即可得到良好的稳定性。对此类型损伤不需应用外固定架。

对于耻骨联合损伤合并不稳定型的骨盆损伤我们推荐应用双钢板固定技术。通常用4.5mm的2孔钢板置于耻骨联合上方平面,在靠近耻骨联合两侧用2个6.5mm松质骨螺钉固定耻骨联合。为防止垂直移位的发生,常在耻骨联合前方应用钢板(在女性应用3.5mm重建钢板,在男性应用4.5mm重建钢板)以及相应的螺钉固定会增强稳定性。保持这个前方的张力带,当夹紧复位钳时外旋半骨盆可使原先应用的前方外固定架对后方结构产生加压作用。由此可获得良好的稳定性并使患者能够采取直立体位。

2)耻骨支骨折:尽管存在技术上的可行性,我们不提倡对耻骨支骨折的直接固定。如果骨折位于外侧,固定此骨折常需采用双侧髂腹股沟入路进行分离显露。假如耻骨支骨折合并了后方骨盆损伤我们认为采用后侧入路更为恰当,固定此部位骨折的水平要比前方固定的水平高。因此在这种情况下我们很少进行耻骨支骨折的固定。

(5)后方骨盆固定:后骶髂结构可通过经骶髂关节前方或后方的入路得以显露。目前选择哪种入路仍存在很多争论,但以下几项原则可供参考。第一,采取后方切口的患者在创伤后阶段并发症的发生率很高。在处理的患者中尤其是挤压伤的患者,伤口皮肤坏死的发生率是不能接受的。后方部位的皮肤常处于易损状态下,即使未行手术也可因为下方臀大肌筋膜的撕脱而导致皮肤坏死。因此目前有对骶髂结构进行前方固定的趋势。从前方应用钢板固定可以维持骨盆的稳定性。目前这一更为生理性的入路被越来越多的医生所采用。

因此推荐对于骶髂关节脱位和其他一些骨折脱位采用前侧入路进行内固定,对于一些髂骨骨折和骶骨压缩采用后侧入路进行固定。

(6)前方固定骶髂关节:手术入路:由髂嵴后部至髂前上棘上方作一长切口。显露髂嵴后沿骨膜向后剥离髂肌以显露包括骶骨翼在内的骶髂关节。若要进行进一步的显露,可将切口沿髋关节手术的髂股切口或Smith-Peterson切口扩展。为保护坐骨神经必须清晰地显露坐骨大切迹。

L$_5$ 神经根由 L$_5$ 和 S$_1$ 之间的椎间孔内穿出并跨越 L$_5$～S$_1$ 间盘到达骶骨翼，与由 S$_1$ 椎间孔穿出的 S$_1$ 神经根汇合。手术过程中易伤及这些神经，因此在应用复位巾钳或骶骨部分所用钢板超过两孔时要特别小心。

由于此部位十分靠近神经因此该手术方法不适于骶骨骨折，而只用于治疗骶髂关节脱位或髂骨骨折。复位可能十分困难，可在纵轴方向上牵引以及用复位巾钳夹住髂前上棘而将髂骨拉向前方的帮助下进行。应在坐骨大切迹处由前方检查复位情况。

应用 2 孔或 3 孔 4.5mm 钢板及 6.5mm 全螺纹松质骨螺钉固定即可获得良好的稳定性。轻度的钢板过度塑形会对复位有帮助，因为外侧螺钉的紧张有使髂骨向前复位的趋势。在耻骨联合未作内固定时可应用直方形外固定架作为后方结构固定的辅助。关闭伤口并作引流。

如果患者较年轻且骨折固定的稳定性良好，则可采取直立体位但在骨折愈合之前避免负重，大约需 6 周时间。

(7)后方固定骶髂关节：如前所述，骶髂关节的后侧入路较为安全和直观但易出现诸如伤口皮肤坏死及神经损伤等并发症，因此在操作时应十分小心。其指征包括未复位的骶骨压缩、骶髂关节脱位和骨折脱位。鉴于目前对采用骶髂关节前侧还是后侧入路并无明确的适应证，医生可根据个人喜好做出选择。

手术入路：在髂后上棘外侧跨越臀大肌肌腹作纵向切口。医生在选择切口时应避开骨骼的皮下边缘，尤其是在这个区域。经切口显露髂后上棘及髂嵴区。臀大肌常存在撕脱，沿骨膜下剥离之显露臀上切迹。必须保护经此切迹穿出的坐骨神经。在不稳定型骨折中应用此切口时可用手指经此切迹探查骶骨前部。只有通过此方法才能证实是否获得解剖复位。C 形臂机的作用非常重要，尤其对使用跨骶髂关节螺钉时和避免螺钉误入骶孔方面帮助很大。

(8)髂骨骨折：髂骨后部骨折或骶髂关节的骨折脱位适于应用切开复位一期内固定的标准手术操作，即在骨折块间使用拉力螺钉固定后再应用作为中和钢板的 4.5mm 或 3.5mm 的重建钢板固定骨折。通常应用 2 块钢板固定以防止发生移位。

(9)骶髂关节脱位：应用螺钉作跨越骶髂关节的固定可获得可靠的固定。螺钉可单独使用亦可经过充当垫片作用的小钢板使用(尤其适用于老年患者)。应用螺钉固定骨折的操作必须十分精细，否则因误入脊髓腔或 S$_1$ 孔而损伤马尾神经的情况十分常见。此方法应在 C 形臂机 2 平面成像的辅助下进行。

上方的螺钉应置入骶骨翼内并进入 S$_1$ 椎体内。先用 1 根 2mm 克氏针暂时固定并在 C 形臂机下检查复位情况。当需要做跨越骶髂关节的固定时应使用 6.5mm 松质骨拉力螺钉固定。

对于骶髂关节脱位，螺钉长度 40～45mm 即足够。但对于骶骨骨折或骶骨骨折不愈合来说，螺钉长度必须足以跨越骨折线并进入 S$_1$ 椎体。在这种情况下必须应用 60～70mm 的长螺钉，因此螺钉的位置变得至关重要。术者必须将手指跨越骶棘顶部并置于骶骨翼上作为指导，电钻和导针的方向、位置必须在 C 形臂机透视下得以明确。

第 2 枚螺钉在 C 形臂机指导下应在 S$_1$ 孔远端置入。为避免损伤孔内的神经结构，尽管因骨质较薄而致操作极为困难，最后这枚螺钉仍需置于 S$_1$ 孔远端。此孔可通过 C 形臂机下显影或可因后方结构破坏和解剖显露而能直接观察到。常用的方法是近端 2 枚螺钉远端 1 枚螺钉。

(10)骶骨压缩骶骨棒固定:对于急性骶骨压缩需要经后侧入路行切开复位时,应用骶骨棒可获得既安全又充分的固定。由于固定物并不穿越骶骨而不会导致神经结构的损伤。应用 2 根骶骨棒固定后方结构可维持良好的稳定性。附加应用前方外固定架会使固定更充分。

切口的选择如上文所述在髂后上棘的外侧。显露一侧后嵴后在其上钻滑动孔,将带螺纹的骶骨棒穿入直至抵到对侧髂后上棘。利用骶骨棒的尖端插入后嵴直至透过髂嵴外板。安装好垫圈和螺帽后将骶骨棒尾部齐螺帽切断。在远端置入第 2 根骶骨棒。此方法的绝对禁忌证是髂后上棘区域存在骨折。若不存在此损伤,则通过固定可对骶骨压缩产生加压作用而无损伤神经结构的危险。对于需要治疗的骶骨压缩我们推荐应用此方法。

双侧骶髂关节损伤:对于双侧骶髂关节损伤不能应用骶骨棒固定,除非用螺钉固定至少一侧骶髂关节以防止后方移位的发生。

(四)术后处理与康复

术后处理完全依骨质情况和骨折固定情况而定。假如骨质良好并且骨折固定稳定,在双拐帮助下行走是可能的。但是从大多数病例来看,术后一定时期的牵引是明智的并且能防止晚期骨折移位的发生。

骨折不愈合与畸形愈合骨盆骨折不愈合并不罕见,发生率约为 3%,因此对这一难题运用上述方法来处理可能是有效的。医生在治疗骨折不愈合之前尤其是那些骨折复位不良的患者,应熟悉上述所有方法。处理这些复杂的问题需要因人而异,而且应认真制订术前方案。纠正垂向移位可能需要行后方髂骨截骨术。若所需矫正的畸形很大(超过 2.5cm),可分步进行。第一步治疗包括清理不愈合的骨折端及前方或后方的矫正性截骨。而后予患者重量为 14～18kg 的股骨髁上牵引。在患者清醒的状态下运用放射学方法监测矫正进程。在清醒状态下亦检查有无坐骨神经的问题。在第一次手术后的 2～3 周行第二次手术固定骨盆。

Matta 采用一次手术三阶段方法治疗骨折畸形愈合。首先仰卧位松解骨盆前环的耻骨联合,然后俯卧位使骶髂关节复位固定之,再使患者仰卧位固定耻骨联合,达到较好的效果。

骨盆骨折是一种病死率很高的严重损伤。其早期处理按多发创伤的处理原则进行。此损伤的并发症很多,包括大出血,空腔脏器破裂尤其是膀胱、输尿管和小肠,以及会阴区的开放伤口。在损伤处理的过程中不应抛开肌肉骨骼系统损伤的处理,而应与其他损伤的处理同时进行。创伤科或骨科医生应认真制订包括骨盆骨折固定在内的早期治疗计划。了解骨盆骨折的各种类型是做出合理决定的基础。

骨折外固定在不稳定骨盆骨折时作为临时固定方法是挽救生命的手段。应迅速而简单地运用之。外固定亦可作为稳定型开书型骨折(前后方向挤压)和外侧挤压损伤中需要通过外旋复位的骨折类型的最终固定方法,并可与股骨髁上牵引或切开复位内固定联合应用。

由于大多数骨盆骨折应用简单牵引的方法即可得到良好的结果,所以内固定的作用并不十分明确。但是的确存在经前侧或后侧入路对前方的耻骨联合及后方的骶髂关节结构应用内固定的适应证。对于骶髂关节脱位和髂骨骨折可采用前侧入路显露骶髂关节,而对髂骨骨折和其他一些骶髂关节的骨折脱位采用后侧入路。应用两根位于后方的骶骨棒固定骶骨骨折,在前方应用钢板固定治疗骶髂关节脱位,应用拉力螺钉和钢板固定的标准操作技术固定髂骨骨折。

最重要的是合并这些骨折的患者多为非常严重的多发创伤患者,并且骨折情况极为复杂。因此不应教条地处理问题而应因人而异。

第五章　手腕部损伤

第一节　腕骨骨折

腕骨骨折是腕部损伤中最为常见的一种形式,它可发生于某一单独腕骨,也可同时发生于多块腕骨,甚至合并有腕部关节的脱位或韧带等软组织的损伤。虽然国内外学者对腕骨骨折发生率的统计不甚一致,但普遍认为舟骨骨折发生率最高,其次依次为三角骨、大多角骨、月骨、头状骨、钩骨、豌豆骨和小多角骨。

一、舟骨骨折

在腕骨骨折中,以舟骨骨折最为多见,约占身骨折的 2%～7%,腕骨骨折的 70%左右。由于舟骨血供特点和在腕骨排列中独特的解剖位置与功能,以及目前诊断技术、治疗方法的不规范,在临床诊断和治疗上国内尚存在很多问题,如新鲜舟骨骨折的漏诊率高和晚期舟骨骨折不连、骨坏死及多并发腕关节不稳定等,导致临床治疗的困难和治疗时间过长,常遗留腕关节的疼痛和不同程度的腕关节功能丧失,甚至发生创伤性关节炎,是临床亟待解决的重要课题。

(一)损伤机制

舟骨是近排腕骨之一,但排列于远近两排腕骨间,在功能解剖上发挥桥接作用,控制和协调桡腕和腕中关节的运动。因此,在腕关节外伤时易发生骨折。舟骨骨折多为间接暴力所致,因体育运动或交通事故等造成腕关节的非生理性过伸及内收(尺偏),舟骨背伸,舟月间韧带断裂,舟骨呈水平位嵌于桡骨茎突与大、小多角骨之间,受嵌压应力和桡骨茎突背侧缘的挤压应力而发生骨折。由于舟骨中部细小,对暴力抗折性小,所以舟骨骨折以腰部最为多见,占70%,结节部及近端骨折相对少见,分别占 15%。

(二)分类

舟骨骨折的分类应以治疗为目的,从而决定不同的手术适应证。一般根据部位、时间、骨折线的走行和骨折的稳定性进行分类,而目前国外的 HERBERT 分类法则是依据以上因素制订而成,更具有临床的实用性。

(1)按部位分为结节部、腰部和近端骨折。

(2)按时间分为新鲜、陈旧性骨折和骨不连。

(3)按骨折线分为水平型、横形、垂直型、撕脱型和粉碎型骨折。

(4)按骨折的稳定性分为稳定型和不稳定型骨折。稳定型骨折:包括舟骨结节部、腰部和近端的横形骨折,并月且无移位,可保守治疗。不稳定型骨折:包括①4 种不同体位的 X 线片(腕关节正位、侧位、旋前 45°位和舟骨轴位)示有骨皮质的不连续,且骨折端移位≥1mm。②近 1/3 部的骨折。③伴有中间体或镶嵌体背伸不稳定(DISI)的骨折,在侧位 X 线片上桡月角大于健侧 10°。④腕高指数较健侧降低 0.03 以上的骨折。⑤舟骨长度较健侧缩短 1mm 以上的骨折。⑥有游离骨折块或粉碎性骨折。⑦纵形骨折。⑧骨不连。⑨伴有月骨周围脱位的骨折。这些骨折有移位或骨不连,稳定性差,难以手法整复和外固定,必须手术治疗。

(三)诊断

早期正确的诊断,取决于以下几个方面:①理学检查方法的改善和开发。②X线摄影方法的改进和计测等的进展。③CT、MRI、骨扫描、腕关节镜和关节造影等先进诊断技术的应用。

1.临床表现

(1)鼻烟窝的肿胀、疼痛和压痛是新鲜舟骨骨折最典型的症状和体征。由于鼻烟窝的底为舟骨腰部,此体征较特异,可同时伴有舟骨结节的压痛但在陈旧性骨折病例,该体征往往不典型,新鲜骨折亦有体征轻微者,应双侧对比检查,以免漏诊。

(2)舟骨的纵向叩痛:沿第1,2掌骨的纵向叩痛是诊断新鲜舟骨骨折的又一特有体征。其优点是在腕关节石膏托外固定后仍可检查,但陈旧性骨折多表现阴性。

(3)腕关节功能障碍:以桡偏和掌屈受限为主,是新鲜舟骨骨折的非特异体征。

(4)舟骨漂浮实验(WATSON试验):用于诊断不稳定型舟骨骨折和舟月分离症。将患者腕关节被动的尺偏,检查者用一只手握住患者手掌被动使腕关节桡偏。正常时检查者拇指可明显感觉到舟骨结节向掌侧突出,似有压迫拇指的感觉;异常时无此感觉,而产生剧烈的疼痛或弹响。

2.辅助检查

(1)X线检查:现常规采用4个体位摄影:腕关节正位、侧位、旋前45°斜位和舟骨轴位像。为了提高腕关节X线片的再现性和诊断的准确率,应采用由PALMER和EPNER所提倡的标准正侧位像,即在肩外展90°、肘关节屈曲90°、腕伸直、手掌触片时进行正位拍摄,在肩关节0°位、肘屈90°、前臂中立位拍摄侧位。旋前45°斜位像和舟骨轴位像,可最大限度显示舟骨轴长,便于观察有无骨折,判断其与周围腕骨的关系。

1)正位:两侧对比判断舟骨的形状是否有短缩,有无骨折线、骨吸收、骨硬化,舟月间隙的大小和近排腕骨弧形连线有无异常。舟骨骨折可见到骨折线和舟骨的短缩。舟月分离时,可见舟月间隙超过3mm和舟、月骨近端连线出现段差。

2)侧位:观察舟骨有无骨折、移位、驼背畸形(HUMPBACK DEFORMITY)和DISI。在侧位像,舟骨与月骨、三角骨和头状骨相重叠,判断舟骨骨折较困难,应在熟悉正常X线片后两侧对比阅读。在合并DISI时,可见月骨与舟骨近侧骨折背伸,舟骨结节则掌屈,向背侧成角畸形,测量桡月角在0°以下,舟月角在70°以上。

3)旋前45°斜位像:矫正了舟骨生理性的向掌侧45°、向桡侧30°的倾斜角,最大限度地展现舟骨全长,可清除重叠所致的骨折线不清。

4)舟骨轴位像:通过腕关节背伸和尺偏,以矫正舟骨在正位像向下、前、外的倾斜角,较大程度显示舟骨的轴长,同时可避免腕骨的重叠,以利观察骨折线及判断有无移位。

在X线诊断上,只要能正确而熟练的阅片,上述4种体位可诊断97%的舟骨骨折。对疑有而X线片不明确的,应在3~4周后重复拍片,可因骨折端骨质坏死吸收、骨萎缩而间距增大,而显示清晰的骨折线,以明确诊断。

(2)腕关节造影:通过腕关节造影,可直接观察舟骨骨折的骨折线及有无连接,软骨有无损伤,舟骨与其他腕骨间韧带是否断裂,是否有滑膜炎及其程度与范围等。

(3)腕关节镜:在镜下可直接观察舟骨的骨折线,是否移位和缺损,关节软骨及骨间韧带有无损伤等,是一有价值的诊断方法。

(4)CT:由于 CT 能得到腕关节的不同横断面图像,对于舟骨骨折、移位和骨不连是一种有决定意义的诊断方法,在国外已作为常规进行的术前、术后检查。CT 的最大优点是可在横断面观察舟骨,观察范围广,1mm 的骨折线或骨分离均可有良好的图像显示,并可沿舟骨长轴做横断像观察。

(5)MRI:MRI 对腕骨的缺血性变化显示了非常敏感的反应,这种性质对舟骨骨折、骨坏死的临床诊断是非常有用的。在 T_1 加权像骨折线表现为低信号区,舟骨的缺血性改变亦为低信号区。而在 T_2 加权像远位骨折端表现为高信号时,表示为骨折的愈合期;近位骨折端的低信号表示骨的缺血性改变;点状信号存在于等信号区域表示缺血性改变有明显恢复。这些变化突破了 X 线诊断的界限,对舟骨骨折的早期诊断和骨折的转归判定有重要意义。

虽然目前在舟骨骨折的辅助诊断上主要依据 X 线片,但应用腕关节镜、CT、MRI 等先进的诊断技术,可提高舟骨骨折的早期诊断率,对判定预后、防止漏诊和并发症的发生有重要意义。

(四)治疗

1.新鲜无移位的舟骨骨折的治疗

对于新鲜无移位的舟骨骨折,采取石膏外固定的治疗。只要固定可靠,时间充足,骨折基本都可以愈合。对此,国内、外学者达成共识,但对于石膏外固定的类型、固定的长度与时间、体位以及有无必要固定腕关节以外的其他关节,意见不一。

2.不稳定舟骨骨折的治疗

新鲜舟骨骨折保守治疗发生骨不连的几率是比较高的,DIAS 对 82 例患者随访,发生率是 12.3%;HERBERT 报道骨不连发生率是 50%,其主要原因是骨折的移位、DISI 等不稳定骨折的存在。因此,对舟骨不稳定型骨折、晚期的骨不连和骨坏死均采用手术治疗。治疗方法大致有以下几种。

(1)单纯切复位内固定:如克氏针、螺钉、骨栓内固定等,适于新鲜的不稳定骨折。

(2)内固定加游离骨移植技术:用于治疗骨不连。

(3)带蒂骨瓣移植术:适用于晚期的骨延迟愈合、骨不连和近侧骨折端的缺血性坏死。

(4)桡骨茎突切除术:适于腰部骨折,切除桡骨茎突的 1/4 左右,以消除腰部的剪力。

(5)加压螺栓(HERBERT 螺钉)内固定术:1984 年,由 HERBERT 和 FISHER 首先报道,螺栓前后带有螺纹,材料选用钛合金。头端螺纹的螺距较宽,而尾端螺纹的螺距较窄。此方法具有内固定确切可靠、对骨折端有加压作用、可矫正舟骨骨折的畸形和移位等优点,从而促进骨折愈合,缩短治疗时间,有利于早期恢复功能和工作,临床治愈率达 90% 以上。近 10 余年来在国外推广应用,已成为舟骨骨折的主要治疗手段。

二、月骨骨折

月骨骨折在腕骨中较为少见,这与月骨的解剖特点、位置、功能密切相关。月骨位于由桡骨、月骨和头状骨组成的关节链的中央,在协调腕关节运动和维持腕关节稳定上,均起到重要的作用,其活动度及所承受的剪力均很大。由于约有 20% 的月骨是单一由掌侧或背侧供血的,这类单侧主干型供血的月骨,易发生骨折后的缺血坏死。

(一)损伤机制

月骨骨折可来自外力的直接打击,造成月骨的纵形劈裂碎裂或部分骨小梁断裂。但多数患者为间接外力所致,均有腕关节过度背伸的外伤史,如滑倒坠落时以手掌支撑地面等。腕关节过度背伸的过程中,头状骨与月骨发生撞击,而发生月骨冠状面横断骨折,骨折线多位于月骨体的掌侧半。在负向尺骨变异时,月骨内、外侧面受力不均匀,而出现矢状面骨折。腕关节的过度屈伸时,起止于月骨的韧带受到紧张牵拉,易发生月骨的掌、背侧极撕脱骨折。月骨背侧极骨折,亦可因桡骨远端背侧关节缘的撞击所致。同时,月骨在轻微外力的长期作用下,受到桡骨与头状骨的不断挤压,亦可发生月骨疲劳性骨折及骨内微血管网损伤。由于症状轻微,易被忽视,而发生月骨的缺血性球死。

(二)临床表现

患者均有明显的腕部外伤史。腕部疼痛、月骨区有明显的肿胀、压痛,腕关节屈伸运动受限,甚至影响手指的屈伸运动。疲劳骨折多无外伤史,而且症状轻微。

(三)辅助检查

1. X 线片

正、侧位像均可见断裂的骨小梁和骨折线。侧位像因月骨和其他腕骨的重叠、有时难于诊断,需要加摄断层片。

2. CT

尤其是三维重建 CT,可以观察到月骨的 3 个断面,有利于明确诊断。

3. MRI

对月骨骨折后发生的缺血性坏死可早期诊断。

(四)治疗

月骨骨折可用短拇人字管型石膏外固定 4～6 周,掌侧极骨折固定腕关节于屈曲位,背侧极骨折固定在腕背伸位,无移位的月骨体骨折固定在功能位。有移位的月骨体骨折应切开复位、克氏针内固定、在骨折固定期间应定期复查断层 X 线片或 CT,判断有无缺血性坏死的发生,以便及时更改治疗方案,月骨背侧极骨折可发生骨不愈合,而出现持续性腕部疼痛,将骨折片切除后,可缓解症状。

三、三角骨骨折

三角骨骨折是继舟骨骨折之后最常见的腕骨骨折,多合并有其他腕关节损伤。三角骨是腕关节中韧带附着最多的腕骨,在维持腕关节稳定与功能及传递轴向外力时具有重要作用。

(一)损伤机制

三角骨骨折多发生于腕关节过度背伸、尺偏和旋前位时遭受暴力所致,为月骨周围进行性不稳定的 1 期表现。远侧骨折段与月骨周围的腕骨一起向背侧移位,近侧段与月骨的对应关系不变,称经三角骨月骨周围性脱位。在腕关节过伸和尺偏时,可发生钩骨或尺骨茎突与三角骨撞击,导致三角骨背侧部骨折,或因韧带牵拉导致三角骨掌、背侧的撕脱骨折。直接暴力亦可导致三角骨体部的骨折。

（二）临床表现与诊断

（1）临床上患者多表现为腕关节尺侧半肿胀、疼痛、压痛，伴有挤压痛，腕关节运动明显障碍。

（2）X 线片：腕关节正位像可清晰见到三角骨的骨折线和其与周围腕骨的关系；侧位像可明确背侧皮质骨折；旋后 30°斜位像，可观察到三角骨掌侧面骨折线及与豌豆骨的对应关系，有无脱位。

（3）CT 对临床症状明显、疑有三角骨骨折而普通 X 线片无异常时，可行 CT 或断层检查，以消除其他腕骨遮盖效应的影响，进一步明确诊断。

（三）治疗

无移位的横断骨折，可采用短拇人字管型石膏外固定 4～6 周即可。并发移位或脱位的骨折，先行手法复位、石膏外固定，手法复位失败者可行切开复位内固定。撕脱骨折虽常有骨不愈合的发生，但只要无不适可不需特殊处理；如有症状可行撕脱骨折片切除术，同时修补损伤的韧带。

四、豌豆骨骨折

豌豆骨是 8 块腕骨中最小的一块，多被认为是一个籽骨，骨折的发生率并不少见。豌豆骨位于三角骨的掌侧，与三角骨构成豆三角关节，也是尺侧腕屈肌的止点，参与腕关节的屈伸运动。同时豌豆骨又与远排腕骨的钩骨钩构成腕尺管，是尺神经和尺动、静脉的通道。

（一）损伤机制

直接暴力是骨折的主要原因，系滑倒、坠落时腕关节呈背伸位，豌豆骨直接接触地所致，分为线状和粉碎性骨折。多有腕部复合性损伤；如腕关节的突然强力背伸，尺侧腕屈肌会剧烈收缩以抗衡暴力作用，维持关节稳定，这种间接暴力可致豌豆骨的撕脱骨折。直接或间接暴力均可致豆三角关节发生脱位或半脱位。

（二）临床表现与诊断

1. 临床表现

腕尺侧部疼痛、肿胀，豌豆骨处压痛明显，伴有屈腕功能障碍和牵拉痛。有时出现尺神经卡压症状，如环、小指的刺痛及感觉过敏等。

2. 辅助检查

在旋后 30°斜位像和腕管切位像，可清晰显示骨折线，亦可判断豌豆骨与三角骨的对应关系。同时腕关节正、侧位像可明确腕关节有无并发损伤。腕关节中立位时，豆三角关节间隙正常宽 2～4mm，豌豆骨与三角骨关节面近乎平行，其夹角<15。若怀疑豆三角关节半脱位，应做双腕对比检查，患侧可见豆三角间隙>4mm；豆三角关节面不平行，夹角>20°；豌豆骨远侧部或近侧部与三角骨重叠区超过关节面的 15%。

（三）治疗

用石膏托将腕关节固定在微屈曲位 4～5 周，以减少尺侧腕屈肌对骨折端的牵拉，直至骨折愈合。对少数骨折未愈合，遗留有局部疼痛和压痛，影响腕关节功能或骨折畸形愈合，合并有尺神经刺激症状者，可切除豌豆骨，但必须仔细修复软组织结构，重建尺侧腕屈肌腱的止点。4 周后开始功能练习。

五、大多角骨骨折

大多角骨介于舟骨与第1掌骨之间,在轴向压力的传导上具有重要作用,分别与舟骨、小多角骨构成关节,尤以第1腕掌关节的鞍状关节至关重要,具有双轴运动,为完善拇指的重要功能奠定了解剖学基础。

(一)损伤机制

拇指遭受外力时,轴向暴力经第1掌骨向近侧直接撞击大多角骨而发生体部骨折。间接暴力亦可迫使腕关节背伸和桡偏,大多角骨在第1掌骨和桡骨茎突下发生骨折。结节部骨折既可来自直接暴力,如腕背伸滑倒,大多角骨与地面直接撞击所致;又可来自间接暴力,如腕屈肌支持带的强力牵拉等。

(二)临床表现与诊断

1.临床表现

临床上多表现为腕桡侧疼痛和压痛,纵向挤压拇指可诱发骨折处疼痛。

2.辅助检查

X线片:腕关节正位、斜位、腕管位平片检查可见骨折线存在。

CT:对结节部骨折可明确诊断。

(三)治疗

对无移位的体部和结节部骨折,用短拇人字管型石膏外固定4~6周。对移位的体部骨折,可行切开复位、克氏针内固定,以恢复鞍状关节面的光滑和平整;有明显移位的结节部骨折,应做骨折块切除,以避免诱发腕管综合征。

六、小多角骨骨折

小多角骨体积小,四周有其他骨骼保护,内外介于大多角骨和头状骨之间,远近介于舟骨与第2掌骨之间。又因其位置隐蔽,与其他腕骨相比,鲜有骨折发生。并且小多角骨是远排腕骨中唯一与单一掌骨底形成关节的腕骨,由第2掌骨传递的轴向压力经小多角骨传向舟骨。由于其掌侧面狭窄、背侧面宽阔,轴向压力下易发生背侧脱位。

(一)损伤机制

小多角骨骨折极少发生,多并发第2,3掌骨基底骨折或脱位。在轴向暴力作用下,第2掌骨向近侧移位并与小多角骨相互撞击,导致骨折或小多角骨背侧脱位。陈旧性小多角骨脱位,因合并附着韧带及滋养动脉的撕裂,易发生缺血性坏死。

(二)临床表现与诊断

1.临床表现

临床上患者多有腕背小多角骨处的肿胀.疼痛和压痛,腕关节运动有轻度障碍,伴有活动痛。如骨折块向掌侧移位,可诱发腕管综合征。

2.辅助检查

X线片上通常可显示骨折线的存在,对可疑的骨折可通过CT明确诊断。

(三)治疗

无移位的小多角骨骨折采用石膏外固定4~6周。对有骨折移位或并发第2,3掌骨底骨折、脱位的小多角骨骨折,需切开复位、克氏针内固定,必要时作植骨、第2腕掌关节融合,以求得到一个稳定和无症状的第 2 腕掌关节。

七、头状骨骨折

头状骨骨折可单独发生,亦可与其他结构损伤同时存在。由于头状骨头部无滋养动脉进入,其血供来源与舟骨近端相似,由该骨体部的滋养动脉逆行分支供血。因此,头状骨头部和颈部的骨折,易损伤此逆行供血系统,一旦治疗不当,可造成头状骨骨折不愈合或头部的缺血坏死,而导致腕关节运动障碍。

(一)损伤机制

腕关节在掌屈位时,外力直接作用于头状骨,可造成头状骨体部的横折或粉碎性骨折;间接暴力多发生在腕关节桡侧损伤、舟月分离或舟骨骨折后,系腕关节过度背伸、头状骨与桡骨远端关节面背侧缘相互撞击的结果,多见于颈部骨折。骨折后的腕关节继续背伸,可导致骨折远、近侧段分离,无韧带附着的近侧段相对于远侧段约呈 90°的旋转移位。暴力作用消失后,腕关节由过度背伸恢复到自然状态下的屈、伸体位,会加剧近侧端的旋转,使之呈 180°旋转移位。因此间接暴力所致头状骨颈部骨折为不稳定型骨折,且移位的近侧端(头部)易发生缺血性坏死。

(二)临床表现与诊断

(1)临床上表现为头状骨背侧疼痛、肿胀及压痛,腕关节功能受限,伴有活动痛、畸形、异常活动及骨擦音不明显。

(2)常规腕关节正侧位 X 线片上可清晰显示骨折线和骨折端的移位。少数无移位的骨折 X 线片难以显示,需通过 CT 确诊。

(三)治疗

治疗单纯无移位的骨折可采用石膏外固定 6 周。有移位的新鲜骨折,需切开复位、克氏针内固定;有移位的陈旧性骨折,在切开复位的同时,需切取桡骨瓣游离植骨。骨折近侧端(头部)发生缺血性坏死或创伤性关节炎时,可切除头部,做腕中关节融合术。

八、钩骨骨折

钩骨呈楔形,介于头状骨与三角骨之间,分别与之构成有关,有坚强的骨间韧带相连。钩骨钩介于腕管与腕尺管之间,分别有腕横韧带、豆钩韧带及小鱼际肌附着,钩的桡侧是屈肌腱,尺侧是尺神经血管束,尺神经深支绕过钩的底部进入掌深间隙,因此钩骨钩一旦骨折、移位,易造成屈肌腱断裂和尺神经卡压。由于钩骨供血来源多样,供血充分,骨内供血多极化,故不易发生缺血性坏死。

(一)损伤机制

钩骨体部骨折多见间接暴力,偶尔由直接暴力所致,可分为远侧部和近侧部骨折两类,以远侧部骨折较多见。钩骨钩骨折多见于运动性损伤,直接暴力可发生于球拍对钩骨钩的撞击,而导致钩骨钩基底的骨折。间接暴力为腕关节过度背伸时,腕横韧带和豆钩韧带对钩骨钩的牵拉所致钩骨钩尖端的骨折。

(二)临床表现与诊断

1.临床表现

腕掌尺侧肿痛,握拳时加重,局部深压痛明显,将小指外展时疼痛加重。钩骨钩骨折时压痛明显,并有轻度异常活动。有 50％以上患者可出现腕尺管综合征。陈旧性钩骨钩骨折,亦可出现环、小指屈肌腱自发性断裂。骨折移位及环、小指腕掌关节背侧脱位可导致腕关节尺背侧隆凸畸形、局部肿胀和压痛。

2.X 线片

钩骨体部骨折拍摄腕关节正位平片即可明确诊断。但钩骨钩骨折在腕关节正侧位 X 线片上难于诊断,需采用特殊体位摄影。CT:通过观察腕骨的不同横截面,可直接显示出钩骨钩骨折的部位及移位程度。

因此,在临床上怀疑钩骨钩骨折而单纯 X 线不能明确诊断时,应常规做 CT 检查。特别是三维 CT 可消除重叠腕骨的影响,从立体上判断骨折移位的方向性,因而具有很高的诊断价值。

(三)治疗

(1)无移位的钩骨体部骨折,因其较稳定,也无并发症,采用石膏托外固定 4～6 周即可。

(2)体部骨折有移位或并发腕掌关节脱位,早期可行切开复位,克氏针内固定,晚期则在复位后做腕掌关节融合术,以消除持续存在的疼痛等症状。钩骨钩骨折对手的功能影响较大,并发症多,骨折片较小并且垂直于手掌,很难复位和外固定,因此一旦确诊,即应手术治疗,可行切开复位、克氏针内固定或钩骨钩切除术。前者因内固定较困难,易并发尺神经卡压和屈肌腱损伤,而较少应用,后者手术操作简单,不破坏腕关节的稳定,术后无并发症,腕关节功能得以迅速恢复。术中应修复钩骨钩骨折断面、豆钩韧带,将腕横韧带的止点与骨膜一起缝合。合并尺神经卡压时应同时行尺神经松解术,屈肌肌腱断裂时也应修复。

第二节　掌骨骨折

一、损伤机制

掌骨骨折多为直接暴力造成,暴力多种多样,如重物压砸伤、机器绞伤、压面机挤伤、车辆撞击伤和压轧伤等。这种力量往往比较大,常造成皮肤、神经、肌腱等组织的复合性损伤。骨折也比较严重,多是粉碎性骨折,有明显的移位、成角、旋转畸形。此类骨折不但骨折难处理,同时还会有皮肤、神经、肌腱等组织缺损,有的还会有血液供应障碍,可能造成手指或整个肢体坏死。

也有的损伤相对简单,如第 5 掌骨颈骨折,又称拳击者骨折,是发生在第五掌骨颈的骨折。当握拳作拳击动作时,暴力纵向施加掌指关节上,传达到掌骨颈部造成骨折。其次,掌骨颈骨折也可发生在第 2 掌骨。其他掌骨颈骨折较少见。

在掌骨头骨折则是由于手在握拳位,掌骨头受直接打击所致。也可发生于机器的压轧伤。掌骨头的骨折是在关节内,故骨折常影响到关节面的平整及晚期关节的活动。

发生在掌骨基底的骨折是为腕掌关节内的骨折,多由于纵向撞击力量作用在掌骨,传达至腕掌关节处,造成腕掌关节骨折脱位。虽然骨折移位不多,但如治疗不当,常会遗留局部隆起、疼痛以及因屈、伸肌腱张力失衡使手指活动受限。

二、损伤分类

(一)掌骨头骨折

(1)单纯掌骨头骨折,发生在掌骨头的骨折可有斜形、横形、纵形,损伤多为闭合性。骨折愈合后,如关节面不平,可影响关节活动。晚期,由于关节面反复磨损,还会造成创伤性关节炎。

(2)关节软骨骨折,此种损伤多由于紧握拳时拳击锐利性的物体,如牙齿、玻璃等,致使关节内软骨破碎。损伤多为开放性,可从伤口看到破碎的软骨面。

(3)掌骨头粉碎性骨折,多发生于较大暴力的损伤,常合并有相邻的掌、指骨骨折及严重的软组织损伤。

(二)掌骨颈骨折

正常掌骨颈向背侧轻度成角,称颈干角,在斜位 X 线片上,第 5 掌骨的颈干角约为 25°。有人认为,此角超过 30°,即为手术或整复的适应证。在 30°以内者,对手的外观及功能都没有明显影响。

(三)掌骨干骨折

掌骨干骨折发生在第 3、4 掌骨者较多。作用在手或手指上的旋转暴力,常致成斜形或螺旋形骨折;由纵轴方向的暴力传达致掌骨上时,多造成横形骨折。一般横形骨折是稳定性骨折,而斜形或螺旋形骨折为不稳定性骨折。

(四)掌骨基底骨折

掌骨基底骨折多为腕掌关节的骨折脱位,常发生在第 1、4、5 腕掌关节。第一腕掌关节已单有论述,第 4、5 腕掌关节也有较大的活动,它们分别可屈、伸 15°和 20°,位于尺侧边缘,故易受伤。

三、治疗

(一)掌骨头骨折

要根据骨折移位的情况,如骨折稳定,横形或斜形骨折,但无明显移位,而且关节面平整的,可用石膏托固定掌指关节于屈曲位。3 周后解除制动作主动功能锻炼。

有移位的骨折,因骨折块在关节内,又无韧带或肌腱的牵拉,复位比较容易。要使关节在屈曲位,轻轻牵拉该指,使手指侧偏,并轻轻挤压掌骨头,可使向两侧移位的骨块复位。屈曲掌指关节,向背侧推顶掌骨头,可使向掌侧移位的骨折块复位。

如手法复位失败,可行切开复位及克氏针内固定手术。但应注意,掌骨头为松质骨,骨折复位后,钢针应准确打入,争取一次成功。否则,钢针反复穿入,会使钢针松动,固定不牢或失败。钢针可保留 4 周左右,然后去除固定,开始活动。

对关节软骨骨折,应彻底清创,脱入关节内的小骨折片应摘除,较大的骨折可复位后以石膏托作短时间固定,然后开始活动。

掌骨头粉碎性骨折:对骨折移位不明显,关节面尚平整者,可作石膏托固定 3～4 周后开始功能练习。有移位的骨折治疗比较困难,可行切开复位,以多根细钢针分别将骨折块固定。若骨折块小,钢针粗,贯穿骨折块时容易碎裂。固定后,一旦骨折初步愈合,即可开始活动以防关节僵直。如掌骨头严重粉碎、短缩已无法使用内固定时,可用骨牵引 3～4 周,然后开始主动功能练习。

(二)掌骨颈骨折

对稳定性骨折,且成角在 30°以内者,对手的外观及功能都没有明显的影响。可作整复或不作整复直接用石膏托固定腕关节于轻度背伸,掌指关节屈曲 50°～60°,指间关节在休息位,6～8 周,拆除石膏鼓励患者活动患手。有的患者可能有 15°～20°的掌指关节伸展受限,一般锻炼 2～3 个月后即可恢复正常。

掌骨颈不稳定性骨折,常有较大的成角畸形及移位,可行手法整复。因为掌指关节侧副韧带附着于掌骨头两侧偏背部,掌骨颈骨折后,若将掌指关节伸直位牵引,则可使侧副韧带以掌骨头的止点处为轴,使掌骨头向掌侧旋转,反而加重掌屈畸形。整复时,必须将掌指关节屈曲90°,使掌指关节侧副韧带处于紧张状态,使近节指骨基底托住掌骨头,再沿近节指骨纵轴向背侧推顶。同时再在骨折背部向掌侧加压,畸形即可矫正。

整复后,用背侧石膏托将掌指关节制动于屈曲 90°及握拳位。4 周后,拆除石膏,开始活动。还可用经皮克氏针固定。先将骨折复位,然后经皮在远骨折段横形穿入不锈钢针。用相邻的正常掌骨头固定。如第 5 掌骨颈骨折,可固定在第 4 掌骨上;第 2 掌骨颈骨折,可固定在第 3 掌骨颈上。钢针应从掌骨头侧副韧带止点处穿出,若穿过韧带中部时,则限制掌指关节屈伸活动。

如掌骨颈有较多的骨质,还可使用微型钢板固定。使用 T 或 Y 型钢板固定骨折,可达到坚强的固定。术后可使用短时间制动或在固定非常牢固情况下不使用制动,早期开始功能锻炼。但应注意,活动时要空手,不能负重或用力。

(三)掌骨干骨折

由于相邻骨间肌及掌骨间韧带的作用,一般骨折比较稳定。

对稳定性骨折,可使用石膏托将患手固定在腕轻度背伸,掌指关节屈曲,指间关节休息位,6～8 周后去除石膏,练习手部活动。

骨折端有短缩或旋转时为不稳定性骨折,可行手法复位后用石膏托或石膏管型固定。但很多斜形或螺旋形骨折复位后,用石膏固定很难防止畸形重新出现,应行切开复位内固定。

斜形或螺旋形骨折可用不锈钢针垂直骨折线固定。为控制骨折块旋转,常需用 2～3 根钢针作内固定。不稳定性骨折,也可经皮用钢针横形穿过远、近骨折块固定在相邻完整的掌骨上。为使术后早期开始活动,目前应用较多的是微型钢板。由于掌骨较长,可以使用 5 孔或 6 孔钢板。固定后骨折稳定,可以早期开始活动。但应注意,开始时一定要空手活动,不能负重及用力。

(四)掌骨基底骨折

常合并有腕掌关节脱位,但在早期,复位容易。手法整复后,以短臂石膏托固定。第 2、3 腕掌关节因活动度小,骨折后移位少,复位后比较稳定,容易固定。而第 4、5 腕掌关节活动度大,复位容易,固定困难,因而可行经皮或切开复位。经手术复位固定后预后大多较好,由于掌骨基底为松质骨,因而愈合快,很少有不愈合者。骨折愈合后对手的功能影响不大。

第三节　指骨骨折

一、远节指骨骨折

远节指骨骨折分为三种类型:爪粗隆骨折、指骨干骨折和指骨基底骨折。

(一)爪粗隆骨折

骨折分为简单及复杂型。

(1)简单骨折移位较少,常伴有软组织损伤,这种损伤,软组织的修复及术后预防伤口感染应放在比治疗骨折更重要的位置。原因是骨折块由于连接于皮肤、骨膜间的纵形韧带及指甲的支持而移位较少且比较稳定。相反,由于暴力直接压砸造成的软组织损伤,常使之碎裂,伤口不整齐,有时手指末节血液循环破坏的比较厉害,还会造成部分指腹或指端的坏死。

(2)复杂型骨折,为粉碎开放性骨折。清创时应将小块的,分离的骨块切除。但应避免去掉过多的骨质。否则可能造成不愈合及甲床基底的缺失,而间接影响指甲的生长及功能。

爪粗隆骨折因为有指甲作支托,骨折一般不需要制动。但有时手指肿胀、疼痛剧烈时,可用一单指石膏托制动以减轻疼痛并对伤指起到保护作用。

(二)指骨干骨折

指骨干骨折多由压砸伤造成。可有横形、斜形、纵形及粉碎性骨折。此处由于没有肌肉或韧带的牵拉而移位较少。但无论哪种类型的骨折,任何意义的移位都应进行复位。

手法整复时需用骨折远端去对接近端,一般复位并不困难。复位后可将手指固定在屈曲位,有些开放性骨折,由于甲床可能嵌入其中,难以整复,应作切开复位,修复甲床,并用克氏针纵形穿入固定。但不要穿过远侧指间关节,以免损伤关节面。也不要损伤甲根,以免生长畸形指甲。

(三)指骨基底骨折

指骨基底骨折均为关节内骨折,骨折可发生在指骨基底的掌侧、背侧或侧方。大多数为撕脱伤造成。

伸指肌腱撕脱骨折最常见。伸指肌腱两侧束汇合后,止于末节指骨基底背侧。在暴力强烈屈曲远节手指时,可发生撕脱骨折。骨折片大小不一,可以从针尖大小到包括大部分关节面。新鲜损伤(1周以内)可用石膏或支具将近侧指间关节屈曲,远侧指间关节过伸位固定6周。屈曲近侧指间关节,可以使近侧指间关节至远侧指间关节的一段伸指肌腱侧束松弛,远侧指间关节过伸,则可使骨折对合,以利愈合。撕脱的骨折块如不超过关节面的1/3,可用上述外固定方法治疗。如骨折片超过关节面的1/3,且伴有远侧指间关节脱位者,可行切开复位,用钢丝或不锈钢针内固定。也可行闭合复位后,用不锈钢针固定。如骨折片很小,可将其切除,然后将肌腱缝合固定在原止点处。

掌侧的撕脱骨折,为指深屈肌腱附着在远节指骨基底处受暴力造成。常合并有远侧指间关节掌板的破裂。X线片上,可见到手指掌侧的骨折片。骨片的部位,视撕脱肌腱回缩多少而不同。如骨折块小于关节面的1/3,可将其切除,并使用钢丝将撕脱的肌腱重新固定在其止点部;骨折块超过关节面 1/3 者,可作切开复位及骨折内固定。

侧方撕脱骨折,多由指间关节侧方受直接外力或旋转暴力致成,常伴随关节囊或韧带撕裂。骨折片多较小,移位不多。可在关节伸直位固定患指,3 周后作主动功能练习。如骨折块较大,移位较多,关节有侧方不稳,可作切开复位,用克氏针或螺丝钉作内固定。

二、中节指骨骨折

中节指骨骨折多发生于直接暴力,如机器伤、压砸伤等。骨折的移位是受两种力量的影响,即损伤的外力和手指肌腱牵拉作用。如骨折线位于指浅屈肌腱止点远端,由于指浅屈肌腱的牵拉,使近端骨折块屈曲,同时由于指伸肌腱在远节止点的牵拉,使远端骨折块背伸,则骨折向掌侧成角。

治疗可采用手法整复,将骨折远端屈曲复位,用石膏或绷带卷在屈曲位制动。若骨折线位于指浅屈肌腱止点的近端,由于指浅屈肌腱的牵拉,使远端骨折块屈曲;指伸肌腱中央腱束在中节指骨基底背侧止点的牵拉,使近端骨折块背伸,则骨折向背侧成角。整复时需将骨折远段伸直复位,用石膏托将伤指制动在伸直位。

上述两种骨折在整复时牵拉手指力量不要太大,要与骨折成角相反方向屈或伸手指,同时按压移位的骨折块使之复位。因为在骨折成角的凹面一般有骨膜相连,相连的骨膜可起到张力带作用,有利于骨折复位及愈合,不应在骨折复位过程中将其破坏。

为避免手指在伸直位外固定过久而影响关节功能,或开放性骨折需作清创术时,均可采用不锈钢针作内固定,再用石膏托作功能位制动。也可使用微型钢板固定。目前由于在材料及设计上的改进,钢板比以前的更薄,更小,但坚固性仍然很好。因此在中节指骨的背面及侧面放置钢板都对肌腱的活动影响不大,术后可以早期活动,对手部功能的恢复有利。当然,使用微型钢板要有适应证,如靠近关节的骨折就无法使用。

对靠近关节处的骨折,粉碎性骨折,无法使用钢板,用克氏针既损伤关节面,又无法固定小的骨折块。此时,可用外固定架固定。先用手法复位,再将骨折线远近端正常骨质横向穿针,上外固定架,旋转螺丝拉长支架,同时还可用手法复位。外固定架可以保持粉碎的骨折块大致复位,还可保持关节间隙,便于将来功能恢复。

三、近节指骨骨折

在指骨骨折中最常见,常为直接暴力造成,如压砸、挤压、打击等。骨折线可有横形、斜形、螺旋形、纵形。近端骨折块由于骨间肌的牵拉而呈屈曲位,远端骨折块由于伸肌腱中央腱束在中节指骨止点的牵拉作用呈背伸位,使骨折向掌侧成角。

治疗可用手法整复外固定。对某些闭合性、稳定性骨折,可闭合复位。将伤指轻轻牵拉,使骨折断端分开,术者用另一手指从掌侧向背侧按压,矫正成角。然后在牵引的情况下逐渐屈曲,掌指关节屈曲 45°,近侧指间关节屈曲 90°,指尖对着舟骨结节,由前臂至患指末节,用石膏托制动。还可用绷带卷制动,卷的粗细,因手的大小而定,以握住后掌指关节及指间关节符合上述角度为合适。有些粉碎性骨折也可用此法固定。

手法复位外固定失败者,斜形骨折不稳定者,或是开放性骨折需作清创者,可考虑作切开复位内固定。

(一)不锈钢针内固定

用钢针作内固定时,逆行穿针比顺行穿针更容易。即先将钢针从骨折远端穿入远端骨折段,从皮肤穿出,复位骨折,再将针打入近骨折段,针尾留在远端骨折块皮肤外。

根据不同类型骨折采用不同方式穿针,如横形骨折,用交叉钢针固定。要尽量避免钢针穿过关节面,以使关节活动不受影响。有的学者认为:交叉钢针通过手指中心轴的背侧,其固定强度要大于从中心轴穿过者。另外,钢针的交叉点在近段骨折块时,其抵抗应力的作用更大。斜形骨折,复位后可使钢针与骨折线呈垂直方向穿入。一些小的骨折块,如撕脱骨折,可在复位后用克氏针直接将骨块穿钉在原骨折处。

克氏针作为一个异物,在内固定器材中是比较小的,且手术中不需要广泛剥离软组织,不妨碍关节活动,又不需要再次手术取出内固定物。但不锈钢针没有加压作用,骨折间有间隙等使其固定作用不够理想。虽然不锈钢针有诸多缺点,但由于其操作简单,费用低,有些特殊情况还需要它来固定,因此克氏针目前在临床上仍在广泛应用。不锈钢针固定法如应用不当,不容易维持精确的解剖复位;也不能产生骨折块间的加压作用。而且,可能使两骨折块间出现缝隙;针尾留在皮肤外,虽然便于取出,但也可能成为感染源。

(二)切开复位钢丝内固定

为了克服克氏针的缺点,以求更稳定的制动。ROBERTSON 于 1964 年提出用钢丝作内固定的方法。即利用两根平行或互相交叉成90°的钢丝,垂直于骨折线作环绕固定骨折。此法对横形骨折较为适用,而长斜形或螺旋行及粉碎性骨折不宜用此法。

对横形骨折,用钢丝固定,在早期由于钢丝拧紧时,可有一定的加压作用,对骨折是一稳定的固定。但晚期,由于钻孔拧钢丝处骨质的吸收,会出现钢丝的松动,造成骨折固定不牢,甚至有移位、成角畸形出现。因此,目前很少再使用钢丝来做骨折的固定。一般钢丝用在撕脱骨折时,用钢丝贯穿肌腱与骨折块间兜住骨折块,拉向骨折处,从骨折相对面穿出拧紧,使撕脱骨折复位固定。由于钢丝是横形从骨折块的腱腹交界处穿过,不会有骨质吸收松动问题,因而固定牢固。当有纵形、粉碎骨折时,钢丝可横形捆绑骨折,使骨折稳定。

(三)切开复位,螺丝钉或微型钢板内固定

对斜形或螺旋骨折,用螺丝钉作垂直于骨折线固定,固定效果较好。术后可用石膏托短时间固定或不作外固定而使手指作有限制的早期活动。其缺点是螺丝钉可能干扰肌腱的滑动,或皮下有异物突起,横形或粉碎性骨折不宜使用。螺丝钉大多需要二次手术取出。

微型钢板固定牢固,可控制骨折块间的旋转,可以术后早期活动患手。对横形、短斜形的骨干骨折可选用。但接近关节的骨折,由于在关节侧无法容纳钢板而不宜使用。

第四节　腕关节不稳定

一、腕关节不稳定常用的概念

与腕关节不稳定有关的常用术语或概念非常繁多,其中也不乏有诸多分歧,以下术语或概

念仅供参考所用。

(一)腕关节不稳定

腕关节不稳定指一组腕关节骨性成分组合关系或运动异常为主要特征的临床病征,原因有创伤、炎症和先天性关节韧带松弛。目前,不稳定的含义已被延伸为任何引起已存在的不稳定或潜在不稳定的腕关节损伤。

(二)中间体或镶嵌体

指部分或全部近排腕骨。

(三)中间体或镶嵌体背伸不稳定(DISI)

相对于桡骨或头骨,部分或全部近排腕骨处于背伸的位置。

(四)中间体或镶嵌体掌屈不稳定(VISI)

相对于桡骨或头骨,部分或全部近排腕骨处于掌屈的位置。

(五)分离和无分离

分离和无分离指远排或近排腕骨相邻两块腕骨之间的韧带断裂与否。

(六)无分离型腕关节不稳定(CIND)

CIND 发生于远近排腕骨间或某排腕骨与相邻横形骨性系统之间,损伤发生在外在韧带或关节囊韧带。

(七)分离型腕关节不稳定(CID)

CID 发生于腕骨间或同一排腕骨的诸腕骨间,腕骨间内在韧带完全或部分断裂,严重者可有外在韧带或关节囊韧带断裂。

(八)复合型腕关节不稳定(CIC)

CIND 和 CID 同时存在。

(九)腕中关节不稳定(MI)

腕中关节水平的损伤引起的不稳定。

(十)尺侧移位(UT)

腕关节骨作为一个整体向尺侧移位;或舟骨位置不变而其他腕骨移向尺侧,舟月骨间形成不正常间隙。

(十一)背侧移位(DT)

相对桡骨腕骨向背侧移位。

(十二)掌侧移位(PT)

PT 与 DT 相反。

(十三)动态型不稳定

常规 X 线片无异常发现,施加外力或通过特殊手法或检查可使腕骨排序发生异常。

(十四)静态型不稳定

常规 X 线片即可显示腕骨排序异常。

(十五)内侧不稳定

内侧腕骨列发生不稳定。

(十六)外侧不稳定

外侧腕骨列发生不稳定。

(十七)近侧不稳定

近侧腕骨列发生的不稳定,包括桡腕关节及腕中关节不稳定。

(十八)背侧半脱位

相对于桡骨,腕骨向背侧移位。

(十九)掌侧半脱位

相对于桡骨,腕骨向掌侧移位。

二、舟月骨分离

(一)病因及损伤机制

舟月骨分离是腕关节不稳定最常见的类型,也有将其描述为腕舟骨旋转半脱位或舟月不稳定,表示由于某些特定的原因导致腕舟月骨骨间韧带(舟月韧带)连续性部分或完全中断,或韧带连续性存在但由于损伤或先天性因素造成其松弛,进而引起一系列的腕关节解剖序列、生物力学改变及相关的临床表现。过去一直将以上三个概念等同理解,目前认为它们之间还是有一定的不同之处,如舟骨存在不稳定时,并不是一定会发生半脱位,半脱位一般均发生在舟月分离或不稳定的晚期(即掌侧桡腕韧带损伤时);而多数情况下,舟骨半脱位都伴发有不稳定(舟骨陈旧性半脱位后引起舟骨位置固定时除外)。

一般认为,作用于腕关节尺掌侧的背伸、尺偏和旋后暴力引起稳定舟骨近极的韧带断裂,导致舟月骨分离,同时桡侧副韧带和桡舟头韧带也可断裂。腕关节反复重复性活动、握物旋转伤、先天性韧带松弛、尺骨负向变异或其他损伤等也与舟月骨分离有关。从临床治疗角度出发,目前有如下分类。

1.急性舟月骨分离

损伤4周以内者,常与舟骨骨折、桡骨远端骨折、月骨周围脱位或月骨脱位等损伤共存。

2.慢性舟月骨分离

损伤4周以上者,常由急性舟月骨分离迁延不愈所致。

3.单纯型舟月骨分离

不伴有腕关节及其周围其他结构的损伤,常见病因有创伤、先天性韧带松弛、腕背腱鞘囊肿切除术后、尺骨负向变异等。

4.复合型舟月骨分离

伴发其他损伤或病变的舟月骨分离,如腕舟骨骨折(尤其是舟骨近极骨折)、月骨周围脱位或月骨脱位、桡骨远端骨折、月骨缺血性坏死、类风湿关节炎等。

5.静态舟月骨分离

常规体位X线片即可发现舟月骨分离的异常改变,提示稳定舟骨近极的韧带完全断裂。

6.动态舟月骨分离

常规体位X线片无异常发现,当通过外在应力作用后或腕关节处于特殊的体位时,舟月分离才可在X线片上显示出来。提示韧带不完全断裂或韧带处于松弛状态。

(二)临床表现及诊断

(1)中青年多见,多数有外伤史,也可无明显外伤史。早期单纯性舟月骨分离临床症状常不典型,容易被诊断为"软组织损伤"或"腕关节挫伤",直到症状严重时才就诊。

(2)腕关节桡侧疼痛和力弱为主要临床症状,也可伴有痛性弹响及运动功能障碍。

(3)局限于舟月骨间的压痛是具有临床诊断意义的体征,创伤性关节炎发生时关节疼痛或触痛范围可有不同程度的增加。

(4)腕关节应力试验阳性可提供间接诊断依据

1)WASTON 试验(腕舟骨漂移试验):患者与检查者面对而坐,肘关节屈曲并放在检查台,前臂旋前;检查者一手握住前臂远端,拇指顶压在舟骨结节;另一手握住受检手掌骨部,使腕关节充分尺偏并适度背伸,然后强迫受检手桡偏和掌屈,此时顶压在舟骨结节的拇指会感觉到有压力从舟骨传来(此时舟骨处于掌屈状态),同时需施加一定的背向力来抗衡这种压力,阻止舟骨掌屈,当舟月骨间关节有分离时,可发生疼痛和痛性弹响,视之为阳性。

2)握拳试验:患者强力握拳,同时作腕关节屈-伸和桡-尺偏运动。关节桡侧部出现疼痛,视之为阳性。

3)舟骨移动试验:检查者一手捏持舟骨,另一手捏持月骨,作掌-背方向移动,局部出现疼痛和弹响,视之为阳性。

(5)放射影像学及关节镜检查

1)X 线片(进行双侧比较):①前臂旋后位时,腕关节 X 线前后位正位片,舟月骨间间隙>2mm 为可疑分离,如>4mm 即可肯定诊断。②皮质环征,舟月骨间韧带损伤引起舟骨掌屈度增大,其长轴与桡骨纵轴角度接近垂直,此时舟骨远极皮质在正位片上的投影形成"环"状改变。环下界与舟骨近极关节面的间距<7mm。③舟骨缩短。④侧位 X 线片,舟月角>70°;桡月角>20°,即 DISI。

2)有条件者可行透视、电影摄影、腕关节造影、磁共振成像等检查。

3)腕关节镜检查是目前最为客观的诊断手段,可直接观察到舟月骨间韧带的损伤及相关的病变情况。

(三)治疗原则

1.急性单纯型分离

(1)闭合复位石膏管形外固定:适合于手法复位后舟骨位置稳定者。但临床经验证实,石膏外固定并不是一个可靠的方法,固定期间可能发生舟月骨分离复发,建议同时用经皮克氏针固定。

(2)闭合复位经皮克氏针内固定:适合于手法复位后舟骨位置不稳定者,即使复位后稳定者也建议行经皮克氏针内固定。注意将舟月角保持在 45°～60°,或更大一些。一般将舟月骨间关节和舟头骨间关节同时予以固定,外固定最好选用管形石膏,将腕关节固定在掌屈位,8周后拆除固定。

(3)切开复位韧带修复:适合于手法复位后舟骨位置不稳定者,少部分慢性韧带损伤者也存在韧带修复的可能。如两侧韧带断端可以找到,可直接修复韧带,如一端韧带从舟骨(多数情况韧带从舟骨上撕脱)撕脱,可在相对应的骨上转骨孔,行韧带附着点重建,或使用微型骨锚进行修复。仍需要用克氏针将舟月骨间关节和舟头骨间关节同时予以固定。术后选用长臂管形石膏固定腕关节于掌屈位 6 周,然后改换前臂管形石膏,直到术后 8～10 周。

2. 不合并创伤性关节炎的慢性单纯型分离

(1)切开复位背侧关节囊韧带固定:适合于韧带回缩或纤维化严重,无法直接缝合者。利用腕关节背侧舟月骨间关节处关节囊,形成一个蒂位于桡骨远端的舌形关节囊瓣,舟骨复位并固定后,将关节囊瓣前移,用钢丝将其固定缝合在舟骨远极背侧。术后拇人字石膏固定 8 周。

(2)切开复位韧带重建:适合于韧带回缩或纤维化严重,无法直接缝合者。主要目的是重建桡腕掌侧韧带和舟月骨间韧带,恢复两者之间的正常关系。目前,各种韧带重建方法的临床效果尚不一致,如何选用合适的韧带重建材料及其重建后生物力学强度和弹性的变化规律、手术操作的技术改进等均为需要解决的问题。

(3)局限性腕关节融合:适合于无法直接缝合或重建韧带者。即使有条件重建韧带者,也可直接选择局限性腕关节融合。常用的局限性腕关节融合方法,如舟大小多角骨间关节融合、舟头骨间关节融合、舟月骨间关节融合等。主要目的在于矫正舟骨旋转脱位和舟月骨间分离,舟大小多角骨间关节融合是目前最常用的方法,舟月骨间关节融合因术后骨不愈合或融合部位再断裂的几率较高,已越来越不被选用。在融合腕骨间关节的同时,合理地切除桡骨茎突,可有效防止术后创伤性关节炎和桡舟骨撞击的发生。局限性腕关节融合在一定程度上可以缓解或消除相关的症状,但将引起腕关节部分运动功能和握力的下降,也有可能使桡腕关节的应力增加,是否导致术后创伤性关节炎发生几率加大,仍需临床密切观察。

3. 伴有创伤性关节炎的慢性单纯型分离

(1)舟骨假体置换和头月骨间关节融合:适合于舟骨严重变形、塌陷者。虽然舟骨人工假体置换可以恢复舟骨的解剖形态,但假体脱位、松动、对桡骨远端关节面的撞击或磨损、硅胶颗粒沉积性滑膜炎等合并问题仍未得到很好的解决。

(2)近排腕骨切除:当桡骨远端关节面和腕中关节面(尤其是头骨近侧关节面)正常无损时,可选择近排腕骨切除。术后可以缓解疼痛症状,但腕关节稳定性稍差,握力有可能减弱。

(3)全腕关节融合:适合于腕关节广泛创伤性关节炎形成者。术后症状有效缓解,但腕关节的所有运动功能丧失,患者往往难以接受。人工腕关节置换或许能够为治疗带来新的契机,但现行的假体仍存在相应的问题,有待进一步的改进和总结。

4. 伴有舟骨骨折的分离

(1)切开复位克氏针内固定:适合于急性、有骨折移位的分离。

(2)闭合复位经皮克氏针内固定:适合于急性、无骨折移位者。

(3)切开复位植骨和舟大小多角骨间关节融合:适合于伴有舟骨骨折不愈合的分离,当腕关节有创伤性关节炎存在时,则行舟骨假体置换和头月骨间关节融合。

5. 伴有月骨周围脱位或月骨脱位的分离

(1)闭合复位经皮克氏针内固定:适合急性期患者。

(2)切开复位韧带修复:适合急性期患者。

舟月骨间分离虽然在临床中是最为常见的腕关节不稳定类型,但临床遗漏诊断的事例时有发生,主要原因为对腕关节解剖、生物力学原理、放射影像学特点及腕关节基本知识掌握不够。腕关节镜虽然可以帮助明确诊断,但如果上述基础知识掌握扎实,一般临床诊断并不困难,特别是目前尚无开展腕关节镜技术的临床机构,腕关节相关基本知识的掌握对早期诊断舟月骨分离更显重要。特别是随着磁共振诊疗技术的发展,早期无创诊断舟月骨间韧带损伤已经变得愈加容易和准确。

6.动态分离

(1)石膏托制动:适用于急性动态分离不稳定。

(2)舟月骨间韧带重建:保守治疗无效,而韧带回缩无法直接缝合者。

(3)舟大小多角骨间关节融合:保守治疗无效和慢性分离者。

三、头月骨分离

(一)病因及损伤机制

头月骨分离是一种动态型不稳定,临床上较为少见。解剖上讲,头骨和月骨之间没有直接的韧带联系,其稳定和支持作用由腕关节掌侧的桡舟头韧带和V形韧带完成,当它们的作用减退或消失时,头月骨间不稳定即可能发生。急性期常因患者惧怕疼痛而难以完成相关检查,因而不易早期诊断。临床上所见者多为慢性分离。另外一种头月骨分离为继发性,如COL-LES骨折畸形愈合后,引起韧带功能失用,导致头月骨间分离。

(二)临床表现及诊断

(1)多为年轻好运动及先天性腕关节韧带松弛者。无不稳定发生的先天性韧带松弛者在应力下拍摄X线片,也可见到与头月骨间分离相同的表现,但临床上无症状出现。如果出现有关的症状,则考虑关节有不稳定发生。

(2)原发性分离

1)可有外伤史,如腕关节强力背伸史或桡骨远端骨折、桡尺远侧关节损伤,也可无外伤史。

2)渐进性腕关节肿痛、力弱,握拳或腕关节承受纵向应力、腕关节侧偏或背向应力作用下可出现痛性弹响,关节活动可正常,腕中关节背侧可有压痛。头状骨背移试验阳性——对头骨施加背向应力时,由于头骨近极移向背侧,与月骨背侧极发生碰撞,引起腕关节局部疼痛或不适,同样试验对于仅有韧带松弛而没有不稳定发生者,则不会出现症状。

3)常规X线片检查仅可见原始损伤表现。向头骨施加背向应力时,可见头骨近极向背侧移位,头月骨间关节掌侧间隙增宽及背侧半脱位。如果月骨有背伸出现,表明DISI发生。

(3)继发性分离

1)多见于桡骨远端骨折畸形愈合、桡骨远端腕关节面背倾的患者。

2)关节疼痛为主要症状,渐进性加重,可有痛性弹响。关节握力及运动幅度下降,头月骨间关节和三角钩骨间关节背侧压痛。

3)X线片可见原骨折遗留畸形、桡骨远端关节面背倾、头骨和月骨中轴线移向桡骨干中轴线后方。腕关节尺偏时,头月骨间关节呈现背侧半脱位。

4)动态X线或摄影检查为较好的确诊手段。

(三)治疗原则

1.原发性分离

桡舟头韧带紧缩术疗效较为可靠,术后石膏固定腕关节8周左右。

2.继发性分离

桡骨远端截骨、楔性骨块植骨,矫正桡骨远端腕关节面背倾畸形。

四、月三角骨分离

(一)病因及损伤机制

与舟月骨分离一样,同属分离型不稳定。一般认为,单纯月三角骨间韧带损伤难以引起月三角骨分离,当月三角骨间韧带、桡腕背侧韧带(或背侧桡三角韧带)、掌侧月三角韧带复合损伤时,分离方可发生。虽然月三角骨分离的确切机制尚有争议,但 VIEGAS 的腕尺侧不稳定分期系统似乎更容易理解。

Ⅰ期:月三角骨间韧带断裂,但只引起月三角骨间关节运动幅度的增加,临床上并无 VISI 发生。

Ⅱ期:月三角骨间韧带和掌侧月三角韧带同时断裂,给予远排腕骨掌向应力作用下,可诱发出 VISI,即动态掌屈不稳定。

Ⅲ期:月三角骨间韧带、掌侧月三角韧带及背侧桡三角韧带同时断裂,导致静态掌屈不稳定(VISI)发生。由于月三角骨分离后桡腕关节生物力学变化较小,其 X 线片表现常不如舟月骨间分离明显,容易漏或误诊,同时临床上发生创伤性关节炎的可能性也较小。

(二)临床表现和诊断

(1)其损伤机制与舟月骨间分离相似,多有腕背伸着地的外伤史,也可由于腕关节旋转暴力引起,或继发于类风湿关节炎。

(2)腕尺侧疼痛、握力下降、腕关节尺偏及旋转时疼痛明显加重:局限性压痛位于月三角骨间关节背侧,腕关节桡尺偏活动时可出现痛性弹响。偶有尺神经受压症状。

(3)三角骨冲击试验:检查者一手稳定月骨,另一手掌背方向捏持三角骨和豌豆骨,并使其掌背方向移动。若发现三角骨移动幅度过大或月三角骨间关节疼痛或摩擦感,视为阳性。

(4)放射学检查:Ⅰ型,常规 X 线片无异常发现,应力位片可有 VISI 出现。关节造影和关节镜检查可见月三角骨间韧带穿孔或部分撕裂。闪烁摄影显示月三角骨间关节处有核素浓集。Ⅱ型,由Ⅰ型发展而来,可有上述阳性发现。X 线片检查还可见舟骨掌屈、投影变短和皮质环征;月骨掌屈,桡月角>15°,三角骨呈背伸位;月三角骨关节间隙可有增宽,腕骨弧线中断。

(5)由于腕关节尺侧疼痛的原因众多,如三角纤维软骨损伤、腕尺侧撞击综合征、三角钩骨关节关节炎、豌豆骨骨折、尺动脉血栓、腕尺管综合征、肌腱炎等,诊断月三角骨分离时应注意鉴别。

(6)临床上单纯靠放射学检查较难对月三角骨分离做出确切诊断,如临床怀疑为月三角骨间分离,有条件者应通过腕关节镜检查来明确诊断。

月三角骨分离是容易漏诊的一种腕骨间不稳定类型,常规 X 线检查常常为阴性表现,如临床体征支持诊断,需通过应力下 X 线检查或特殊体位的 X 线片来明确诊断。

(三)治疗原则

1.保守治疗

保守治疗适用于急性期月三角骨分离。最好用长臂石膏管形固定腕关节于背伸、尺偏位

6～8周。如有VISI,先行复位,然后通过经皮克氏针作内固定。

2.手术治疗

手术治疗适用于保守治疗失败,VISI畸形严重及慢性分离。有以下两种方法。

(1)韧带修复:修复和手术操作方法与舟月骨分离相似,对于严重的VISI畸形者,需同时修复背侧桡三角韧带。

(2)局限性腕关节融合:如月三角骨间关节融合、头月三角骨间关节融合等,以纠正关节分离和VISI畸形。

五、舟大小多角骨间关节不稳定

(一)病因及损伤机制

一种少见的无分离型腕关节不稳定形式,一般认为与拇指强力外展或腕桡背侧受伤有关,导致舟大小多角骨间韧带复合体的掌侧部分损伤,而大小多角骨过度背移。有动态和静态之分。

(二)临床表现及诊断

1.静态不稳定

(1)多有外伤史,如拇指强力外展位致伤或腕背桡侧最先着地致伤。

(2)舟骨远极掌侧或舟大小多角骨间关节有疼痛和压痛,关节活动受限。

(3)X线片及关节造影检查可见舟大小多角骨间关节间隙增宽,或舟、月、三角骨掌屈,呈VISI。

2.动态不稳定

(1)可有外伤史。

(2)局部可有疼痛和压痛,某些体位时可出现关节"交锁"或关节活动受限。

(3)X线片无异常发现。动态放射学检查可见舟大小多角骨间关节有暂时性的分离和纵向半脱位。

(三)治疗原则

(1)石膏管形制动:适用于急性期。

(2)舟大小多角骨间韧带复合体修复:急性及慢性期均可行手术修复韧带。

六、腕骨尺侧移位

(一)病因及损伤机制

腕骨尺侧移位由多种原因引起,如类风湿关节炎、尺骨头切除术后、创伤、多发性骨软骨瘤、MADELUNG畸形等。正常情况下,腕骨承受纵向负荷时有滑向尺侧和掌侧的趋势,而桡腕掌、背侧韧带、三角纤维软骨复合体及尺骨远端有控制这种趋势的作用,当上述稳定结构损伤后,其稳定作用减弱或消失,导致腕骨尺侧移位发生,同时腕骨也可表现出掌屈移位的特点。该不稳定也可是动态型不稳定,临床发现桡腕掌侧韧带有明显损伤。

(二)临床表现及诊断

(1)关节肿胀、疼痛、活动受限和握力减弱。其原发疾病也可引起上述症状。

(2)可见患手向尺侧移位,桡骨茎突凸出,可出现"银叉"样畸形,施加外力时畸形可消失,但某些情况下畸形也可以是固定的,如严重的类风湿关节炎。

（3）X线片检查为主要诊断手段。Ⅰ型：所有腕骨均向尺侧移位，桡骨茎突与舟骨间的间距加大，桡尺距比大于健侧，月骨近极关节面与桡骨远端关节面相对部分少于其 1/2。侧位片有时可见近排腕骨掌屈和向掌侧移位，表现为 VISI。Ⅱ型：桡骨与舟骨的对应关系不变，月骨和其他腕骨移向尺侧，舟月骨间间隙加大，近排腕骨掌屈，呈 VISI。

（三）治疗原则

早期患者可进行损伤韧带的直接修复，但临床效果不是十分肯定。晚期治疗方法主要为局限性腕关节融合，如桡月关节融合或桡舟月关节融合。

腕骨尺侧移位是一种损伤和后果十分严重的腕关节不稳定，严重的桡骨远端骨折时，有时可以发生腕骨尺侧移位，由于临床医生常集中精力于桡骨远端骨折的诊断和治疗上，可能会引起漏诊，造成治疗效果的不满意。拍摄标准体位的腕关节 X 线片、熟悉腕关节 X 线解剖特征，可以大大减少漏诊的发生。

七、腕骨背侧移位

（一）病因及损伤机制

腕骨背侧移位又称其为桡腕关节背侧半脱位，常继发于桡骨远端骨折或骨折畸形愈合（COLLES 骨折、BARTON 背侧骨折）。

（二）临床表现及诊断

（1）关节肿痛，握力和活动度减弱。侧面可见"枪刺"样畸形。

（2）X 线片可见桡骨远端骨折或骨折畸形愈合，关节面掌倾角消失或呈背倾。月骨和头状骨背侧移位，中轴线位于桡骨干轴线的背侧。

（三）治疗原则

（1）急性期将桡骨远端骨折复位腕骨背侧移位即可矫正。

（2）慢性期宜手术治疗，桡骨远端截骨植骨，恢复桡骨远端腕关节面正常掌倾角和尺偏角。如发生创伤性关节炎则宜行桡舟月关节融合。

八、腕骨掌侧移位

（一）病因及损伤机制

腕骨掌侧移位又称为腕关节掌侧半脱位，常见于 BARTON 掌侧骨折，腕骨与骨折片一起移向掌侧。也可发生于韧带损伤、感染性炎症及 SMITH 骨折畸形愈合后，或与腕骨尺侧移位同时存在。

（二）临床表现和诊断

（1）症状与腕骨背侧移位相同，但腕部畸形较轻。

（2）X 线片可见桡骨远端骨折或骨折畸形愈合，月骨背伸并向掌侧移位，中轴线移向桡骨干中轴线的掌侧。可合并尺侧移位。

（三）治疗原则

（1）合并尺侧移位时，可行桡月关节融合。

（2）其他类型的掌侧移位，可行骨折切开复位纠正腕骨掌侧移位，如合并创伤性关节炎需行桡舟月关节融合。

第五节 腕骨脱位

腕骨脱位或骨折脱位是继发于腕骨或韧带损伤后引起的。摔倒手撑地是腕骨脱位的常见损伤方式在跌倒时腕部损伤的机制依靠如下因素。

(1)伤力的大小和特征。

(2)撞击手的位置。

(3)腕骨和韧带的相对强度。

患者常有较为典型的手过伸位或过屈位外伤史,表现为腕部疼痛,活动严重受限。在 X 线片上有 3 个特征应在正位片上检查:腕弓,关节间的对称性和单个腕骨的形状,尤其是舟骨和月骨。

一、月骨周围脱位

月骨周围脱位是月骨周围的腕骨相对于桡骨远端的背向或掌向移位,与月骨及桡骨远端的正常关节丧失,而月骨与桡骨的解剖关系正常。月骨周围脱位多为背侧脱位,而且常合并有腕骨或尺、桡骨远端的骨折,如舟骨骨折、头状骨骨折和桡骨茎突骨折。并发舟骨骨折的月骨周围脱位通常称经舟骨月骨周围骨折—脱位,以此来表明损伤的程度与单纯的月骨周围脱位有所不同。

如果骨折发生于其他骨骼,名称可依此类推,如经头状骨月骨周围骨折—脱位、经三角骨月骨周围骨折—脱位、经桡骨茎突月骨周围骨折—脱位等。如果为多发骨折,诊断时可将受累骨骼的名称序次列出,如同时并发舟骨和头状骨骨折的月骨周围脱位可称之为经舟骨、头状骨月骨周围骨折—脱位。与月骨周围脱位并发的骨折,其近端与月骨、桡骨远端的解剖关系保持不变,而远端则向背侧或掌侧脱位。

(一)损伤机制

月骨周围背侧脱位为月骨周围进行性不稳定Ⅲ期表现,系舟月分离后背伸、尺偏暴力向关节尺侧延伸的结果。暴力使桡舟头韧带、头月骨间韧带、头三角韧带、月三角韧带和月三角骨间韧带逐一断裂或导致头状骨、钩骨和三角骨骨折,头状骨、钩骨和三角骨与月骨分离并与舟骨一起向背侧脱位。头状骨背侧脱位,除了与维持其稳定的桡舟头韧带断裂及其本身的骨折有联系外,也可继发于桡骨茎突骨折(桡舟头韧带附着于此)。头状骨骨折多为腕关节过度背伸时桡骨远端背侧缘与之撞击的结果。

经舟骨月骨周围骨折—脱位虽然也为月骨周围进行性不稳定Ⅰ期表现,但损伤机制与上述略有不同,它发生于舟骨骨折之后,为背伸、桡偏暴力作用的延续,骨折近侧段与月骨、桡骨远端的解剖关系不变,而远侧段则与其他腕骨一起向背侧脱位。月骨周围掌侧脱位少见,多为作用于手背侧的掌屈暴力所致。

(二)临床表现与诊断

(1)腕关节有明确的背伸外伤史。关节疼痛、肿胀及压痛的范围较单独骨折广泛,晚期可局限一较小区域。运动幅度及握力明显下降。

（2）X 线正位片可见腕骨弧线中断，头状骨与月骨、桡骨与舟骨影像重叠域加大，腕中关节间隙消失，舟月骨间关节隙变宽，脱位复位后尤为明显，月骨周围的腕骨及桡、尺骨远端可有骨折线存在。侧位片可见舟骨掌屈、纵轴与桡骨纵轴近乎垂直、近极位于桡骨远端背侧缘或掌侧缘，月骨与桡骨远端解剖关系正常、桡月关节间隙无明显的不对称；其余腕骨向背侧或掌侧脱位，其中头状骨最显著。月骨周围的腕骨如有骨折，远侧段常脱向背侧或掌侧，而近侧段仍滞留在原位，与月骨的解剖关系保持正常。

（三）治疗

首先要矫正脱位及恢复桡骨远端、月骨与周围腕骨间的正常解剖关系；然后矫正骨折移位、舟月骨或月三角骨分离。脱位矫正后，舟月骨分离或月三角骨分离可依然存在并可能变得更加明显，需加以整复，彻底消除妨碍关节功能恢复的不利因素。

1.月骨周围背侧脱位

闭合复位外固定：闭合复位在关节明显肿胀之前容易获得成功。闭合复位经皮穿针固定：由于外固定不能彻底消除舟月骨分离及骨折移位复发的可能性，因此，在闭合复位成功后可先经皮穿针固定舟头骨、舟月骨以及远、近侧骨折段，然后再用石膏托作外固定，以阻止分离及移位的复发。

6～8 周后拔针进行功能锻炼。切开复位克氏针内固定：适用于复位失败者或陈旧性的脱位、移位折和舟月骨分离。月骨周围脱位，通常采用背侧 S 形或纵向弧形切口，如复位困难或修复韧带还需作掌侧切口。在牵引下矫正脱位、舟月骨分离、DISI 和骨折移位，然后穿针于舟月骨、舟头骨及月三角骨作固定，修复切开和撕裂的背侧关节囊及韧带。

术后，用长臂石膏托将腕关节固定于屈曲位或中立位，2 周后拆线，6～8 周后拔针开始功能锻炼。经桡骨茎突月骨周围骨折—脱位，多采用横行或 S 形切口。茎突骨折多为粉碎性骨折，但无须特殊处理。如骨折块较大并有移位，可在复位后作克氏针内固定。经舟骨月骨周围骨折—脱位，脱位与骨折移位并存者可用背侧入路，如脱位已矫正、仅存骨折移位，可采用掌侧入路。植骨与否，可根据掌侧骨质缺损程度以及损伤时限而定。术后固定同闭合复位。就陈旧性脱位/骨折—脱位的切开复位而言，复位前彻底清除关节腔内肉芽组织、松解背侧关节囊及瘢痕组织，复位后仔细地修复背侧关节囊（韧带）和腕背伸肌支持带，是获得成功的关键。

腕中关节融合：适用于陈旧脱位或软骨损伤严重者。术后关节运动幅度虽有所降低，但疼痛消失、腕关节仍可保持原有的高度。

近排腕骨切除：适应证与腕中关节融合相同、术后虽也可保留部分运动度，但关节高度有所减少，手的握力明显降低、此术所需的固定时间较短，因而不能耐受长期固定的老年人宜选用此法。

全腕关节融合：当腕骨或关节软骨广泛破坏时可作全腕关节融合，用牺牲运动来换取疼痛症状的缓解和消失。

2.月骨周围掌侧脱位

闭合复位的难度大于背侧，通常需要作切开复位。

二、月骨脱位

月骨脱位一般分为掌侧和背侧脱位两种，后者较为少见。

(一)损伤机制

月骨外形比较规则,正面观为四方形,侧面观为半月形。近侧凸面与桡骨下面组成关节;远侧凹面与舟骨共同对应头状骨,组成腕中关节的一部分,并有小部分与钩骨构成关节。月骨桡侧与舟骨以前上及后下两关节面接触。月骨与舟骨、桡骨间有坚强的桡舟月间韧带相连,在月骨的掌侧及背侧各有韧带连接于桡骨及周围的腕骨。月骨是腕骨中唯一掌侧宽而背侧窄的腕骨,并且月骨位于腕部的中心,加之桡骨远端关节面具有掌倾的特点,因而在桡腕关节极度背伸暴力作用下,月骨受到头状骨和桡骨的挤压,被迫沿腕的额状轴急剧向掌侧旋转脱位,脱位时月骨背侧韧带、舟月韧带及三角韧带同时断裂。

1902 年 BIALY 将月骨的掌侧脱位根据月骨旋转情况分成 3 个阶段:第一阶段月骨的远侧凹面向背侧向;第二阶段远侧凹面向掌侧向,月骨旋转 90°;第三阶段凹面向近侧,旋转 180°,按照 MAYFIELD 的观点,月骨掌侧脱位为腕关节背伸型损伤发展的最终阶段,即月骨周围进行性不稳定Ⅳ期表现。

月骨脱位机制的分期:①1 期仅限于舟月韧带。②2 期发展至桡舟头韧带腕中部分,或者表现为舟(头状)骨骨折等大弧区损伤。③3 期发展至月—三角骨间韧带和尺—三角骨间韧带断裂。④4 期发展至桡舟月三角韧带断裂,月骨掌侧脱位。

(二)临床表现与诊断

(1)有明确的外伤史。

(2)腕部肿胀,腕关节前后径增粗,局部压痛,有空虚或腕部活动受限。由于月骨向掌侧脱位,压迫屈指肌腱使之张力增大,手指不能完全伸直,被动伸展或主动屈曲手指均可引发剧烈疼痛。

(3)腕关节掌侧饱满,触诊可感觉到皮下有隆起物体。

(4)脱位的月骨还可能压迫正中神经,出现腕管综合征,正中神经支配的桡侧 3 个半手指感觉麻木,拇对掌功能障碍。

(5)X 线摄片可清楚显示月骨脱位。正位片上月骨由四边形变成三角形,周围的关节间隙不平行或宽窄不等。侧位片上桡骨、月骨、头状骨三者轴线关系发生改变,月骨向掌侧脱离原位,月骨凹形面向掌侧倾斜,呈倾倒的茶杯状或者仍位于桡骨远端的凹面内,但掌屈度加大,桡月关节背侧间隙明显变宽。头状骨已不在月骨凹形面上,而位于月骨的背侧,但头状骨和桡骨的轴线关系正常。

(三)治疗

月骨脱位,即使旋转180°,未必一定发生缺血性坏死。因为位于掌侧韧带内的滋养血管多保持连续性,月骨仍由此获得血液供应。因此,复位是治疗月骨脱位的首选方案。其治疗原则应先完成复位,恢复月骨与桡骨及周围腕骨的正常解剖关系,然后再矫正腕骨分离和骨折移位。

(1)闭合复位外固定:臂丛麻醉下,助手分别握持患者手指和前臂,使腕关节背伸,同时向远端牵引。术者用双手握其腕部,以拇指用力挤压腕位的月骨凹面的远侧使其复位。如不易将月骨推挤复位,可用细克氏针在无菌操作及 X 线透视下,自掌侧把针刺入月骨凹面的远端,在牵引下向背侧压迫协助复位。

(2)闭合复位经皮穿针固定。

(3)切开复位克氏针内固定。适用如下。

1)闭合复位失败。

2)陈旧性脱位。

3)正中神经卡压、肌腱断裂。

手术多选掌侧切口,切开屈肌支持带,牵开指屈肌腱,然后将月骨复位。手术过程中,应注意保护附着在月骨掌侧的软组织结构,以免损伤血管导致月骨坏死。对复位有困难的陈旧性脱位,可于背侧再做一切口,以松解腕骨间挛缩的软组织、清除占据月骨原有位置的肉芽组织。

月骨一经复位便需矫正舟月分离及骨折移位。正中神经充血、变硬严重者,需作外膜或束间松解。复位后用克氏针作内固定,并修复关节囊及韧带。术后再用石膏托外固定 4～6 周。

(4)月骨切除和肌腱充填:对于掌背侧韧带均断裂、与周围骨骼完全失去连接的月骨脱位及切开也无法复位的月骨脱位,如果桡骨远端关节软骨无明显的损伤,可行月骨切除和带蒂头状骨移位替代月骨,亦可应用豌豆骨或其他假体替代。关节若有不稳定,应加做舟大小多角骨间关节融合,以矫正舟骨旋转半脱位、恢复正常的负荷传导和运动功能。术后石膏托于腕关节中立位或掌屈位固定 6～8 周。

(5)近排腕骨切除、腕关节融合:用于关节软骨损伤严重的脱位。

三、舟骨脱位

(一)病因及损伤机制

舟骨脱位较为少见,分为旋转半脱位和完全脱位,前者多见。常因腕关节背伸、桡偏暴力导致舟月骨间韧带断裂引起,一般合并其他的腕关节骨折与脱位。

(二)临床表现与诊断

(1)外伤史。

(2)腕关节肿胀、疼痛、活动受限及握力减低。

(3)X 线表现:旋转半脱位－舟骨远端向掌侧旋转,近端向桡背侧旋转脱位;舟月间隙＞3mm;皮质环征阳性;舟月角加大,桡骨和舟骨掌侧边缘呈 V 字形。完全脱位则可见舟骨近端从桡骨远端关节面舟骨窝中完全向掌侧脱出。

(三)治疗原则

(1)早期可行手法复位,经皮克氏针固定。

(2)手法复位失败或晚期者行切开复位,韧带修复或重建。

(3)如发生腕关节炎,则需行关节融合术。

四、桡腕关节脱位

(一)病因及损伤机制

多合并其他部位的骨折或脱位,往往由直接暴力引起。根据暴力引起桡腕掌侧韧带损伤或背侧韧带损伤的不同,可导致掌侧或背侧桡腕关节脱位。

(二)临床表现与诊断

(1)外伤史。

(2)腕部畸形、肿胀、疼痛、活动受限及握力减低。可伴有正中神经损伤或尺神经损伤。

（3）X 线片显示腕关节结构紊乱。相对于桡骨，近排腕骨以远的腕骨向背侧或掌侧移位，可伴发其他骨折或脱位。

（三）治疗原则

（1）新鲜闭合脱位可行手法复位石膏托外固定。

（2）开放性损伤可行切开复位克氏针内固定，同时可修复损伤的韧带。陈旧性损伤可行切开复位畸形矫正。如有神经受压症状，可同时探查神经，并予以松解。

第六节　拇指腕掌关节脱位

拇指腕掌关节由第一掌骨底与大多角骨构成。第一掌骨基底的关节面为鞍状，前后为凹面，在桡尺方向是个凸面。与其相对应的大多角骨关节面为前后凸的关节面，而桡尺方向为凹面，构成鞍状关节。

第 1 腕掌关节囊肥厚，较松弛，但关节周围有多条韧带附着。脱位后如治疗不当易造成复发性脱位。

单纯脱位少见。多合并第 1 掌骨基底掌尺侧撕脱骨折，即 BENNETT 骨折－脱位。

一、病因病理与分类

拇指在强力作用下外展，使掌骨间韧带、前斜韧带和背桡韧带均断裂，导致第 1 腕掌关节脱位。如果外力继续作用，则第 1 腕掌关节的其他韧带也将发生断裂。由于前斜韧带在第 1 腕掌关节过度外展和背伸时紧张，在功能上可防止关节背侧脱位，故其断裂是第 1 腕掌关节脱位的重要因素。拇指腕掌关节脱位分为单纯性拇指腕掌关节脱位和 BENNETT 骨折－脱位。

二、临床表现与诊断

拇指有外伤史，主要表现为局部隆起畸形，第 1 腕掌关节活动受限，肿胀、压痛不明显。如合并第 1 掌骨骨折，可见第 1 掌骨基底部向桡侧突出，局部肿胀、疼痛明显，畸形不一定明显。查体可见拇指活动受限。X 线检查可明确诊断。

三、治疗

拇指腕掌关节脱位治疗方法多样，目前尚不统一。其治疗关键为保持复位位置，维持拇指功能。保守治疗功能恢复好，但不易外固定；手术治疗则存在术后功能恢复的问题。脱位类型不同，具体治疗方法也不一样。

（一）单纯拇指腕掌关节脱位治疗方法

1.手法复位夹板外固定

以右侧为例。复位前术者左手握患者右手拇指，术者右手拇指抵于脱位的掌骨基底背侧，其余四指触及掌骨掌侧大鱼际处。复位时，术者左手牵引，右手拇指挤压脱位掌骨基底使其还纳，局部高凸复平，即示复位成功。将"L"形夹板与掌骨头处及前臂桡侧粘固，并以绷带缠绕固定。固定 6 周后拆除夹板。

2.手法复位经皮钢针内固定

单纯新鲜关节脱位,复位很容易,但维持位置很难。即便用不锈钢针作内固定,6周后去除钢针时,有时仍复发脱位。手法复位后应将关节置于充分旋前位,同时用钢针经皮做内固定,外用石膏管型制动6周。

3.桡侧腕长伸肌腱部分移位修复第1腕掌关节脱位

采用桡侧腕长伸肌腱部分移位修复断裂的桡尺远侧关节韧带,以坚固关节,防止再脱位。术式是将桡侧腕长伸肌腱作外侧半纵切,远端保留,行腕掌关节远端固定。

手术方法:以第1腕掌关节为中心,于腕背桡侧作"S"形切口,约长10cm,依次切开皮肤、皮下组织和深筋膜,向两侧牵开拇长、短伸肌腱(注意保护切口外侧的桡神经浅支及桡动脉背侧支),显露出第1腕掌关节背侧及内外侧,纵形切开关节囊,探查第1腕掌关节。继续显露桡侧腕长伸肌腱,并纵形劈开肌腱,在距止点6.5~8cm处切断肌腱桡侧半,向远端翻转备用。在第1腕掌关节止点附近,于第1掌骨基底横行钻一骨性隧道,将肌腱条自外向内穿过隧道。将第1腕掌关节复位,调整腱条的松紧度,用可吸收2/0无创伤缝线,重叠紧缩缝合桡背侧关节囊和腱条重叠交叉处,腱条的游离端穿过拇长展肌腱深面,缝合固定于大多角骨结节附近的关节囊上。并用1根细克氏针将第1腕掌关节固定于拇指外展对掌位。针尾留在皮外。术后石膏托固定4~6周。在去除外固定的同时拔除克氏针,进行功能锻炼。

本法具有以下优点:桡侧伸腕长肌腱位置表浅,解剖容易,取材、转位方便,操作简单,创口小,切取的部分肌腱有足够的长度和强度,可重建、加强背侧和桡侧韧带,坚固稳定脱位的关节。

4.部分桡侧腕屈肌腱瓣修复陈旧性第1腕掌关节脱位手术方法

于前臂腕掌桡侧作"S"形切口,自腕掌横纹向近端延伸,长约10cm,切开皮肤、皮下及前臂深筋膜,找出桡侧腕屈肌腱,将肌腱一半在腱腹交界处,纵形劈开直至第2掌骨基底近端止点处。距止点8cm处切断肌腱尺侧半,向远端翻转形成腱瓣备用。于第1掌骨基底横行钻一骨性隧道,将腱瓣由外向内穿进此隧道,将第1腕掌关节复位,拉紧腱瓣,重叠缝合,其游离端缝于大多角骨附近关节囊上,拇指垂直外展位用石膏固定,6周后拆除行功能锻炼。

本法以桡侧腕屈肌腱的腱性部分内侧半转位,重建第1腕掌关节,方法简便可靠。其主要优点有血供的腱办日后可形成韧带样组织,修复效果可靠;切取的腱办有足够的长度和强度,且不影响腕部力量。

5.掌长肌腱移位重建韧带治疗拇腕掌关节脱位

手术方法:以拇腕掌关节背侧为中心作"S"形切口,从背侧第2掌骨基底向桡侧绕过拇腕掌关节桡背侧直达腕掌横纹。充分显露拇腕掌关节合桡侧腕长伸肌腱远端附着点,于前臂掌侧中下1/3段作横切口,显露掌长肌腱腹交界处并切断之。向远端游离掌长肌腱,通过皮下隧道将其从拇腕掌关节桡背侧切口引出。从第1掌骨基底相当于桡侧韧带止点远端0.5cm处向掌骨"鼻状突"尺侧,沿着关节面平行线钻孔作骨隧道,将断裂的桡侧韧带和背侧韧带游离,切除瘢痕组织,将拇腕掌关节复位后,修复关节囊。将掌长肌腱从第1掌骨桡侧向尺侧穿过骨隧道,将其向尺侧牵引调整张力后从桡侧腕伸肌腱深面通过,后绕过桡侧腕伸肌腱浅面返折向桡侧达第1掌骨背侧与背侧韧带止点缝合,最后将掌长肌腱断端缝合到背侧韧带在大多角骨的起点处。缝合肌腱后试行拇内收、屈曲及对掌运动，并沿第 1 掌骨加压，证明韧带重建后牢固关节无脱位，活动功能无障碍。依次缝合切口，石膏托固定腕关节于功能位 4 周后进行康复治疗。

(二)第 1 腕掌关节骨折与脱位(BENNETT 骨折-脱位)的治疗

1.非手术治疗

对于新鲜的、闭合性的 BENNETT 骨折，在早期可采用手法复位。即向远端纵向牵拉拇指，同时从掌骨基底部的侧方压迫，通常能较容易复位，复位后用前臂拇"人"字石膏固定 6~8 周。或用直径 1.5mm 的铁丝弯成鸭形铁丝夹板固定，"鸭嘴"钩住第 1 掌骨基底背侧，维持复位状态优于拇"人"字石膏，简易方便，效果良好。待骨折愈合后可去除固定，开始功能练习。

另可用石膏加拇指皮肤牵引治疗 BENNETT 骨折。先手法复位，后用长 25cm、宽 2cm 的胶布条，将中间制成蝶形，两端沿正中剪开，分别贴于拇指及第 1 掌骨侧缘，于第 1 掌骨基底部桡背侧及第 1 掌骨头掌侧各置一棉花垫，以胶布固定。将长 40cm.直径 2mm 的铁丝制成牵引弓形，末端弯成钩状。维持复位后的位置，将 10 层石膏绷带分成两片，远端至指间关节，近端至前臂中下段，在温水中浸泡后固定于前臂下端及腕掌的桡侧，铁丝弓置于两片中间，其末端的钩自外层中穿出，以防滑脱，维持第 1 掌骨于 30°外展背伸位塑形，待石膏硬固后以 3~4 根橡皮筋连于皮牵引胶布蝶形部与铁丝弓之间，行牵引固定。

2.手术治疗

对于手法复位失败、关节内有骨折片、关节囊嵌入、开放性或陈旧性第 1 腕掌关节骨折，可在臂丛麻醉下，采取切开复位内固定术。

(1)WAGNER 法：在第 1 掌骨桡侧沿手掌与手背皮肤交界处作一"L"形切口，近端弯至腕横纹，暴露第 1 腕掌关节及第 1 掌骨骨折处，然后在直视下对好关节面，用克氏针固定。将第 1 掌骨基底部骨片与内侧小骨片固定在一起，如 1 枚克氏针固定不牢固，可加用第 2 枚克氏针固定第 1 掌骨与大多角骨，石膏固定拇指外展位。术后 4 周拔除克氏针，石膏再固定 2 周。

(2)MOBERG-GEDDA 法：在鱼际跟部弧形切开，将鱼际部诸肌的附着点向远侧剥离，暴露第 1 腕掌关节及第 1 掌骨骨折处，接着将 1 枚克氏针经手掌部皮肤刺入内侧骨折片，克氏针的尖端露出骨折部，并挂上不锈钢丝后，克氏针继续前行至外侧骨折断端，用克氏针和不锈钢丝进行撬拨操作，直至两骨折端复位。然后继续穿入克氏针至第 1 掌骨的背侧，将骨折处进行正确的固定，并把克氏针从手背侧引出。如果固定不牢固，再用第 2 枚克氏针经第 1 掌骨的桡背侧穿入骨折断端。

上述各项完成后，从一端抽出钢丝。在手背侧切断克氏针，包埋于皮下。术后前臂石膏固定，4 周后拔除克氏针，6 周拆除石膏。

四、并发症

拇指腕掌关节是拇指功能活动的关键关节，其脱位后可引起手部功能丧失较多。其关节囊松弛，不易固定，如失治误治可导致预后不良。常见并发症有疼痛、复发性脱位、晚期畸形和腕部及手的功能障碍。

第七节　拇指掌指关节脱位及韧带损伤

拇指的掌指关节主要是屈伸活动,伸直位时有少许侧方及旋转活动。当作对指动作即捏指时,近节指骨有轻度桡偏及旋前动作。其过伸程度,因人而差别很大。该关节的侧副韧带,也是伸直位时较松弛,屈曲位时较紧张。

一、损伤机制

(一)拇指掌指关节脱位

外力作用于拇指使掌指关节极度背伸时,强大的力量使附着在掌骨远端的掌板撕脱;进而,力量继续作用使近节指骨基底脱向掌骨头背侧,掌骨头向掌侧。造成拇指掌指关节脱位。

(二)拇指掌指关节侧副韧带损伤

当拇指受到侧方暴力使掌指关节过度桡或尺偏时,即可产生侧副韧带损伤。但由于手的尺侧有手指阻挡,一般不致过度尺偏。故以关节过度桡偏产生尺侧副韧带损伤者多见。此种损伤多因狩猎者用小刀宰杀猎物时拇指尺侧反复过力的冲击造成韧带损伤。故也称"狩猎者损伤"。当侧副韧带从指骨基底附着点强力撕脱时,有时合并有指骨基底撕脱骨折,又称"狩猎者骨折"。有时拇收肌可夹在撕裂的韧带和骨折块之间,因而阻止损伤韧带或骨折的愈合。

二、症状和体征

(一)拇指掌指关节脱位

拇指掌指关节脱位可见手指明显肿胀、疼痛,尤其掌指关节处严重。掌指关节呈轻度过伸,指间关节轻度屈曲位。检查时可见掌指关节屈、伸活动丧失。手指疼痛,局部压痛,被动活动掌指关节时疼痛加重。

X线片在拇指正位可见掌指关节间隙消失,侧位见掌骨头向掌侧,近节指骨基底向背侧移位。

(二)拇指掌指关节侧副韧带损伤

手指肿胀、疼痛,尤其在掌指关节尺侧肿胀、压痛明显。掌指关节可呈过度桡偏,侧方稳定性阳性。拇指向桡侧推挤时疼痛剧烈,向尺侧推挤时有轻度疼痛或不感疼痛。

X线检查可发现掌指关节尺侧间隙加大,关节半脱位,有时可见近节指骨基底尺侧撕脱的骨折片。

三、治疗

(一)拇指掌指关节脱位

早期可试行手法复位。将拇指屈曲,放松掌指关节掌侧软组织,左右摇摆拇指,同时向掌侧牵引,用另一只手向背侧推顶掌骨头,使其复位。

手法整复有时不易成功,原因是:掌骨头向掌侧脱位时,穿破关节囊直达皮下,关节囊纵形裂口可夹住掌骨头;掌指关节处籽骨可能嵌在两关节面之间;拇长屈肌腱可能绕住掌骨头。在此情况下,越是牵引拇指,上述的一些组织越是紧张,结果常将掌骨颈卡住,使脱位的关节难以复位。

手法整复失败者,需手术切开复位。可在拇指掌指关节桡侧作纵切口,暴露掌骨头及关节囊,将嵌夹在关节面之间的组织,如关节囊、籽骨、拇长屈肌腱等推开,掌骨头即很容易从关节囊纵形裂口处推回,脱位即可整复。

经以上处理,掌骨头仍不能复位者,可将嵌夹于两关节面之间的关节囊纤维软骨板作一纵形小切口,则掌骨头很易推回。复位后,切开的关节囊不需缝合,仅缝合皮肤。术后用石膏托制动拇指于功能位3周。

拇指掌指关节陈旧性脱位,只能手术治疗,但术后效果常不满意,多遗留关节僵直、疼痛,最后,常需作关节融合。有的陈旧性脱位,除关节活动受限外,其他症状不明显,如对生活和工作影响不大,可不作任何处理。陈旧性脱位继发创伤性关节炎时,应行关节融合术。

(二)拇指掌指关节侧副韧带损伤

1.非手术治疗

轻度的韧带撕裂没有关节不稳者,可用石膏托固定拇指于功能位,4周后去除石膏练习活动。在恢复期间,要严防拇指再受外伤,否则易造成韧带再次断裂。

2.手术治疗

有关节不稳者,表明韧带已全部或大部断裂。可行手术缝合断裂的韧带。在关节侧方纵形切开,暴露断裂的韧带,予以缝合。如有拇收肌嵌入者,应将嵌入的肌肉拉出,将韧带断端作直接褥式缝合。

STENER 指出:对尺侧副韧带断裂的保守治疗很难成功,原因是损伤韧带的断端常被腱帽扩张部之纤维压迫而发生翻转移位,使韧带两断端无法完全接触;因而,外固定并不能使断裂的韧带愈合。还有些病例贻误了早期治疗,因而,晚期韧带损伤的患者也不少见。

这种陈旧性损伤,常遗有掌指关节不稳,拇、示指捏物时,拇指桡偏,使捏力减弱。有些还会拇指掌骨头向尺侧半脱位及疼痛等。晚期病例的治疗,有人主张在掌指关节尺侧纵形切开,暴露关节囊。在近节指骨基底及掌骨颈部横向各钻两个洞,纵向劈开掌长肌腱取其一半,用腱条呈"8"字形袢绕固定,重建侧副韧带。

还可用拇短伸肌腱在腕关节部切断后,拉向掌指关节,在掌骨颈部横向穿过预先钻好的洞,再拉向近节指骨基底部。用可抽出式钢丝法固定在近节指骨基底部。

第六章　足踝部损伤

第一节　踝关节骨折

踝关节骨折是临床常见损伤,约占全身骨折的 4.2%,居关节内骨折之首,多发生于16～35岁的青壮年。

踝关节骨折不仅有骨骼的损伤,且常合并有韧带损伤和关节脱位,因此本节在叙述骨折的同时,也讨论韧带损伤和关节脱位的处理。

一、临床表现

绝大多数踝关节骨折由扭转暴力所致。因外力作用的方向、大小和肢体受伤时所处的位置不同,可造成不同类型、不同程度的损伤。

踝关节骨折的症状主要是局部的疼痛、肿胀和不同程度的运动功能障碍。踝关节有不同程度的肿胀、皮下淤血和压痛。压痛尖锐的部位表明局部有损伤。若骨折有移位,踝部可有畸形,畸形的方向常可作为判断暴力作用方向的一个指标,如足内翻畸形,常是因内收暴力所致。内、外踝均为皮下骨,若跟部骨折有移位,可清楚地触及骨折断端,并可触及骨擦感。

X线可明确诊断。根据骨折的类型、骨折移位的特点、距骨在踝穴中倾斜或侧移位的情况、以及骨折线的位置与胫距关节面的相应关系等。尚可分析出损伤的机制。

二、损伤机制与分型

踝关节损伤若采用保守疗法治疗,对治疗有指导价值的是 LAUGE-HANSEN 分类法,其对特殊的骨折类型及损伤机制作了详细的分类。根据受伤时足所处的位置、外力作用的方向以及不同的创伤病理改变而分为旋后—内收型、旋前—外展型、旋后—外旋型、旋前—外旋型和垂直压缩型,其中以旋后—外旋型最常见。该分类法强调踝关节骨折波及单踝、双踝或三踝是创伤病理的不同阶段。在重视骨折的同时必须也重视韧带的损伤,只有全面地认识损伤的发生与发展过程,方能正确评估损伤的严重程度,确定恰当的治疗方案。

(一)旋后—内收型

足于受伤时处于旋后位,距骨在踝穴内强力内收,踝关节外侧组织受到牵拉而损伤,内踝受距骨的挤压而损伤。

所有的踝关节损伤,由于伤力的大小不同,致伤力量可在整个过程中停留于任何一点,因而可有不同程度的损伤形式。

1.第Ⅰ度

踝关节外侧韧带部分或完全断裂,或引起外踝骨折。

外侧韧带的损伤可能是部分的,只有前距腓韧带的撕裂,这是由于足跖屈强力内翻所致,在此位置上,外侧韧带的前束处于张力下。若内收伤力停止,这是唯一的损伤,常称为"踝扭伤"。若踝关节在90°位上强力内翻,踝关节外侧韧带的所有三束均同时被牵拉,可导致外侧韧带的完全断裂;若三束韧带的抗拉力大于外踝骨时,将造成外踝的骨折。该骨折表现为跟腓韧带附着处的外踝尖的撕脱骨片,或在踝关节水平位撕脱整个外踝。这种骨折的特征是横形骨折,在腓骨外侧皮质有明显的裂隙。而在旋前—外展损伤时,腓骨外侧皮质为碎裂状,两者形成鲜明对照。

2.第Ⅱ度

暴力继续,距骨将推挤内踝发生近乎垂直的骨折,骨折位于踝关节内侧间隙与水平间隙交界处,即在踝穴的内上角,常合并踝穴内上角关节软骨下骨质的损陷,或软骨面的损伤。

(二)旋前—外展型

足在旋前位,距骨在踝穴内被强力外展,踝关节内侧组织受到牵拉伤力,外踝受到挤压伤力。

1.第Ⅰ度

内侧牵拉伤力引起三角韧带断裂或较常见的内踝撕脱骨折。由于距骨的异常活动没有旋转因素,内踝的外展骨折在X线侧位上呈横形,骨折位于踝关节水平间隙以下。

2.第Ⅱ度

若暴力继续,将导致下胫腓韧带部分或完全损伤。撕裂下胫腓前韧带,造成下胫腓部分分离;也可表现为胫骨前结节撕脱骨折;也可将下胫腓前、后韧带及骨间韧带完全撕裂,而发生下胫腓完全分离。

有时也可因后韧带坚强未被撕裂,而发生后踝撕脱骨折。

3.第Ⅲ度

距骨继续外展,使外踝在胫距关节面上0.5～1cm外形成短斜形或碎裂骨折,小蝶形骨片位于外侧。

(三)旋后—外旋型

足处于旋后位,距骨受到外旋伤力或小腿内旋而距骨受到相对外旋的外力。距骨在踝穴内以内侧为轴向外后方旋转,冲击外踝向后外方移位,推开后踝的限制并牵拉内侧组织而损伤。

1.第Ⅰ度

足处于旋后位,距骨受外旋伤力而外旋,因内侧组织不在张力状态下,因此内侧组织不先损伤,而先撕裂下胫腓前韧带,或造成胫骨前结节撕脱骨折。

2.第Ⅱ度

伤力继续便产生外踝在下胫腓联合水平的冠状面斜形骨折,骨折线自胫距关节水平处向后上方延伸。

3.第Ⅲ度

暴力继续,距骨继续向后旋转至踝穴外,推开后踝的限制,造成后踝的骨折。此时后踝骨折块被完整的后韧带与外踝联在一起,向后外方移位。

4.第Ⅳ度

在前基础上,再进而发生三角韧带撕裂或内踝骨折,形成旋后—外旋损伤的三踝骨折—脱位。

(四)旋前—外旋型

足于受伤时处于旋前位,三角韧带处于张力状态,当距骨在踝穴内外旋时,紧张的内侧组织首先损伤而丧失稳定性,距骨以外侧为轴向前外侧旋转移位,撕裂下胫腓韧带与骨间韧带后,造成腓骨的螺旋骨折。

1.第Ⅰ度

内踝撕脱骨折或三角韧带断裂。由于这类损伤使距骨内侧向前旋转,内踝向前拉脱,结果是骨折线在矢状面上自前上斜向后下。

2.第Ⅱ度

内侧损伤后,距骨失去三角韧带的限制,在踝穴中向前摆动,故外旋时先撕脱下胫腓前韧带,继而撕裂骨间韧带,发生下胫腓不完全分离,或撕脱胫骨前结节。

3.第Ⅲ度

若暴力再进而扭转腓骨,造成高位腓骨螺旋形骨折,有的高达腓骨颈,最低的位置也在下胫腓联合上2.5cm,骨折线自前上斜向后下。

4.第Ⅳ度

再严重时,可在Ⅲ度的基础上,撕裂下胫腓后韧带发生下胫腓完全分离,或下胫腓后韧带保持完整,而形成后踝的撕脱骨折,同样也发生下胫腓分离。

(五)垂直压缩型

足在不同的伸屈位置,遭受垂直压缩暴力所致。足在中立位时,遭受垂直压缩力,暴力沿肢体纵轴传导,距骨滑车将胫骨下关节面劈成碎片;当足处于背伸位时,将产生胫骨下关节面前缘的压缩骨折;当足处于跖屈位时,产生胫骨下关节面后缘的压缩骨折。

三、诊断

根据伤后踝部疼痛、肿胀、功能障碍等症状,以及局部压痛、皮下淤血、畸形和骨擦感等体征,结合X线片,可得到正确的诊断和分型。

若怀疑有韧带断裂时,有必要在应力下摄X线片,此时常需用麻醉。在内翻应力下拍摄双踝前后位片,如距骨倾斜超过健侧5°～15°,提示前距腓韧带完全断裂,15°～30提示外侧韧带前束和中束断裂,>30°提示外侧韧带的三个组成部分完全断裂。在外翻外旋应力下拍摄前后位X线片,若内踝与距骨间隙增宽超过2～3mm,下胫腓间距>5mm,提示下胫腓韧带全部断裂;若下胫腓间距<5mm,但>3mm,且对侧下胫腓间隙<3mm,提示下胫腓韧带不全断裂。

对于踝关节损伤,一般来说患者所描述的足扭转的方向是不可靠的,踝关节损伤发生的太快,不能正确地被患者所认识。所以分析其受伤机制时应以X线片为主,部分病例可结合体格检查。

在分析X线片时主要根据以下诸点。

(1)骨折类型的生物力学机制:对长骨来说,若弯矩起主要作用则致横形、横斜形或蝶形骨折,若扭矩起主要作用则致螺旋形或长斜形骨折。此点在分析腓骨受伤机制类型时尤为重要。另外,由于外踝的轴线和腓骨干的轴线向外成15°夹角,因此在外翻力作用下导致的腓骨骨折亦可呈由内下略向外上的短斜形。韧带牵拉力导致的骨折线方向和拉力方向接近垂直。压迫力导致的骨折线方向和骨内剪应力方向一致。

（2）骨折移位的特点和距骨在踝穴中倾斜或侧移位的情况。

（3）骨折线的位置与胫距关节面的相应关系：一般来说，牵拉损伤其骨折线低于胫距关节面，挤压损伤则略高于胫距关节面。对腓骨来说，腓骨骨折水平越高，下胫腓韧带损伤越严重，踝穴不稳定的危险性也越大。

（4）损伤的严重程度。下列各点有助于诊断和辨认 LAUGE-HANSEN 分型。

1）注意腓骨骨折的类型及位置的高低若为长斜形或螺旋形骨折，是由外旋伤力所致，见于旋后—外旋型损伤与旋前—外旋型损伤。但前者骨折位置较低，从胫距关节水平处向后上方延伸；而后者位置较高，至少在下胫腓韧带联合上方 2.5cm 处。骨折为横形，且低于胫距关节面，外侧皮质裂开、开口，为旋后—内收型损伤所致。骨折为短斜形或外侧皮质碎裂的蝶形骨折，骨折线水平在下胫腓韧带联合上 0.5～1cm 处，则为旋前—外展型损伤所致。

2）注意内踝骨折的类型及位置的高低：内踝骨折线水平，且低于胫距关节面，是因三角韧带受牵拉所致。若骨折线自踝穴的内上角发生垂直或斜形骨折，是由旋后—内收损伤所致。

3）注意是否有下胫腓分离：下胫腓分离最多见于旋前—外旋损伤，少数见于旋前—外展损伤，而旋后—外旋损伤一般不伴有下胫腓分离。

4）各型损伤中以旋后—外旋损伤最为常见。

四、治疗

复位的标准（PILIPS 提出）：①踝关节内侧间隙不超过距骨顶与胫骨下端关节面间距 2mm。②内踝向任何方向移位不超过 2mm。③腓骨骨折远端向外侧移位＜2mm，向后侧移位＜5mm。④侧位 X 线片显示胫骨后踝骨折块小于胫骨下关节面的 25%，或虽＞25%，但移位＜2mm。

近年来，许多学者研究证实外踝是维持踝关节稳定的重要因素。外踝骨折后的短缩和外侧移位，踝穴势必增宽，使距骨在踝穴内失去稳定而发生外移或倾斜。但距骨向外移位 1mm，胫骨与距骨接触将减少 40%，接触面减少后每单位负重面积所承受的压力加倍，将导致踝关节的创伤性关节炎。所以我们认为，踝关节骨折应力求解剖复位，最低标准应是：完全纠正外踝的短缩与外移，以及下胫腓分离，而在其他方面不低于 PHILLIPS 的标准。

整复的时机：踝关节骨折移位者，因合并距骨的脱位，故应立即整复。即使是肿胀严重或局部有张力性水泡也不应拖延整复时间，否则患者疼痛难忍，更重要的是，肿胀很难在短期内消退，待肿胀消退后，骨折因纤维组织形成已很难通过手法整复而达到良好的复位。踝关节的骨折—脱位即使肿胀严重，手法复位也不太困难，骨折及脱位复位后，肿胀在 2～3D 内迅速消退，若有残余移位，此时可再次整复。

关于踝关节骨折的治疗方法，目前大致有手法复位外固定闭合复位内固定和手术切开复位内固定三大类。

手法复位外固定具有方法简便，安全经济的优点，若使用得当，大多数病例可获得满意的疗效；其缺点是稳定性差，尤其是严重不稳定的踝关节骨折，易发生再移位。

手术切开复位并坚强内固定，由于是在直视下解剖组织进行骨折复位，故解剖复位率高，坚强的内固定又可早期活动关节，防止关节僵直，因而有明显的优越性；该疗法的缺点是需解剖组织,使软组织的稳定结构受到破坏而影响关节功能,以及感染的威胁等,此外对于局部肿胀严重及伴有皮肤挫伤、张力性水泡等病例,显然不宜立即切开复位,等到皮肤条件好转后再手术,则贻误了骨折治疗的最佳时机。

闭合复位内固定则综合了上述二者的优点,具有操作简便、固定牢靠、组织创伤小、感染率低等优点,为治疗不稳定性踝关节骨折的有效方法。

(一)手法复位外固定

治疗踝关节损伤时有一个很重要的原则,就是按暴力作用相反的方向进行复位和固定。所以不同类型的损伤有不同的复位与固定方法。

1.旋后—内收损伤

(1) I 度损伤:踝关节外侧韧带断裂或外踝骨折。

如果是外侧韧带的部分断裂,可用胶布外翻位固定。固定时间 2～3 周。去除固定后加强踝关节功能锻炼,并在行走时将鞋底外侧垫高 0.5cm,以保持患足处于轻度外翻位。

韧带完全断裂者应用石膏固定。应将足固定在 90°并轻度外翻位,并保持石膏固定 4～6 周。若将韧带完全断裂误认为单纯扭伤而处理不当,将引起踝关节复发性脱位,而使关节不稳定。韧带完全断裂者拆除石膏后,应重视愈合韧带组织本身功能的再锻炼,摇板锻炼对增加踝关节稳定有重要的意义。

对外踝骨折采用石膏或夹板固定均可取得良好的疗效。不论何种固定,均应将患足固定于轻度外翻位,6 周后去除固定,逐步负重。

(2) II 度损伤:双踝内收骨折。

1)手法复位:患者仰卧,由一助手用肘部套在腘窝下,另一助手一手握足跟,一手持足尖,将足保持在 90°位,两人先顺畸形方向牵引,而后调整至中立位。待重叠畸形纠正后,术者双拇指推内踝骨折块向外,余双手四指扳外踝骨折近端向内,下助手同时在保持牵引下将患足外翻,以纠正骨折移位。

2)石膏或夹板固定:若采用石膏固定,可用膝以下石膏管型,注意内、外踝及足跟部用衬垫保护。在石膏未定型前,术者用一手的手掌(不是手指)在足跟的内侧施加轻度压力,而另一手加抗力于外踝骨折的近端,将患足塑形于轻度外翻位。根据骨折愈合的情况,6～10 周拆除石膏固定。注意各期功能锻炼。

若采用小夹板外固定,其长度应上至小腿的中上 1/3 处,下端前侧 2 块应下达踝关节平面,内、外、后 3 块应超过足底 4cm 左右。注意压垫的位置,应将足固定于轻度外翻位。功能锻炼同石膏固定。

2.旋前—外展损伤

(1) I 度损伤:内踝撕脱骨折或三角韧带断裂。

内踝的无移位骨折及三角韧带断裂者,可用膝以下石膏或超踝夹板内翻位固定 6 周。后两周,可带石膏负重锻炼。

若内踝骨折有分离者,可用手法复位,复位后固定同上。

(2) II 度损伤:内踝骨折伴下胫腓韧带部分或完全损伤。

将患足内翻,整复内踝,并用双手掌对抗叩挤两踝,以纠正下胫腓分离。复位后用膝以下石膏管型固定,注意将双踝及足跟处用衬垫保护。在石膏未定型前,术者用双手掌在双踝处加压塑形,以防止下胫腓分离,同时下助手推挤足跟外侧,以使石膏塑形成轻度内翻位。术后注意抬高患肢,注意各期功能锻炼。一般需固定6～8周。也可使用超踝夹板固定。

(3)Ⅱ度损伤:第Ⅰ度加以外踝骨折。

1)手法复位:助手将足置于90°位轻柔牵引,不可使用强力,以防软组织嵌入内踝骨折间隙影响复位及愈合。待重叠畸形矫正后,术者用双拇指推外踝骨折远端向内,双手四指扳胫骨远端向外,助手同时将患足内翻,以纠正骨折移位。若伴有下胫腓分离,术者用双手掌扣挤双踝来纠正。

2)石膏或夹板固定:若采用石膏固定,可用膝以下石膏管型,注意内、外踝及足跟部用衬垫保护。若不伴有下胫腓分离,术者重点将患足塑形于轻度内翻位;若伴有下胫腓分离,术者重点用双手掌在双踝内外侧加压塑形,下助手配合在足跟外侧加压,将患足塑形于轻度内翻位。

若采用夹板固定,应使用超踝夹板,根据骨折的移位情况及是否伴有下胫腓分离而正确使用压垫。固定后,应将患肢抬高,注意各期功能锻炼,及时更换松弛失效的固定。一般需固定8～10周。

3.旋后—外旋损伤

(1)Ⅱ度损伤:下胫腓前韧带损伤伴外踝骨折。

该骨折一般移位很少,若外踝轻度移位,助手可将患足内旋15°左右,术者推挤向后外侧移位的外踝而复位。复位后,采用超膝石膏管型将足内旋15°位固定6周。

(2)Ⅳ度损伤:三踝骨折。

1)手法复位:助手在行对抗牵引时,不可用强力牵引,以防过度牵引后软组织嵌入内踝断端之间而影响整复及愈合。骨折重叠畸形矫正后,在下助手将足内旋的同时,术者用双拇指推挤外踝骨折的远端向前、向内,余四指扳胫骨远端向后、向外,如此可纠正距骨的脱位及外踝的移位。触摸腓骨下端骨折平整后,下助手将足置于背伸90°位,推挤内踝向上,以纠正内踝的分离。手法成功的关键是术者推挤复位的同时,下助手将足有力地内旋。企图将足内翻来纠正距骨与外踝向外后侧的旋转移位是错误的,根据距下关节功能机制:距下关节活动的平均轴心角度是在水平位上42°,在矢状面上向内侧16°,所以距下关节成为一个扭矩变换器,跟骨在内翻时引起距骨外旋,将重复受伤过程,加大损伤,使移位增大。

若后踝的骨折块大于肠骨下关节面1/3时,常合并距骨的向后上方脱位。在整复时,术者一手将足跟向下向前推,一手掌置于胫骨远端前方向后压,即可轻易地纠正后踝移位及距骨的向后脱位。绝不可在距底足前部加力,使踝关节背伸来纠正后踝骨折,否则因杠杆作用会使移位加重。

2)固定:凡不稳定的踝关节外旋类骨折,均应在内旋位固定才能有效地防止骨折再移位,而小夹板难以使患足得到确实的内旋固定,故不宜使用夹板,而应采用长腿石膏超膝关节固定。

整复后,因内、外踝均为皮下骨,放可通过触摸而判断骨折复位的情况,若复位良好,即用石膏固定。石膏固定应超膝关节,并使膝关节屈曲15°～20°,方能控制外旋伤力。石膏固定应有良好的塑形,将患足固定于背伸90°、内旋15°～20°位上。如后踝骨折块大于胫骨下关节面

1/3时,在足后跟及胫骨下端前侧用棉垫作衬垫,在石膏未定型前,术者一手掌按胫骨远端前方向后,另一手掌推足跟向前,用中等力度加压塑形,可有效地防止后踝的再移位。

复位固定后,患肢抬高,鼓励患者加强足趾活动及小腿肌肉等长收缩功能锻炼,同时辅以活血化瘀药物口服,在3~5D内应用20%甘露醇250~500mL静脉滴注。肿胀消除后及时更换石膏。视其年龄、骨折移位程度及软组织损伤程度,6~10周拆除石膏。6周后如骨折尚未牢固愈合,可用行走石膏下地负重锻炼。拆除石膏后,用弹力袜控制废用性水肿,直至肢体的肌力与血循环恢复,如此可有效地减轻关节僵直的程度。

4.旋前—外旋损伤

(1)Ⅰ度及Ⅱ度损伤:内踝骨折及内踝骨折伴下胫腓前韧带、骨间韧带断裂。

骨折一般无显著移位,若有移位,将足内旋、内翻下整复移位之内踝。复位后,用石膏将足背伸90°及内旋15°~20°,并轻度内翻位固定。

(2)Ⅰ度损伤:Ⅱ度损伤加腓骨骨折(下胫腓部分分离)。

其手法复位比较容易,将足置于内翻内旋位整复是复位的关键,术者应扣挤双踝以纠正下胫腓的部分分离。应用膝以上的石膏管型固定,塑形时足应有轻度内翻和确实的内旋,内、外踝两侧方应加压塑形。

5.垂直压缩损伤

若骨折粉碎程度严重,可采用跟骨牵引,在牵引下整复骨折移位,并配合使用夹板固定。在固定期间早期进行踝关节的轻微活动,以起"模造"作用。4周后更换为石膏固定,直至伤后10~12周方可负重。

(二)闭合穿针内固定

1.适应证

(1)距骨原始移位>1cm者。因关节损伤严重,稳定性差,易发生再移位。对此类损伤,手法复位后,经皮穿针内固定可提高固定的效果。

(2)旋前—外旋损伤Ⅳ度。因腓骨高位骨折,下胫腓完全分离,稳定性极差,石膏固定效果不佳。在手法复位后,宜使用穿针内固定。

(3)内踝骨折有软组织嵌入,阻碍骨折复位和愈合时。采用克氏针撬拨,将嵌入的内侧韧带或骨膜等软组织拨出,并用克氏针经皮穿针内固定。

(4)下胫腓分离合并胫骨前结节撕脱骨折者,骨折块卡于下胫腓间隙,影响下胫腓分离的复位。对此类损伤可用克氏针橇拨骨折块,使"卡壳"缓解,手法复位后,用克氏针内固定。

2.闭合穿针内固定类型

(1)内踝骨折撬拨复位穿针内固定:若骨折线较宽,复位困难,或复而返回者,考虑有软组织嵌夹于骨折线之间,复位时可用克氏针将嵌夹于骨折间的软组织拨出。局部消毒麻醉后,用直径为2mm的克氏针,从内踝前方或后方,经皮插入骨折间隙由深向浅撬拨,将嵌入的内侧韧带或骨膜等软组织拨出。

对内踝骨折复位后不稳定者,采用经皮穿针内固定。取一枚直径2mm的克氏针自内踝尖处穿入皮下,触及骨质后,用骨钻向外、上方缓缓钻入,直至穿透胫骨外侧骨皮质。再于上一进针点前0.5~1.0cm处(视骨折块大小而定),用骨钻穿入另一枚克氏针交叉固定。针尾剪短折弯,埋入皮下或留于皮外。

(2)外踝骨折穿针内固定:局部消毒麻醉后,术者维持复位,一助手取 1 枚直径为 2.5mm 的克氏针自外踝尖纵行向上经皮穿入,使克氏针进入近折端 4~5cm 为止。若骨折不稳定,可行交叉固定。在固定时应考虑外踝与腓骨干之间有 10°~15° 的外翻角,以防此角变小,踝穴变窄,影响踝关节背伸功能。

(3)下胫腓分离的撬拨复位与穿针固定:下胫腓分离合并胫骨前结节撕脱骨折者,骨折块卡于下胫腓间隙,影响下胫腓分离的复位,此时可用一枚直径为 2~2.5mm 的克氏针从下胫腓联合上方经皮穿入,向后下方插入下胫腓联合间隙,向前撬拨,将骨折块撬向前侧,使"卡壳"缓解,再用手法扣挤下胫腓联合而复位。若复位后不稳定,可用一枚克氏针从外踝斜向内上穿透胫骨内侧皮质固定。

(4)后踝骨折的穿针固定:后踝骨折块超过关节面 1/4 者,可自跟腱两侧交叉穿入 2 枚直径为 2.5mm 的克氏针,注意勿损伤胫后血管神经。进针方向与小腿纵轴垂直,深度达胫骨前侧骨皮质。

若为双踝骨折,复位后固定的顺序是先内踝后外踝。因为内踝在足背伸内翻位下易于复位固定,外踝在未固定前可与距骨一起适应、满足内踝的复位体位。

若为三踝骨折,复位后固定的顺序是先后踝,再内踝。因为先固定内外踝,由于内外踝的骨性相夹,后踝难以解剖复位。

本疗法的优点如下。

1)固定可靠:内外踝均为交叉克氏针固定,不仅防止了骨折的侧方移位,而且可以防止骨折端间的旋转移位,从而将其牢固地固定起来。

2)骨折愈合快:本疗法复位准确,固定可靠,又不破坏骨折处血运,从而保证了骨折的顺利愈合。

3)功能恢复好:可靠的固定及顺利愈合使患肢早期功能锻炼成为可能,从而促进了其功能恢复。

4)感染率低:不切开皮肤及周围软组织,故感染率低。

第二节　距骨骨折

距骨骨折占全身骨折的 0.14%~0.9%,占足部骨折的 3%~6%。由于距骨传导全部体重至足部,其表面的 60%~70% 为关节面所覆盖,加之其血供主要集中于距骨颈周围,距骨骨折合并脱位时常易发生距骨体缺血坏死及创伤性关节炎,使其在足部骨折治疗中占有十分重要的地位。

距骨骨折中 13% 为开放性骨折,合并足踝骨折者为 19%~28%,合并跟骨骨折者为 11%~18%,合并跖骨骨折者约为 18%。

距骨分为头颈体 3 部分,其表面 60%~70% 的面积被 7 个关节面所占据。距骨体内侧关节面呈半月形,其面积仅为呈三角形的距骨体外侧关节面的 1/2,后者尖端向外突出,称为距骨体外侧突或外侧肩。距骨体下面是后距跟关节,位于距骨沟的后外方,构成距下关节面的最主要部分。

距骨的血液供应较为复杂,变异较多,概括起来主要来自胫后动脉、足背动脉及腓动脉的分支。其中跗骨管动脉与近端跗骨窦动脉最为重要,两者在跗骨管内以血管干直接吻合或以血管网吻合,后者则依据吻合网的位置不同,供应距骨体的动脉主要可以是内侧的三角支动脉和跗骨管动脉或外侧的跗骨窦动脉。

一、距骨颈骨折

距骨颈骨折在距骨骨折中最为常见,占总数的 50%～80%。

(一)骨折分类

最常采用 HAWKIN 分型。

Ⅰ 型:距骨颈无位移骨折。

Ⅱ 型:距骨颈移位骨折,伴有距下骨折半脱位或全脱位。

Ⅲ 型:距骨颈移位骨折,伴有距下关节及胫距关节半脱位或全脱位。

Ⅳ 型:距骨颈移位骨折,合并胫距、距下及距舟关节的半脱位或全脱位。

(二)临床表现与诊断

距骨颈骨折的致伤原因主要为坠落伤、重物砸伤、车祸伤或运动伤等。其男女比例大致为 3：1,且多发于 20～35 岁的男性青年。

无移位的距骨颈骨折可存在足踝背部较为明显的肿胀,压痛以内、外踝前方、下方为剧。Ⅱ 型以上骨折除增加相应的关节脱位畸形外,Ⅲ 型、Ⅳ 型骨折还可见到脱位的距骨体压迫内踝后内侧皮肤,严重者可造成皮肤缺血、坏死,开放骨折的发生率也有所增加。

影像学方面正位 X 线片可见到距下关节内翻脱位,侧位可观察距骨体脱位的程度。距骨体于踝穴内旋转超过 90°,骨折面朝向后外或距骨体逸出踝穴外,均为 Ⅲ 型骨折。

由于骨折线走行的不同,距骨颈、体骨折常易混淆,区别的方法应着重观察侧位距下关节面的骨折线位置,若骨折线涉及距下关节面则为距骨体骨折。

CT 可帮助了解距骨颈骨折粉碎程度,骨折块排列及距下关节受累情况,对手术入路及固定方式的选择意义重大。国内相关医院常采用的方法为拍摄患足距骨长轴平扫,加冠状面和矢状面重建的 CT 片,其较之单纯三维重建意义更好。

(三)治疗

1. Ⅰ 型骨折

骨折无移位,仅需将踝关节置于中立位,短腿石膏前后托固定 6～8 周,去石膏后立即开始关节功能锻炼,待 X 线显示骨折愈合后,再开始负重行走。

2. Ⅱ 型骨折

首先行麻醉下的闭合手法或撬拨复位。其方法为跖屈前足使距骨头与距骨体成一直线,再内翻或外翻跟骨复位距下关节。复位时应注意距骨头颈的轴线位于距骨体轴线水平内收 20°的位置上。由于距骨上无肌肉附着,一旦复位成功骨折端将较为稳定。应用短腿石膏前后托固定 8～10 周。闭合复位位置不满意时,应尽早切开复位内固定。原因为良好的复位不仅利于骨折生长,减少创伤性关节炎的发生率,而且即使发生距骨体缺血坏死,多数也能在适当延长不负重期后,得以缓解甚至恢复,常能获得较好的结果。

3.Ⅲ型骨折

闭合复位治疗Ⅲ型骨折极少成功,但仍可一试。首先应通过全麻或腰麻使肌肉放松,再于跟骨上横穿 1 枚斯氏针准备牵引。复位时先极度背伸踝关节,再外翻跟骨,由后向前推挤距骨体进入踝穴,最后通过内翻跟骨而复位距下关节。一旦成功应用石膏固定 12 周,以利于血供恢复。

Ⅲ型骨折手术治疗预后较差,治疗方法的选择分歧较大。既往报道由于距骨缺血坏死率可达 70%～100%,且多数继发踝关节和距下关节创伤性关节炎,有少数学者对Ⅲ型骨折首选Ⅰ期两关节融合术,并认为早期关节融合术可促进距骨血管再生,改善血供。

多数学者选择切开复位内固定术,他们建议手术中行内踝(偶见外踝)截骨术,主要理由如下。

(1)距骨体常脱位于内踝后内侧。

(2)手术中较易复位且较少损伤周围软组织。

(3)避免损伤三角韧带,从而保护了被认为是距骨体最重要供血动脉的三角支动脉和跗骨管动脉。切开复位内固定的学者取得了 9%～56%的Ⅲ型骨折治疗优良率。

4.Ⅳ型骨折

Ⅳ型骨折是少见且极为严重的骨折,愈后差。治疗仍应首选切开复位内固定术。术中固定距骨颈骨折除可用空心钛钉外,亦可选用 2 枚可吸收钉固定,随后纠正距舟关节脱位,再用 2 枚科氏针固定舟骨和距骨头,术后 4 周拔针。

切开复位内固定术手术入路的选择。距骨骨折的手术入路主要有前内侧、后内侧、后外侧及前外侧 4 种。对于复杂的距骨颈骨折,通常需采用前内侧加前外侧双侧入路进行复位,并在距骨颈外侧放置 4 至 5 孔指骨接骨板固定,才能获得满意的疗效。

前内侧入路走行于胫前肌与胫后肌之间向近端行内踝截骨。此如路是笔者推荐的手术入路,其优点如下。

(1)可直视下于胫距关节内上角水平内踝截骨,直视距骨颈、体内侧。

(2)若合并内踝骨折,可同一切口内完成内固定。

(3)将内踝翻向远端而直视下保护三角韧带及距骨内侧血供。

(4)可直接显露脱位的距骨体并利于其复位。

(5)由后向前固定距骨颈较符合生物学力学要求。但此入路首先应注意保护胫后血管神经及三角韧带的中后束,强调暴露并保护胫后肌后再行内踝截骨;其次在由后外向前内固定距骨颈时,应使螺钉头位于距骨头的近端 1/2,以避免螺钉进入距骨沟内破坏血运。

(四)并发症

1.早期并发症

主要为皮肤坏死和继发感染。手术中不应勉强闭合伤口,可考虑减张植皮或延期 3～5 天再闭合伤口。无论手术与否,均可能发生皮肤坏死,一旦皮肤坏死造成距骨外露,多需转移皮瓣覆盖创面。

2.晚期并发症

（1）距骨缺血坏死（avascular necrosis of talus，ANT）：距骨缺血坏死的原因主要有酗酒、高脂血症、高尿酸血症、闭塞性脉管炎等，还可因系统性红斑狼疮（systemic lupus erythematosus，SLE）、哮喘、肾病等疾病而使用皮质激素引起，但距骨严重的骨折脱位是其最常见的原因之一。

50％的距骨颈骨折可发生缺血坏死，Hawkins Ⅰ型骨折坏死率为 0～13％；Ⅱ型坏死率为 20％～50％；Ⅲ型坏死率为 30％～100％。

距骨缺血坏死无创诊断的最敏感方法为 MRI，X 线片一般在缺血坏死 1～3 个月后显示骨密度增高及囊性改变，而骨折愈合期或死骨的血管重建期均可使同位素扫描呈现阳性。而早期进行 MRI 检查，局灶或弥散性低信号区可提示距骨缺血坏死。

保护距骨颈血供可减少 ANT 的发生率。1 例患者术中所见，脱位的距骨体已无软组织相连，但三角韧带于距骨颈内侧附着良好，6 年后复查无 ANT，及时准确的复位固定使 AOFAS 评分为优。可能的解释是距骨体体积较小，仅约为股骨头的 1/3，及时准确的复位及适当的固定使血管的成功爬行替代成为可能。

早期治疗可推迟负重 3～6 个月，或髌韧带支具部分负重。以利血供自然恢复。有报道采用髓芯减压、距骨钻孔及跟骨骨瓣移植促进血供恢复，疗效尚不肯定。

晚期治疗可适当选择距下关节融合，胫－距－跟关节融合术，Blair 融合术或 4 关节融合术。

（2）创伤性关节炎：常继发于距骨缺血坏死之后，也可因距骨复位不良等原因而发病。创伤性关节炎以距下关节多见，踝关节次之。对后者可选用第二代人工踝关节置换术，其中短期疗效肯定。患者关节融合术仍是多数医生的首选治疗方法。

距骨畸形愈合的发生率约为 25％，偶可见到距骨颈骨折术后距下关节仍然脱位等严重畸形，距骨的内翻成角畸形最为常见，该畸形改变足内侧纵弓，限制踝关节及距下关节活动，同任何距骨体的旋转畸形一样，均因大大增加创伤性关节炎的发生率而严重影响疗效。

二、距骨头骨折

距骨头骨折仅占全部距骨骨折的 5％。该骨折常伤及距骨头关节面及距舟关节，晚期常可发生距舟关节创伤性关节炎。

（一）损伤机制

距骨头以压缩骨折最为常见。主要是足背伸时胫骨远段前缘挤压距骨头或踝跖屈位时轴向压力造成距骨头内侧压缩骨折。后者常合并舟骨骨折及距舟关节脱位。

（二）临床表现与诊断

单纯距骨头骨折少见，有时仅有内踝前方的轻度肿胀及淤血，常容易漏诊。其诊断强调对距舟关节及跟骰关节的细致触诊。同时应常规拍摄足正位、侧位及斜位了解关节情况，CT 扫描确定骨折的粉碎程度十分必要。

（三）治疗

无移位距骨头骨折可用石膏固定 6～8 周。骨折移位但无明显脱位者仍可石膏制动，其原因为距舟关节为不规则关节，骨折不易固定且并不能降低距舟关节创伤性关节炎的发生率。

移位者切开复位内固定的指征为：①骨折涉及＞10％的距骨头关节面；②应力下 Chopart 关节不稳定；③关节面移位大于 2mm。

切开复位距骨头后用空心钛钉埋头后固定，此时足踝外科所常用的小关节撑开器非常有用。距舟脱位者复位后不稳定者可用 2 枚细克氏钉固定舟骨及距骨。

距舟关节创伤性关节症状较重时可采用关节融合术治疗，必要时应考虑 3 关节融合术。

三、距骨体骨折

距骨体是距骨关节面最为集中的部位，其骨折发生率占距骨骨折的 13％～23％。该骨折缺血坏死及创伤性关节炎的发生率高，前者为 25％～50％，后者约为 50％。

(一)骨折分类

最常采用 Sneppen 分型。

Ⅰ型：距骨滑车关节面剥脱性骨折。

Ⅱ型：距骨体冠状面、矢状面或水平面的骨折。

Ⅲ型：距骨后突骨折。

Ⅳ型：距骨体外侧突骨折。

Ⅴ型：距骨体压缩粉碎性骨折。

(二)临床表现与诊断

其症状体征类似于距骨颈骨折。其中距骨后突内侧结节(posterior medial tubercle of the talus,PMTT)骨折临床少见，极易漏诊。其早期症状体征不典型，X 线片常为阴性。诊断特点主要如下。

(1)内踝下后方肿胀并压痛最明显。

(2)主被动极度屈伸足拇指，内踝后方有疼痛。

(3)PMTT 骨折常合并距下关节内翻脱位，复位脱位后再次拍片时可发现骨折。踝关节正位片有时可见距骨靠近内踝尖处的横形或三角形骨折线，但侧位片距骨后方的骨折块应注意与距骨后突籽骨(发生率为 8％)相鉴别。CT 片距骨平扫加冠状面重建可确诊。

距骨体骨折常规拍摄踝关节正侧位。CT 检查对了解距骨体移位情况及手术入路的选择十分重要。

(三)治疗

1. Ⅰ型骨折

主要是经距骨滑车关节面的软骨骨折，可根据软骨所处位置及骨折移位程度决定治疗方法。

当软骨骨折块仍与距骨体相连，或位于距骨内侧滑车的骨折块移位小，未明显进入踝关节时，可用短腿石膏中立位或内翻位固定 6 周。

对进入关节内的游离小骨块应在关节镜下切除，＜1.5cm^2 的软骨缺损区可利用"微骨折"技术进行关节镜下钻孔。

当骨折块进入踝关节或位于距骨体外侧结节时，若骨折块大于所在关节面的 1/3，应给予切开复位内固定；反之可切除。

2.Ⅱ型骨折

Ⅱ型骨折相对较为常见,可采用切开复位,用直径 4mm 的半螺纹松质骨钛钉或空心钉固定,早期功能锻炼。对于粉碎的Ⅱ型骨折,常需采用前内侧加前外侧的双侧入路,复位距骨体后,用多枚直径 3.0mm 及 4.0mm 的空心钛钉进行固定。一旦坏死可行踝关节和(或)距下关节融合术。

3.距骨后突骨折(Ⅲ型骨折)

Ⅲ型骨折占距骨体骨折的 20%。由于强大的距腓后韧带附着,距骨后突外侧结节骨折较距骨后突内侧结节(PMTT)骨折多见。治疗常采用切开复位内固定或短腿石膏跖屈 15°位固定 4～6 周。若有患者因疼痛不缓解而再次就诊,行骨块切除术后疗效满意。

当足极度背伸外翻时,由于后胫距韧带牵拉可发生不累及关节面的 PMTT 骨折,其治疗常采用短腿石膏跖屈 15°位固定 4～6 周,疗效满意。而在受到足跖屈内翻暴力时,由于跟骨载距突向后上方顶撞 PMTT,可发生累及距下关节面的骨折,此时切开复位,半螺纹空心钛钉固定疗效佳。PMTT 骨折常见的并发症为骨折不愈合疼痛及移位骨块压迫踝管所致的踝管综合征。对 PMTT 骨折不愈合且症状较重的患者,行骨块切除术后疗效满意。

4.Ⅳ型骨折

Ⅳ型骨折占距骨体骨折的 24%。当距骨体外侧突骨折块直径＞1cm 或移位＞2mm 时,应行切开复位内固定术。移位＜2mm 时可石膏固定 4～6 周,直径＜1cm 时可行骨块切除术。

5.垂直压缩骨折(Ⅴ型骨折)

治疗将主要依据骨折粉碎程度及骨折块涉及关节的大小等情况而决定。骨折块较完整者可复位,可吸收钉或空心钛钉内固定;粉碎较重者由于缺血坏死率及创伤性关节炎发生率很高,可考虑一期踝关节和(或)距下关节融合;陈旧骨折脱位者可行踝、距下关节融合术等。近年来我们对粉碎较重且距骨体高度压缩 1/2 以上的年轻患者采用前内加前外双侧入路,复位距骨体后不用或用 3 层皮质的髂骨撑开植骨,多枚 Φ3.0～4.0mm 的空心钛钉固定,取得了较好的中短期疗效。

(四)并发症

常见并发症与距骨颈骨折类似,其中创伤性关节炎的发生率较高。治疗方法仍以选择适当的关节进行融合为主,第二代人工踝关节置换术亦有较好的中短期疗效。

第三节　足舟骨骨折

足舟状骨骨折是少见的损伤,其有四种损伤类型。

一、舟骨结节骨折

足受内翻应力后,由于胫后肌腱和弹簧韧带牵拉,可造成舟骨结节骨折。由于胫后肌腱止点广泛,除止于舟骨结节跖侧外,尚有纤维扩展到三个楔骨,故对舟骨结节起到限制作用,骨折移位多不明显。另外,直接外力作用于局部也可造成骨折。

（一）诊断

骨折后应注意识别是单纯舟骨骨折还是广泛中跗关节损伤的一部分，应拍摄足前后位及侧位和斜位 X 线片以明确诊断。还应排除先天性副舟骨的可能，其多为双侧对称，且边缘整齐与舟状骨有明显分界。

（二）治疗

无移位骨折只需制动 3～4 周即可。如骨折移位＞5mm 时，有可能发生不愈合，应切开复位，螺钉内固定。如果发生骨折不愈合，一般无症状，不需处理。如果不愈合后局部持续疼痛，可切开复位螺钉内固定，石膏固定 8 周。小块骨片也可切除，固定肌腱至骨折远端。

二、舟状骨背侧缘骨折

此类骨折在足舟状骨骨折最为常见。多为足跖屈内翻时距舟韧带或关节囊牵拉舟状骨背侧缘附着造成撕脱骨折。骨折块多为小薄片，有时可伴有外踝扭伤。还应注意识别这种骨折可能是中跗关节损伤的一部分。一般短期休息和制动即可。如长期有症状时可手术切除骨片。如果骨块较大，带有部分舟骨关节面应切开复位内固定，以减少中跗关节半脱位的危险。

三、舟状骨体部骨折

舟状骨体部骨折不常见。可由直接外力或间接外力引起。如碾轧伤常引起粉碎性骨折，而间接应力如跖屈的足从高处坠落后产生的轴向压缩应力，可引起舟状骨骨折移位和韧带损伤。

（一）分型

Sangeorzan 将舟状骨体部骨折分为三型。

Ⅰ 型：舟骨水平骨折，背侧骨折块常小于跖侧骨折块，前足无移位。

Ⅱ 型：最常见，骨折线从舟骨背外侧向跖内侧，内侧骨折块较大并向背内侧移位，跖外侧骨折块较小且常粉碎，前足亦向内侧移位，但跟舟关节完整。

Ⅲ 型：舟骨中部矢状面粉碎性骨折，内侧骨折块较大，跟舟关节破坏，前足向外移位，跟骰关节可半脱位。

（二）诊断

拍摄足的正斜位以及侧位 X 线片，必要时行 CT 重建。

（三）治疗

无移位骨折小腿固定 6 周。移位骨折应切开复位并尽可能达到解剖复位，这样才能获得较好疗效。手术采用前内侧切口，从内踝前方胫前、胫后肌腱间进入，显露距舟和距楔关节。

Ⅰ 型骨折较易复位，可用螺钉固定。

Ⅱ 型骨折由于骨折线斜形不易看到，可用外固定器撑开骨折间隙。粉碎不严重，复位骨折后用螺钉固定；严重粉碎性骨折，可先将较大骨块经舟楔关节固定于楔骨。

Ⅲ 型骨折，手术较困难，由于骨折中间粉碎，难以固定，可将主要骨折块复位并用螺钉或克氏针固定于胫骨或楔骨，骨质缺损处植骨。术后用小腿石膏固定 6～8 周。

（四）预后

Ⅰ 型骨折预后较好，Ⅱ、Ⅲ 型骨折由于难以达到解剖复位，易发生距舟关节创伤性关节炎和舟骨缺血性坏死。预后常常不好。

四、舟状骨疲劳骨折

疲劳骨折好发于跖、胫骨等部位,但在足舟状骨也偶有发生。疲劳骨折是应力加在正常骨骼上而发生的,与病理骨折不同。

(一)病因

在长跑运动员中发生者较多,其原因可能与运动量突然增加或在中止训练后再恢复时强度过大有关。

此外,也可能和训练器材的改变有关。不经常运动者偶然一次运动也可导致此种骨折。

(二)诊断

多无明确外伤史,在一次大运动量训练后足背内侧痛,触舟状骨部位有压痛,拍摄足正位片可发现舟骨骨折,但应该和二分舟状骨鉴别。如早期未发现骨折而又高度怀疑时,应再次摄片或做核素骨扫描,CT 检查以帮助诊断。未及时诊断,有可能使骨折发生移位或不愈合。骨折常位于舟骨中 1/3,以矢状面垂直骨折多见,一般无明显移位。

(三)治疗

无移位骨折可用小腿非负重石膏固定 6～8 周。如果骨折移位或发生迟缓愈合、不愈合则需要手术植骨固定,甚至行关节融合术。

第四节　跟骨骨折

在历史上,跟骨骨折的治疗曾经历过巨大的变化。1938 年,Goff 总结了不下 41 种的跟骨骨折手术治疗方法,但由于感染率高、固定方法不良等问题,使得跟骨骨折内固定手术在 20 世纪中叶后逐渐减少。以往跟骨关节内骨折治疗后常常会出现持续疼痛和步态异常,造成较高的致残率,对社会经济方面造成巨大的影响。随着对跟骨及其周围软组织解剖知识、损伤机制、潜在并发症认识的加深,以及 CT 技术的常规应用,切开复位内固定手术治疗跟骨骨折得到了推广。跟骨骨折的治疗目的包括恢复跟骨的轴线、长、宽、高度,重建关节面,从而保留距下关节和跟骰关节的活动。但直到今天为止,也仍然没有一个被广为接受的诊治规范。

一、流行病学

跟骨骨折约占全身骨折的 2%,占跗骨骨折的 60%;其中双侧骨折约占 2%,开放性骨折占 2%～15%。Essex-Lopresti 和 Rowe 等人分别报道成人跟骨骨折中 75% 和 56% 的是关节内骨折;而儿童跟骨骨折的情况恰好与此相反:Schmidt 和 Weiner 等人报道 63% 的儿童跟骨骨折是关节外骨折。

跟骨骨折最常见的损伤机制是直接暴力,如高处坠落伤。其他病因还包括机动车事故、小腿三头肌突然剧烈收缩等。多数成人跟骨骨折见于 25～50 岁之间,并与工作有关。男性的发病率约是女性的 5 倍。

由于多数跟骨骨折是高处坠落所致,所以全面的体格检查尤为重要。大约 10% 的患者伴有脊柱损伤,其中腰 1 椎体最易受累。其他合并四肢损伤约占 26%,包括踝关节、股骨及腕关节等。

二、功能解剖

跟骨是人体最大的一块跗骨,构成足纵弓后侧部分支撑体重,并为小腿肌肉提供杠杆支点。跟骨外表酷似不规则长方体,共有 6 个表面和 4 个关节面。跟骨周围软组织厚度不一,其中包被着众多血管、神经、肌腱等组织。

(一)跟骨上表面

上表面可以分为前、中、后 3 部分。后部是关节外部分,与中部交界处是跟骨的最高点。中部是宽大的距下关节后关节面,呈向外凸出的椭圆形,具有单独的关节腔,承载距骨体。前部是凹陷的前、中关节面。中关节面位于载距突上,前关节面位于跟骨前突上。前、中关节面可以相互独立或是融为一体。跟骨沟位于中、后关节面之间,并与距骨沟共同组成跗骨窦。

(二)跟骨下表面

下表面呈三角形,尖部在前、基底在后,向背侧呈 30°斜向走行。其后缘是跟骨结节,分为较大的内侧突和较小的外侧突两部分。跖筋膜和足内在肌的第 1 层小肌肉起于此处。靠近前中部分是跟骨前结节,有跟骰足底韧带附丽。跟骨下方是 1 层特化的间室状脂肪结缔组织,能够吸收行走冲击力。

(三)跟骨外表面

外表面较为平滑,有 2 个骨性突起。其上有腓骨支持带附丽,并构成腓骨长短肌腱滑膜鞘。两者之间形成腓骨肌腱沟容纳腓骨长肌腱。在骨突后方有跟腓韧带附着。粉碎跟骨骨折时,这些肌腱和韧带常常会移位而造成撞击。

(四)跟骨内表面

内表面呈不规则四边形,其上有一较大突起,称为载距突,在其上方是跟骨中关节面。体表标志位于内踝尖下方大约 2.5cm 处。在载距突上附着有三角韧带的距跟束、跟舟韧带的上内束和足底方肌,构成了跗管的内侧壁。

(五)跟骨前表面

前表面即跟骰关节面,水平面上凸起,垂直面上凹陷,呈马鞍状。

(六)跟骨后表面

后表面呈卵圆形,其下方 2/3 部分是跟腱止点。其中比目鱼肌纤维止于内侧,腓肠肌纤维止于外侧。在跟腱止点上方,跟骨后上缘与跟腱之间是跟骨后滑囊。

(七)软组织结构

跟骨内侧面覆盖着致密的筋膜脂肪层、足底方肌内侧头,浅筋膜与支持带覆盖跟腱内缘与胫后肌之间的间隙,组成踝管的顶部,其前方为胫骨与内踝,踝管底是为跟骨内侧壁。胫后神经跟骨支分出 2 个分支支配足及足跟内侧的感觉,跟骨内侧入路时容易损伤。神经血管束前方是屈趾长肌腱,最前方是胫后肌腱。三角韧带位于肌腱神经血管束深层。跟骨外侧有腓肠神经位于腓骨肌腱后方,体表标志位于外踝尖上 10cm 跟腱外缘,它在第 5 跖骨基底处分为 2 个终末支。

(八)跟骨血液供应

跟骨血供较为丰富,10% 来自跗骨窦动脉,45% 来自跟骨内侧动脉,45% 来自跟骨外侧动脉。内侧血供来自2～3根动脉,通常都是胫后动脉或足底外侧动脉的分支,从载距突下方穿入跟骨内。外侧血供常常来自胫后动脉的跟骨外侧支,但偶尔会来自腓动脉。跗骨窦动脉来自胫前动脉的跗外侧支和外踝支。由于跟骨为松质骨而且血供丰富,所以临床上跟骨缺血性坏死并不多见。

(九)影像学解剖

跟骨内骨小梁的走行反映了跟骨所受到的压力和张力。张力骨小梁放射自下方皮质骨,压力骨小梁汇聚在一起支撑前后关节面。Soeur和Remy将后关节面下骨小梁的浓聚部分称为跟骨丘部。跟骨侧位片上有2个重要的夹角,一个是结节关节角(Böhler角),另一个是交叉角(Gissane角)。Böhler角由2条线相交而成:后关节面最高点到跟骨结节最高点的连线,以及后关节面最高点到跟骨前突的最高点连线,两者所成锐角在25°～40°。Gissane角由后关节面与跟骨沟至前突的连线组成,在120°～145°。Gissane角由后关节面软骨下骨及前中关节面软骨下骨构成,骨折时往往变大。跟骨轴位片只能显示部分后关节面,为了完整观察后关节面,需要拍摄不同角度的Broden位片。

三、损伤机制

扭转暴力多造成跟骨关节外骨折,如跟骨前突、载距突和内侧突骨折。跟骨结节骨折多由肌肉牵拉暴力所致。直接暴力可以导致跟骨任何位置的骨折。

轴向应力是导致跟骨关节内骨折的主要原因。距骨纵轴位于跟骨轴内侧,两者约成25°～30°角;当受到偏心位垂直轴向暴力时,距骨外侧突像楔子一样插入跟骨内,使距下关节外翻。并将跟骨剪切为内外两部分,形成初级骨折线。如果受伤时足处于外翻位,则骨折线偏外,反之则偏内。内侧骨折块由于有坚韧的跟距内侧韧带及骨间韧带,所以常维持在原位;外侧半骨块由于缺乏类似的韧带连接而向跖侧移位并旋转。如果暴力继续作用,将产生次级骨折线,根据次级骨折线的走行,Essex-Lopresti将其分为舌型骨折和关节塌陷骨折两类。如果暴力持续,在前方会形成骨折线穿经跟骰关节。还有一些特殊的损伤机制:如分歧韧带牵拉造成的跟骨前突骨折;跟腱牵拉造成的跟骨结节撕脱骨折,在此不一一赘述。

四、跟骨骨折分类

文献报道的跟骨骨折分类超过20种。多数是根据距下关节面受累情况与否而分为关节内骨折和关节外骨折两大类。跟骨关节外骨折相对简单,大致分为跟骨结节骨折、跟骨前突以及其他非关节面骨折,占所有跟骨骨折的25%～30%。跟骨关节内骨折占所有跟骨骨折的70%～75%,其表现形式千差万别,因此要将其满意分类较为困难。

好的骨折分类能够提供与损伤机制、治疗预后之间的关系。目前所使用的分类方法使我们对跟骨骨折的理解及其治疗都有了更进一步的认识。但还没有一种分类法能够对所有跟骨骨折和软组织损伤进行分类。Essex-Lopresti分类和Rowe分类是临床上最为常用的两种X线分类;Sanders分类是最常用的CT分类。

(一)Essex-Lopresti分类

1952年,Essex-Lopresti提出了将跟骨骨折分为关节内骨折和关节外骨折的概念,并将关节内骨折分为舌型和关节塌陷型两大类。该分类相对简单易于使用,得到了广泛应用。Rowe在1963年设计了一种分类方法,其中包括有关节内和关节外骨折。

在 Essex-Lopresti 分类中,两种骨折的初级骨折线基本一致,次级骨折线的位置和骨折块的形状是决定分类的基础。

（二）Sanders 分类

CT 在跟骨距下关节后关节面垂直位和水平位扫描的使用,使得跟骨关节内骨折的分型和治疗进入了一个新时期。Crosby 和 Fitzgibbons 较早地在 CT 的基础上对跟骨骨折进行分类,他们根据后关节面的损伤形式将关节内骨折分为 3 种类型,并将各类型与远期预后相结合。

Soeur 和 Remy 经研究提出了后关节面的三柱理论。1993 年,Sanders 在这一理论的基础上,根据跟骨距下关节后关节面骨折线和骨折块数,将跟骨关节内骨折分为 4 型。Ⅰ型:无移位骨折（≤2mm）;Ⅱ型:有 1 条骨折线 2 个骨折块,骨折明显移位（≥2mm）;Ⅲ型:有 2 条骨折线 3 个骨折块;Ⅳ型:有 3 条骨折线和 4 个骨折块及以上的粉碎骨折。

原则上讲,一种好的分型系统应当是简单的,能指导治疗,能预见到结果,可以作为比较不同治疗方法的基础。上述方法中还没有一种能完全满足这些要求。在临床应用中,Essex-Lopresti 分型简单,但不能很好地指导治疗和预见结果。相比之下,Sanders 分型比较全面而简单,对不同的骨折类型能够指导治疗及预后。而 ZWIPP 分型是描述复杂跟骨骨折的最好方法。

五、临床表现与诊断

诊断跟骨骨折有赖于详细的病史询问、体格检查及必要而全面的放射学检查。患者都有明显的外伤史,通常为高处坠落伤,偶见于交通伤或爆炸伤。体格检查多有足跟部肿胀、压痛或叩痛,踝关节和距下关节活动受限,足跟不能着地,足跟增宽和内外翻畸形以及足弓塌陷等。检查时需注意是否合并有足筋膜间隔综合征,如若存在应及时手术减张。

在跟骨骨折的影像学诊断方面,需要包括 X 线片足正侧位片,跟骨轴位片,踝关节正位片;以及双足距下关节后关节面垂直位及水平位 CT。

足侧位片可以发现绝大多数跟骨骨折,诸如关节外的跟骨结节骨折、跟骨体骨折、跟骨前突骨折及内侧突骨折等。关节内跟骨骨折通常都有跟骨高度的丢失,如果全部后关节面与载距突分离,在侧位片上表现为 Böhler 角变小和 Gissane 角变大。如果仅仅是外侧半关节面塌陷,则在侧位片上 Böhler 角是正常的,而跟骨后关节面下方骨质密度增高,经常可以在跟骨体中找到旋转了 90°的关节面骨块,另外从侧位片上可以区分骨折是舌型或是关节塌陷型。足正位片能显示跟骰关节受累情况和跟骨外侧壁膨出。跟骨轴位片能显示跟骨增宽,后关节面骨折块,载距突骨折及成角畸形的结节骨块。跟骨轴位片所显示的是跟骨后关节面的前 1/3,要想看见后 2/3 还需进一步拍摄多角度 Broden 位片。踝关节正位片除了能显示可能存在的踝关节骨折外,还能发现因跟骨外侧壁增宽而造成的跟腓间距减小。

跟骨 CT 扫描可以清楚地判断跟骨骨折的部位及移位程度,有助于骨折分型和手术治疗。检查时,患者取平卧位,屈髋屈膝足底置于台上,调整扫描平面与后关节面垂直;之后伸膝伸髋,调整扫描平面与后关节面平行,均以 3mm 间距扫描。冠状位 CT 片可以清楚地看到后关节面、载距突、足跟外形以及腓骨肌腱的位置。水平位 CT 片应注意观察跟骰关节、跟骨的外侧壁、载距突及后关节面的前下部。

六、治疗

大多数跟骨关节外骨折都可以采取非手术治疗,加压包扎并免负重 6～8 周。移位明显的跟骨结节骨折应予切开复位内固定。当关节外骨折 Böhler 角<10°,跟骨明显增宽时,可以辅以穿针牵引手法复位。跟骨关节外骨折的预后大多很好。

跟骨关节内骨折的治疗方法很多,可以分为非手术治疗和手术治疗。

非手术治疗包括:①原位石膏固定;②手法整复+石膏固定;③功能疗法。近来跟骨关节内骨折的非手术治疗更倾向于不用石膏的功能治疗。

手术治疗包括:①撬拨复位+石膏固定;②撬拨复位+多枚克氏针固定;③有限切开复位内固定;④切开复位内固定。

(一)非手术治疗

非手术治疗指征:大多数跟骨关节外骨折(移位显著的跟骨结节骨折除外),后关节面骨折移位<2mm,有严重心血管疾病和糖尿病无法麻醉手术,不适合进行关节重建包括不能行走的老人以及半身不遂者,不能与医生配合者(比如吸毒者),都可以采用非手术治疗。另外对于有生命危险的多发创伤患者和不能进行有限切开手术的患者,也应选择非手术治疗。

非手术治疗目前多采用现代功能治疗。早期治疗包括伤后抬高患肢,休息,应用冰袋和使用非甾体抗炎药,患足加压包扎。小腿使用软夹板维持踝关节中立位。伤后尽早开始踝关节功能练习。伤后 1 周左右换弹力包扎,开始内外翻练习以及足内在肌和外在肌的等长收缩。待疼痛和水肿完全消除以后,开始拄拐下地,患肢部分负重 15kg。患者须穿着特殊定做的气垫鞋。后足畸形严重患者应使用矫形鞋。

(二)手术治疗

1.手术治疗指征

所有开放性跟骨骨折;所有 Sanders Ⅱ 型和Ⅲ型骨折患者,估计软组织条件不会增加发生并发症的风险,患者可以配合术后康复治疗的,都是手术治疗的指征。

2.手术时机及方法

闭合骨折后早期治疗方法同非手术治疗。待水肿消退、皮肤皱褶出现后(约伤后 7～14 天)手术,并发症发生率较低。

目前对于开放性跟骨骨折的治疗尚无统一规范。普遍认为早期治疗需要静脉内抗生素治疗、早期多次清创、尽早皮肤覆盖。旨在完成软组织覆盖和预防感染,良好的软组织愈合是降低感染率和改善骨折治疗结果的前提。对于二期有望经外侧切口手术者,在软组织肿胀消退后(大约在 10～14 天),骨折早期愈合开始前(伤后 21 天),经外侧广泛 L 形切口行骨折切开复位接骨板内固定术。对于软组织损伤严重,难以在伤后 3 周内接受骨折固定手术者,一期治疗以处理软组织为重点,多次清创减少感染的发生,同时经伤口结合手法复位骨折,多枚克氏针固定恢复并维持跟骨外形,二期如症状严重再行截骨术、距下关节融合术等。

闭合复位多针内固定(撬拨复位):适用于舌型骨折和 Sanders Ⅳ 型这种严重粉碎的关节面骨折,术中注意距下关节对合、Böhler 角以及跟骨宽度。手术的关键是注意选择跟骨结节入针点,在透视下撬拨复位,多根 1.5mm 直径克氏针穿经或不经距下关节固定,术后无须石膏固定,术后 6 周拔除克氏针。

有限切开复位内固定术:适用于关节塌陷型骨折或 Sanders Ⅱ型骨折,多发创伤,软组织条件差,开放骨折,有足筋膜间隔综合征或者骨折移位较小的患者。作跟骨外侧小切口,显露复位后关节面,schanz 针或斯氏针打入跟骨结节牵引复位跟骨力线,然后复位后关节面并用1~2枚3.5mm直径螺钉固定,外侧横形接骨板桥接固定跟骨前后骨折块。对于持续不稳定骨折,可以辅以克氏针固定距下关节。此方法的优点是在跟骨关节内骨折不具备应用切开复位内固定术条件的情况下,最大限度地恢复跟骨力线以及后关节面的对合关系,同时将手术并发症的发生率降到最小。

切开复位内固定术(ORIF):对于 Sanders Ⅱ、Ⅲ型骨折,软组织条件好,患者依从性良好的病例,采取切开复位内固定治疗。目前切开复位手术通常采取 Regazzoni 和 Benirschke 提出的延长外侧 L 形入路。此入路的优势在于:①显露方便;②利于复位;③避免了内侧入路的危险。垂直切口位于腓骨后缘及跟腱之间,水平切口位于外踝与足底之间,在足底与外踝中点偏下作弧形延伸止于第5跖骨基底。注意锐性剥离,掀起全层皮瓣,细克氏针打入距骨及外踝牵开皮瓣,显露距下关节。复位后多以解剖形状接骨板固定骨折。注意减少软组织的牵拉和损伤,能降低术后切口并发症发生率。为了便于切口愈合,术后可以短期石膏外固定。

七、术后处理

术后第2天去除敷料,开始冰敷治疗。术后第3或4天牢固固定者可拄拐下地,患足部分负重15kg 直到第6周。术后10~12周,根据患者承受能力可以完全负重。穿戴有软垫和高帮的鞋有助于负重。其优势在于关节活动度更好。对于不能配合及严重粉碎骨折患者,有必要石膏固定。植骨患者部分负重应延长到3个月。康复练习包括等长收缩练习,协同练习,神经肌肉及筋膜组织的本体感受练习和步态控制。手法治疗距下关节以及相邻关节对于增加总的活动度是很重要的。对于距下关节和跟骰关节克氏针固定的患者,术后第6周去除克氏针,此后加强负重练习至术后3个月允许完全负重。

八、并发症

(一)非手术治疗并发症

非手术治疗并发症包括:足跟增宽,腓骨肌腱卡压综合征,距下关节及跟骰关节创伤性关节炎,腓肠神经炎,创伤后平足,创伤后足内翻和创伤后肢体短缩及跟腱短缩等。

(二)手术并发症

1. 感染

一旦发生感染,必须反复清创。浅表感染时可以保留内植物,处理创面新鲜后游离组织移植覆盖创面,静脉输液抗感染至6周。对于深部感染和骨髓炎,则需清除感染组织、坏死骨及内植物。反复清创并使用敏感抗生素6周控制感染;注意残存跟骨皮质的保留,二期重建。

2. 腓骨肌腱撞击综合征

如果术后跟骨仍宽,跟腓间隙减小,腓骨肌腱将被卡压而产生症状。腓骨肌腱鞘内注入麻醉药有助于明确诊断。腓骨肌腱造影可以显示肌腱撞击及卡压的情况。

3. 腓肠神经炎

腓肠神经与腓骨肌腱走行相似,所以在使用标准 Kocher 入路时,有可能被牵拉、碾挫甚至切断。如果发生了有症状性神经瘤,可以考虑近端切除的方法。外侧 L 形切口术后此并发症发生率低。

4.距下关节炎

多见于关节面复位不良时。通常先进行非手术治疗：如调整运动方式、穿戴特殊鞋具、抗炎治疗。如果这些方法未能奏效，可以通过距下关节内注射来改善局部的疼痛，甚至关节融合。

5.软组织问题

影响跟骨术后切口愈合的因素如下。

（1）BMI 指数。

（2）创伤至手术时间。

（3）全层缝合。

（4）吸烟史。

（5）骨折严重程度。

如果手术时伤口无法闭合，可以采取延迟游离组织移植闭合。伤口裂开常见于切口拐角处，应换药口服抗生素治疗，多数可愈合；如果仍不愈合，则应尽快采用游离组织移植覆盖以避免发生骨髓炎。

九、预后评估

跟骨骨折的治疗目的是使患者能最大限度地恢复足部功能，无痛地返回到生活和工作中去。Essex-Lopresti 舌形骨折的预后一般较关节塌陷型好；Sanders 分型越高预后越差。我们认为在目前用于预后评估的系统中，美国足踝骨科协会的后足—踝关节临床评分系统比较全面和实用。

跟骨骨折是一个复杂而难以治疗的骨折，很容易发生一些诸如皮坏死、术后感染等并发症，对于它的治疗还在进一步的探讨之中。

第五节　跖骨骨折

5 个跖骨及相应趾骨构成前足。造成跖骨骨折的主要原因为直接外力，如重物的压砸及车轮的碾压等。直接暴力所致的跖骨骨折，同时可产生明显的软组织损伤，由于足背皮肤相对脆弱，易造成切割伤和挫伤。在伤后可见全足极度肿胀，偶尔由于软组织伤可引起皮肤坏死或腐烂。

伤后需密切观察足的循环状态和立即抬高患肢。伤后患者主诉前足背疼痛，并在负重时加重。前足背肿胀并有瘀斑。当患者在数小时内就诊，在骨折上方有点状触痛，但一旦发生肿胀就难以定位触痛。将受伤跖骨干的跖骨头向跖侧按压，可产生疼痛和骨擦音。轴向挤压也可引起骨折部位疼痛。并需密切观察足跖的循环和感觉。摄片需照标准的前后位、侧位和斜位。虽然跖骨的互相重叠难以解释，由于骨折的移位大多发生在矢状面，只有在侧位片得到明确。

明显的向跖侧和背侧的骨折移位需复位,摄侧位片有更重要意义。细致阅读整个足部 X 线片极为重要,以免漏诊其他部位骨折,尤其在压砸性损伤,可发生多发骨折或合并有近侧关节脱位。

第 1 跖骨具有重要的负重功能,比其他跖骨大而强,损伤较少见。扭转应力也可造成骨折,如前足固定,后足的转动就可在跖骨部形成扭矩而引起骨折,常见位于内侧 3 个跖骨的螺旋形骨折。

在芭蕾舞演员最常见的骨折是第 5 跖骨远侧干部螺旋骨折,此骨折是由于作用于足部的内翻暴力所致。撕脱骨折常见于第 5 跖骨基底。疲劳骨折常见于第 2 和第 3 跖骨颈和第 5 跖骨干的近侧部分。

一、跖骨干骨折

跖骨干骨折较为多见,可为单发也可多发。由直接外力致伤者多呈横断及粉碎形状,由扭转及其他传导外力致伤者可造成斜形或螺旋形骨折。因屈肌及骨间肌的牵拉作用,骨折多向背侧成角。与骨折同时存在的软组织损伤应特别注意,常有在骨折复位后而发生皮肤坏死者,故在伤后需密切观察。

对骨折的处理应视不同情况而定。第 1 跖骨具有重要的负重功能,比其他跖骨大而强,治疗应采取更为积极的态度恢复解剖排列和负重功能。

(一)石膏制动

无移动的跖骨干螺旋形或斜形骨折及粉碎骨折,只用小腿前后石膏托制动即可,待骨折愈合后再充分负重。

(二)闭合复位

有移位的跖骨骨折行闭合复位是相当困难的,特别是仅有第 2~4 跖骨骨折时。即使是所有跖骨均骨折,因为其相互间的限制作用,在行闭合复位时也还是相当困难。

虽然如此,对横形骨折而有明显移位者,以及有明显跖背侧成角之骨折,仍应首先试行闭合复位。麻醉后,经牵引及分骨就可能复位。至于有跖及背侧成角之骨折,只要适当地对位,单纯用挤压手法即可纠正成角畸形。如果残留背侧成角,可使跖骨头下出现顽固性痛性胼胝,而跖侧成角则可使邻趾出现相同胼胝。向内或向外及成角移位,由于 2~4 跖骨位于肌肉内,并有第 1 和第 5 跖骨保护,不引起长期后遗症状,因而治疗可类同于无移位的骨折。侧方移位有时可挤压跖间神经造成神经瘤。

因此,应尽量纠正骨折移位。但在斜形骨折及螺旋形骨折,有一定的短缩是可以接受的。复位后用小腿石膏固定,但应密切注意足趾血循环变化及局部皮肤受压情况。而在矢状面的移位,远侧跖骨骨折块在明显的跖侧移位情况下愈合,跖骨头可明显突出,在负重时造成过度负荷,于隆起跖骨头可引起疼痛;反之,明显的背侧骨性隆起,穿鞋的磨损,可引起疼痛性鸡眼。第 1 跖骨向内侧隆起或第 5 跖骨向外隆起,同样可由于穿鞋的刺激引起疼痛。这些畸形应避免发生,必须做好骨折的充分复位。闭合复位常可成功,但常由于牵引松弛而发生再移位,应考虑做经皮穿针固定。

如闭合复位失败,外科医师可允许在畸形位愈合,晚期考虑截骨矫形或去除突出的骨块。但最好还是在新鲜骨折时切开复位及经皮穿针固定。除非其他因素可发生更大并发症的危险。

(三)开放复位

经闭合复位不成功或有开放伤口者,是行开放复位内固定的适应证。切开复位内固定,特别在有移位的第1和第5跖骨骨折,第1跖骨骨折虽然并不常见,但由于它在负重功能上的重要性,畸形愈合会比其他跖骨造成更多的后患。切开复位牢固内固定的优点是可开始早期邻近关节的活动。

在严重压砸伤造成软组织损伤不能行切开复位内固定时,可采用骨牵引维持跖骨骨折的对线,曾报道有较好疗效。所有跖骨骨折,应避免长期石膏和针的固定,固定针一般在3～4周,临床上及X线片上表现有愈合征象时拔除。

在石膏保护下尽可能早负重,以减少废用性骨质疏松和小腿及足部的肌肉萎缩。在固定期间应鼓励患者做足趾的主动活动。在去石膏后逐渐负重,同时做全足的主动活动练习。

切开复位,采用足背纵切口复位后用细钢针做髓内固定。相邻跖骨骨折可在跖骨间做一纵切口同时固定两骨折。

但此种方法不宜固定时间太长,否则会影响跖趾关节的活动。移位的第1跖骨干骨折最好用交叉钢针固定,但有时会遇到很大困难,因骨干骨皮质难于在斜行方向钻入。目前有为固定跖骨及掌骨而设计的小钢板及螺丝钉,适用于横断及斜形或螺旋形骨折,术后足部各关节功能恢复很快,是较理想的内固定器材。克氏针固定后,仍需要用石膏固定4～6周。如果使用钢板固定,患者可穿硬底鞋行走。

二、跖骨颈骨折

跖骨颈骨折是较为常见的骨折,多为直接外力或传导外力致伤。骨折后,因骨间肌的牵拉,跖骨头多向跖侧移位而形成背侧成角。复位不良会导致足跖侧压力异常而引起疼痛。闭合复位很少能达到解剖复位,开放复位后应该用钢针做内固定。

三、跖骨头骨折

偶尔可见有跖骨头骨折,远侧骨折块属关节内且无关节囊附着。此骨折通常是直接暴力损伤,经常合并有内侧邻近骨近端骨折。一般移位不大,经常向跖外侧成角。可通过轻柔的手法和牵引做到稳定的复位,然后用石膏托维持位置。未见有跖骨头发生无菌性坏死。

四、第5跖骨基底骨折

第5跖骨基底由于其具有粗隆部而与其他跖骨不同。粗隆部向跖侧和外侧突出。在粗隆部的末端有一小的突向后侧的茎突。第5跖骨基底与骰骨和第4跖骨基底外侧分别形成关节。腓骨短肌腱止于粗隆的背外侧,第5跖骨肌腱止于粗隆以远基底部的背侧,跖腱膜的外侧束茎突的跖侧面。第5跖骨基底骨折是足部一种常见骨折。DAMERON和QUILL把第五跖骨基底部分为三个区域。

Ⅰ区:为第5跖骨基底粗隆部骨折,常为撕脱骨折。

Ⅱ区:为第5跖骨基底干骺端骨折,骨折常为横形,又被称为JONES骨折。该区骨折可累及4.5跖间关节面。

Ⅲ区:为干骺端以远15mm近端骨干的骨折,常为疲劳骨折。

Ⅰ区骨折又称粗隆撕脱骨折,是第5跖骨基底部最常见骨折。骨折常发生于后足跖屈内翻时,腓骨短肌肌腱牵拉将基底部粗隆撕脱。但RICHLI通过尸体研究发现,腓骨短肌肌腱绝大部分附着在粗隆以远部分,此部分骨折主要是由跖腱膜的外侧束牵拉所致。骨折后局部疼痛、肿胀,摄片后可确诊。

但在儿童应注意与骨骺区别,骨骺在X线上表现为一与骨干平行的透亮线,且边缘光滑。在成人要与腓骨肌籽骨和维扎里(VESALIANUM)骨区别,腓4骨肌籽骨位腓骨长肌肌腱之中,而维扎里骨位腓骨短肌肌腱附着部,这些变异骨边缘光滑,后者出现率较低。此区骨折如无移位,可用弹力绷带包扎,休息2~3周即可。

如果骨折块移位较大,波及跖骰关节面且移位>2mm时,应手法复位经皮肤穿针固定,或切开复位克氏针或螺钉固定。如果骨折发生不愈合,一般多无症状,无须特殊治疗。如果局部长期疼痛,可手术切除小的骨折块。

Ⅱ区骨折又称为JONES骨折,由1902年JONES最先报道而得名。此类骨折由于涉及到第4.5跖骨基底间关节面,成为关节内骨折。骨折常由踝跖屈前足内收应力引起,少部分也可由直接暴力引起。由于基底部血供主要来自关节囊进入的干骺端血管和自跖骨干内侧中部进入的滋养血管,此区是一相对缺血部位,骨折后愈合较慢。急性无移位骨折可用非负重小腿石膏固定6~8周。文献报道,在经过6~8周固定后仍有7%~28%的患者会发生不愈合。进一步处理可以继续使用石膏或足踝支具延长固定时间。有长达21周外固定最后愈合的报道。也有人认为对于延迟愈合或高水平运动员的新鲜骨折应手术内固定,缩短治疗时间。骨折不愈合应植骨、内固定。移位骨折应切开复位,克氏针、髓内螺钉或钢板固定。

Ⅲ区骨折多为骨干的疲劳骨折。足受到反复应力作用而引起。TORG按就诊时骨折情况分为三型:

Ⅰ型为新鲜的疲劳骨折,有骨膜反应。无移位骨折用小腿石膏固定8周。

Ⅱ型为骨折迟缓愈合。骨折线增宽,髓腔硬化,此时应延长固定时间到3个月或切开植骨、内固定。

Ⅲ型为骨折不愈合,髓腔已闭合。需切开植骨、内固定。植骨可采用嵌入植骨方式。使用4.5mm或6.5mm直径部分螺纹空心钉做髓内固定,可使手术操作更为方便。但螺钉断裂是手术后较常见的并发症。骨折植骨、内固定后多在6~8周愈合。

五、跖骨干疲劳骨折

骨骼的正常生理代谢是破骨和成骨活动基本上处于平衡状态。如果对它施加的应力强度增加及持续更长的时间时,骨骼本身就会根据沃尔夫(WOFF)法重新改造塑形,以适应增加了的负荷。当破骨活动超出骨正常生理代谢的速度后,而成骨活动又不能及时加以修复时,就可在局部发生微细的骨折,其继续发展就可造成临床所见的疲劳骨折。此外,单纯从力学角度看,疲劳骨折就是骨本身耐受不了增加的应力,导致其内部结构破坏的结果。人体好发疲劳骨折的部位均在下肢,以跖骨、胫骨及股骨颈为多见,但跖骨占了大多数。其中又以第2、3跖骨最多。

第2、3跖骨易发生疲劳骨折可能与其相对于其他跖骨较长且较固定有关。在足的推进动作中,两个跖骨要承受较大的应力。在一些人,足的结构和骨强度改变时也会发生跖骨的疲劳骨折。如由于挛缩或骨赘造成的踝关节背伸受限和跟腱痉挛,挛缩,可以引起前足应力的增加。高弓足、扁平足、踇趾外翻、爪形趾等等足部病变,都可使跖骨承受的应力增加。在一些服用避孕药或使用激素替代治疗的妇女,骨的强度会有所改变。

跖骨的疲劳骨折不仅发生在剧烈运动及长途行走后,也可发生于日常的各种活动中。有些患者甚至不能追问出有任何活动量增加的病史,各种年龄都会发生。骨折后前足部疼痛常常是首要症状,不能正常行走。足背可有肿胀,少数人可有瘀斑,在跖骨干可有明显压痛。应注意和跖间神经瘤及其他跖痛症区别。在骨折最初 2 周时虽有症状,但 X 线片可能无特殊发现,不能早期做出诊断。核素扫描和 MRI 可早期帮助确诊,但常常无此必要。3 周后再次摄片常常可发现骨折缝隙及骨膜反应和骨疵。如果早期怀疑有这种骨折的可能,而 X 线片尚未证实时,应首先按骨折处治,穿前足免负重鞋或用石膏固定,待证实为骨折后应继续制动或固定直到骨愈合。一般骨折愈合需要 6～8 周时间,骨折不愈合时,如有症状,切除硬化骨质,打通髓腔,植骨并用钢板固定。

参考文献

[1]王华.常见骨科疾病的诊治[M].北京:中国纺织出版社.2020.

[2]孟凡龙.现代实用骨科基础及临床诊疗[M].青岛:中国海洋大学出版社.2020.

[3]李溪.骨科诊疗技术与应用[M].广州:世界图书出版广州有限公司.2020.

[4]张钦明.临床骨科诊治实践[M].沈阳:沈阳出版社.2020.

[5]宰庆书.临床骨科疾病诊治基础与进展[M].云南科学技术出版社.2020.

[6]杨坚.新编临床骨科疾病综合诊治学[M].南昌:江西科学技术出版社.2020.

[7]武远鹏.临床骨科疾病诊疗学[M].贵阳:贵州科技出版社.2019.

[8]宋敬锋.骨科疾病诊断与处理[M].哈尔滨:黑龙江科学技术出版社.2018.

[9]管廷进.创伤骨科诊疗学[M].天津:天津科学技术出版社.2018.

[10]孙海军.临床骨科诊治难点与对策[M].北京:科学技术文献出版社.2018.

[11]王世辉.临床骨科手术技巧与进展[M].武汉:湖北科学技术出版社.2018.

[12]郭亚.现代骨科手术与关节外科学[M].武汉:湖北科学技术出版社.2018.

[13]冯延冰.实用临床骨科疾病诊疗实践[M].北京:科学技术文献出版社.2018.

[14]公维斌.创伤骨科常见病诊断与处理[M].上海:上海交通大学出版社.2018.

[15]霍存举,吴国华,江海波.骨科疾病临床诊疗技术[M].北京:中国医药科技出版社.2016.